U0351998

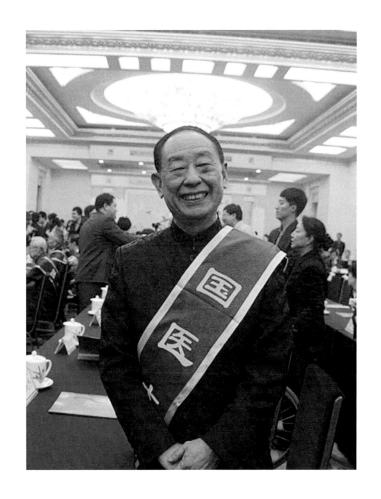

　　唐祖宣是我国第二届国医大师、著名中医专家、主任医师。历任全国第七届、九届、十届、十一届、十二届人大代表，河南省第八届人大代表。第一、二批全国老中医药专家学术经验继承工作指导老师，享受国务院政府特殊津贴。曾获河南省劳动模范称号，两次荣获全国卫生文明先进工作者称号，2010年被国务院授予全国先进工作者称号。2014年获中华中医药学会中医药学术发展终身成就奖。

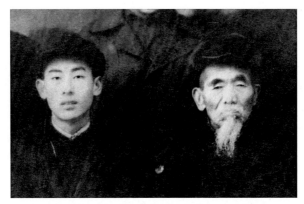

1963 年元宵节与老师周连三先生在一起

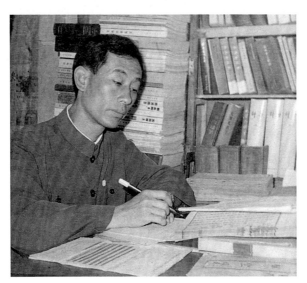

年轻时的唐祖宣在临床工作之余查阅大量资料

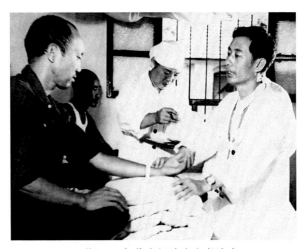

20 世纪 70 年代在门诊为患者诊病

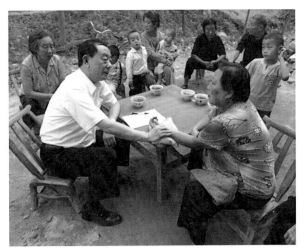

2009 年在农村为患者诊病

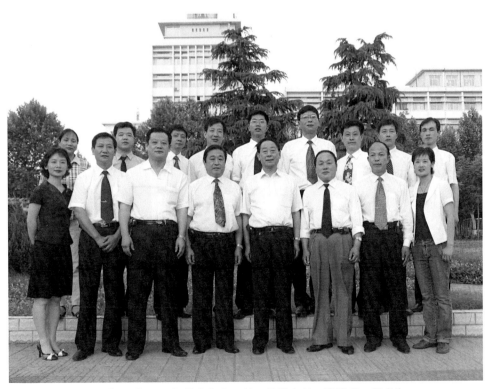

2006 年 5 月 30 日与学生们在一起（前排左起：唐晓燕、彭杰先、
唐文生、许保华、唐祖宣、李华安、桂明忠、唐丽；
后排左起：董云英、武圣奇、郑卫平、彭建华、崔松涛、
王振江、杨新建、王光涛、赵海波）

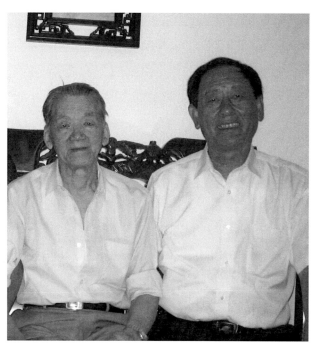

与国医大师路志正合影

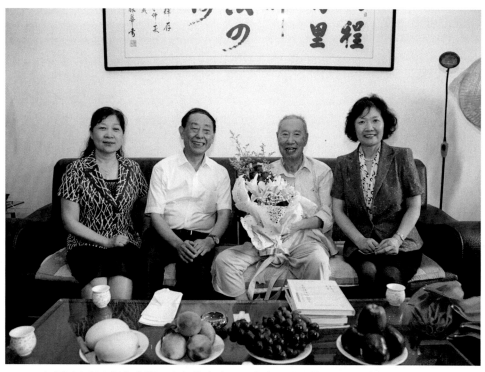

与国医大师李振华合影（左起依次为：河南中医学院第二附属医院院长韩丽华、唐祖宣、李振华、河南中医学院院长郑玉玲）

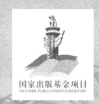
"十二五"国家重点图书出版规划项目

国医大师临床研究

中华中医药学会 组织编写

唐祖宣 医学丛书

唐祖宣医话医案集

崔松涛
彭杰先 主编
彭建华

科学出版社

北京

内 容 简 介

本书是在系统整理国医大师唐祖宣教授行医半个多世纪的临床经验和心得体会基础上，摘其精要编写而成。分医话和医案两部分。医话部分包括方药运用、经验传承、临床漫谈三个板块内容，共 51 篇，是唐祖宣教授多年的临床心得体会和运用理、法、方、药的经验和感悟等。医案部分收录了 40 个病证的验案，较为全面地反映了唐祖宣教授的临证经验，突出了中医药理论辨证论治、辨病论治的特色。

本书有助于中医临床工作者理解和掌握国医大师唐祖宣临床辨治思维方法和遣方用药心得，从中学到其辨证用方的宝贵实践经验。

图书在版编目（CIP）数据

唐祖宣医话医案集／崔松涛，彭杰先，彭建华主编 . —北京：科学出版社，2015. 8

（国医大师临床研究·唐祖宣医学丛书）

国家出版基金项目·"十二五"国家重点图书出版规划项目

ISBN 978-7-03-045388-4

Ⅰ . 唐… Ⅱ . ①崔… ②彭… ③彭 Ⅲ . ①医话–汇编–中国–现代②医案–汇编–中国–现代Ⅳ. R249. 7

中国版本图书馆 CIP 数据核字（2015）第 193636 号

责任编辑：刘 亚／责任校对：李 影
责任印制：李 彤／封面设计：黄华斌 陈 敬

科 学 出 版 社 出版
北京东黄城根北街 16 号
邮政编码：100717
http://www.sciencep.com

北京虎彩文化传播有限公司 印刷
科学出版社发行 各地新华书店经销

*

2016 年 1 月第 一 版 开本：787×1092 1/16
2022 年 5 月第二次印刷 印张：18 插页：2
字数：483 000

定价：98.00 元
（如有印装质量问题，我社负责调换）

《国医大师临床研究》丛书编辑委员会

《唐祖宣医话医案集》编委会

《国医大师临床研究》丛书序

2009 年 6 月 19 日，人力资源和社会保障部、卫生部和国家中医药管理局在京联合举办了首届"国医大师"表彰暨座谈会。30 位从事中医临床工作（包括民族医药）的老专家获得了"国医大师"荣誉称号。这是新中国成立以来，中国政府部门第一次在全国范围内评选国家级中医大师。国医大师是我国中医药事业发展宝贵的智力资源和知识财富，在中医药的继承创新中发挥着不可替代的重要作用。将他们的学术思想、临床经验、医德医风传承下来，并不断加以发展创新，发扬光大，是继承发展中医药学，培养造就高层次中医药人才，提升中医药软实力与核心竞争力的重要途径。

为了弘扬中华民族文化，广泛传播和充分利用中医药文化资源，满足中医药人才队伍建设的需要；进一步完善中医药传承制度，将国医大师的学术思想、经验、技能更好地发扬光大，科学出版社精心组织策划了"国医大师临床研究"丛书的选题项目，这个选题首先被新闻出版总署批准为"十二五"国家重点图书出版规划项目，后经科学出版社遴选后申报国家出版基金项目，并在 2012 年获得了基金的支持。这是国家重视中医药事业发展的重要体现，同时也为中医药学术传承提供良好契机。国家出版基金是国家重大常设基金，是继国家自然科学基金、国家社会科学基金之后的第三大基金，旨在资助"突出体现国家意志，着力打造传世精品"的重大出版工程，在"弘扬中华文化，建设中华民族共有精神家园"方面与中医药事业有着本质和天然的相通性。国家出版基金设立六年以来，对中医药事业给予了持续的关注和支持。

作为我国成立最早、规模最大的中医药学术团体，中华中医药学会长期以来为弘扬优秀民族医药文化、促进中医药科学技术的繁荣、发展、普及推广发挥了重要作用。本丛书编辑出版工作得到了中华中医药学会大力支持。国家卫生和计划生育委员会副主任、国家中医药管理局局长、中华中医药学会会长王国强亲自出任丛书主编。

作为中国最大的综合性科技出版机构，60 年来科学出版社为中国科技优秀成果的传播发挥了重要作用。科学出版社为本丛书的策划立项、稿件组织、编辑出版倾注了大量心血，为丛书高水平出版起到重要保障作用。

本丛书同时还得到了各位国医大师及国医大师传承工作室和所在单位的大力支持，并得到各位中医药界院士的支持。在此，一并表示感谢！

本丛书从重要论著、临床经验等方面对国医大师临床经验发掘整理，涵盖了中医原创思维与个性诊疗经验两个方面。并专设《国医大师临床研究概览》分册，总括国医大师临床研究成果，从成才之路、治学方法、学术思想、技术经验、科研成果、学术传承等方面疏理国医大师临床经验和传承研究情况。这既是对国医大师临床研究成果的概览，又是研究国医大师临床经验的文献通鉴，具有永久的收藏和使用价值。

文以载道，以道育人。丛书将带您走进"国医大师"的学术殿堂，领略他们深邃的理论造诣，卓越的学术成就，精湛的临床经验；丛书愿带您开启中医药文化传承创新的智慧之门。

《国医大师临床研究》丛书编辑委员会
2013 年 5 月

《唐祖宣医学丛书》总前言

　　唐祖宣是我国第二届国医大师、著名中医专家、主任医师。历任全国第七届、九届、十届、十一届、十二届人大代表，河南省第八届人大代表。第一、二批全国老中医药专家学术经验继承工作指导老师，享受国务院政府特殊津贴。曾获河南省劳动模范称号，两次荣获全国卫生文明先进工作者称号，2010 年被国务院授予全国先进工作者称号。2014 年获中华中医药学会中医药学术发展终身成就奖。

　　唐祖宣师从河南省名中医周连三先生，得其真传。他按照老师的教诲，刻苦学习，勤求古训，博采众长，以治疗四肢血管病闻名，在中医界享有盛誉。他对仲景学说情有独钟，有深入研究，颇有心得。将四肢血管病按照中医特点分型，并确立治则治法。治疗血栓闭塞性脉管炎、静脉血栓形成、动脉硬化闭塞症等疾病，疗效显著。他研制的治疗血栓病的国家三类新药"脉络疏通颗粒"在临床广泛应用。1965 年至今，发表学术论文 106 篇，出版发行了《四肢血管病的研究与治疗》、《唐祖宣医学文集》、《唐祖宣医学六书》等学术著作 14 部。

　　学有师承，唐祖宣一直不忘师恩，重视中医人才培养和学术经验继承。20 世纪 70 年代，他承担河南省西医离职学习中医班的教学任务，培训 300 多位西学中人才；90 年代开始，筹办农村中医培训班，为基层培训中医人才。作为全国老中医药专家学术经验继承工作指导老师，他言传身教、启迪后学，先后带徒 46 人，均已成为学科骨干。在 2015 年全国人大十二届三次会议上，他还建议要挖掘、保护、传承国医大师宝贵的学术思想和经验。他身体力行，把自己的学术思想和经验毫无保留地传授给弟子，国家为他组建了"唐祖宣学术研究室"，开展人才培养项目及教育工作。

　　为了进一步传承发扬唐祖宣学术经验，积极促进仲景学说发展，我们在日常的医、教、研之余，对唐祖宣教授的学术思想和临床经验进行了系统搜集、整理，历时多年，几经修改，编著了《唐祖宣医学丛书》，该丛书包括《唐祖宣四肢血管病论治精选》、《唐祖宣论老年病与益寿》、《唐祖宣温病解读》、《唐祖宣伤寒论解读》、《唐祖宣金匮要略解读》、《唐祖宣医话医案集》、《唐祖宣经方发挥》，共 7 册，约 350 万字。本丛书体现了唐祖宣教授对中医理论和实践的独到见解，是唐教授多年经验之结晶，实践之升华，智慧之集成，体现了唐教授在学术上师古不泥古，博采众长，融会贯通，临证胆大心细，高屋建瓴的特点，仔细研究，必有收获。

同时，我们也期盼本丛书的出版，能够使国医大师唐祖宣的学术经验造福人民健康，能够为振兴中医、发扬祖国医学做出积极的贡献。疏漏之处敬请读者斧正。

《国医大师临床研究·唐祖宣医学丛书》编委会

2015 年 5 月

目　录

上篇　医　话

下篇 医 案

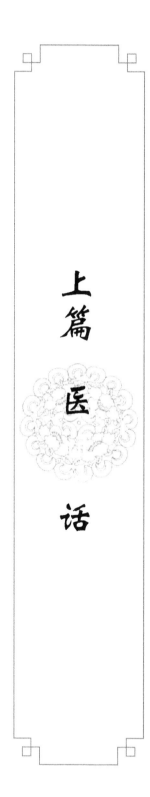

上篇 医话

方药运用

一、温胆汤在中风治疗中的运用

温胆汤由半夏、竹茹、枳实、陈皮、甘草、茯苓六味药组成，功能健脾和胃，利湿化痰。实践证明，用此方加大黄治疗中风，于健脾和胃、利湿化痰中又通腑泄热，疗效显著。

张某，男，56岁，1976年4月20日因右侧肢体偏瘫、失语6日就诊。患者于6日前因工作劳累，心情不佳，晚上突然神志昏迷，右侧肢体偏瘫，口角流涎，失语，口眼歪斜，即往某医院急诊，诊断为"脑血栓形成"，经抢救治疗神志清醒，后用右旋糖酐等西药治疗，并服用活血化瘀中药，但右侧肢体偏瘫及失语未见好转。现症：右侧肢体偏瘫，失语，口眼歪斜，水饮不能入，入则呛咳，烦躁不安。家属代诉，大便6日未行，小便失禁。患者颜面潮红，舌强短缩，不能伸过门齿，舌质暗红，苔黄腻，脉沉细滑数。血压165/110mmHg（1mmHg=0.133kPa）。

据患者症状及舌脉表现，中医诊断为"中风"，即西医之"脑血栓形成"。证属痰热内扰，腑气不通。患者肝气郁结，郁而生热化痰，痰热生风，上犯于脑，闭阻清窍，则见神昏、躁扰不安、失语；风痰内阻，气血运行失常，经脉失用，则半身不遂、口眼歪斜；腑气不通，则大便秘结；颜面潮红、舌质暗红、苔黄腻、脉滑数，均是痰热内结之征。治宜化痰通窍，通腑泄热，方用温胆汤加大黄。

处方：半夏、竹茹、陈皮各15g，枳实12g，茯苓30g，生大黄（后下）、甘草各9g。每日1剂，水煎服。

当日急煎内服，服药后夜间大便即通，翌日中午又大便一次，颜面潮红即退。服用3剂，右侧肢体渐能活动，小便能控制，遂去大黄，继续服用10剂后，肢体活动较前灵活，语言稍清晰，可回答"一、二、三"及家属姓名等语言，右下肢活动尚可，搀扶可以行走，右上肢能抬举，但不能持物，吞咽困难，口角仍流涎。1周后能拄拐杖行走，右上肢抬举能过肩，手指握力增强，能握笔书写，口角已不流涎，舌体活动自如，说话时吐字较前清晰，精神佳，二便调，舌苔薄黄，脉弦，生活基本能自理。半个月后出院。

按 中风的病因病机复杂，但脏腑经脉窍络之瘀滞不通属共性，因此，治疗中风，当以"通"为要。据此，在临床上我们多用温胆汤加大黄治疗中风，乃取其通腑泄热、健脾和胃、利湿化痰之意。方中以半夏为君，燥湿化痰；以竹茹为臣，清热化痰，枳实行气消痰，使痰随气下；佐以陈皮理气燥湿，茯苓健脾渗湿，俾湿去痰消；甘草益脾和胃而调和诸药。本医案中，关键在于大黄的运用，由于患者痰热内盛，腑气不通，致大便不畅，进而导致痰热更盛，如此循环，痰热交阻，症状不解。因此，通利大便，使腑气通、风痰清乃是治疗本病的关键，故用生大黄通利大便，使腑气通而风痰去，余则迎刃而解。

温胆汤是治疗中风的经验方。中风的病机是痰湿内蕴，化热生风，阴气亏损，正气不足，本虚标实，虚实互见。根据临床实践所见，无论是中风先兆、中风发作，还是复发中风、中风后遗症，莫不风痰相兼而贯穿其间，只不过孰轻孰重罢了。一般中风先兆，风痰俱轻；中风发作、复发中风，风痰俱重；中风后遗症则痰重于风。中风的各个时期除有其各自应具备的特点之外，都有风痰的共同指征，如肢体麻木、眩晕、健忘、情绪波动、烦躁不安、舌謇语浊、苔腻、脉弦滑等。因此，辨证时紧紧抓住风痰为患这一主要矛盾，选用《备急千金要方》温胆汤以化痰浊，利湿清热而不伤正。此方的组成，不偏不倚，谨守中风病机，轻重缓急，标本兼顾，无论是中风先兆、中风发作，还是复发中风、中风后遗症，均可运用。

运用本方，要根据患者的具体情况加减化裁。若痰迷心窍，阻于廉泉，神昏、舌謇语浊者，加石菖蒲以化痰开窍，可加竹沥水以加重化痰浊之力；痰浊化热，痰热交阻，舌苔黄腻者，则以全瓜蒌或胆南星易半夏，或少加黄芩以助清热；眩晕者则加菊花、白蒺藜以清头目；心烦不寐者，则加莲子心、生龙牡；风痰内阻，气机不行，腑气不通者，合以《活法机要》三化汤，釜底抽薪，待大便通后可减去方中大黄；中风初起，少量短时运用羌活，有助于息风，在去大黄的同时可一并减去；大便通后，可将大黄换为火麻仁，以辅助大肠之传导职能；若大便秘结而血压高者，则加决明子，或决明子研为末，与适量的蜂蜜调匀为膏，每次1勺，每日2次。一般中风先兆、中风发作、复发中风者入煎剂，中风后遗症者入膏剂。腑气通，则风痰去矣。肢体麻木、偏瘫，舌质暗红，甚则夹瘀夹痰者，加地龙、丹参、丝瓜络以活血化瘀通络，切不可用黄芪，误用则有腹胀、烦躁之弊，须慎之！肝肾不足明显者，则加女贞子、旱莲草平和之品，滋而不腻。六味、左归皆属禁忌之列。

本方用药平淡，但疗效可靠，关键在于组合严谨，选药精当，变通灵活，切合中风的病机，故能疗大证，起沉疴。

二、妙用瓜蒂散治失语

瓜蒂散由瓜蒂、赤小豆两味药组成。此方为涌泄峻剂，对于痰涎宿食，填塞上脘，胸中痞硬、烦躁不安等症疗效较好。

张某，男，46岁，1982年3月18日因失语、烦躁3日就诊。患者因家庭不和，忧怒悲伤，于3日前突发失语，经服镇静药和中药化湿开窍药物无效。诊见形体肥胖，精神郁闷，不能言语，懊恼不眠，烦躁难忍，手指咽喉，梗塞难息，欲吐不出，舌白厚腻，脉滑数。诊断为"失语"。证属气郁痰阻，蒙蔽清窍。治宜涌吐痰湿。

处方：瓜蒂、赤小豆、淡豆豉各9g。水煎服。

方中瓜蒂味苦，性升催吐；配以味酸性泄之赤小豆，一则取其味酸，与瓜蒂共成酸苦涌泄之用，一则取其味甘，护养胃气，使邪去而不伤正；豆豉轻清宣泄，三药相伍，共组成涌吐热痰、宿食之重剂。上焦得通，阳气得复，则痞硬可消，中气自和矣。

上方服后患者先吐痰涎碗余，后泄2次，诸症减轻，但仍不能语。再服1剂，患者先吐后泻，开始言语，诸症好转，后以饮食调节而愈。

按 本病案之忧怒失语乃气郁痰阻，蒙蔽清窍所致。怒伤肝，忧伤脾，肝郁不舒，不能疏泄，经脉之气阻滞，脾失健运，痰湿乃生，肝气携痰，蒙蔽清窍则不能言语，结于咽部则如异物梗塞，结于上脘则烦躁懊恼，欲吐不出，总由痰湿作祟，虽服化湿开窍药物而无效的原因也就在于杯水车薪，药不胜病，不用重剂，难起大疴。按仲景"病如桂枝证，头不痛，项不强，寸脉微浮，胸中痞鞭，气上冲喉咽，不得息者，此为胸中有寒也。当吐之，宜瓜蒂散"的思路，投之而收效。

我们于临床对情志不舒之失语，兼有痰湿壅郁胸上者，投此方治之，屡收奇效。

《内经》云："其高者因而越之。"这是吐法的理论依据。吐法是攻邪的重要法则之一，能将病邪（指有形之邪）直接吐出，因此取效迅捷。瓜蒂散是涌吐峻剂，功能催吐痰食，凡宿食酒积上脘者，或痰在胸中者，用此方加减治疗，可获良效。对于卒中痰迷，痰涎壅盛，失语不言，懊憹不眠，火气上冲者皆可加减运用之。其辨证要点为胸满烦躁，欲吐不能，饥不能食，气上咽喉不得息，舌苔白腻多津，脉滑数或弦数。痰湿重者，可加白矾；痰涎壅塞清窍者酌加石菖蒲、郁金、半夏；对于风痰盛者，可加防风、藜芦。掌握服用方法也是提高疗效的关键，瓜蒂毒性较大，应用时须严格掌握剂量，每服以3g为量，若不吐者可逐渐加至5g，中病即止，不可久用，否则易引起中毒。

我们认为对于吐法的应用，必须严格掌握以下几个要点：其一，病邪在上焦，特别是有形之邪阻于胸膈，且有上逆之机者，此时宜因势利导，引邪外出，为使用吐法的标的；其二，形证俱实者，最为合适，体虚之人，应慎用。此方是催吐峻剂，亡血家、脉沉细迟、病弱气微、自利不止、亡阳血虚列为禁忌。曾有一气喘痰盛患者，喘息欲死，实属危候，但其年轻体壮，服之即愈；一老太太年过七旬，久病体弱，某医投之，吐后即亡。此乃经验之谈。

张从正说："必标本相得，彼此相信，真知此理，不听浮言，审明某经某络，某脏某腑，某气某血，某邪某病，决可吐者，然后吐之。"他之所以如此语重心长，是唯恐后人不敢用吐法而已。由于其药物性味峻烈致使有些医者对此方剂的运用望而生畏，其实只要辨证确切，治投病机，可多取卓效。

三、清热通瘀汤有异病同治之效

清热通瘀汤是我们自拟的治疗静脉血栓形成的有效方剂，由金银花、黄芪、苍术、黄柏、薏苡仁、水蛭、蜈蚣、全蝎、玄参、当归、甘草等十二味药组成，临床运用多年，效果显著。一次意外的收获，使我们认识到，清热通瘀汤不仅能够治疗静脉血栓形成，还有治疗顽固性失眠病证之功。实践证明，本方确有异病同治之效。

王某，男，60岁，1973年10月21日诊治。久有失眠病史，此次因左下肢突发肿胀、疼痛就诊于我院。7日前不明原因发生左下肢肿胀如桶状，局部灼热疼痛，夜间加剧，行走或直立时加重，抬高患肢后稍缓解。原服用抗生素及止痛药无效。诊见形体肥胖，面色红赤，表情痛苦，心烦少寐，纳差，大便不畅，小便短赤，左下肢腹股沟至足趾端呈凹陷性水肿，腓肠肌部可触及硬性索状物，压之疼痛，皮肤有色素沉着，皮温稍热，舌质红紫，苔黄腻，脉滑数。Homans征、Neuhof征及血压表充气试验（+）。

此患者下肢肿胀、疼痛、皮温升高，中医属"股肿"范畴。手术后、外伤等原因均可使脉络受伤而致血瘀。脉络瘀阻，气血不通，不通则痛。血为气母，气赖血载，津靠气布，而血瘀气滞，则津失气布，聚为水湿，外泛肌肤，可发为患肢水肿。再则津血同源，血瘀津停，甚则外渗，聚为水湿，流注下肢，亦可发为水肿，湿郁日久均可化热，故患肢皮肤温度升高。总之，湿热内郁、脉络瘀阻是本病的关键。

西医诊断为"下肢深静脉血栓形成"。现代医学认为，下肢静脉血栓形成的成因为静脉血流缓慢、血液异常、血管壁损伤。导致静脉血栓形成的机制主要是凝血因子活化、静脉血流瘀滞和内皮细胞损伤。如不及时治疗，急性期可并发肺栓塞及股白肿或股青肿，慢性期将遗留血栓形成后综合征，使患肢处于失功状态。

根据患者病情，证属湿郁脉络，郁久化热。治以活瘀通络，清热化湿，自拟清热通瘀汤。

处方：金银花、黄芪、玄参、当归、薏苡仁、水蛭各30g，苍术、黄柏各15g，蜈蚣3条，全蝎、甘草各9g。每日1剂，水煎服。

方中金银花清热解毒，对于毒未成者能散，毒已成者能消；玄参能治脏腑热结，直走血分而通脉，外行经隧而散痈肿，药检发现其含皂苷，有显著的溶血和扩张外周血管作用；黄柏苦寒，凡湿热为病的下肢水肿，诸痛痒疮用之多效；苍术燥湿，走而不守，与黄柏配伍最逐下焦湿热所致的水肿，若与清热解毒药合用则热可清而湿自去；薏苡仁利水，凡湿盛在下而引起肿痛者最宜用之；当归味甘而重，为补血上品，气轻而辛，又能行血，补中有动，行中有补，癥瘕结聚、痈疽疮疡每多用之；蜈蚣、全蝎为虫类走窜之品，内而脏腑，外而经络，凡气血凝滞之处多能开之，因湿热毒引起的疮疡亦能解之；妙在水蛭破血通络，其性迟缓而善入，迟缓则生血不伤，善入则坚积易破，药检证实，水蛭素能阻止凝血酶对纤维蛋白的作用，扩张毛细血管，阻碍血液凝固；黄芪益气，利水消肿取其气行则血行之意；甘草和中解毒，痈疽疮疡用之多效。将清热解毒、化湿行痹、益气和中、解痉祛瘀之剂溶于一炉，使热可清湿自去，气运行，瘀血活，发挥其单味药所不能起到的作用，由于相得益彰，人体的偏倾可顺势得到纠正。

服药2周后，患者左下肢水肿明显消退，疼痛减轻，夜可安睡三四个小时，遂在原方的基础上加活血化瘀、凉血清热的桃仁、红花、赤芍各9g。

服药30剂后，患肢肿胀及灼热疼痛基本消失，皮肤色泽好转，但活动后仍肿胀，睡眠亦较前为佳。

继服10剂，左下肢症状消失，行走后无阳性反应，临床治愈出院。此时，患者自诉困扰自己10余年的失眠症状也已消失，夜间睡眠良好，顽固性失眠也因此痊愈。

按 活瘀通络、清热化湿法为什么能够治疗顽固性失眠呢？失眠亦即不寐，其病因病机较为复杂，举凡情志所伤、饮食失宜、过度劳倦等，都可引起本病，但情志所伤最为多见，病位则以心、肝、脾、肾为主，总的病机是阳盛阴衰，阴阳失交，临床可概括为虚实两大类。虚者，以心脾两虚、心肾不交、心胆气虚为主；实者，以痰热、内火、瘀血为多。就本患者而言，其不寐症状为心悸少寐，甚则彻夜不眠，且多年顽固不愈，结合其舌脉表现，其病机主要在于湿热内郁，脉络瘀阻窍络，阳不能入阴，故不寐。

"久病顽疾，多有瘀血阻滞之势"，"久病生瘀，瘀生怪病"。而本患者的下肢静脉血栓形成和顽固性失眠，皆因瘀血引起。瘀血与失眠的关系，医籍论述较少。我们认为，其机理是瘀血内阻，气机逆乱所致。在临床上，由瘀血直接导致失眠者较少，但失眠患者兼有瘀血则多见。如情志内伤，气机瘀滞而致瘀；或气血虚弱，推动无力而致瘀；或外伤而致瘀血内停。瘀血不仅是一种病理产物，其又可作为一种病因导致气机阻滞，或留瘀日久，新血不生而致血虚，亦可因郁久化热所致。所以治疗这类失眠患者，活瘀通络、清热化湿，乃是重要一环。从临床实践来看，凡疑难病证久治不愈者，也应考虑应用活血化瘀通络之法。《普济方》中亦说："人之一身不离乎气血，凡病经多日诊疗不愈，须当为之调血。"因此，活瘀通络、清热化湿是针对湿热内郁日久，瘀血内停，脉络瘀阻，血行失常而采取的以改善血液循环，化除体内瘀滞为基点的一种治法，也是调整机体功能，增强抗病能力的行之有效的常用法则。清热通瘀汤中黄芪利阴气，泄火邪，能活血生血；金银花清热解毒；苍术、黄柏、薏苡仁清热化湿；当归入血分，能使气血各归于当归之地；玄参凉血滋阴，泻火解毒；水蛭、全蝎、蜈蚣俱入肝经，均有活血化瘀通络之能。上药合用，则达到化瘀通络、清热化湿之功，可促阳入阴，故而达到治疗失眠的效果。

在多年的临床实践中，常用化瘀通络、清热化湿之法治疗顽固性失眠，屡见奇效。我们认为，失眠患者多从事脑力劳动，或性格内向，喜深思熟虑之人，因思虑过度则伤神，暗耗心血，心脾两虚，或久患失眠之证，大脑不能得到充分休息，思想负担重，寝食俱减，脾胃虚弱，或湿热内生，而致气机郁滞，郁久化热，久之而致血瘀，而留瘀日久，新血不生而致血虚，所以长期失眠久治不愈者，往往虚实错杂，治疗时当辨证论治。在运用化瘀通络、清热化湿法的同时，应调和阴阳，养心安神，或加重镇之剂，或合养血之方，或佐甘缓之品，辅以耐心开导、安慰，则治之多效。

四、麻子仁丸的临床运用

麻子仁丸方出自《伤寒论》，由麻子仁、芍药、枳实、大黄、厚朴、杏仁六味药组成，用治肠胃燥热，也即胃热约脾所致的便秘疗效较好，故又称脾约麻仁丸。临床上，我们曾用此方治疗直肠癌术后便秘，取得了满意的效果。

续某，女，76 岁，2002 年 7 月 28 日就诊。患者于 2002 年 7 月 20 日做直肠癌手术后大便一直不通，在北京某医院就治，但疗效不佳，经介绍为其诊治。诊见大便干结不通，苦不堪言，腹部微痛作胀，面赤心烦，饮食不佳，舌苔微黄，脉滑数。据其症状及舌脉表现，中医诊断为"便秘"。

临床上，引起便秘的病因是复杂的，有体质偏异、饮食不当、情志失调、劳欲过度、病后体虚、感受外邪等。辨证须以虚实为纲，分清实秘与虚秘。实证多与肝、胃、肺相关，虚证多与脾、肺、肾相关，但虚实可相互转化，亦多有相兼为证者。目前多以热、气、虚、冷四秘作为辨证纲领。便秘多由大肠积热，或因气滞寒凝，或因阴阳气血亏虚，大肠传导功能失常所致，其病位在肠，但与肺、脾、胃、肾、肝等的功能失调密切相关。因于肾者，阳虚阴亏；因于脾者，气血虚少；因于胃者，热盛食滞；因于肺者，热壅气闭或气虚；因于肝者，气机郁滞。临床上可见于多种急慢性疾病中。中医学中的便秘涵盖了西医所称的习惯性便秘，全身衰弱无力排便引起的便秘，肠神经官能症的便秘，肠道炎症恢复期肠蠕动减弱引起的便秘，以及肛裂、痔疮、直肠炎等肛门直肠疾患引起的便秘等。便秘的治疗应根据虚实的不同证型，采用不同的治法，不能一见便秘，即以通下为法。

本患者年老体虚，加之术后伤气，阴津耗伤，肠道津亏，久致肠胃燥热，肠失濡润而致大便不通，属胃热约脾，津液不得输布而形成的大便秘结。证属肠胃燥热，津液不足。治宜润肠泄热，行气通便，方用脾约麻仁丸。

处方：麻子仁、白芍、枳实、肉苁蓉、郁李仁各 15g，大黄 9g，川朴、杏仁各 10g，当归 30g。5 剂，每日 1 剂，水煎服。

此方由润肠药配伍小承气汤组成，润下之中兼能泄热导滞，专用于津液不足而兼肠胃燥热之便秘。患者年老术后津伤，肠中已有燥结不下，故用麻子仁、郁李仁、杏仁、肉苁蓉、当归润肠中之燥；大黄通便泄热；枳实、川朴下气破结，加强降泄通便之力；白芍和阴破结，利气缓脾。诸药合用，可使腑气得通，津液四布，而使便秘自除。

患者服用 5 剂后症状即缓解，大便可 2 日一解，继服 10 剂，大便畅行，腹部痛胀等症状消除。

按 此例患者之前屡不见效，其关键原因在于辨证不正确，因顾虑患者年老体虚，未敢运用大黄，药力缓下所致。患者虽属年老津伤液少，但肠中已有燥结不下，用大黄则投之无误。由此可见，麻子仁丸是治疗"脾约"的主方。《伤寒论》中说："跌阳脉浮而涩，浮则胃气强，涩则小便数，浮涩相搏，大便则鞕，其脾为约，麻子仁丸主之。"应注意的是，本方所治的证候偏于实证而不是虚证，脾约证应有胀满的症状，如见微热而虚之症，投之无益。

我们的临床经验认为，第一，此方用治习惯性便秘和老年性便秘效果较好。第二，常用于腹部手术后便秘，尤其对于肛门疾病手术后的疗效显著，可防止手术后第一次排便时由于大便干燥引起的疼痛及出血，值得推广应用。第三，本方可用于痔疮便秘，如痔疮便血，可加荆芥炭、槐花、地榆等凉血止血。第四，要根据便秘轻重及病情采用不同的方法。若大便干燥，难以排出者，可采用相应外导法以缓解症状；身体虚弱而无力排便者，可先在便前服补益通降之剂，以防虚脱；患者有热病或进食少而不大便者，不可急以通便，须扶养胃气，使饮食增加，以自行排便。第五，要正确理解和运用通法。便秘以排便周期或每次排便时间延长为主要表现，大便干结而难以排解，或大便并不干结而排便困难，治疗时应着眼于通便，"通"是治疗的目的。如何使腑气通畅，必须审明病因、病性，有针对性地进行辨治，切不可一见便秘即采用通腑泻下之法，单纯泻下并不能完全解决便秘的治疗，甚至伤气伤阴，而犯虚虚之误，导致不良后果。由于方中药味多破泄，故体虚、孕妇及营血亏乏引起的便秘应慎用。同时要注重生活调理，注意调节饮食，调畅情志，适度活动，定时登厕，综合调治。

麻子仁丸除了在治疗大便难方面的独特疗效外，我们还尝试用本方加减治疗噎嗝和哮喘，也收到了意想不到的疗效。

此方证所治之噎嗝乃浊阴不降，津液不能输布，大便艰涩所致，临床辨证中兼见形体消瘦、面色晦暗、肌肤枯槁、吞咽困难、胸膈痞闷、大便干、小便频数或黄赤、舌质红少津、脉细数等。用于治疗贲门痉挛、慢性咽炎、幽门梗阻等病，改厚朴为君，用量为15～30g，酌加旋覆花、赭石，非占位性病变所致的噎嗝服后多能收效，对于占位性病变服后亦能缓解症状。

> 高某，男，48岁，1998年8月19日住院治疗。患者久有大便秘结病史，四五日一行，服泻下之剂，病情稍有缓解，但旋即如故。近年来由于精神刺激，加之胸部外伤，遂感食管梗噎不顺，吞咽困难，因怀疑患食管癌，先后做放射线钡餐透视、食管拉网检查及胃镜检查等，排除了占位性病变，先后服行气化痰、疏肝宽胸之剂无效。症见形体消瘦，面色晦暗，精神抑郁，唇干咽干，吞咽困难，胸脘痞闷，饥不欲食，大便秘结，小便短赤，舌质红，苔黄燥，脉弦数。患者每次排便后始感症状减轻。仲景有"知何部不利，利之则愈"的教导，周连三老先生生前有"二便通利，噎嗝自除"的经验，故投用润燥通便之剂以试之。
>
> 处方：白芍、蜂蜜（冲服）各30g，火麻仁20g，枳实、川朴各15g，大黄（后下）10g，杏仁12g，旋覆花（包煎）3g。
>
> 本方先后服12剂，大便通利，咽部梗噎消失，余症均除。

按 此方证所治之哮喘，乃津液耗伤，肺失肃降，大肠失其濡润，虚热内停所致。临床辨证中常见面色潮红，胸胁痞闷，食欲不振，咽干口燥，咳喘痰少，大便不通，舌质红、少津，苔薄黄或腻，脉细或数等症。我们常以本方治疗肺源性心脏病（简称肺心病）、高血压性心脏病（简称高心病）及老年支气管哮喘伴有大便不通之症者多能取效。杏仁用量以10～15g为宜，蜂蜜需30～60g，酌加麦冬、沙参、桔梗以养阴清热。

马某，男，74岁，1999年6月18日诊治。患者患肺心病已10余年，常感胸闷、咳喘气短，常服止哮平喘、益气温阳之剂，症状时轻时重。近半年来，大便秘结，咳喘加剧，夜难入眠，用止咳化痰药多剂无效，服可待因只能维持片刻。症见形体消瘦，面色潮红，咽干口燥，头晕气短，胸胁痞闷，咳喘痰少，大便不通，舌质红、少津，苔薄黄，脉细数。此属阴液耗伤，宣降失职，虚热内停，大肠失其濡润，大便闭塞，邪无出路，壅遏于上，肺与大肠相表里，浊气上逆则喘咳。治宜宣肺养阴，润肠通便。

处方：杏仁、麦冬、厚朴、枳实、白芍各15g，蜂蜜（冲服）60g，火麻仁30g。

服上方5剂，大便通畅，饮食量增加。又服5剂，胸闷咳喘减轻，继以它药调治，肺心病症状明显减轻。

按 麻仁丸之证治，仲景论中仅为治脾约而设，但其实际功能远不限于此。凡邪在肠胃，津液不足引起的烦躁、失眠；由大便干燥，浊气不降所致的高血压、咳喘；小便频数之消渴、便秘等症，皆可以此方加减治疗，其辨证要点为肠燥、便秘。抓其要领，不受中西医各种病名之限，投之能收异病同治之效。

著名老中医周连三老师生前尝谓："麻仁丸乃属缓下之剂，凡津枯便秘，邪郁肠胃者用此方多能取效，尤其对年老体弱者，本方既可祛其邪之有余，又可补其津液不足，于祛邪中兼扶正之义。"

临床中，我们常改丸为汤，其效便捷。麻仁、杏仁质润多脂，不易久煎，大黄以后下为宜，蜂蜜煎好后，兑于药物内混匀服，才能收到预期的效果。

五、甘草干姜汤治军团病肺炎咯血有卓效

甘草干姜汤方出自《伤寒论》、《金匮要略》，药虽两味，但方小药峻，若辨证确切，用量得当，投治适时，能挽危重之病。我们对此方的运用有独到阐发，曾用3剂药使患者咯血之重证药到病除。

张某，男，65岁，1999年8月就诊。咯血2个月，加重1周。患者于2个月前不明原因出现咳嗽、咳痰症状，间断带血，全身乏力，肌痛，体温39.0℃。X线检查可见肺门增大，近肺门部阴影较浓。曾在多家医院就诊，均诊断为"肺癌"，遂进行化疗，但屡治不效。1周前咯血症状加重，经上级医院诊治，排除"肺癌"诊断，确诊为"军团菌肺炎"。虽经输液抗感染治疗，咯血之症未见好转。诊见精神委靡，咯血不止，血色鲜红，未见夹杂胃内容物，呈持续性，每次少则3~5ml，多则50ml，面色苍白，呼吸急促，咳嗽咯痰，心律整齐，心率115次/分，肺部有湿啰音，形寒肢冷，四肢不温，小便数，纳差，舌淡苔白，脉微弱无力。

中医诊断为"咯血"。咯血，是指不经咳嗽，一咯即出之血，其血从肺系而来，当与吐血鉴别。吐血是血从胃中而来，多因外邪犯胃、肝气横逆犯胃或脾胃虚弱不能统血所致，所吐之血，多夹有食物残渣。此患者大病之后，耗气伤阳，脾阳不足，肺气虚冷，邪犯肺络，脾气虚弱不能摄血而致咯血；肺虚不能主气，气短不足以息，则见呼吸急促；肺气虚冷，不能温化布散脾胃上输之津液，聚而为痰；脾阳不振，不能温煦形体，而见面色苍白、四肢不温；上虚不能制下，膀胱失约，故小便频数。舌淡苔白、脉弱无力，均是脾阳不足之表现。

西医诊断为"军团病肺炎"。军团病是一种细菌性传染病，主要累及肺脏，其致病菌为嗜肺军团杆菌，此菌广泛存在于自然界中，从土壤、河水中可分离到本菌。本病可散发或暴发流行，由空调、供水系统、雾化吸入污染的水源引起感染。人与人之间不传染，而是通过空气传播经呼吸道吸入。潜伏期一般为2～10日，流行于夏、秋季节，但亦可常年散发。中年或老年人及有慢性心、肺、肾病，恶性肿瘤或接受免疫抑制剂者易发本病。病位一般局限于肺部，为广泛多叶分布的炎症。本病的临床表现无特征性，主要靠病因学诊断。支气管分泌物、胸腔积液、肺活检组织检出细菌即可确定诊断。

据其症状，证属脾阳不足，肺气虚冷。治宜补益中阳，温肺复气，方用甘草干姜汤。

处方：甘草、干姜各30g，半夏15g。用侧柏叶熬制之水煎服，每日1剂。

本方取甘草之甘，干姜之辛，辛甘化合为阳，补益中阳，温肺复气，中阳振奋，阳气一振，则寒邪自散，肺冷可温；半夏辛、温，归脾、胃、肺经，有燥湿化痰、降逆止呕之效，尤与干姜合用，温肺效佳，止呕力强；侧柏叶用治内外各种出血证，妙在以其煎熬之水煎制上药，治疗虚寒性出血疗效更佳。上药合用，则咯血等症自除。

上药服用3剂，咯血立止，四肢转温，症状消失。后追访无复发。

按 患者略懂医道，始服本方时将信将疑，服后连连称奇，但心中生疑：本方非止血之剂，何而血竟得止？实乃"阳气卫外而为固者也"（《素问·生气通天论》）。阳固则阴自安于内守，堤防既固，血流则无泛滥之虞。甘草、干姜药性温热，《伤寒论》中此方为阳虚阴盛，阴阳格拒而设，病理重点在于脾胃阳虚，故用本方温中散寒，补益脾胃；《金匮要略》则用于上焦肺微，为治肺痿而用，但脾为肺之母，胃为气之本，故亦取甘草干姜汤温胃从而温肺，亦即培土生金。仲景既辨病又辨证，症状虽异，而病机相同，辨证属中阳失展，阳虚阴盛，津不上承之四肢厥冷、烦躁吐逆、肺痿、遗尿之症，均可以此方加减施治。

甘草味辛性平，仲景《伤寒论》、《金匮要略》250余首方中，用甘草的有120首之多，虽多是针对里急、急痛、挛痛、厥冷、烦躁、冲逆等形证而用，然其立法本意仍是温中补脾益气的作用。用甘草以补中则脾得温养，即能气增烦解；久咳肺伤，用甘草从养脾中固肺气，咳即自止；脾虚失运则津难生，用甘草则运复津生而渴自除；至于通经脉利血气的功能，尤属用甘草益脾之效；此外，还有"甘草解毒"之效。实验证明，甘草含有甘草皂苷和甘草次酸素，能抑制胃肠平滑肌的活动而有解除痉挛的作用，且有类似肾上腺皮质激素样作用。故于各种疾病之依用激素者，无论是暂用或常服，重用甘草于对症方药中，颇能代激素而获安。

干姜味辛性燥，温中燥湿，为去寒助阳之佳品，凡脾胃虚寒，中气下陷可医，肺虚咳嗽，胃寒呕血可治，温中须生，止血须炮，仲景方中干姜每用一二两，亦用至4两，虽燥烈而属无毒之品，有干姜之燥，方能祛湿健脾，中阳得补也。对阳虚阴盛者，每用其15g，亦可用至30g，未见任何不适。《伤寒论》、《金匮要略》两书中用干姜的方剂达72首之多。虽主治各有其适应证，但使用意图不出脾气虚寒所致的水停气结。干姜之所以能治各种疾病，是因为干姜温而不烈，辛而不偏，为脏寒要药。所谓肺寒气壅，阳虚阴走，寒留筋骨，寒邪陷肠诸般病理，取干姜温脾振阳之用乃不易大法。

临床实践证明，以侧柏叶煎后之水再煎熬甘草、干姜、半夏，其药力更强，疗效可增加一倍，这也是我们运用甘草干姜汤的经验。此外，掌握药物的加减也是提高疗效的关键。临床中肺虚咳嗽者加五味子；吐血、呕血者加青柏叶、半夏；大便下血者加灶心土；肺痿者重用甘草；脾虚者重用干姜。但尚须掌握：脉数、舌红绛、苔黄燥、发热等症，慎勿投之，否则火上添油，焚如莫救。

六、抵当汤新用

抵当汤由水蛭、虻虫、桃仁、大黄四味药组成，方中水蛭直入血络，其作用与虻虫相似，逐恶血，行瘀攻结，通瘀破积，故两味常并施；桃仁亦破血行瘀，兼润燥滑肠，有祛瘀生新之功；大黄荡涤热邪，推陈致新，导瘀下行。四味共组成行血逐瘀之峻剂。仲景于《伤寒论》"太阳病"、"阳明病"两篇和《金匮要略·妇人杂病》篇都用此方，以证此方运用范围之广，据仲景所论，如其病机属瘀血内结，病深而重，全无下通之机，则不用重剂难起沉疴。四味相合，实有斩关夺隘之功，虽奇毒重疾，多能获效。对于病情较轻、不可不攻而又不可峻攻、证势深而缓者，仲景灵活地减轻分量，改汤为丸而为缓攻之剂。由于其药物峻猛，医家慎用。兹将临床辨证运用此方剂的点滴体会简介于下。

（一）治疗"喜忘"

喜忘，亦称健忘、善忘、多忘、好忘，指前事易忘。喜忘之病因颇多，大多因思虑过度、脑力衰弱所致。随着年龄的增长，精神渐衰，记忆力减退亦多常见。林羲桐说："人之神，宅于心，心之精，依于肾，而脑为元神之府，精髓之海，实记性所凭也。"仲景于蓄血证中论述的喜忘一症，病机为宿瘀与邪热相合，心气失常而致。所以瘀血是病源，喜忘是病症。

周连三老师生前论述此方证时说："治喜忘用滋养心肾者较多，对于瘀血之证易被忽略。人身清阳之气和气血之精微皆上荣于头，今脉络瘀滞，浊邪填于清阳之位而致喜忘。抵当汤证之喜忘临床常兼见面色晦暗或紫黑，毛发干枯而少光泽，眼眶青紫，口唇紫绀，舌紫或有瘀斑，漱水不欲咽，脉多弦大，大便不爽者居多。只要有以上见症，对于便色漆黑有泽、少腹硬满之症不必悉具。"周先生生前还讲到本方能治喜忘、阳事易举之症，服之多效。近年来，我们将本方用以治疗脑动脉硬化所致的善忘、失眠之症，也取得了较好的疗效。现举周先生生前治验如下。

30年前治一已婚青年，由于相火偏旺，阳事易举，房事过度，善忘失眠。服滋阴补肾药多剂无效，失眠日甚，喜忘加重。诊其面色晦暗，眼眶青紫，肌肤觉热，舌有瘀斑，脉象弦数，诊为瘀血之证，投抵当汤。服后泄下黏如胶漆之便，遂夜能成眠。后改汤为丸，服月余而愈。

（二）治疗"少腹硬满"

少腹硬满系指脐以下部位坚硬胀满的症状。盖冲任奇经属少腹，大肠、小肠、膀胱及妇女胞宫都藏于此。若冲任不调、月经错杂、肠道失运、膀胱郁热、外邪内传、热与血结蓄于下焦，均可导致少腹硬满之症。潮热谵语、腹满绕脐痛而不能食者为阳明腑实；小便不利为蓄水。本方证的少腹满除有喜忘、发狂、小便自利的兼症外，临床还需掌握面垢不泽，或两目唇口暗黑，口干而不喜饮，但欲漱，大便干或不畅，苔黄或燥，舌紫或有瘀斑，脉沉涩或弦数等症。

以本方治疗慢性阑尾脓肿所致的右少腹硬满，与薏苡附子败酱散合用，每获卓效；治结肠炎所致的少腹硬满加川黄连、乌梅；治膀胱炎之少腹硬满或急结之状加金钱草；至于妇女经行腹痛、月经错杂等病所致的少腹硬满之症，只要辨准其确系热与血结之病机，投之能收异病同治之效。

郭某，女，37 岁，1963 年 8 月 14 日诊治。患者有痛经病史 10 余年。经前腹痛，连及腰背，经色紫暗，夹有瘀块，淋漓不畅，少腹硬满，脉象弦数，诊为气血瘀滞。治以调气活血、行瘀止痛，投血府逐瘀汤，但未能见效。处方几经变化，病情仍无转机，请周老师指教。周老师辨其面垢唇黑，苔黄少津，质有瘀斑，小腹部硬满拒按，认为此瘀血重证，草木之属难以胜任。仲景谓："妇人经水不利下，抵当汤主之。"嘱处：水蛭、大黄、桃仁各 15g，虻虫 4.5g。

上方服后，下瘀紫之血，少腹硬满疼痛减轻，继服 4 剂，诸症好转，此后行经疼痛治愈。

（三）治疗"如狂"、"发狂"

"发狂"为乱说乱动、弃衣而走、登高而歌、逾墙越壁等狂妄表现，"如狂"则是指还没有达到"发狂"的程度，两者轻重不同而已。抵当汤证的如狂和发狂与阴阳离决之躁扰不安有着本质的区别。本汤证的发狂乃瘀血所引起，临床常兼见面色晦暗或红赤、大便干或不畅、舌苔黄而少津、舌质紫绛或有瘀斑、脉多沉涩等症。

程某，男，53 岁，教师，1973 年 8 月 12 日诊治。患者有头痛、眩晕病史已 10 余年，血压经常持续在 100～170/70～80mmHg，头痛恶热，得凉稍减。久服清热祛风、潜阳养阴之剂，病情时轻时重。因炎夏感受暑热，加之情志不舒而晕倒，昏不知人。住院服中西药治疗无效，邀我们诊治。症见形体肥胖，面色晦暗，昏不知人，骂詈不休，少腹硬满，疼痛拒按，大便不通，舌黄少津，质有瘀斑，脉象沉弦。血压 165/80mmHg。此素有血行不畅，又值暑热内侵，加之情志不舒，遂入血分，热与血结，瘀血攻心，致使神识昏迷。治宜通瘀破结，泻热通便。

处方：酒大黄（后下）、桃仁、白芍各 15g，水蛭 12g，虻虫 4.5g。

上方服后，泻下硬而黑晦如煤之便，腹痛减轻，神志清醒。续服 2 剂，又泻下 4 次，血压降至 140/70mmHg，诸症好转，继以它药调治而愈。

（四）治疗"发黄"

发黄者，皮肤黄染之症也，脾胃湿热蕴蒸能引起黄疸；血液停瘀，郁积生热，致伤其阴，荣气不能敷布亦能导致发黄。湿热发黄多有小便不利，尿黄而浊，色黄鲜明如橘子色，脉滑而数或濡数。本汤证之发黄则多兼见两目暗黑，形瘦面黄，黄色如熏，肌肤烦热，腹满食少，大便干燥或不畅，小便自利，尿色不变，脉象沉涩或沉结等症。我们每于临床以抵当汤治疗劳伤疾患见面黄如熏，证似正虚，而内夹瘀血之疾者，用之多效。用于肝脏疾病见体表发黄，辨其属瘀热之证者，亦能收到较好的效果。

丁某，男，49 岁，1977 年 6 月 13 日诊治。患者于半年前患传染性黄疸型肝炎。黄疸消退后，形瘦面黄，身黄如熏，查黄疸指数在正常范围，服补益气血药多剂无效。症见两目暗黑，肌肤微热，五心烦热，失眠多怒，腹满食少，大便不畅，小便自利，时黄时清，脉沉涩，舌瘦有瘀斑。此瘀热于内。治宜化瘀泻热。

处方：水蛭、桃仁、大黄各 90g，虻虫 30g，共为细末，蜂蜜为丸。每服 3g，日 3 次。

上方初服泻下黑便，饮食增加，心烦止。继服夜能入眠，身黄渐去，药尽病愈。

（五）脉象的辨识

《伤寒论》中运用"脉沉细"、"脉微而沉"等脉象来辨别病邪的深浅和决定治疗的先后。盖脉为血府，脉中水谷之精气流布经络，灌溉脏腑，游行四肢，贯注百骸。若气血脏腑发生病变，其脉必受影响。脉沉说明其病邪部位在里；脉结者，气血流动缓慢，示涩滞之状；沉结相兼，瘀血在里；脉微而沉者，沉滞不起之状，系气血壅阻所致。当沉而有力与沉而无力，本于精虚者有别。我们常以本方加减辨治血栓闭塞性脉管炎、静脉血栓形成、无脉病和冠状动脉粥样硬化性心脏病（简称冠心病）等属瘀热在里而见脉沉、微、结、数或消失之患者，多获效。

> 杨某，男，56岁，教师，1979年9月26日住院治疗。患者因左上肢动脉搏动消失合并头昏、头痛、眼花、心跳、胸闷而赴北京某医院检查，确诊为"大动脉炎"。后因休克频发曾两次住院，计2年余，服补益气血中药及用西药治疗均无效。既往有结核病史，1967年患过结膜炎。症见形体消瘦，面色青黑，唇口紫暗，精神委靡，少气懒言，常觉低热。少腹部硬满，扪之疼痛，大便干燥，小便正常。左上肢肱、尺、桡动脉消失，血压测不到，肌肉萎缩、麻木、酸胀，皮肤厥冷；右上肢及双下肢动脉搏动正常，舌质紫暗，夹有瘀斑，苔黄厚腻，右寸口脉沉数。此瘀热阻于血脉。治宜通瘀泄热。
>
> 处方：水蛭、大黄、红花、桂枝各15g，虻虫6g，桃仁10g，云苓30g。
>
> 上方服后，泻下黏黑如胶之便，扪之不碎，少腹硬满减轻。应患者要求继用此方，先后共服80剂，苔黄腻转薄黄，舌质瘀斑去，左上肢肱动脉搏动恢复，尺、桡动脉已能触及，但仍沉细，血压已能测到，右寸口脉沉细，继以活血养阴药物调治，诸症减轻。

按 我们认为，抵当汤之证治，仲景论述颇详，后世医家更有发扬。其症脉繁多，临床应用时既要合看，又要分辨。只要详细辨证，紧扣病机，可不受中西医各病种所限，投之能收异病同治之效。若一症突出时，应辨其病位之深浅，病情之轻重，用药亦应灵活。

七、薏苡附子败酱汤治疗阑尾炎

阑尾炎（肠痈）是临床常见的急腹症，由于肠道受损，运化失职，糟粕积滞于肠道而诱发本病。随着中西医结合治疗此病的进展，运用清热解毒、通里攻下、活血行气等法则治疗此病取得了较好的疗效。我们运用仲景《金匮要略》薏苡附子败酱散对阑尾炎进行了临床治疗。

> 白某，女，56岁，1978年8月6日诊治。患者由于饮食不节而诱发腹痛、发热呕吐，继则腹痛转至右下腹，就诊于我院。症见右少腹部持续疼痛，阵发性加剧，恶心呕吐，畏寒发热，体温38.0℃，右少腹明显压痛、反跳痛及肌紧张，面色青黑，神情困惫，痛时四肢厥冷，舌黄有津，血白细胞计数$16×10^9$/L，中性粒细胞0.93，淋巴细胞0.07，脉滑数，脉搏88次/分。诊断为"肠痈（急性化脓性阑尾炎）"。此乃寒湿郁结，郁而生热。治宜温阳祛湿，清热解毒。
>
> 处方：炮附子（先煎）、金银花（后下）、白芍、板蓝根各30g，薏苡仁90g。4剂。
>
> 二诊：8月10日。上方服后约1小时腹痛减轻，继则呕吐止。3剂后体温正常，血白细胞计数$9.8×10^9$/L，中性粒细胞0.75，淋巴细胞0.25，上方继服5剂，诸症消除，血象正常而愈。

按 肠痈是内痈。痈者,气血为毒邪壅塞而不通也。若气血畅流,痈无由生,所以毒和邪是导致肠痈形成的根源。

由于肠道受损,运化失职,糟粕积滞,壅塞不通,邪无出路;毒邪郁蒸,化为痈脓,究其根源,毒和邪的宿主则由于湿盛,水湿内蕴,毒邪泛滥,诸症蓬生,湿和热是其主要病机,若湿化热清,邪有出路,其病自愈。

气血的运行,全凭着阳气的鼓动,气血之为性,喜温而恶寒,寒则泣不能流,温则消而去之。今湿盛邪郁,阳郁不达,气血不能畅流,痈脓自生。所以我们认为其病理因素主要是寒、湿、热。临床表现亦多见疼痛阵发,其脚蜷曲,疼痛时呈肢厥、舌青,时呈面色潮红,四肢烦热,小便短赤,舌多黄腻、有津,不渴,脉象多滑数,初以发热、疼痛为主,后以脓肿多见,所以寒热兼见,湿热并存。

此方薏苡仁健脾利湿,败酱草咸寒可清积热,使毒邪可清,水湿可利,邪有出路,毒邪自去。附子回阳补火,散寒除湿,能走肠中曲曲之处,湿淫腹痛用之多效,使气血畅流疼痛自止。附子、薏苡仁合用,温阳祛湿,使气血畅流,邪有出路;附子、败酱草合用,既温又清,阳鼓而使气血周流,热清使毒邪消退。药虽三味,毒邪可清,湿邪可化,寒邪可去,故用之每获捷效。

仲景用此方治疗肠痈脓已成属慢性后期病证。我们认为,无论急、慢性阑尾炎,以及初期、中期和后期的患者,只要辨证正确,大胆运用,每获卓效。我们在治疗急性阑尾炎时,改散为汤,因为阑尾炎属急性病,散剂较汤剂吸收缓慢,故改散为汤,易于吸收,奏效较快,且可以随症加减,能够较周密地适应病情变化。

剂量的大小,是取得疗效的重要一环,阑尾炎属急性病,量小则杯水车薪,药不胜病,所以必用大剂,以起急疴,方中薏苡仁味甘淡而力缓,凡用之,须倍于它药,每以100g为宜。

附子性走而不守,有健悍走下之性,善祛在里之冷湿,大剂服用,有较好的止痛作用,而疗效迅速。更有服后血象下降之功。但是此病属炎症病变,受"炎者热也"的影响,所以对炎症运用附子多望而生畏。现代医学的炎,往往炎者热,见炎必用清热之药,孰不知疾病发展的过程并非是固定不变的,不同时期、不同情况和不同人体相互作用后产生不同的症状,若不辨寒热虚实,对准炎症就用清热解毒,那就失去了中医辨证的意义了。

附于大热有毒,禀雄壮之质,有斩关夺将之气,因服用不当而引起中毒者屡见不鲜,稍有疏忽,祸不旋踵。患者孙某,于1977年8月14日患急性阑尾炎,右少腹阵发剧痛,发热呕吐,血象升高,处以此方,嘱其频服,但三煎药液一次服下,少顷即出现口唇麻木、恶心心慌的中毒症状,待2小时后其症状自然缓解,而腹痛大减,继服上方2剂而愈,正所谓"药不瞑眩,厥疾弗瘳"。此例乃附子中毒之症状,但症状缓解后阑尾炎治愈了,所以附子必大剂运用,才能取得较好的效果,也证明了附子小量有温经回阳之功,大量有镇痛之效。

要注意煎服方法。附子中毒的原因不外与剂量过大、煎煮时间过短和机体对药物的敏感性有关。所以附子宜先煎半小时,成人以30g为宜,以三煎混匀,分3次服,这样既能达到治病的目的,又不致中毒。

对此方剂的禁忌亦不能忽视,方中附子堕胎为百药之长,薏苡仁妊娠禁用,败酱草有排脓破瘀之效。我们于1977年治一患者,妊娠3个月而患阑尾炎,服此方后即流产,但阑尾炎亦相继而愈,所以验证此方有堕胎之弊,用时注意。

八、葛根芩连汤解表清里效果好

葛根芩连汤由葛根、黄芩、黄连、甘草四味药组成。方中葛根轻清升发,解肌止利;黄芩、黄连苦寒,以泄里热;甘草甘缓和中,调和诸药,共同组成解表清里之剂。现将临床运用葛根芩连汤的验案列举并分析如下。

（一）治痢疾

此方证所治之痢疾乃湿热蕴蒸，内外合邪，临床辨证中常见腹痛下利、寒热往来、大便脓血、肛门灼热、里急后重、舌红苔黄、脉细数。本方中加大白芍、生山楂等其效更佳，现举临床治验如下。

> 冯某，女，70 岁，1978 年 7 月 23 日就诊。久患头晕、心悸（高血压），感受暑热，加之饮食不节，而发腹痛、便脓血、里急后重、脉搏数而时停（促）。曾服抗生素及中药固正涩肠剂，病反加重。症见面色红赤，腹痛下利，寒热往来，大便脓血夹杂，每日 20 余次，肛门灼热，里急后重，小便黄赤，舌质红，苔黄，体温 39.0℃，血压 180/100mmHg，脉搏 116 次/分，脉象促。此湿热蕴蒸，内外合邪。治宜清解蕴热，略兼益气。
>
> 处方：葛根（先煎）30g，黄芩、黄连、白芍各 9g，甘草、人参各 6g，生山楂 21g。
>
> 服 2 剂后，热退痢止，苔黄已减，血压 160/90mmHg，脉搏 90 次/分，但仍间歇。此热邪已去，正虚亦露，上方合生脉散（麦冬 15g，五味子 12g），服 3 剂后，脉间歇止，临床治愈。

按　久患头晕、心悸（高心病），加之脉搏停跳，一般多从固正论治。此例患者，由于腻邪已去，一派热盛之象，此乃邪束于表，阳拢于内。遵《内经》"急则治其标"的原则，用葛根芩连汤投之，葛根解肌止利，芩、连苦寒以清内热，甘草和中兼治脉搏之结代。先煎葛根而后煎其他药，解肌之力缓，而清中之气锐，加白芍敛阴而缓急止痛，人参固正，山楂消积，使内热除而表热解，正气固而痢止。现代医学科学证明，葛根具有增加脑血流量和冠状动脉血流量的作用，配伍甘草其效更为显著。

（二）治呕吐

本方证所治之呕吐乃津亏内热，胃气上逆之故。临床辨证中常见口燥咽干，饮食不下，呕吐频作，四肢厥冷，但手足心发热，心烦而悸，舌红无苔。此方中加入麦冬、生姜、半夏其效更佳，现举临床治验如下。

> 李某，女，35 岁，1988 年 6 月 7 日就诊。久患低热，阴液耗伤，饮食生冷，停滞不化，呕吐频作，曾服藿香丸好转但未愈，形体消瘦，脘腹胀满，被诊为脾胃虚寒，又服温燥药物，呕吐加重，四肢厥冷。症见面色苍白，精神困倦，呕吐频作，饮食不下，口燥咽干，四肢厥冷但手心热，大便不畅，小便黄赤，心烦而悸，舌质红绛、无苔少津，脉促。此津亏内热，胃气上逆。治宜清热解表，降逆止呕。
>
> 处方：葛根（先煎）、生姜各 15g，黄连、黄芩、大黄各 9g，甘草 6g，半夏、麦冬各 12g。
>
> 服 3 剂后，热退呕止，大便通利，四肢转温。继以上方去大黄，减芩、连之量，服 4 剂而愈。

按　阴虚之体，阴液耗伤，过服温燥，蕴热于内。四肢厥冷而手心热，此乃热深厥深之征。大便不畅，下部壅塞，故上逆而呕吐频作。葛根芩连汤治协热而利，加大黄通其腑实，通利大便，胃气自降，内热消除，故能取效。以下治上，妙在通便，此方不仅治利，病机属内热协外邪者，用之多获卓效。

（三）治下利

此方证所治之下利乃湿热内蕴，协热下利。临床辨证中常见腹痛下利，大便呈黄褐色，肛门灼热，小便黄赤，兼见口干渴，舌质红降或发热恶寒。若加薏苡仁，其效更佳，现举临床治验如下。

> 史某，男，24岁，1977年6月18日就诊。腹泻已半年，日行四五次，脘闷不舒，粪便带有不消化食物。曾服多种抗生素无效，又服中药桂附理中汤、香砂六君子汤等温燥之剂亦无效果。症见形体消瘦，面色暗黄，精神疲倦，腹痛下利，每日四五次，粪色黄褐灼肛，发热恶寒，午后渐重，口干渴，小便黄赤，舌质红降，苔腻而黄，脉滑数。此乃湿热内蕴。治宜清热利湿。
> 处方：葛根15g，黄连、黄芩、党参各9g，薏苡仁30g，甘草3g。
> 服3剂后，热退泻止，继服上方4剂而愈。

按 过服温燥之品，津液耗伤，热郁肠胃，所以粪色黄褐灼肛；湿热蕴蒸，所以小便黄赤。其辨证的关键是：口干渴和舌质红降，乃热伤津液之证，外有微热，是内热重的表现，故而协热下利。用葛根芩连汤，治表以葛根之辛，治里以芩、连之苦，由于内湿，故加薏苡仁，稍加党参，表里同病，采用两解之法，使湿热分消，热利自止，故能取效。

（四）治喘利兼作

此方证所治之喘利乃寒邪束表，肺气不宣，蕴热而喘。临床辨证中常见面色红赤，恶寒汗出，呼吸急促，腹痛下利，渴不喜饮。本方加麦冬、半夏、白芍其效更佳，现举临床治验如下。

> 孔某，女，1岁半，1978年8月12日就诊。素有蕴热，又感风寒，所以利喘兼作。曾被诊为"肺炎"，先用青、链霉素无效，又投中药宣肺清热剂，病情仍不减。症见面色红赤，精神疲困，恶寒、汗出，呼吸急促，下利每日10余次，有下坠及灼肛感，渴不欲饮，四肢热，小便短少而赤，舌质红，苔黄，脉细数。此乃寒邪束表，肺气不宣，蕴热而喘。治宜清热解表。
> 处方：葛根、白芍、炒麦芽各9g，黄连、黄芩各4.5g，甘草3g。
> 服2剂后热退利止，喘亦减轻，上方加麦冬、半夏，继服3剂，喘止病愈。

按 利而夹喘，服宣肺清热之剂其治在肺，故不能愈。因其先利而后喘，喘是由于阳拢于内，里热偏盛，邪热上迫所致。无汗而喘为寒在表，喘而汗出为热在里。若邪气外盛，壅遏不解，其寒在表，则汗出而喘，治当宣肺平喘。此例患者喘而汗出为热在里，"肺与大肠相表里"，治宜葛根芩连汤，才取得较好的疗效。

仲景在《伤寒论》中说："太阳病，桂枝证，医反下之，利遂不止，脉促者，表未解也；喘而汗出者，葛根黄芩黄连汤主之"。此方是为治疗误下邪陷阳明，协热下利而设，具有疏散表邪和清解里热的作用，主治外感表邪，兼有里热壅郁之证，在里之热邪只需清解而又不宜攻下的情况下，运用此方比较恰当。临床辨证中需具有下述症状：发热而不恶寒，下利多而灼肛或后重，有时兼带脓血便，舌质红绛，苔黄腻或无苔少津，胸脘多烦热，口渴或喘而汗出，脉促或细数、滑数。若有兼温邪呕重而喘者，酌加竹茹、半夏以降逆止呕；腹胀满者加山楂、麦芽以健脾消积；内有实邪，大便不畅者，加大黄、白芍以通腑气；喘、呕、利后阴虚内热者，酌加麦冬以养阴清热；对于脉促之患者，热稍除后，合用生脉散较为稳妥。对于葛根之先煎，也要恰当掌握，煎的时间过长，其解表作用会降低，但清热的作用不减。

九、大青龙汤的临床运用经验

大青龙汤由麻黄、桂枝、炙甘草、杏仁、生姜、大枣、石膏七味药组成。方用麻黄汤增麻黄峻发表邪；石膏清热除烦；姜枣和中气而调和营卫，共奏发汗解表、清热除烦之功。临床运用本方的经验如下。

（一）发热

发热之症颇多，有"壮热"、"灼热"、"恶热"、"发热恶寒"、"寒热往来"等，来描述其程度及性质的不同。此证之发热是风寒束其表，外寒未解入里化热。

临床辨证中常见无汗烦躁，高热寒战，肢体困痛，或兼见呼吸增快，痰声漉漉，咳嗽喘憋，舌红苔黄，脉浮数。

我们常用此方加减治疗肺炎多获卓效，但石膏需三倍以上于麻黄、桂枝，方可制其辛温。现举临床治验如下。

> 彭某，男，13岁，1988年3月25日诊治。患者身体素健，2日前因感受风寒遂致高热寒战，躁扰不安，经治无效，来我院诊治。症见高热寒战，无汗烦躁，咳喘憋闷，痰声漉漉，呼吸增快，鼻翼煽动，舌红苔黄，脉沉数。实验室检查：白细胞计数 16.4×10^9/L，中性粒细胞0.80，淋巴细胞0.20。体温39.8℃。此属寒邪袭表，肺热内郁。治宜清热宣肺，解表透邪。
>
> 处方：麻黄、杏仁、桂枝、生姜各9g，石膏30g，甘草、桔梗、黄芩、浙贝母各12g，大枣3枚。
>
> 服上方2剂后，汗出热减，体温38.0℃，白细胞计数 11×10^9/L，中性粒细胞0.74，淋巴细胞0.26，继服上方5剂而愈。

（二）无汗

无汗者，有内伤、外感之不同，亦有阴虚、阳虚之别。阳虚无汗，多因阳虚不能鼓邪外出，必伴恶寒、脉反沉等症；阴虚无汗，则津亏不能作汗，多兼心烦、口渴咽干等症。本证之无汗，为伤寒表实，卫阳闭郁，虽发热而汗不出，加之阳热之邪郁于内，不汗出常与烦躁并见，病机为寒邪袭表，邪热内郁。

临床辨证中常兼见恶寒发热，无汗烦躁，头晕疼痛，肢体酸困，渴喜饮水，舌红苔黄，脉浮紧等症。

我们常以本方加减治疗眩晕、头痛，外兼风寒表证者，多能获效，但麻黄需6~15g，增大石膏用量以45~60g为宜，既可解表，又能清里，表解热退，其病自愈。现举临床治验如下。

> 李某，女，63岁，1975年10月15日诊治。患者素有高血压病史，3日前因天气骤变而感寒发热，头晕头痛，服用解热药物症状缓解，次日发热又作，并觉心中烦躁，又以它法调治，诸症不解，头晕头痛加重，来我院门诊。症见恶寒无汗，烦躁口渴，头晕疼痛，肢体酸困，舌红苔黄，脉浮紧，体温38.5℃，血压160/100mmHg，据症凭脉，大青龙汤证无疑，但其血压偏高，忧麻黄有升压作用，疑虑之间，思"麻黄桂枝相伍，辛散之力更著，若配石膏则变辛温为辛寒，有散而不热，凉而不敛之功"。证属风寒袭表，

阳热内郁。治宜解表散寒，清热除烦，投此方试之。

处方：麻黄15g，石膏45g，寒水石24g，桂枝9g，甘草、杏仁、生姜各6g，大枣5枚。嘱其频服得汗即止。

1剂后汗出热退，体温37.0℃，血压降至130/85mmHg，余症均减轻，恐其发汗太过，遂以原方减麻黄为6g，服2剂，血压120/80mmHg。

（三）身痛

本证身痛乃寒邪外束肌表，经络闭阻，营卫凝涩，太阳之经气不能畅行，郁于经络之间所致。临床中常兼见身痛无汗，烦躁不宁，口渴喜饮，脉浮紧或浮缓，舌苔黄腻等症。

周先生生前在论述此方辨证运用时说："仲景之言身痛，乃求其执简驭繁，临床辨得内寄郁热，非石膏不除；外有可汗之机，无麻黄难胜其任，何受身痛束缚，肢痛、体痛亦应大胆使用。"基于此说，他每遇风寒热痹活动期，体质尚强者，必用之。我们将其用于风湿性关节炎和类风湿性关节炎，多获满意的效果。临床辨证不为身痛脉浮紧所限，对于湿重者重用麻黄10~24g；若内兼寒湿者，酌加白术、附子；热重者重用石膏以30~90g为宜。现举临床治验如下。

李某，男，26岁，1980年7月23日入院治疗。患者3个月前始感双下肢麻木、关节肿胀，经检查确诊为风湿性关节炎，给予消炎及激素类药物治疗，时轻时重，治疗无效。症见双下肢步履困难，关节发热疼痛，腿肚时觉挛急，髋以下肿胀，膝周较著，身热无汗，口渴烦躁，舌红苔黄，脉滑数。实验室检查：红细胞沉降率88mm/h，白细胞计数18.4×10⁹/L，中性粒细胞0.86，淋巴细胞0.14。证属寒湿外侵，郁久化热，病称热痹。治宜清热宣痹，疏散风寒。

处方：麻黄、杏仁、甘草各10g，石膏、白术各30g，桂枝、生姜各12g，大枣7枚。

服药5剂，热退，关节疼痛逐步缓解。实验室检查：红细胞沉降率14mm/h，白细胞计数5.6×10⁹/L，中性粒细胞0.70，淋巴细胞0.30。渐能下床跛行，诸症好转，继则出现寒象，加炮附子30g，继服15剂而愈。

（四）烦躁

烦为自身感觉，内热不安；躁为他觉所察，外热而不宁。六经皆有烦躁，杂病亦多常见。本方烦躁之病机为：风寒之邪外束于表，火热之邪郁闭于里所致。

临床辨证中常见发热心烦，口渴喜饮，恶寒无汗，头身疼痛，舌质红，苔薄白或微黄，脉浮紧或浮数等症。

本方安内攘外，实有清内热、解外寒之功，我们常以本方加减治以烦躁为主症的病证时，石膏需用30~60g为宜。现举临床治验如下。

雷某，男，58岁，1980年9月3日诊治。患者因患静脉血栓形成住院治疗。既往有咳喘20余年，每年大发作一两次，短则1个月，长则数月；一日之内，夜卧脱衣加重，每次发作必伴烦躁，现代医学曾诊断为"过敏性哮喘"。昨日起突发咳喘，烦躁不安，服西药消炎、止咳、平喘、抗过敏药物无效。症见咳喘气促，痰黄黏稠，渴喜冷饮，面赤发热，无汗烦躁，舌红苔黄，脉滑数。此属外寒浮动，内热壅肺。治宜宣肺清热，止咳平喘。

处方：麻黄、杏仁、甘草、桂枝、生姜各10g，石膏30g，桔梗15g，大枣7枚。服5剂后，汗出烦解，咳喘减轻，继服上方10剂，20余年咳喘竟获痊愈。

（五）脉象辨识

仲景论中运用了"脉浮紧"及"脉浮缓"等脉象来辨别病情施治。盖脉为血府，流布经络，灌溉脏腑，游行四肢，贯注百骸，若气血、脏腑、经络等发生病变，其脉必受影响。

脉浮，以示病邪在表；脉紧，主病寒邪。周先生生前讲到脉象辨识时说："久病体虚脉沉、微、细、涩之人则在禁忌之列，方中麻黄，其气辛温，用之得当，表随寒解，用之不当，大汗阳亡，危症蓬生。"现举临床教训一案如下。

马某，男，56岁，1980年9月25日诊治。患者素有气管炎病史，近日天气渐凉，喘证加重，心胸憋闷，痰声漉漉，唇口黧黑，恶寒无汗，舌淡苔白，脉细数。遂处以大青龙汤。

处方：石膏30g，麻黄6g，杏仁、贝母、桂枝各10g，半夏、生姜各12g，大枣10枚。

服药2剂后气喘减轻，因久病缠绵，患者愿遵原方继服，乃让学生照处原方，而误将麻黄开为16g。

服1剂后，大汗淋漓，四肢厥冷，小便清长，心胸憋闷，气喘加剧，舌淡苔白，脉沉微。

此属汗出亡阳，以回阳救逆为急务，处真武汤合茯苓四逆汤1剂汗止阳回，症状缓解，继以它药调治而愈。

按 大青龙汤为发汗峻剂，实有解外清内之功。历代医家据此方意，立审证要点为：无汗烦躁，身痛脉浮紧，为不使本方运用范围受限，周先生生前曾多次言教："仲景立'伤寒脉浮缓，身不痛，但重，乍有轻时，无少阴证者，大青龙汤发之'，之论，乃补述此方剂的应用范围，尤其'无少阴证'四字，实为本方辨证的一把要尺。"文中仲景论述虽简，以药测证，证治亦远不限于此，临床辨其无汗恶寒，发热烦躁，头身疼痛，咳嗽喘促，心胸憋闷，舌苔薄白或薄黄，脉浮紧、浮缓、浮数等症均可以此方施治。掌握禁忌，知常达变，势所必需。对于年迈体虚，久病失治，或有少阴证者，虽有无汗烦躁之症，亦当慎用。临证必须紧扣病机，不受中西医病名所限，投之能使血压下降、红细胞沉降率降低、炎症消退和抗过敏的功能。

掌握药物的加减，乃是提高疗效的关键。我们常在临床中对恶寒咳嗽者加贝母、半夏；胸闷不食者加枳实、瓜蒌、陈皮；身痛项强者加葛根；若身疼痛，脉浮缓兼寒者加附子、白术。余则观其脉症，随证治之。

细审仲景在煎服法上亦有巧妙之处，论中说："以水九升，先煮麻黄……去滓，温服一升……一服汗者，停后服"。方中麻黄为发汗峻品，用之得当，汗出表解，用之失宜，能致大汗亡阳。本应后下，而仲景嘱其先煎，意在减其烈性，并嘱其得汗即止，更无过汗亡阳之忧。临床中只要辨证确切，大量用到30g，亦无过汗之忧。石膏质坚性沉，非久煎难取其效，但仲景未言先煎，乃只取其性，无求其力。如属风寒外袭，无汗恶寒烦躁症，则宜两药先煎频服，使表解，烦躁除，其病自愈。我们曾治一患者，大青龙汤证悉具，以本方治之，烦热减而仍汗出不畅，复以此法煎服，汗出而表解烦除，诸症痊愈，服药后饮稀粥1碗，既助药力，又有谷气守中助正，以防过汗之逆。

十、桃花汤擅治脾胃虚寒，下元失固

桃花汤由赤石脂、干姜、粳米三味药组成，方中赤石脂涩肠止血，干姜温中逐寒，粳米益气健脾，赤石脂配干姜，温中止血，粳米、干姜相伍，益气温阳，粳米、赤石脂同用，补脾涩肠，共组成温中固涩、补脾回阳之剂。凡辨证属脾肾虚寒，下元失固之证均可以此方加减施治，现将临床辨证运用本方的体会，简述于下。

（一）治疗腹痛

此方证之腹痛为脾阳虚衰，阴寒内盛所致。临床辨证中常兼见面色青黄，气短声微，腹痛绵绵，喜暖喜按，大便溏薄，不能自禁，精神委靡，舌淡苔白多津，脉沉细无力等症。

我们常以本方加减治疗脾肾阳衰，阴寒内盛，下利不止引起的腹痛多能收效，气虚者酌加黄芪、人参、云苓；阳虚甚者加附子其效更佳。治验如下。

> 王某，女，52 岁，1981 年 4 月 21 日诊治。患者久有慢性肠炎病史，经常大便溏薄，腹痛绵绵，1981 年农历正月初四因食油腻，下利不止，如水倾泻。服土霉素、氯霉素、呋喃唑酮等药后泻痛稍减，但便出白色脓样黏冻，腹部冷痛，久治不愈，就诊于我院，先后服乌梅汤、理中汤等药多剂，处方几经变化，病情仍无转机。症见面色青黄，精神委靡，腹部冷痛，气短声微，四肢发凉，小便不利，大便日 10 余行，泻痛，口淡不渴，舌淡苔白多津，脉沉细无力。此属脾阳虚衰，阴寒内盛，下元失固。诊病之余，患者告之，周连三老师生前治我村患泻痢 10 余年的患者，服药 2 剂而愈，询其所服之方，已回忆不起，只知该方有一药色呈赭红，细思之，似与桃花汤相似，盖桃花汤有下利便脓血之症，此病有脓无血，焉可再用，再思《伤寒论》"伤寒服汤药，下利不止……医以理中与之，利益甚。理中者，理中焦，此利在下焦，赤石脂禹余粮汤主之……"遂处此方，药房无禹余粮，改授桃花汤以观动静。
>
> 处方：赤石脂 30g，粳米 60g，干姜 15g。
>
> 服药 5 剂，便次减少，患者喜告曰："数年之疾，5 剂竟可收功，上方继服 3 剂，腹痛消失，大便已转正常。"

（二）治疗吐血

此方证之吐血乃中阳虚衰，阴寒内盛，统摄无权，血不循规所致。

临床辨证中常见呕吐频作，血色暗淡，胸腹发凉，得暖则舒，大便溏薄，精神委靡，舌淡苔白多津，口淡不渴，脉沉迟无力等症。

我们常以本方加减治疗胃溃疡和食管静脉出血，病机属中焦虚寒者多能收效，干姜以 15 ~ 30g 为宜，酌加三七参，呕甚者加半夏，正虚者加人参。

> 刘某，男，65 岁，1981 年 5 月 11 日诊治。患者素有胃溃疡病史，常胃中嘈杂吐酸，腹痛隐隐，饱轻饥重，大便溏薄，每日 5 ~ 7 行，患者素喜饮酒，咳痰清冷，服西药病情时轻时重，泻痢时作时止，曾在我院服中药乌梅汤、补中益气汤等药均未见效，5 日前饮酒后致胃痛突然发作，泄泻清稀，吐血不止，色呈暗淡，面色苍白，经输液抢救后泄泻稍减，但吐血仍不止。症见面色苍白，精神委靡，泄泻清稀，日 3 ~ 5 行，阵发性吐血，

色呈暗淡，腹痛绵绵，胃中觉冷，不欲饮食，舌淡苔白多津，口淡不渴，脉沉细无力。此属中焦虚寒，统摄无权，血不循规，上溢而吐血。治宜温肾健脾，涩肠止血。

处方：赤石脂、黄芪各30g，干姜15g，粳米60g，潞参20g，三七参（冲服）1.5g。

上方服1剂，吐血量减少，腹痛减轻，3剂时吐血止，上方去三七参加白术15g，半夏12g，6剂后吐泻止，继以益气健脾之剂调治而愈。

（三）治疗下痢脓血

此方证之下痢脓血乃中焦虚寒，下焦失固，脾肾阳衰，统摄无权所致。临床辨证中常见下痢脓血，色多暗淡，赤白夹杂，不能自禁，腹痛绵绵，喜暖喜按，口淡不渴，舌淡苔白多津，脉沉细无力等症。

我们常以本方加减治疗细菌性痢疾（简称菌痢）、肠炎转为慢性便脓血者，尤以纯白色之痢为脾肾阳虚之证，下利脓血多能收敛。临床中若四肢厥冷者加参附；若红多兼微热者稍加黄连；小便黄者加茯苓。现举临床治验如下。

马某，女，63岁，1991年4月12日诊治。患者有糖尿病病史10余年，尿糖经常持续在（+++）至（++++）。10日前，因服生冷诱发呕吐、泄泻、腹痛肢冷，服中药（葛根、黄芩、川黄连、甘草、半夏、生姜）无效，在输液中并发休克，血压下降，脉搏消失，面色苍白，四肢厥冷，下痢脓血，急送医院住院救治，休克纠正，但下痢不止，遂输氯霉素无效，后改用青霉素每日600万U静脉滴注，做皮试无过敏反应，但在输液时突发心烦、全身起紫泡、昏迷不醒，停药后，仍烦躁欲死，下痢脓血，色呈暗紫，不能自禁，病家请求停用西药，用中药治疗，于10日下午诊其昏迷不醒，舌质紫，舌苔黄厚腻，脉细数，体温38.8℃，全身红紫，大便失禁。处清热益气、化湿解热之剂无效，病情又加重，躁扰不安，不省人事，下痢不止，诊其舌淡苔白多津，脉虚数，四肢厥冷，此正虚阳败之危候也，以回阳救逆为急务，处四逆加人参汤1剂，服后四肢转温，诸症好转，但次日晨旋即如故，又邀诊治。症见面色青黄，昏迷不醒，下痢脓血，色如柏油，不能自禁，身起紫斑，周身微肿，呼吸微弱，腹部发凉，舌淡苔白多津，脉虚数。实验室检查：白细胞计数24.4×10⁹/L，中性粒细胞0.95，淋巴细胞0.05，血红蛋白90g/L，血糖26.84mmol/L。胸透：心尖向左下延伸，搏动增强。尿常规：尿糖（++++）、蛋白（++）、脓细胞（++）、红细胞（+）、颗粒管型（+）。此属中阳虚衰，下元失固，固摄失权。治宜温中益气，涩肠健脾。

处方：赤石脂、云苓各30g，干姜15g，粳米60g，红参10g。

服药1剂，神志略清，四肢转温，服2剂后，痢止阳回，继以它药调治，临床治愈出院。实验室检查：白细胞计数10.4×10⁹/L，中性粒细胞0.78，淋巴细胞0.22，血红蛋白120g/L，血糖6.5mmol/L，尿糖（+），体温正常，尿常规：蛋白（-）、脓细胞（+）、红细胞（-）、颗粒管型（+）。胸透基本正常。

按 桃花汤仲景于"少阴病"篇为治疗虚寒滑脱下利而设，于《金匮要略》中用此方治疗便脓血之证，以证此方运用范围之广，仲景论述虽简，但从药物的协同分析，其治证尤为广泛，能疗中焦脾胃虚衰之吐血，更医下焦不固之便脓血，亦能温中止痛。中焦虚寒，下元失固，泻痢不止，滑脱不禁是此方的辨证要点。

本方三药均为无毒之品，著名老中医周连三老师生前尝谓："此方不但能治虚寒滑脱下利，只要辨其中焦虚寒之病机，亦能治大便下血，痔疮下血，脱肛下血。"

我们在临床中不受中西医各种病名之限，对西医诊断的菌痢辨其下元失固者多合白头翁汤；痔疮下血者加地榆、槐角；五更泄泻者加白术、云苓；脱肛者加黄芪、升麻；中焦虚寒吐血者重用干姜；下焦失固下利不止者重用赤石脂。

掌握药物的煎服法，是提高疗效的重要环节，仲景在论中云："以水七升，煮米令熟，去滓，温服七合，内赤石脂末方寸匕，日三服……"在临床中若大便滑利不止者，以上法服之；若吐血及腹痛者，三药同煎，三煎兑于一起，混匀服用。

湿热下痢、热伤胃络、热伤肺络之吐血则在本方禁忌之列。

十一、附子在方剂中的运用

附子为毛茛科多年生草本植物乌头子根的加工品，其辛热有毒，归心、肾、脾经，功能回阳救逆，补火助阳，散寒止痛，常用量为 3～15g。临床中，我们常运用附子于多种方剂中，收到了满意的疗效。实践证明，掌握附子不同的剂量，与不同的药物配伍，确能收到立竿见影的效果。

（一）附子汤

附子汤由炮附子、芍药、茯苓、白术、人参五味药组成。方中参附同用，有益气回阳复脉之力，苓术相伍，有健脾利水之效，芍药有酸甘化阴之功，妙在附子用至两枚，可治在内之宿寒，又疗在外之冷湿，共组成温阳散寒、健脾祛湿之剂。现将临床辨证运用本方的体会，简介于下。

1. 背恶寒

阳明、少阴皆有背恶寒症。盖阳明病之背恶寒为阳盛阴微，热邪内陷，必兼口燥咽干等症。本方证之背恶寒乃阴寒内盛，胸阳不振所致。临床辨证中常见身倦背冷，胸疼彻背，背痛彻心，四肢发凉，舌淡苔白，多津不渴，脉沉细无力或细数无力等。

我们常以此方治疗冠心病等属于胸阳不振，阴寒内盛所致的背恶寒者多能收效。临床中，舌苔有瘀斑者可加红花、丹参、赤芍等活血化瘀之品；四肢发凉者加桂枝；气虚者加黄芪，重用参附；夹痰者重用茯苓，加薤白、半夏。现举临床治验如下。

唐某，男，51 岁，1980 年 6 月 24 日入院治疗。患者平素伏案少动，熬夜频繁，经常失眠。血压持续在（170～190）/（100～120）mmHg。1979 年冬季以来，常阵发性心前区刺痛。1980 年 5 月 10 日，因劳累过度，加之情志不舒，骤发胸背刺痛，大汗淋漓，面色苍白，四肢厥冷，手足青紫，处于昏迷状态，急送某医院，诊以"心肌梗死"，经吸氧、输液等抢救措施，3 日后脱险。但仍神志模糊，稍一劳累，心绞痛即发作，于 1980 年 6 月 24 日入我院住院用中药治疗。先后用活血化瘀、祛湿化痰、育阴潜阳等法治之，症状时轻时重 1981 年 3 月 26 日，突发心绞痛，症见面色青黄，剧痛难忍，背冷恶寒，汗出不止，四肢发凉，色呈青紫，舌淡苔白多津，脉沉细。证属阴寒内盛，胸阳不振，背恶寒尤为突出，思仲景"少阴病，得之一二日，口中和，其背恶寒者……附子汤主之"教导，投附子汤加味以观动静。

处方：红参、炮附子各 10g，白术、川芎各 15g，白芍、茯苓、薤白各 30g，急煎频服。

服药须史，汗止，精神好转，疼痛减轻，2 剂后背冷减轻，疼痛消失，以上方继服 40 剂，心绞痛未再发作，背冷消失，血压稳定在 100～150/90～100mmHg，能上班工作。

2. 脉沉、手足寒

脉沉者，阳气虚衰，升阳之气陷而不举矣。手足寒者，阳气不能充达四肢所致。

临床辨证中常见手足发凉，麻木疼痛，色呈苍白、潮红或青紫，恶寒身重，舌淡苔白多津，脉沉细或消失等症。我们常以此方加减治疗外周血管病（如血栓闭塞性脉管炎、动脉栓塞、雷诺现象）、冻疮见手足寒和脉沉之症。在治疗雷诺现象时加水蛭、桃仁、红花等通经活血药物；年老、体弱者酌加当归、黄芪；肢寒甚者加细辛、桂枝。现举临床治验如下。

賽某，男，78 岁，1981 年 2 月 12 日入院。患者久有气喘、咳嗽、心悸。半个月前突觉双下肢发凉、麻木、疼痛，入夜加重，剧痛难眠，3 日后，双脚变为紫黑色，予活血化瘀中药及西药右旋糖酐等，症状仍不能控制，病情急剧恶化，左脚大趾溃破，流清稀脓液，剧痛难忍。症见面色青黑，表情痛苦，剧痛难忍，入夜加重，心悸气喘，下肢冰冷，色呈暗黑，双足背、胫后、腘动脉搏动均消失，股动脉搏动减弱，左足大趾伤口腐烂，流清稀脓液，舌淡苔白多津，脉沉迟无力，脉搏 60 次/分。证属脱疽，为寒凝气滞，络脉不通所致。治宜温阳益气，化瘀通络。

处方：炮附子、潞参、茯苓、黄芪各 30g，白芍、桂枝各 15g，白术 18g，细辛 10g。

服药 3 剂，疼痛减轻，夜能入睡 3~5 小时，上方加当归 30g，服 20 剂后，伤口缩小，双脚黑色渐退，继服 32 剂，伤口愈合，静止痛消失，腘动脉已能触及。

3. 骨节痛

本方证之骨节痛，多在关节，痛有定处，为阳气虚衰，水湿侵入骨节之间，营阴滞涩所致。临床辨证中常见骨节酸胀，发凉疼痛，固定不移，得暖则舒，遇寒加重，伸屈不便，步履困难，甚则瘫痪，气短乏力，舌淡苔白，脉沉细无力。

我们常以此方加减治疗风湿性关节炎、类风湿性关节炎之骨节疼痛，属阳虚寒盛者多能收效，上肢重者加桂枝；湿重者加薏苡仁，重用白术 30~60g；寒湿者重用炮附子 30~45g；在治疗类风湿性关节炎时，加黄芪、乳香、没药等益气化瘀之品。现举临床治验如下。

王某，女，32 岁，1981 年 3 月 15 日诊治。适值阴雨连绵，患者又居湿地，遂感四肢骨节沉困疼痛，经诊为"风湿性关节炎"，服激素药物，病情时轻时重，又服散寒祛风除湿等中药，症仍不解，遂来我院门诊。症见面色青黄，四肢骨节沉困疼痛，步履艰难，遇寒尤重，气短乏力，舌质淡苔薄白，脉沉细无力。此属阳气虚衰，寒湿凝滞。治宜益气温阳，除湿通痹。

处方：炮附子、潞参、白芍、白术、茯苓各 30g，细辛 15g，黄芪 60g。

服上方 4 剂，凉痛减轻，可扶杖来诊，原方继服 12 剂，疼痛消失，可弃杖而行，能参加体力劳动。

4. 腹痛

仲景在《金匮要略》中有"妇人怀娠六七月，脉弦发热，其胎愈胀，腹痛恶寒者，少腹如扇……当以附子汤温其脏"之治疗腹痛的论述，病机为阳气虚衰，阴寒内盛，不能透达所致。方中附子辛热有毒，坠胎为百药之长，多畏而弃之。老中医周连三老师生前常以本方加减治疗妇人胎胀腹痛，尝谓："此方为温阳竣剂，附子又为有毒之品，辨证要点为：腹痛发冷，入夜痛甚，喜按喜暖，小便清长，恶寒身倦，胎胀脉弦，舌淡苔白多津等症，皆可以本方加减施治，附子乃扶阳止痛之佳品，有故无殒也。"周先生于1957年治一孕妇，妊娠4个月，腹中冷痛，消炎药对症治疗，病情未能控制，患者腹痛难忍，弃而不治。师观患者四肢厥冷，少腹冷痛，处附子汤重用芍药，服后泻下脓液碗余，腹痛遂减，后加减调治而愈，并顺产一女婴。本方能治妊娠腹痛，不限于少腹，对腹中痛、上腹部痛，辨证属阳虚寒盛者多能收效。如西医诊为胃痉挛疼痛者加干姜；下利者重用白芍，兼带红白夹杂者酌加黄连、黄柏；泄泻滑脱不止者去芍药，加赤石脂。现举临床治验如下。

> 杨某，女，28岁，2013年10月23日诊治。患者身体素健，妊娠6个月，感腹部冷痛，恶寒身重，先后服当归芍药散等方剂，腹痛仍未好转。症见面色青黄，小腹冷痛，恶寒身倦，入夜加重，胎胀脉弦，大便溏薄，舌淡苔白，并发低热。此属里气虚寒，阴寒内盛所致。治宜温脏回阳，益气健脾。
>
> 处方：炮附片、白术各24g，白芍、潞参各15g，茯苓、黄芪各30g。
>
> 患者家属以此方内有辛热有毒之附子，其坠胎为百药之长，遂弃之不用，仅服余药2剂，诸症不解。二诊，余告之曰："附子为温阳散寒之佳品，本方之主也，弃而不用，焉能收效？"遂以原方，服药4剂，诸症消失，后足月顺产一男婴，健康如常。

按 附子汤仲景于"少阴病"篇治虚寒之证，于《金匮要略》中亦用此方治疗胎胀，实际功能远不限于此。此方于真武汤易生姜为人参，仍有温阳利水之功，内含参附汤有益气回阳之效，取理中之大半，能健脾理中。仲景论述虽简，但从药物的协同分析来看，其治证尤为广泛。从病机分析来看，对心、肝、肾之证，辨证属阳虚之患者用之多效；治心阳衰微之证重用参附，酌加干姜、炙甘草，以奏回阳救逆之效；治脾胃虚寒之证，重用苍术以建健脾利湿之功；若遇肝寒，重用芍药，有温畅条达之效；治肾阳虚之证，乃为本方的主要功能，附子需大剂运用。

方中附子为温阳峻品，用以为君，审仲景姜附方中，附子多用一枚，唯本方至两枚。附子实能破阴回阳，除湿镇痛。心火不足，肾水克伐，附子可建温阳散水之功；土不制水，水气泛滥，附子则可蒸气化水，温中补土。我们于临床中常运用大剂附子，常用15～30g，重则60g，每收卓效。附子虽为辛热有毒之品，以炮附子其毒已去矣。掌握药物的煎服法，是提高疗效的关键，本方附子用量较大，需先煎半小时，再纳诸药，三煎兑于一起，浓煎频服，则无中毒之忧。

（二）桂枝加附子汤

桂枝加附子汤，由桂枝、芍药、甘草、生姜、大枣、附子六味药组成。方用桂枝汤调和营卫，附子温经回阳，有复阳敛液、固表止汗之功。药虽六味，实际上包括了桂枝汤、桂枝加桂汤、桂枝加芍药汤、芍药甘草附子汤、桂枝甘草汤、桂枝附子汤、芍药甘草汤等方剂的药物组成。方中桂枝温中解肌，发表祛风，芍药敛阴益营，甘草姜枣温经补中，调和诸药，附子温经散寒，回阳补火。从药物的协同分析来看，此方剂的运用尤为广泛。桂枝、附子同用，能止汗回阳，既祛在表之风，又除在里之湿；芍药附子合用，扶阳补阴；芍药、甘草相伍，和肝而舒筋；桂枝、甘草有保心气防水逆之效；桂枝、白芍配伍既发表又敛阴，共组成复方大剂，实能扶阳补阴、内调外解。本方能治阳虚之恶风自汗，又疗误下腹中满痛，汗后恶寒、心悸之症可除，风湿掣痛、阴邪冲心之疾可医，胸背掣痛、筋挛不伸亦可运用。临证辨证治投病机，投之每能应手辄效。

仲景辨证精微,立法严谨,药味之差,用量之变,证治亦随之而异,我们在运用此方时除勤求仲景之训外,亦应灵活变通。除掌握每味药物的功能外,尚要明辨药物的协同,尤其临床辨证是应用此方的关键,兹将临证辨证运用此方的体会介绍于下。

1. 汗出不止

仲景于此证中运用了"漏汗不止"一词来形容汗出的程度,也就是我们临床中常见的汗出不止。《素问·阴阳别论》中说:"阳加于阴谓之汗。"若阳气亢盛,汗出必多,卫阳不固,汗出亦多。大汗不但亡阳,同时也能伤阴,此方证的汗出机转在于阳虚,由于发汗太过,阳气受伤,卫虚不固,汗液漏出不止。

仲景于论中运用了"自汗"、"盗汗"、"战汗"、"额汗"、"冷汗"、"漐漐汗出"、"大汗出"等术语描述了汗出的程度部位和性质,为我们临证鉴别诊断树立了典范,尤其是漏汗不止和大汗出,在程度上有其共同点,但是在病机上有着本质的区别。如阳盛津伤的大汗出,必兼有大烦渴、脉洪大、身大热等临床见症。此证之汗出不止是阳中之阳虚,不能摄汗,所以恶风不除,变证有四肢拘急之表,小便难之里,故用桂枝加附子汤以固太阳卫外之气。临床中常见面色苍白、舌质淡、多津,倦怠乏力,恶风寒,时颤栗,或小便困难而不畅,手足微有拘急,屈伸不自如,脉浮大或沉细迟等症。此方附子加入桂枝汤中,使表阳密则漏汗自止,恶风自罢,津止阳回,则小便自利,四肢自柔,妙在附子、桂枝同用,能止汗回阳,芍药敛津益荣,其汗自止。现举临床治验如下。

> 杨某,男,41岁,1978年2月25日住院治疗。1962年冬,患者因寒冷刺激而诱发下肢发凉、跛行疼痛,经上级医院检查确诊为"血栓闭塞性脉管炎",久治无效。由于患肢溃破、剧痛不能入眠而住院治疗。患者患病日久,阴阳、气血、津液耗伤,伤口久不能敛,合并外感,体温持续在39.0~40.0℃,经中西医治疗无效。症见面色青黑,精神疲惫,汗出不止,恶风颤抖,手足抽动,屈伸不自如,小便少而难,四肢厥冷,脉浮大无力,体温38.0℃,舌白多津。此阳虚液伤,汗漏不止。治宜固表止汗,复阳敛液。
>
> 处方:炮附子、桂枝、生姜各15g,白芍、黄芪各30g,甘草、别直参各10g,大枣12枚。3剂。
>
> 上方服后,汗止足温,继服3剂后体温正常,小便通利,四肢抽动好转而愈。

按 久病正虚,阳气虚衰不能固摄则恶风寒、汗多伤津、小便少而难;阳气既虚,阴液又伤,则四肢挛急,难以屈伸,四肢虽呈厥逆,尚未至亡阳之变,外有发热恶风,故用桂枝加附子汤加味以固表止汗,复阳敛液而愈。

仲景于论中说"太阳病发汗"而致的漏汗不止,不能以发汗后作凭。凡阳虚正弱之外感、高龄体弱、汗出恶寒、四肢厥冷之症用之多效。临床中辨其汗出多凉,体温虽高,扪之体肤发凉,与蒸蒸发热有别,若加参芪,其止汗之力更著,妙在附子量小,以10~15g为宜,取其振阳之力,量大反有伤津之弊。

2. 四肢微急

仲景于文中运用"四肢微急"描述了四肢拘挛之象。《内经》谓:"阳气者,精则养神,柔则养筋。"今阳不足以濡养,经脉失养,则四肢微急。临床中,发汗太多,阴阳俱伤所致的筋脉拘挛常有，不发汗太过所致者亦非少见，只要辨其证属阳虚阴伤之病机，但见此症便可，余症不必悉具。临床中多见四肢发凉，入冬彻夜不易回温，遇冷加重，得温稍减，兼有疼痛，入夜加重，色多苍白，脉多沉细无力。每治现代医学诊断的"肢端动脉供血不足"之跛行、痉挛之症用之多效。芍药甘草汤的治症多属腿肚转筋之症，投之多效，对于气血凝滞，脉络不通之病变，不用复方大剂，难起沉疴。

桂枝加附子汤既有芍药甘草汤之药物组成，又合桂附通阳之圣药，能起"温则消而去之"之功，实有温化沉寒、振奋心阳、补营疏肝、通络解痉之效。现举临床治验如下。

> 李某，男，32岁，1979年4月13日入院治疗。患者四肢发凉、变色、疼痛9年，于1978年9月足趾溃破坏死，剧烈疼痛，先后赴省地检查确诊为"血栓闭塞性脉管炎坏死期"。入我院后诊为热毒型，先后服清热解毒合并活血化瘀药物伤口愈合，但跛行仍不减轻。症见四肢发凉，彻夜不能回温，色呈苍白，足背、胫后、腘动脉搏动均消失，跛行距离50m，脉沉细无力，舌白多津。肢体血流图：左上肢波幅0.094欧姆，右上肢0.113欧姆，左下肢0.102欧姆，右下肢0.06欧姆。两下肢血管壁弹性受损，左下肢微弱，右下肢基本消失，血流量明显减少。此阳虚寒盛，血虚痉挛。治宜温阳通经，化瘀缓急。
>
> 处方：桂枝12g，白芍、当归、川牛膝各30g，炮附子、生姜各15g，黄芪60g，大枣12枚，全蝎、红花各10g，蜈蚣3条。
>
> 服上方5剂后跛行明显减轻，温度好转，继服10剂后，能行1000m以上且无跛行感。血流图检查：左上肢波幅0.12欧姆，右上肢0.16欧姆，左下肢0.15欧姆，右下肢0.08欧姆。虽然双下肢血管弹性仍低，血流量减少，但较服药前有所好转，说明此方剂能改善外周血管的血流量。

按 我们用芍药甘草汤治血虚不能养筋之筋缩不伸之症每获卓效，用于周围血管病，对部分病历虽起到一定效果，但对于血栓形成的器质性病变，疗效往往不好，遵《内经》"气血之为性，喜温而恶寒，寒则泣不能流，温则消而去之"之旨，取仲景桂枝加附子汤之桂附以通阳气，芍药、甘草以缓其挛急，更加当归、黄芪、红花等品以益气活血，故取得了效果。临床中白芍、附片以15～30g为宜，以达温经破结之效。跛行运动性疼痛的症状和四肢微急有不同之处。此方对运动性疼痛有一定效果，从其血流图波形的改变，以证此方剂的疗效是肯定的。

3. 小便难

仲景在论中巧妙地运用了"小便难"一词，细审"小便难"的"难"字范围颇广，临床中有小便不利、频数、余沥、短黄、不通、刺痛等症状，统可称为"难"。以药测证，此方剂不是专为治小便难而设，而是在一定的病理情况下诱发一个病的综合征中的一个症状，亦即小便不通畅的意思。盖肾有调节人体水液代谢的功能，今肾阳不足，气化失常，水液代谢障碍而导致小便不利。所以阴液不足仅是小便难的一个方面，而关键在阳不足以温水化气。此方证中的小便难多兼见面色青黑，手足不温，脉搏沉细，小便虽难而清，或兼见外有微热、心烦不渴，舌淡多津等症。柯韵伯说："此离中阳虚不能摄水，当用桂枝以补心阳，阳密则漏汗自止矣，坎中阳虚不能行水，必加附子以回肾阳，阳归则小便自利矣。"其解颇得要领。现举临床治验如下。

杨某，男，64 岁，1978 年 8 月 21 日诊治。患者既往患心悸气喘已 10 余年。因感受风寒，发热恶寒，体温持续在 38.0～39.0℃，服解表中药藿香正气汤、小柴胡汤及西药无效，经西医检查确诊为"风湿性心脏病"（简称风心病），要求服中药治疗。症见面色青黄，精神疲惫，心悸气喘，发热汗出，恶风寒，咳喘不能平卧，四肢发凉，小便少而不畅，每日约 200ml，脉促，120 次/分，体温 38.9℃。

处方：桂枝、白芍、生姜、炮附子、腹皮各 15g，甘草 10g，大枣 12 枚，五味子、麦冬各 12g，红参 6g。

上方服 2 剂后，发热减轻，汗出恶风止，小便通利，咳喘减轻，继服 3 剂，四肢转温，发热止，小便正常，脉搏 90 次/分，临床治愈。

按 此病小便难，既不是热盛，亦不是津亏，源于心阳衰微，不能温阳化气所致。此方固表驱风，复阳敛液，今表固汗止，阳气来复，气化恢复，小便自通，每与患风心病、冠心病合并外感发热、汗出恶风、小便难者服之多效，每合生脉散于内，其效更著。

4. 难以屈伸

汗后阴阳俱伤，阳不能温照，阴不能濡养而导致屈伸运动不自如的症状，实际包括筋骨、关节、肌肉疼痛及不舒的症状，迫使肢体屈伸不利。

仲景用词谨慎，我们对每条经文之许多证既要合看又要分看，每证悉具用此方，而此方亦可治由此病机形成的不同证。桂枝加附子汤对于风寒外侵，或汗出当风，寒湿之邪侵于经络，流注关节所致的肿胀疼痛，难于屈伸之症用之每能取效。但临床中尚要辨其汗出恶寒，四肢不温，疼痛缠绵，昼轻夜重，遇冷不舒，小便清白，舌白多津，脉搏沉细或沉迟等症。方中附子温经散寒，桂枝、白芍祛风活血，生姜、甘草疏散培土，使寒湿祛，血脉通，阳气回，疼痛止，四肢温，屈伸利。现举临床治验如下。

刘某，男，32 岁，1989 年 6 月 17 日诊治。患者汗出当风，卧于湿地，诱发四肢关节疼痛，先后服活血祛湿药物及激素类西药，时轻时重，缠绵半年余。经介绍就诊于我院。症见四肢关节肿胀疼痛，屈伸疼甚，气候变化加重，四肢不温，得温稍舒，汗出恶寒，面色青黄，舌白多津，脉象沉迟，小便清白，红细胞沉降率 40mm/h，此伤于风寒，又感湿邪。治宜温经复阳，益气祛湿。

处方：炮附子 30g，桂枝、甘草、生姜各 15g，白芍 20g，薏苡仁、黄芪各 60g，大枣 12 枚。

上方服 3 剂后，疼痛减轻，继服 6 剂，关节屈伸自如，四肢转温，汗出止，红细胞沉降率 10mm/h，继服 10 剂诸症消除，临床治愈。

按 腠理不密，风寒外侵，湿邪内郁，服活血祛湿药物不效的原因也就在于阳虚正衰，四肢关节肿胀疼痛，有四肢不温、脉沉迟、小便清的阳虚见症。辨证的关键在汗出恶寒上，故用桂枝加附子汤以温经复阳，散寒止汗，故能获效。实践证明，对于屈伸不自如之症，用大剂附子，以行关节、经络曲曲之处，量小则杯水车薪，药不胜病，每治风湿所致之关节屈伸不利之症用量以30g 以上为宜，若怕附子量大有中毒之弊，可宽水久煎，大剂频服，亦无忧毒之患。

桂枝加附子汤的证治仲景论述颇详，后世医家更有发扬。本文只从仲景论述的证中谈辨证运用，从症状的论述中体会应合看，亦应分辨，以药测证，治证不限于此，仲景著书何能悉具。

临床中只要掌握本方的功能，详细辨证，紧扣病机，不受中西医各种病名之限，投之能收异病同治之效。方中附子温阳补火，又除寒湿，可升可降，可表可里，随所伍而异其用，凡新久内外一切虚寒性疾病用之得当，实有立竿见影之效。对于心阳衰微之症以 10～15g 为宜，对于风寒湿痹剧痛之症若用大剂，本方之效更著。附子虽有大毒，若宽水先煎而其毒自去，控制在先煎 1 小时为宜。要提高疗效，尚需注意此方剂的煎服法，细审仲景煎服法上亦有巧妙之处，论中说："以水七升，煮取三升，去滓，温服一升，本云桂枝汤，今加附子，将息如前法"，在煎服法上仲景不愧为我们必遵之楷模。

治投病机，调剂配伍易为医者和患者所重视，煎服方法往往易被忽略，医者无嘱，患者多煎一次服一次，这样不能达到预期的效果，更有因煎服之误而中毒者，亦屡见不鲜。我们于临床中嘱其先煎附子 1 小时，后内诸药，三煎兑于一起，分 3 次服，饭前服，服后吃饭，虽不采用啜热粥法，而采用进食法，亦能起到一定效果。这样大剂频服，附子虽有大毒，亦不会引起中毒。

（三）麻黄细辛附子汤

麻黄细辛附子汤由麻黄、细辛、附子三味药组成。方中附子温经助阳，麻黄发汗解表，细辛温经散寒，可内散少阴之寒，外解太阳之表，成为表里双解之法。仲景组方颇多巧妙之处：附子配麻黄，助阳解表，使邪去而不伤正；细辛伍附子，温通经络，增强气化，通达上下，温利冷湿；麻黄、细辛合用，温散太阳经腑，使经气通利，邪自表解，水道通调，寒湿自去；细辛、麻黄虽为发汗解表、通调水道之峻品，今改附子为君，则无忧过汗亡阳、尿多伤阴之弊。三药配伍，可温可散，可表可里，可通可利，可升可降，以药测证，对于阳虚寒盛，水不化气，表寒湿阻等证，投之多能取效。现将周连三老师生前论述及我们临床运用本方的体会简述于下。

1. 发热

六经皆有发热，杂病亦多常见。本证乃寒邪外侵，肾阳不足，寒客脉络，阴阳相争所引起的发热。此方证之发热在临床中常兼见低热无汗，恶寒倦卧，面色苍白，精神委靡，口淡不渴，苔白多津，四肢欠温，脉沉细或浮而无力等症。我们常以此方加减治疗阳虚发热。尤对年老体弱，感受寒邪者，用之多能取效。病邪在表、内夹阳虚，麻桂柴胡之方不宜解其外；入里而不深，外兼表邪，真武四逆之法不能温其内，所以此方发表温经最为合适。附子、麻黄需用 9～15g 为宜，临床运用甚多，从没有出现过麻黄发汗亡阳之反应，服药后仅为微汗出。现举临床治验如下。

李某，女，45 岁，1978 年 6 月 15 日诊治。患者素体虚弱，近半年来右半身似有虫行皮中感，10 日前突然晕倒，舌謇语拙，右半身偏瘫，初见喉中痰鸣，给予温胆汤加味治疗，症状改善，但余留低热不退，继处小柴胡汤、银翘散、藿香正气散等中药和西药治疗，发热仍未好转。症见低热无汗，形体消瘦，面色㿠白，精神委靡，右半身偏瘫，言语不利，吐字不清，恶寒无汗，四肢欠温，口淡不渴，苔白多津，舌体右斜，脉迟细无力，血压 110/60mmHg，体温 37.8℃。此为肾阳虚衰，寒客脉络。盖全身气血的运行靠阳气的推动，由于素体阳虚，寒邪外侵，导致气血凝滞，痰湿内生，用化痰祛湿之剂其湿痰稍减，但阳虚仍不能鼓气血之行，寒湿之邪留滞经络，郁发低热，用清热和解、解热等药不效的原因也就在于外不能祛其寒，内不能壮其阳。观其脉证，思仲景"少阴病，始得之，反发热，脉沉者，麻黄细辛附子汤主之"，投此方试服。

处方：黄芪30g，炮附子12g，细辛4.5g，麻黄6g，当归15g。嘱其频服。

上方服 2 剂，身微汗出，体温正常，出人意料的语言清楚，能自述病情，继以上方加活血益气药物调治服 30 余剂，能弃杖行走，生活自理，参加劳动，2 年后追访一如常人。

2. 疼痛

疼痛一症，仲景论中虽未提及，然实践验证此方有较好的止痛功能，再从药物分析来看，亦属本方常有之症。盖麻黄有解表散寒止痛之功，细辛有温经止痛之效，附子有助阳镇痛之力，三药合用，有阳回痛止的功用。本方证之疼痛乃肾阳衰微，机体失于温照，寒邪束表，卫阳不固，气血运行不畅，脉络受阻等原因所致。临床辨证中常兼见痛有定处，夜晚尤甚，喜暖喜按，遇冷加剧，面色青黄，恶寒无汗，舌淡苔白，脉沉细或浮迟等症。临床中常用此方治疗头痛、身痛、四肢关节疼痛等症。对于现代医学诊断的肢端动脉痉挛症、血栓形成引起的疼痛、风湿性关节炎等有较好的疗效。治痛其药量要大，附子用 15～30g，麻黄、细辛以 9～15g 为宜，对于牙痛兼有热者加石膏；风湿性疼痛者加白术、防风、大剂黄芪；对于血管性疼痛者加川芎、当归、红花；病在上肢者加桂枝，病在下肢者加川牛膝。现举临床治验如下。

杨某，女，30 岁，1980 年 11 月 11 日诊治。患者于半年前不明原因始感双手指呈针刺样疼痛、发凉、麻木、色苍白，服中药多剂无效，诸症日渐加剧。自感前途无望，忧愁欲死。症见精神委靡，表情痛苦，双手冰冷，色呈尸体样苍白，疼痛剧烈，夜难入眠，疼稍止即沉困麻木，桡、肱动脉均消失，上肢温度：左手 21.0℃，右手 22.0℃，舌淡苔白多津。此属肾阳不足，寒邪外侵，卫外功能低下，风寒袭于脉络，导致气血不通，疼痛乃作，用发汗驱邪则阳气愈虚，以温肾壮阳则邪不外解，非助阳解表之剂，难建回阳祛邪之功。

处方：麻黄、细辛各 9g，炮附子、桂枝各 15g，黄芪 30g。

二诊：上方服 2 剂，疼痛减轻，温度上升，双手微汗出，夜能入眠，继服上方加当归 15g。此方共服 8 剂，疼痛消失，温度升高，色变红润，肱、尺、桡动脉均能触及，但尺桡微弱。室温 17.0℃，皮肤温度：左手 27.5℃，右手 27.5℃，临床治愈。

3. 脉象辨识

"夫脉者血之府也"，血行脉中，发挥其营运濡养作用，若发生病变，其脉必受影响。周连三老师生前论述此脉时说："论中立'脉沉'以示阳气虚衰，阴寒内盛。今有发热之症，证明寒邪将离太阳之表，而未离太阳之表；将入少阴之里，而未入少阴之里，故脉亦可现浮，但必浮而无力，临床应不拘脉之沉、浮，但见发热恶寒，四肢酸冷，身困乏力，面白唇淡，舌淡苔白等症，即可大胆使用。"

我们常以此方加减治疗血栓闭塞性脉管炎、无脉病等外周血管病和病态窦房结综合征等病变所致的迟、结、代脉多能取效，麻黄须用 9～15g，附子用 15～30g，并酌加黄芪、甘草、桂枝，其效更著。现举临床治验如下。

孙某，男，25 岁，1980 年 11 月 12 日诊治。患者冷水作业，受寒冷刺激，诱发左手发凉麻木、沉困疼痛、色苍白，由于尺、桡动脉消失，而来我院求治。症见面白唇淡、表情痛苦、左手冰冷、色呈苍白、疼痛麻木，入夜加重，舌淡苔白，尺、桡动脉消失，右脉沉迟无力，皮温计测试，左手温度与右手相差 2.5℃。此属肾阳不足，寒袭脉络。治宜发散寒湿，温通经脉。

处方：麻黄 10g，炮附子 15g，细辛 6g。

服药后即感左上肢发热，汗出，温度升高，原方共服 5 剂，温度正常，双手相等，色变红润，尺、桡动脉恢复，疼痛消失，临床治愈。

4. 水肿

水肿乃体内水液潴留，全身浮肿之证。此方证之水肿乃本虚标实，病机为肾阳虚衰，阴盛于下，膀胱气化无权，水道不利所致；又复感寒邪，寒水相搏，使肿势转甚。论中虽未提及，但从药物协同分析来看，本方有发表散寒、温阳利水之功能，投之可内外分消，使水肿自去。临床辨证常兼见全身微肿，腰痛酸重，小便量减，四肢酸冷，恶寒无汗，发热嗜眠，神疲委靡，口淡不渴，舌质淡胖，苔白，脉沉细等症。

我们常以此方加减治疗现代医学诊断的急慢性肾炎、心脏病所致之水肿，尤以立冬节气交替和气候骤变加重的病例而伴发热恶寒无汗者多能获效。但附子须以 15～30g，细辛以 9～15g 为宜，夹喘者加杏仁，肺有热者酌加石膏，并根据"少阴负趺阳为顺"之理，每于方中加白术 30g，以健脾利水，其效更佳。现举临床治验如下。

刘某，男，47 岁，1978 年 11 月 7 日诊治。1966 年患急性肾炎，经中西医治疗好转，但余留面目微肿，时轻时重，给服健脾祛湿、化气利水中药肿势稍减，继服无效，又服西药利尿之品，其效亦不明显，且患者体弱不易接受。每至冬季和感寒时常发作。由于衣着不慎，感寒发热，病情加重，肿喘发作。症见全身微肿，腰以下较甚，腰痛酸重，小便不利，伴恶寒无汗，发热而喘，胸闷不舒，四肢厥冷，神疲乏力，面色㿠白，口唇色淡，舌质淡胖，苔白，脉沉细。尿常规：蛋白（+++）、红细胞（+）、白细胞（+）。证属阴盛阳衰，复感于寒，水湿横溢。治宜解表散寒，温阳利水。

处方：炮附子 24g，麻黄、细辛各 15g，白术 30g，杏仁 12g。

服药 2 剂汗出热解，水肿亦减，继服温阳益肾、健脾利湿之剂以善后，阳气得复，寒水得化，小便得利而水肿消失。实验室检查：尿蛋白（-），临床治愈。2 年来只在气候交替时服药预防，已参加工作。

按 麻黄细辛附子汤为温阳发表之峻剂，由于仲景论述简要，加之药物峻猛，运用若只从两感入手，就局限了运用范围，细审仲景冠"少阴病"三字有着深远的意义，临床中必从方证病机和药物的协同分析予以推敲，才能扩大此方的运用范围。

从脏腑关系来看，少阴统括心肾，兼水火二气，水能克火，故易从寒化，若肾阳素虚，盛受外邪，则表现出本虚标实之证。故辨证为肾阳不足，寒邪外袭之证皆可以此方加减施治。仲景虽指出"脉沉"、"发热"之症，但只是此方治症之一。在临床中，往往出现有脉沉，无发热，或有发热，无脉沉者，或脉迟，或浮大无力等，甚至无此二症者，只要辨其为本虚标实之证，不受中西医各种病名所限，投之可收异病同治之效。

不同的药物配伍及煎服法，则可起到不同的作用，三药均为峻烈之品，有"有汗不得用麻黄"之说、"细辛不过钱"之论，细审仲景之论，"汗出而喘，无大热者"用麻杏石甘汤治疗，实乃有汗用麻黄之例。此说不能作凭要以临证病机为主。考仲景细辛用量，常用二三两，计算合现在12～15g，我们在临床中观察，细辛少用有温经散寒之功，多则有下通肾气、内化寒饮之效，入煎剂内从未出现过中毒的表现。虽大剂用麻黄，仅为微汗出，对于四肢病变，则有通其经、温四肢、直达病所之功。

要提高疗效，尚须注意药物的煎服法，论中云："以水一斗，先煮麻黄，减二升，去上沫，内诸药，煮取三升，去滓，温服一升，日三服。"

仲景谓之"去上沫"者，乃谓其所浮之沫发散过烈。周先生生前在总结50余年的经验时说："盖麻黄之性，全在初煎之沫上，若去其沫则效用减矣。"我们在临床中常嘱患者三药合煎，不去其沫，三煎合于一起，多次频服，其效更佳。

（四）芍药甘草附子汤

芍药甘草附子汤，药仅三味，方中芍药、附子相伍，回阳敛液，甘草、附子同用，益气温经，芍药、甘草共投，酸甘化阴，共组成扶阳益阴之剂。现将临床辨证运用本方的体会简介于下。

1. 虚喘（心肾阳衰型）

此方证所治之虚喘乃阳从汗泄，阴气损耗所致。临床辨证中常见呼吸喘促，恶寒身倦，汗出稍减，四肢不温，腹中觉冷，舌淡苔白，脉细弱无力。我们常以本方加五味子、防风、红参、黄芪治疗支气管炎、心肾阳虚之虚喘疗效显著。现举临床治验如下。

> 毛某，男，72岁，1981年3月10日诊治。患者经常胸闷、咳嗽气急已10余年，每次外感后，症状加剧。顷诊症见形体消瘦，面色青黄，恶寒身倦，汗出稍减，旋即如故，呼吸喘促，腹中觉冷，四肢不温，舌淡苔白，脉细弱无力，体温36.0℃，血压90/60mmHg。此属阳从汗泄，阴气损耗。治宜回阳固表，益气养阴。
> 处方：炮附片、白芍各15g，炙甘草、防风各12g，黄芪30g。
> 服药2剂后，恶寒减轻，又服4剂后，恶寒消失，上方加五味子、红参各10g，继服6剂，心悸喘促症状明显好转，追访3个月身冷恶寒未再复发。

2. 腹痛（肾阳不振型）

此方证所治之腹痛乃肾阳不足，营血虚寒所致。临床辨证中常见腹部冷痛，恶寒倦卧，四肢发凉、舌质淡苔薄白，脉细数等症。我们常在方中加入薏苡仁等品以祛湿，其效更著。现举临床治验如下。

> 陈某，男，37岁，1981年3月15日诊治。患者于2个月前患急性化脓性阑尾炎住院手术治疗，术后伤口不能愈合，腹部冷痛，用大量抗生素治疗无效。症见面色青黄，形体消瘦，表情痛苦，腹部发凉、疼痛，伤口色淡而不泽，四肢发凉、恶寒蜷曲，舌淡苔白，脉细数。实验室检查：血红蛋白98g/L，白细胞计数$28×10^9$/L，中性粒细胞0.71，淋巴细胞0.29，血小板计数$72×10^9$/L。此属阳虚阴耗，木郁不舒。治宜温阳散寒，和中缓急。
> 处方：炮附片（先煎）、白芍各30g，甘草15g，薏苡仁90g。嘱其浓煎频服。
> 服药1剂，腹痛减轻。原方又服5剂，腹痛止，伤口缩小、红润。继服5剂后，伤口愈合，复查血红蛋白120g/L，白细胞计数$9.8×10^9$/L，中性粒细胞0.68，淋巴细胞0.32，血小板计数$120×10^9$/L。

按 我们常以本方加减治疗其他疾病引起的腹痛，行经腹痛者加延胡索、三七、香附；阑尾炎者加薏苡仁；绕脐痛兼便干者加大黄；下利腹痛者加黄连、茯苓；疝气腹痛者加葫芦巴。

3. 脱疽（阳虚瘀阻型）

此方证之脱疽乃阳虚瘀阻型，为肾阳不足，筋脉失养，气血瘀滞所致。临床辨证中常见肢体苍白、发凉、麻木、跛行、疼痛、腓肠肌痉挛不舒、肌肉僵硬、汗毛脱落、趾甲增厚不长，溃破后流清稀脓液，舌质淡苔白，脉细数。方中加入当归、黄芪、川牛膝、潞参，其效更佳。现举临床治验如下。

徐某，男，42岁，1979年10月15日诊治。1974年冬因寒冷刺激诱发左下肢血栓闭塞性脉管炎。现症见形体消瘦，表情痛苦，左足五趾紫暗，疼痛剧烈，夜难入眠，腓肠肌痉挛，酸胀麻木，肌肉萎缩，汗毛脱落，趾甲增厚不长，舌淡苔白，脉细涩。查：双下肢足背、胫后动脉搏动消失；肢体血流图：左下肢0.051欧姆，右下肢0.137欧姆，双下肢血流量明显减少，左下肢尤重，血管壁弹性受损。此属肾阳不足，筋脉失养，气血瘀滞。治宜温阳益气，濡筋活瘀。

处方：白芍、炮附片、当归、川牛膝、潞参各30g，黄芪60g，甘草15g。

服药5剂，疼痛减轻。服15剂时，静止痛消失，腓肠肌挛急减轻。继服15剂，痉挛基本消失，行走1000m无不适，复查血流图，肢体血流量有改善，继以丸药善后而愈。

4. 痹证（血虚寒盛型）

此方证所治之痹证乃营卫虚衰，寒邪内侵所致，临床辨证中常见周身疼痛，关节尤重，四肢欠温，步履维艰，腰部酸楚，舌苔淡白，脉细无力等症。以本方加减治疗类风湿性关节炎加防风、木瓜；治疗坐骨神经痛加红花、川牛膝；治疗肩关节周围炎加桂枝；治疗骨质增生加乳香、没药。

汤某，男，72岁，1981年4月12日诊治。患风湿性关节炎已3年，症状时轻时重，近因气候变化，周身疼痛，关节尤重，步履维艰，四肢欠温，形体消瘦，面色青黄，腰部酸楚，舌淡苔白，脉细无力。红细胞沉降率68mm/h。此属营卫虚衰，寒邪内侵。治宜温阳益气，和阴缓急，祛风除湿。

处方：炮附子（先煎）、白芍、黄芪各30g，甘草12g，防风、木瓜各15g。

服3剂后，疼痛消失，红细胞沉降率为12mm/h，治愈后追访4个月未见复发。

按 芍药甘草附子汤证仲景在论中云："发汗，病不解，反恶寒者，虚故也，芍药甘草附子汤主之。"可知"反"字是辨证的枢要，"虚"是此方的主要病机。论中虽只提"反恶寒"一症，但从药物的协同分析来看，其治证尤为广泛，药虽三味，方小药峻，能回阳敛液，酸甘化阴，益气温经，临床宜浓煎频服，收效可速。

掌握药物的煎服法，亦是取得疗效的关键，方中附子为温阳峻品，辛热有毒，应先煎半小时以扶其毒，三煎兑于一起，浓煎频服，则无中毒之优。

阴虚火旺、发热恶寒、阳盛之证则在本方禁忌之列。

十二、运用竹叶石膏汤的体会

竹叶石膏汤，由竹叶、石膏、半夏、麦冬、人参、甘草、粳米七味药组成，功能清热和胃，益气生津。仲景论述本方的适应证为：虚羸少气，气逆欲吐。此乃温热病后期，余热未清，肺胃津液俱伤，元气未复，故呈虚弱消瘦之体，少气不足以息之象。

方中竹叶、石膏清热除烦，人参、麦冬、粳米、甘草益气生津，半夏和胃降逆止呕，妙在石膏配半夏，清热而不凉，降逆而不燥。竹叶轻清解上，既可清热除烦，又能安神止痉。对温热病后期虚烦不眠、热伤气阴之发热烦渴、体虚受暑所致之霍乱吐泻，只要辨证确切，用之得当，多能取效。

现将临床运用本方的体会，介绍于下。

（一）烦渴

烦渴者，烦热口渴是也。仲景论中虽未论述烦渴一证，但我们在临床中屡用此方辨证治疗烦渴，多能收效。盖外感温热病后期，热邪伤阴，胃阴不足，而致干燥而烦，渴欲饮水，实为临床常见之症。临床中，烦渴见症颇多，有因热邪入里与水湿互结，以致津不上承、心烦口渴者；有因阴盛阳衰，阳气不能蒸化津液，心烦口渴者。本证乃热邪伤津，津液不足所致。临床辨证中常见心悸心烦，口渴欲饮，发热汗出，得凉则舒，或大便干，小便黄赤，舌红无苔或黄燥，脉虚数或细数等症。

竹叶石膏汤既有清热除烦之力，又有益气生津之效。我们常以本方加减治疗消渴，多能取效。但应去甘草之甜，条参、麦冬需用至30g，以建津生热退之功。

卢某，女，54岁，1980年3月19日诊治。患糖尿病近3年，尿糖经常持续在（+++）至（++++），善饥多食，头晕心悸，大渴引饮，不分热冷，每日饮水约5000ml以上。常服降糖药，病情时轻时重，不能控制，就诊于我院。症见形体消瘦，面色青黑，善饥多食，大渴引饮，心悸心烦，口苦失眠，低热绵绵，大便干结，小便多，尿中带白，舌红苔黄燥，脉细数，实验室检查：尿糖（++++）。此为胃热亢盛，伤津耗气。治宜清热养胃，益气生津。

处方：竹叶、粳米各12g，半夏10g，石膏、黄精、麦冬各30g，条参20g。

上方服6剂后，低热渐退，善饥多食、烦渴等症较前为轻，每天饮水3000ml，守前方继服26剂，面色由青渐转红润，烦渴已除，食量稳定，实验室检查：尿糖（+），以金匮肾气汤加减以善其后，已参加工作。

（二）虚羸少气

虚羸少气者，虚弱消瘦，少气不足以息之象也。汗、吐、下后，胃阴受损，久病失治，邪留肺胃，高龄之人，误治延治，皆可导致虚羸少气之证。临床中虚羸少气病证颇多，胃阴不足、脾胃虚弱、肝阴不足、肾阳虚衰、心悸自汗等证，都可出现身体瘦弱，少气不足以息。如脾胃虚弱的虚羸少气必兼有身困乏力、食纳欠佳、舌淡苔白、脉沉细等一系列脾气虚弱之象。此病虽呈虚弱消瘦之体，但必以阴虚为本。临床此方证之虚羸少气常兼见头痛发热，两颧发红，渴欲饮水，发热汗出，心烦少气，饮食欠佳，小便短黄，舌红无苔，脉细数或虚数等症。

本方益气生津，清热养阴。潞参用量需15～20g，以增强益气之力；石膏须三倍以上于半夏，方可制其辛燥。

> 朱某，男，68岁，1980年2月18日诊治。患者体质素虚，4日前天气变化衣着不慎而致感冒、头痛、发热，经服解热镇痛药物汗出热退，症状缓解，次日发热又作，服药后汗出热退，以此反复发作3次，体温持续在38.5℃上下。症见形体消瘦，气短乏力，低热绵绵，午后加重，胸满而喘，心悸自汗，口苦咽干，不思饮食，两颧发红，舌红无苔，脉细数。此属热邪伤津。治宜益气清热，和胃宽胸。
>
> 处方：竹叶、半夏、潞参各15g，麦冬30g，甘草、枳壳各12g，粳米20g，生石膏（布包先煎）60g。
>
> 上方服4剂后，热势稍减，查体温37.5℃，知饥索食，口苦咽干亦减。继服上方3剂，体温降至36.5℃，临床治愈。

（三）气逆欲吐

气逆欲吐者，乃胃气上逆，烦躁将吐之势也。盖气顺则平，气逆则病，肺胃之气，以降为顺。今余热未尽，燥热伤津，津气虚少，上干胃府，胃失和降，虚气上逆，则见气逆欲吐之象。临床中，发汗太过伤津耗气而致肺胃津液不足，气逆欲吐者颇多，温热病后期燥热伤津，气逆欲吐者亦不少；不发汗所致者亦为常见，临床只要辨其证属阴液不足之病机，余症不必悉具。

临床辨证中多见面红目赤，呃逆连连，干呕烦渴，口苦咽干，虚烦不眠，舌红无苔，脉细数等症。

本方清热养阴则逆气自降。加沙参则滋阴之力更强；半夏须用15～20g，方能降其逆气。

> 雷某，男，58岁，1980年1月16日诊治。患者因感受风寒，恶寒发热，以外感治疗，症状缓解，但低热绵绵，干呕噫气，呃逆连连，又以外感论治，诸症不解，复以和胃降逆之剂，症情如故，始邀诊治。症见形体稍胖，心悸自汗，低热不退，不思饮食，干呕噫气，呃逆连连，口苦烦渴，小便黄赤，舌红无苔，脉虚数。此为热邪伤阴，胃气上逆。治宜清热养阴，和胃降逆。
>
> 处方：竹叶、潞参、半夏各15g，生石膏60g，麦冬20g，粳米、沙参各30g，甘草12g。
>
> 上方服4剂后，干呕减轻，呃逆次数减少，守前方继服4剂而愈。

（四）发热

发热之症，有外感发热、阴虚发热、阳虚发热之别，本证乃热邪伤津，阴液不足，胃有燥热，虚气上逆，故见发热之象。仲景论中虽未提及发热一证，但以药测证，发热诚属临床常兼之症。

仲景论中论述发热之症颇多，太阳病有发热恶寒；阳明病有发热谵语，身黄发热；少阳病有呕而发热；少阴病有手足厥冷反发热；厥阴病有发热而利，在程度上有其共同点，但在病机上则有本质的区别。本证乃热邪伤阴，胃失津液，余热未清而发。

临床辨证中常兼见面红目赤，低热绵绵，午后加重，头晕头痛，心烦失眠，口干喜饮，得凉则舒，舌红苔薄黄，脉细数。

我们常用本方加减治疗肺结核之发热，多能取效。竹叶用量以15～20g为宜；应酌加贝母，与桔梗共组成益气生津、清热除烦、宣肺止咳之剂。

张某，女，33 岁，1975 年 3 月 8 日诊治。久有肺结核病史，经常低热不退，常服抗痨药物。半个月前因感受风寒，高热口渴，痰涎壅盛，经服宣肺平喘药物合并肌肉注射青链霉素，热势稍退，但仍持续在 37.0～38.5℃，解表、宣肺、平喘、退热、西药消炎合并抗痨药物，均未能使热退症解，观前服之剂，处方几经变化，仍无转机，于 3 月 8 日再次诊治。症见形体消瘦，两颧发红，头痛头晕，骨蒸痨热，体温 38.0℃，午后加重，咳嗽气喘，痰涎壅盛，心烦失眠，口苦咽干，渴欲饮水，饮食不佳，舌红苔薄黄，脉细数。脉症合参，为热邪伤津，阴虚内热，前服之剂，均伤津耗气，致使热势持续不退，竹叶石膏汤中有益气生津之品，清热除烦之药，试投此方，以观动静。

处方：竹叶 18g，桔梗、粳米各 15g，生石膏 45g，半夏、贝母、潞参、甘草各 12g，麦冬 24g。

上方服 3 剂后，热势稍退，头痛减轻，余症均有好转，守前方继服，先后加减服 32 剂，热退咳止，体温正常，肺结核病亦随之好转。

按 竹叶石膏汤证仲景论述虽简，但含义深远，后世医家据理更有发挥。以药测证，证治远不限于此。临床只要紧扣病机，不受中西医病名所限，投之能收异病同治之效。临床只要辨其胃热津伤，口干喜饮，舌红无苔或舌黄腻，脉虚数或细数之症，皆可以本方施治。

注意药物的加减，是提高疗效的关键，病情有轻重缓急之别，体质有偏盛偏衰之异，处方用药应根据症状灵活加减。临床中对虚弱消瘦，胃阴不足者，酌加滋阴益气之品，如沙参、玉竹之类，增人参、麦冬之量；肺胃俱热，津液不足者加桔梗、百合、贝母；烦渴者加花粉、芦根；发热口苦，大便干结者，加天冬、玄参；干呕嗳气者，加枳实、竹茹、厚朴、陈皮，酌增半夏之量。

要提高疗效，尚须注意本方的煎服法，方中石膏乃属甘寒清热之品，大剂运用才有解肌清热、除烦之功，若有服后胃中不舒，食纳不佳者以减其量，加生山楂，并先煎半小时，临床有清热而不伤胃之功。

十三、吴茱萸汤治疗"三经"之病

吴茱萸汤，由吴茱萸、人参、生姜、大枣四味药组成。功能温中补虚，降逆止呕。仲景于阳明、少阴、厥阴三经之病都运用此方施治，以证此方运用范围之广。

阳明经统管胃肠，性质多属里热实证。但其症见食谷欲呕，这是由于胃家虚寒所致，盖脾与胃相为表里，"实为阳明，虚在太阴"，今中焦虚寒，健运失职，胃逆不降，故发生恶心呕吐。此方温胃降逆，补中泄浊，虽治胃肠而重在太阴。少阴属心肾，今中虚肝逆，浊阴上犯，则导致了吐利诱发烦躁欲死，厥冷乃作之证。用此方温中补胃，泄浊通阳，使吐利止而烦躁厥逆愈。厥阴属肝，性喜畅达，今寒伤厥阴，肝胃虚寒，下焦浊阴之气，上乘于清阳之位，以致产生干呕、吐涎沫、头痛等症状，此方温中益气，降逆散寒，故能取效。现将临床中运用本方的辨证体会介绍于下。

（一）烦躁、厥逆

《伤寒论》中论述烦躁和厥逆之证者甚多，由于其阴阳有别，治法亦自各异。吴茱萸汤证中的烦躁厥逆于"少阴篇"所说"少阴病，吐利，手足厥冷，烦躁欲死者，吴茱萸汤主之"。其烦躁和厥逆乃由吐利所形成。尤以用烦躁欲死之词，实为吐利太甚所致。盖少阴属心肾，肾水上升而济心火，烦自无因；心火下降而暖肾水，则躁无由生，今阳衰土湿，中虚肝逆，浊阴上犯，吐利乃作，阳郁于上则烦，阴盛于下则躁，阳郁不达四肢则厥逆乃生。临床辨证中必须和阴极阳绝之烦躁厥逆有所辨别，多见下利清谷、恶寒倦卧、四肢厥逆、脉微欲绝等症。治宜回阳救逆。

吴茱萸汤证的烦躁厥逆，多见于吐泻之后，胃肠损伤，兼有脘胀不舒、倦怠乏力、喜暖恶寒、面色㿠白、舌淡苔白、脉沉迟等症。

方中吴茱萸辛温以散久寒，其味辛烈，直通厥阴之脏，参枣以温燥中土，生姜辛温以行阳气，使厥冷之肢得温，肝木调达，胃逆得降，烦躁自止。

杨某，男，42岁，1974年10月21日住院治疗。素有胃病，加之情志不舒，诱发呕吐不食，经治不愈，延病月余，经X线钡餐检查，钡剂下行郁滞，疑为器质性病变，情绪紧张，日趋加重，住院治疗。症见面㿠少华，精神不振，食入即吐，懊侬吞酸，烦躁不眠，四肢逆冷，大便干燥，四五日一行，舌白多津，脉沉迟无力。此肝胃不和，浊阴上犯。治宜温中降逆，行气和胃。

处方：红参9g，生姜30g，大枣（劈）12枚，吴茱萸、枳壳、厚朴各15g。

上方嘱其频服，3剂后吐止，胃中觉热，大便通利，烦躁止，四肢转温。继调治而愈。

按 脾胃久虚，情志不舒，肝失调达之职，胃失下降之令，腑气不通，食不能入，则便干不行、呕吐不止，正气亦伤；辨其四肢厥冷，舌白多津，脉沉无力，病机属中焦虚寒，肝木横逆，浊阴上犯；其烦躁的原因：一由呕吐太剧所致，再因大便不通而形成，故用吴茱萸汤大辛以开其格，大苦以降其逆，大甘以培其中，酌加行气之品，使腑气通利，呕吐自止，烦躁厥逆亦相继而愈，知何部不利，利之则愈矣。

（二）呕吐

呕吐病因颇多，治法亦异，吴茱萸汤证中论述了"食谷欲呕"、"干呕吐涎沫"等症。胃以纳谷为顺，今虚则不能纳谷，寒则胃气上逆。少阴吐利，责在阳衰，厥阴受寒，肝木横逆，胃失和降，清痰冷沫随上逆之气而吐出。纵观临床症状，皆以阴寒为患。临床中常兼见面色苍白、倦怠乏力、喜暖恶寒、吐而胸满、四肢不温、时感头痛，位在巅额、舌质淡白、脉象虚弱等症。

吴茱萸汤大苦大辛以温降逆气，大甘以培其中，能治阳明之虚寒，又治少阴之寒饮，亦疗厥阴之横逆，温降肝胃，补中泄浊。

王某，女，35岁，1968年4月30日住院治疗。患者由于情志不舒，饮食不节，诱发右胁下攻窜作痛，寒热往来，恶心呕吐，经上级医院诊断印象为"胆囊炎、胆结石"，服大剂排石汤无效，呕吐甚，饮食不下，住院治疗。症见面色苍白，神采困惫，满口涎水，胸满胀闷，呕吐不食，吐多痰涎，右胁疼痛，四肢厥冷，但无表证，头痛隐隐，位在巅顶，舌质淡白，脉沉细无力。此多服寒凉，阳气耗伤，浊阴填塞于上，治宜温化寒湿，降逆止呕。

处方：炒吴茱萸、红参各9g，生姜30g，大枣（劈）10枚，半夏15g，川黄连5g。

上方频服，当即呕吐减，第二天能进食，四肢转温，继加减调治而愈。

按 胆胃以下降为顺，过服寒凉泻下，伤及胃阳，阴塞于上，不得下达，呕吐乃作，用吴茱萸汤温寒降逆，证有参差，药有取舍，稍加半夏黄连，清降逆气，故能获效。

吴茱萸汤治呕吐，注意变通其量，才能达到预期的效果。吴茱萸其气燥烈，用量以5～9g为宜；生姜可用15～45g，取其温胃降逆之功。其加减除尚需勤求仲景之训外，又要博采后世医家之阐发，如《丹溪心法》取吴茱萸一味，加黄连名左金丸，治呕吐吞酸，每获卓效；王孟英选此方治寒霍乱，灵活变通，各有千秋。诚应继承运用之。

（三）头痛

头为"诸阳之会"，三阳和厥阴经脉皆上会于头，五脏精气、六腑清阳之气亦上荣于头。故外感、内伤皆能导致头痛。而吴茱萸汤证的头痛部位在巅额，因阳明经脉循于面额，厥阴经脉与督脉会于巅顶，还要结合其他临床见症，如四肢欠温、呕逆吐沫、舌淡瘦小、多津不渴、脉多弦滑或沉细迟、没有表证等。此方重在吴茱萸，能降肝胃之寒，肝胃之寒得降，阴寒之邪不上凌，经脉舒畅，头痛自愈矣。

> 罗某，男，35岁，1963年8月13日诊治。初患外感，发热恶寒，无汗身痛，项背强直不舒，投以葛根汤加味，服后汗出热退，项强好转，但头痛不止，经3次会诊，辨为阳热之证，先后投大剂白虎汤和祛风清热药无效。邀段彩庭老中医诊治。症见面色青黑，精神困疲，头痛如劈，位在额顶，以布裹头，冲墙呼烦，鼻流清涕，四肢厥冷，呕吐涎沫，舌无苔多津，脉象弦滑。此阳虚寒盛，阴寒之气上犯清阳之府。治宜温降寒湿。
>
> 处方：吴茱萸、潞参、生姜各30g，大枣（劈）12枚。
>
> 上方服后，诸症减轻，头痛立止，继服3剂而愈。

按 阴寒之邪上凌，清窍被浊阴之邪蒙蔽，故头痛如劈，其辨证关键在呕吐涎沫和四肢厥冷上。吴茱萸味辛苦而气大热，人参姜枣益气温中，协吴茱萸以降逆安中，使阳虚得补，寒逆得降。对阴寒上逆之邪所致之头痛用之多效，临床治头痛时吴茱萸的用量以15～30g为宜，量少则不能达到巅顶驱其阴寒之邪。

（四）下利

吴茱萸汤治疗下利仅在少阴病中提出"吐利"二字，故多认为呕吐是主症，下利是或然症，但细审此方剂的组成，每药功能原有数端，仲景著书何能悉举。实践是检验真理的唯一标准，周连三老师生前沿用此方治久利，积累了丰富的经验，他认为"少阴寒盛，阳虚而寒水上泛则侮伤脾土，肝寒则失其调达之会，横逆而克脾土，胃虚亦与不健运有着直接的关系：由于脾不升清，胃失降浊，吐利乃作，久则脾陷亦甚，转为久利"。临床中多见胃中寒冷，喜温欲按，呕吐吞酸，形寒肢冷，肠鸣腹泻，脐腹作痛，舌淡脉沉等症。

方中吴茱萸有温肝胃、燥脾湿、温肾阳之功，人参益气健脾，姜枣和胃安中，故既能治上，亦能治下。

> 张某，男，32岁，搬运工人，1964年7月26日诊治。脾胃久虚，误食生冷，吐泻频作，经治好转，每遇生冷即吐利不止，延病年余，转为慢性泻泄，逐渐消瘦，久治无效，就诊于我院。症见面色黧黑，精神疲惫，呕吐酸水，脐腹作痛，大便日四五行，腹冷喜按，四肢厥冷，满口寒水，舌淡苔白，脉搏沉细。此阳衰土湿，肝脾下陷。治宜温中降浊，健脾渗湿。
>
> 处方：吴茱萸、潞参、干姜各15g，大枣12枚，茯苓30g。
>
> 上方服3剂后，吐酸止，泻利减，大便虽不成形，已能成堆，继以原方加五味子、肉蔻先后服30余剂而愈。

按 此乃寒水上犯，肝木横逆，脾陷胃逆，吐而兼利，故用吴茱萸汤降逆止呕，温中止泻，故而获效。吐虽止而利乃作，其病在下焦，加五味子、肉蔻以温中行气，收敛固涩。王肯堂在《证治准绳》中将仲景吴茱萸汤加减化裁而组成四神丸，后世运用此方治脾虚肾寒之久泻多获卓效，佐证了吴茱萸汤不仅治上，亦能治下矣。

临床中此方治利多兼吐清水，若不吐清水亦有吞酸喜暖的见症，吴茱萸量可用 15～30g，大剂以温上下之寒，易生姜为干姜其效更著，每酌加黄连亦可泻上又能渗下，但量小，每以 3～5g 为宜。

"证"是方剂的运用依据，吴茱萸汤的治证，仲景论述颇详，后世医家更有发扬，我们要勤求仲景之训，博采各家之长。临床中不受中西医各种病名之限，只要辨证正确，投之能收异病同治之效。

吴茱萸辛苦燥烈，由于畏其燥烈而不敢用或用之其量过少，致使杯水车薪，药不胜病。吴茱萸性虽燥烈，但对浊阴不降、厥冷上逆、吞酸胀满之证服之多效，每用 30g，亦无不舒之感。清代黄宫绣著《本草求真》，谓："吴茱萸醋调贴足心治口舌生疮，用之多效。"

要提高疗效，尚需掌握此方的煎服法，细审仲景于煎服法上亦有巧妙之处，胃肠症状是吴茱萸汤的主症，仲景在用吴茱萸时恐燥烈之性使胃虚不能接收，所以在治阳明胃家虚寒所致的食谷欲呕时，将此药洗后入药，去其燥烈之性；于厥阴治肝木横逆所致的干呕吐涎沫时吴茱萸汤洗7遍，恐燥烈之气伤肝胃。

如临床中对于服后导致格拒呕吐者，可采取冷服法，有些患者服后症状反剧，但少倾即可消失，临床屡大剂运用，吴茱萸汤尚没有出现剧烈的中毒症状，所以既要辨证正确，又要注意方剂的煎服法，才能取得预期的效果。

十四、桂枝芍药知母汤长于通阳行痹祛风逐湿

桂枝芍药知母汤由桂枝、芍药、知母、防风、麻黄、附子、白术、甘草、生姜九味药组成。方中桂枝、麻黄、防风散湿于表，芍药、知母、甘草除热于中，白术、附子驱湿于下，生姜降逆止呕，共组成通阳行痹、祛风逐湿、和营止痛之剂。现将临床运用简介于下。

（一）腰痛（坐骨神经痛）案

此方证所治之腰痛乃风寒外侵，湿热内蕴所致。临床辨证中常见腰部冷痛重着，转侧不利，气候变化加重，舌红苔黄腻，脉滑数。方中加黄芪、黄柏、薏苡仁、苍术其效更佳。

> 常某，男，45 岁，1977 年 10 月 20 日诊治。患者感受寒湿，内有郁热，湿寒稽留而诱发腰痛。症见形体消瘦，精神疲困，面色青黑，腰部冷痛重着，转侧不利，气候变化加重，痛向双下肢放射，腓肠肌时发抽痛，足背及趾端有麻木感，舌红苔腻，脉滑数。此风寒外侵，湿热内蕴。治宜驱风散寒，清热祛湿。
>
> 处方：桂枝、麻黄、黄柏、白术、炮附子各 15g，黄芪、薏苡仁各 30g，白芍、知母、防风各 24g，甘草、苍术各 9g。
>
> 上方服 10 剂后，疼痛减轻，黄腻之苔去，但腰部仍酸软无力，脉象沉细，此湿热已去，肾阴阳俱虚，于原方去苍术、薏苡仁、麻黄、黄柏，合肾气汤加减服 30 余剂而愈。

按 寒湿之邪，侵袭腰部，留着经络，阴雨寒冷则寒湿更盛，故气候变化其痛更甚，素体湿热内盛，加之寒湿蕴积日久，郁而化热，故苔黄而脉滑数。寒湿热杂至，用此方温经散寒，清化湿热，湿热去后，肾中阴阳相继而虚，故用肾气汤以善后。临床中用此方治腰痛辨其湿热重者，

重用知母，加苍术、黄柏、薏苡仁；寒湿重者，重用麻黄、桂枝、附子；有瘀者加桃仁、乳香、没药；若肾虚者，减麻黄之量，合肾气汤治之。

（二）痹证（风湿性关节炎）案

此方证所治之痹证乃寒湿之邪流注经络，郁久化热所致。临床辨证中常见四肢关节发凉、疼痛，重着，手足沉重，屈伸不利，得暖稍缓，气候变化其痛更甚，舌红苔黄腻，脉滑数。若加防己、黄芪、石膏其效更佳。

王某，男，47岁，1980年5月2日诊治。患者野外工作，常卧湿地渐感四肢关节沉重、发凉、疼痛，下肢尤甚，经某医院确诊为"风湿性关节炎"，用西药激素合并中药治疗近半年，病情时轻时重，渐至不能行走，就诊于我院。症见精神疲惫，面色青黑，自觉四肢关节发凉、疼痛、重着，手足沉重，屈伸不利，得暖稍缓，气候变化其痛更甚，膝以下不能汗出，舌质红，苔黄腻，脉滑数。红细胞沉降率60mm/h。此寒湿之邪流注经络，郁久化热。治宜祛风散寒，清热化湿。

处方：桂枝、白芍、白术、炮附子、防己各15g，知母、防风、石膏、黄芪各30g，麻黄6g，甘草、生姜各10g。

服上方4剂后，关节疼痛减轻，能骑自行车来就诊，继服上方30剂，红细胞沉降率6mm/h。临床治愈。

按 寒湿之邪侵袭，流注经络而致气血运行不畅，郁久化热，本方加石膏以加强清热之力；加防己使湿从小便而出；视其凉痛，不得汗出，加重桂附用量，取其温经散发之功；黄芪一味，有气行血行之用，共奏热清湿除、邪去寒散之功。

（三）历节（类风湿性关节炎）案

此方证所治之历节乃寒湿之邪流注经络所致。临床辨证中常兼见四肢关节强直，肿胀疼痛，得热痛减，遇寒加重，天变阴冷后痛势更剧。若加黄芪、苍术、黄柏、薏苡仁其效更佳。

刘某，男，38岁，1984年10月18日诊治。患者两手关节对称性肿胀、强直、疼痛已4年余。多处求治，均确诊为"类风湿性关节炎"，久治无效，疼痛日渐加重，屈伸不利，不能工作，住我院治疗，初投燥湿祛风之剂无效，后改用清热化湿之品合西药激素类药物，病情时轻时重。停用激素病情如故。历数前服之剂，处方几经变化，病情仍无转机。症见面色青黑，痛苦病容，四肢关节强直、肿胀疼痛，两手尤甚，得热痛减，遇寒加重，天阴疼痛更剧，舌质淡，苔白腻，脉沉细。此为风寒湿邪流注经络。治当温阳散寒，祛风除湿。阅仲景《金匮要略·中风历节病》篇中所说"诸肢节疼痛……脚肿如脱，头眩短气，温温欲吐，桂枝芍药知母汤主之"，试投此方，以观动静。

处方：桂枝、白芍、知母各18g，防风、苍术、黄柏、炮附子各15g，麻黄、甘草各9g，白术、生姜各12g，薏苡仁、黄芪各30g。

上方服4剂后，疼痛减轻，病有转机，守前方继服48剂，疼痛消失，关节屈伸自如，肿胀消除，临床治愈出院。5年来随访未见复发。

按 风寒湿邪侵袭，流注关节经络，气血运行不畅，故关节拘急疼痛。本方温阳散寒，祛风除湿。加苍术、黄柏、薏苡仁加强除湿之力；黄芪尤有妙用，既能助桂枝通阳化气，又能配附子温阳固表；寒重于湿，应加大桂枝、附子用量，共奏温阳散寒、祛风除湿之功。

（四）下肢水肿（深静脉血栓形成）案

本方证所治之水肿乃寒湿热内郁所致，临床辨证中常见肢体色潮红，抬高患肢减轻，下垂加重，肢体冷痛，气候变化遇冷加重，常感恶寒发热，四肢无力。若加苍术、黄柏、金银花、薏苡仁其效更佳。

> 董某，男，27岁，1987年1月25日入院治疗。因腹部手术，合并大量输液，引起左下肢肿胀热痛，不能行走，经上级医院确诊为"髂股静脉血栓形成"，服抗生素和中药活血化瘀及清热解毒药无效。症见形体较胖，面色微黄，左下肢全腿肿胀，色呈潮红，抬高患肢减轻，下垂严重，不能行走，凉痛，气候变化遇冷加重，身常觉恶寒，四肢无力，舌质淡，苔黄腻，脉象滑数。此乃寒湿热内郁。治宜温阳化湿，清热祛风。
>
> 处方：白芍、知母、防风各30g，白术、桂枝、防己、炮附子、黄柏各15g，麻黄、生姜、甘草各9g。
>
> 上方服10剂后疼痛减轻，温度好转，下肢肿胀减轻，但舌仍黄腻，脉滑数，此寒湿好转，热仍内郁，于上方加苍术15g，薏苡仁60g，金银花30g，服10剂后舌苔退，脉变缓涩，腿肿全消，已能行走，寒热俱减，改用活血化瘀，上方先后加桃仁、红花、苏木、刘寄奴、乳香、没药等调治而愈。现已参加工作，追访3年未见复发。

按　此病由于术后输液而诱发，病由瘀血阻于脉络，营血受阻，水津外溢，聚而为湿，肿胀乃作，苔腻而黄，脉滑数者，湿热内郁，但肢肿而冷，身觉恶寒者，阳气衰也。尤以气候变冷加重是辨证的关键，故用此方发散寒邪，温经散寒，表里之湿可去，知母、芍药清热和营，加黄柏、防己以清热利湿，使寒湿去而气血行，湿热除而肿胀消。寒湿热俱减，加化痰药疏通其痰阻之经脉，故能取得较好的疗效。脉搏的快慢是预卜其病进退的标准，脉搏快是阳热甚，慢则易使气血凝滞；快者重用清热解毒之剂，慢者可重用附子、桂枝、麻黄。

（五）漏肩风（肩关节周围炎）案

此方证所治之漏肩风乃寒湿内侵，湿热郁蒸所致。临床辨证中常见肩胛疼痛，向颈项部放射，麻木酸胀，活动呆滞，畏冷怕热，夜间尤甚，气候变化加重，舌质紫，苔黄腻，脉滑数。若加黄芪、黄柏其效更佳。

> 吕某，男，53岁，1977年8月10日入院治疗。患者睡卧时右肩露出感受风寒，诱发右肩胛剧烈疼痛，扩散到颈部，经上级医院诊断为"肩关节周围炎"，服中西药及针灸治疗无效，住我院治疗。症见形体稍胖，精神疲惫，面色淡黄，右肩胛疼痛向颈项部放射、麻木酸胀、活动呆滞，肩臂不能上抬，畏冷怕热，夜间痛甚，气候变化加重，舌质紫，边有齿印，苔黄腻，脉滑数。此寒湿所侵，湿热郁蒸。治宜驱风散寒，清化湿热。
>
> 处方：桂枝、白芍、炮附子、白术各15g，知母、防风各30g，麻黄、甘草各9g，黄芪45g，黄柏12g。
>
> 上方服5剂后，疼痛减轻，舌苔从黄腻转为薄白，但舌质紫，脉细而涩，治兼活血化瘀，上方加桃仁、红花、乳香、没药各9g，服12剂后，临床治愈。

按　此病由于营卫不固，腠理不密，寒湿之邪乘虚而入，流注经络关节，痹阻于血脉，气血流行失常，里热为外邪所郁，气血失于宣通所致。用此方麻、桂、防风发表行痹，芍药、知母、甘草和阴清热，术、附温阳祛湿，使寒除而湿去，热清而炎消。寒则气收，使经脉缩卷，气血运行被阻，寒瘀并见，故用活血祛瘀以善其后。

桂枝芍药知母汤有温阳散寒、祛风除湿、清利湿热之用，根据仲景之训，窥窃前贤经验，临床中尚需掌握：面黄少华或色微黄及青黑，苔白腻或黄腻，脉浮数，浮滑或弦滑，四肢畏冷怕热，或沉重转侧不利，或灼热肿胀，或在气候变化时症状加重。临床上只要辨其为风寒湿杂至为病的病机，投之可收异病同治之效。若湿寒重者，可重用麻黄、桂枝、附子以温阳发散；若热重于寒者，重用芍药、知母，加石膏、黄柏等以清热利湿；若湿邪盛者，可加薏苡仁、苍术以化湿邪；正虚者加黄芪益气固正。

方中麻黄为发汗峻品，过剂则有汗多亡阳亡阴之患。此方用此药，实能发汗解表，去营中之寒邪、卫中之风热，使内湿可散，外邪可除，临床运用量少则不能起发散风寒湿邪之作用。我们在临床运用过30g，仅汗出，而其痹痛之症多能应手取效，况方中有白术、芍药、附子等药配伍。大剂麻黄配大量白术则不致大汗出，白术有止汗之功。附子有大毒，功能温经散寒，痹痛之证用之屡获卓效，临床运用少则15g，多则60g，但以宽水先煎以去其毒，无忧中毒之弊矣。

十五、补肾阳的代表方剂——肾气丸

肾气丸是补肾的代表方剂，由熟地、山茱萸、山药、丹皮、茯苓、泽泻、桂枝、附子八味药组成，方中熟地、山萸肉补益肾阴而摄精气；山药、茯苓健脾渗湿；泽泻宣泄肾浊；丹皮清肝胆之火；桂枝、附子温补肾阳，引火归原。诸药共用，能使肾中阴阳调和，肾气充盈。现将运用本方的经验介绍于下。

（一）治疗肾不纳气之气喘

此方证所治之气喘乃阳气不足，肾不纳气所致。临床辨证中常见气喘自汗，形寒肢冷，食少便溏，形体消瘦，小便不利，舌质淡，苔薄白，脉细无力。若加人参、黄芪、五味子等其纳气平喘之力更佳。

> 丁某，男，58岁，1977年5月21日诊治。患者患气管炎合并肺气肿8年，遇寒则气喘发作。近日由于天气渐寒，气喘发作严重，动则喘甚，不能平卧，服发散风寒之中药和止喘西药，均无明显好转。症见面色青黑，形体消瘦，身疲乏力，气喘自汗不得卧，喘甚牵引少腹，形寒肢冷，食少便溏，小便不利，舌质淡，苔薄白，脉细无力。此为阳气不足，肾不纳气。治宜温补肾阳，纳气平喘。
>
> 处方：熟地24g，山药、山萸肉各12g，丹皮、茯苓、泽泻、红参各9g，五味子、补骨脂各15g，黄芪60g，肉桂、炮附子各6g。
>
> 上方服3剂后气喘减轻，继以上方增山药为30g，加杏仁、厚朴各12g，连服10剂而愈。2年后追访未见复发。

（二）治疗肾阳不足之腰痛

此方证所治之腰痛乃肾阳不足所致。临床辨证中常见腰部疼痛，牵引少腹，遇寒加重，得暖稍减，舌质淡，苔薄白，脉沉细。若气虚者加黄芪、人参；有瘀者加乳香、没药、桃仁、红花；

湿重者加苍术、薏苡仁。

> 周某，男，29岁，1975年11月25日诊治。患者素体虚弱，正值冬季，跌伤腰部，疼痛如刺，曾用针灸、吗啡、跌打丸、当归注射液等治疗，疼痛稍减，但心烦欲呕，纳差，少腹结痛，并感腰痛缠绵不愈。主症：面色㿠白，手足凉，腰部刺痛，牵引少腹，胀痛拘急，遇寒加剧，5日未大便，舌质紫暗，脉沉涩。此属肾阳不足，瘀血内停。治宜温补肾阳，活血化瘀。
> 处方：熟地、大黄各24g，山萸肉、山药、桂枝、炮附子各12g，丹皮、茯苓、泽泻、乳香、没药各9g，桃仁、红花各15g。
> 上方服5剂，大便通利，便色黑暗，腰痛减轻，少腹痛已除，继服上方，去大黄，加黄芪60g，5剂而愈。

（三）治疗肾阴、肾阳俱虚之遗精

此方证之遗精乃肾阴、肾阳俱虚所致。临床辨证中常见四肢厥冷，夜眠多梦，身疲遗精，腰膝酸软，腹部冷痛，舌淡苔白，脉沉细。若于方中加龙骨、牡蛎其效更佳。

> 兰某，男，36岁，1978年8月15日诊治。患者素体亏虚，夜眠多梦，遗精。以往多服滋阴降火之剂，初服病情稍轻，继服则病情如故，更添身疲无力、四肢厥冷等症。主症：面黄少华，腰膝酸软，腹凉，四肢厥冷，夜眠多梦，遗精，舌淡苔白，脉沉细。此属阴阳俱虚。治宜温肾壮阳，涩精益肾。
> 处方：熟地24g，山萸肉、山药各12g，丹皮、茯苓、泽泻、甘草各9g，桂枝、炮附子各6g，龙骨、牡蛎各15g。
> 上方服4剂后，诸症减轻，继服5剂，遗精亦愈。随访2年未见复发。

（四）治疗肾阴虚衰、肾阳不固之自汗

此方证所治之自汗乃肾阴虚衰、肾阳不固所致。临床辨证中常见汗出淋漓，身倦无力，腰膝酸软，形寒肢冷，小便清长，舌质淡，苔白，脉沉弱无力。若加龙骨、牡蛎、人参、黄芪，其止汗效力更著。

> 海某，男，35岁，1976年8月15日诊治。患者因房事不节，常觉头晕、心悸、气短。4个月前，曾出现手足厥冷、大汗淋漓、神志昏迷之症，经抢救好转。继服温补气血之品无效，并常汗出淋漓，服用调节植物神经功能的药物效果亦不佳。症见面色㿠白，腰膝酸软，身倦，常汗出淋漓，浸湿衣被，形寒肢冷，小便清长，舌淡，苔薄白，脉沉弱无力。此为肾阳虚衰，卫阳不固。治宜温补肾阳，固表止汗。
> 处方：熟地、山萸肉、山药、茯苓、黄芪各15g，肉桂4.5g，炮附子（先煎）、五味子各9g，龙骨、牡蛎各30g，红参6g。
> 服3剂后汗止，精神好转，症状减轻。上方继服5剂而愈。

（五）治疗肾阳、肾阴俱虚之消渴

此方证所治之消渴乃肾阴、肾阳俱虚所致。临床辨证中常见小便频数量多，形寒肢冷，形体消瘦，多饮多食，腹部冷痛，舌淡，苔白，脉细无力等。若在方中加补骨脂，其效更佳。

> 李某，女，26岁，1976年8月21日诊治。患者素体虚弱，常感腰膝酸软，身倦无力，近日体重日渐减轻，月经错后，口渴多饮，小便频数量多，后脑疼痛。症见形体消瘦，面色黧黑，腹部冷痛，口渴喜饮，小便频数量多，尿有甜味，舌淡，苔白，脉细无力。此为肾阳不足。治宜益肾温阳。
>
> 处方：熟地24g，山萸肉、山药各12g，丹皮、茯苓、泽泻各9g，桂枝、附子、补骨脂各15g。
>
> 服5剂后阳虚之症减轻，继而头晕腰酸之阴虚证出现。仍以上方减桂枝、附子各为3g，服6剂后诸症减轻，能上班工作。

按 肾气丸是温阳补肾的代表方剂，适用于肾阳不足或肾阴阳两亏的虚寒证。凡属命门火衰，阴虚内生，水气不化，脐腹疼痛、腰膝酸软、精寒尿多之症，可用此方加减治疗。

仲景在《金匮要略·血痹虚劳病》篇中说："虚劳腰痛，少腹拘急，小便不利者，八味肾气丸主之"，充分证明了运用本方须具备肾阳虚和阴阳俱虚之症。我们在临床中常改丸为汤剂，疗效更佳。临床运用本方加减治疗小便频数量多、身倦无力、多梦遗精的阳虚证，以及咽喉肿痛、口舌生疮的虚火上炎之症，疗效亦满意。但临床必须掌握形寒肢冷、脉象沉细、舌淡、苔白等为此方证的辨证要点。

注意此方的随症加减，是提高疗效的关键。临床对于水气不化者，以此方加五苓之辈以温阳行气化水；对于虚火上炎者以本方酌加清上之品以标本兼治，收效甚速。余则观其脉症，随症治之。用时还须注意本方剂量的变化，尤其是君药附子，其用量更应随症而异。我们曾治一虚火上炎患者，前医投用肾气汤，服后烦躁妄动，病情加剧。后邀诊治，视其脉症，肾气丸证无疑，但病反加剧，其因由于桂、附用至12g，剂量过大，温下寒而反助上热所致，复以此方，改桂、附为3g，服后即愈。对于实热之证，本方则在禁忌之列。

十六、止血良方——黄土汤

黄土汤由灶心黄土、阿胶、黄芩、生地黄、白术、甘草、附子七味药组成。功能温阳健脾，养血止血。现将临床运用本方的体会简介于下。

（一）治疗大便下血

此方证所治之大便下血乃阳气不足，脾气虚弱，统摄无权所致。临床辨证中常见面黄体瘦，口唇淡白，四肢厥冷，大便下血、缠绵不愈，舌淡多津，脉沉弱等症。我们常以本方加减治疗消化道出血之便血、痔疮下血。若肠道出血者去黄芩，加大黄、干姜。

陈某，男，45岁，1990年7月10日住院治疗。患者幼年因患痢疾经久不愈，1987年夏因工作劳累又致脱肛。3年前由于神目呆滞、记忆减退、满面皱纹，化验血脂胆固醇高达12.41mmol/L。经常大便下血，严重脱肛，住院治疗。症见面色苍白，满面皱纹，神情呆滞，四肢发凉，大便下血，腹部冷痛，脱肛，舌淡苔白，舌质裂皱，脉沉弱无力。红细胞计数$5.2×10^{12}$/L，白细胞计数$6.2×10^9$/L，中性粒细胞0.76，淋巴细胞0.24，血小板计数$96×10^9$/L，胆固醇12mmol/L。此属脾肾阳衰，血虚不固。治宜温阳健脾，养血止血。

处方：生地24g，阿胶（烊化）15g，白术、甘草、黄芩各12g，炮附片10g，灶心黄土（先煎澄清，用其水煎药）60g。

上方服5剂，大便下血好转，10剂后，便血完全消失，脱肛明显减轻。经查：红细胞计数$5.4×10^{12}$/L，白细胞计数$7.8×10^9$/L，中性粒细胞0.74，淋巴细胞0.26，血小板计数$120×10^9$/L，胆固醇3.88mmol/L。继服原方60剂，脱肛治愈，胆固醇保持在正常范围内。

（二）治疗皮下瘀斑

此方证所治之皮下瘀斑乃脾肾阳虚，摄纳无权，溢于肌肤所致。临床辨证中常见面黄体瘦，四肢欠温，皮下瘀斑，色呈紫暗，舌淡苔白或质有瘀斑，脉沉弱无力。常以本方加减治疗过敏性紫癜、血小板减少性紫癜、红细胞增多症后期皮下瘀斑。血虚加当归，增地黄、阿胶之量；气虚加黄芪、潞参；兼瘀者加三七参以止血活血。

届某，男，50岁，1991年1月1日诊治。患者于1980年11月因高热不退住院治疗，经治好转。因年老体弱，病情反复，体温持续在37.5～38.5℃，身出瘀血斑点，就诊于我院。症见面黄体瘦，头痛眩晕，恶寒身倦，周身疼痛，四肢欠温，少腹疼痛，大便溏薄，色呈暗紫，肩、臂、胸、腋下、腰、腿部有大片皮下瘀血紫斑，舌质淡，苔白多津，脉象缓，体温37.5℃，血压100/70mmHg，血红蛋白100g/L，红细胞计数$3.8×10^{12}$/L，白细胞计数$11.8×10^9$/L，中性粒细胞0.74，淋巴细胞0.26，血小板计数$75×10^9$/L。此阳气不足，脾失统摄所致。治宜温阳健脾，益气养血。

处方：灶心黄土（先煎澄清，用其水煎药）、白术、生地、阿胶（烊化）、黄芪各15g，黄芩、炮附片各10g，炙甘草3g。

上方服5剂，体温转向正常，皮下瘀斑吸收，沉着发黄，诸症均减轻。上方加减继服10剂后，大便正常，瘀斑完全消失。复查：血红蛋白130g/L，红细胞计数$4.8×10^{12}$/L，白细胞计数$9.2×10^9$/L，中性粒细胞0.78，淋巴细胞0.22，血小板计数$138×10^9$/L。临床治愈。

（三）治疗崩漏

此方证所治之崩漏乃脾肾阳虚，冲任不固，统摄失司所致。临床辨证中常见面色苍白，气短乏力，四肢发凉，月经量多，腹部冷痛，舌质淡多津，脉沉弱无力等症。我们常以本方加减治疗功能性子宫出血。阳虚甚者加干姜10～15g；四肢发凉者加桂枝；气虚者加黄芪。

宋某，女，42岁，1979年5月12日诊治。患者月经不调，流血过多，已逾3年，多时顺腿流。此次因劳累后，月经量更多，出血持续30余日，曾服中药多剂无效。症见形体消瘦，面色苍白，气短乏力，月经量多，流湿衣裤，四肢不温，腹痛喜按，舌淡，脉沉细无力。此属脾阳虚衰，摄纳无权。治宜温补脾阳，养血止血。

处方：灶心黄土（先煎澄清，用其水煎药）60g，黄芪30g，阿胶（烊化）、附片、生地各15g，黄芩12g，炙甘草、黑姜各9g。

服药3剂时，出血明显减少，继服原方6剂，四肢转温，出血止，临床治愈。

（四）治疗吐血

此方证所治之吐血乃肾虚失纳，脾不统摄所致。临床辨证中常见面色萎黄，四肢欠温，吐血暗紫，舌质淡，苔薄白，脉沉细迟等症。我们常以本方加减治疗溃疡病出血、食管静脉破裂出血、慢性肥厚性胃炎吐血。气虚者加黄芪、潞参；血色紫暗者加三七参、大黄、干姜（每用6~12g），多能取效。

张某，男，45岁，1979年4月2日诊治。患者有胃溃疡病史已3年，经常吐血。今晨患者起床后即感恶心，胃痛不舒，旋即吐血约500ml，急用卡巴克络、苯巴比妥、维生素K肌肉注射，内服三七参、云南白药，2小时后又吐血100ml，急邀诊治。症见面色苍白，四肢不温，胃中嘈杂，体倦神疲，头晕目眩，吐血色呈咖啡样，舌质淡，苔薄白，脉沉细无力。证属脾肾阳虚，不能摄血。治宜温肾健脾，养血止血。

处方：灶心黄土（先煎澄清，用其水煎药）30g，阿胶（烊化）、生地各15g，白术、附子各12g，黄芩、白芍各9g，三七参（冲服）、甘草各3g。嘱其少量频服。

当时服药后又吐血数口，嘱其继续服用，次日再诊，吐血减轻，又服3剂，吐血止，后以调理脾胃之剂以善后，追访至今未见复发。

按 黄土汤之证治，仲景论述简要，仅为治远血而设，但实际功能却不限于此。此方具有阴阳俱补之功，脾阳虚衰，阴血不足是本方的主要病机，凡吐血、衄血、便血、下血、皮下瘀血等症皆可以本方加减施治。

对本方的运用，既要分看，更应合看，分看有止血之功，合看有阴阳俱补之效。我们在临床中除用本方治疗血证外，治疗老年坐骨神经痛，血虚寒盛之久痢、腹痛，老年气血虚寒所致之风湿性关节炎、类风湿等病多能取效。

掌握药物的煎服法，亦是提高疗效的关键，灶心黄土煎汤代水，附子先煎半小时以祛其毒，阿胶需烊化，以免沉着，黄芩以后下为宜，大剂浓煎，混均频服，才能达到预期的效果。

十七、小柴胡汤和解少阳效果好

小柴胡汤由柴胡、黄芩、半夏、人参、甘草、生姜、大枣七味药组成。方中柴胡舒肝，解少阳在经之表寒；黄芩清解少阳在里之邪热；半夏、生姜和胃降逆止呕；人参、甘草、大枣补气和中，调和营卫，共奏调达上下、宣通内外、和解少阳之功，为少阳病的代表方剂。凡病邪既未在表，又未在里，禁用汗、吐、下者，适于应用。仲景在《伤寒论》中论述小柴胡汤的主治症用"口苦，咽干，目眩"，"往来寒热，胸胁苦满，嘿嘿不欲饮食，心烦喜呕"，又云：

"伤寒中风，有柴胡证，但见一证便是，不必悉具"。本方药物平和，辨证正确，用之得当，每获卓效。

（一）治疗午后潮热

此方证所治之午后潮热乃肝胆抑郁浮火妄动所致。临床辨证中常见面色潮红，口苦咽干，胸胁苦满，头晕心悸，午后潮热，舌苔白腻，脉滑数或弦数。若加栀子、龙胆草其效更佳。

> 刘某，女，24岁，1978年4月15日诊治。患者平时情志不遂，常头晕目眩，心悸，月经提前，近日感午后潮热，体温在37.5℃左右，身疲无力，烦躁不安。症见面色潮红，胸胁胀满，口苦咽干，四肢酸困，手足心汗出，舌苔白腻，小便黄，脉数。此属肝胆抑郁，浮火妄动。治宜舒肝解郁，清热泻火。
>
> 处方：柴胡、黄芩各15g，半夏、生姜、龙胆草、栀子各10g，当归、白芍、甘草各12g，党参6g，大枣10枚。
>
> 上方服3剂而愈。

按 肝主疏泄，今患者平素情志不遂，以致肝胆抑郁，肝脉布两胁，肝郁克脾，故胸腹胀满；胆之经脉上循咽喉，故口苦、咽干；肝胆抑郁，郁久化热，午后潮热乃作；小便黄赤则是湿热之症；头晕、目眩亦为肝胆之病。主以柴胡、龙胆草清泄肝胆之热，栀子、黄芩清肺与三焦之热，半夏、生姜散逆降气，恐疏泄太过，故用参、枣、草补气和中，调和营卫，当归、白芍柔肝，补血养营，肝木调达，郁滞消散，浮火自息，午后潮热亦除，共奏舒肝解郁、清热泻火之功。

（二）治疗产后发热

此方证所治之发热乃风寒之邪乘虚入里所致。临床辨证中常见寒热往来，胸胁苦满，干呕心烦，舌红苔黄，脉弦数等。

> 马某，女，32岁，1994年9月21日诊治。患者产后半个月余，感受风寒，突发高热，体温39.0~40.0℃，头晕目眩，寒热往来，汗出，心烦，喜呕，不欲食，便秘，以解热之西药和抗生素治疗无效，用中药调补气血之品亦无好转，日趋严重。症见面赤心烦，寒热往来，胸腹胀满，呕吐，舌红，苔黄燥少津，脉弦数。此属产后体虚，风寒之邪乘虚而入。治宜和解少阳，泻热通便。
>
> 处方：柴胡15g，黄芩、半夏、生姜、大枣、党参、甘草各9g，黑大黄（后下）12g。
>
> 上方服3剂，大便通利，寒热往来消退，临床治愈。

按 产后之人，体质素虚，今患者感受风寒，寒热往来发作，乃正邪相争之候。邪犯少阳，则出现心烦、喜呕、不欲食之症，此小柴胡汤证俱备也；患者复有便秘之疾，为津液不足，热结肠道的阳明证也。脉症合参，此为少阳、阳明合病，故治以小柴胡汤，妇人产后，用生大黄恐伤其正，故以黑大黄导热下行，且实邪内结，亦可攻之。于是少阳之邪解，大便通利，邪去正安，诸症自愈。

（三）治疗疟疾

本方所治之疟疾乃恶寒发热，发作有时，胸胁苦满，不欲饮食，肢体酸困疼痛，舌黄多津，脉滑数，为邪在半表半里之少阳证。治疟疾者加常山、草果其效更佳。

祁某，男，38岁，1987年8月15日诊治。患者涉雨工作，感受寒湿，继而恶寒发热，恶心呕吐，服藿香正气丸略有好转。时交秋令，天气骤然转凉，复感风寒之邪，即恶寒发热，休作有时，每日午后发作，恶寒时浑身发抖，加被不温，继则发热汗出，口苦，咽干。症见面赤，发热恶寒，身汗出则热退，四肢酸困疼痛，胸胁满闷，不思饮食，舌苔黄腻多津，脉滑数。此病在半表半里，为邪入少阳之证，内夹痰湿之邪。治宜和解少阳，除痰截疟。

处方：柴胡24g，半夏、黄芩、党参各15g，生姜、甘草、大枣各12g，常山6g，草果9g。

上方服后少顷即吐，胸闷减轻，恶寒发热止，但觉身疲无力，继服上方去常山、草果，加竹叶9g，石膏15g，3剂而愈。

按 患者涉雨工作，湿邪内侵，伏于半表半里，以藿香正气丸仅能奏效一时，正交秋令，复感风邪，与内伏之湿邪相合，疟疾乃作。本证以寒热往来，休作有时，口苦咽干为主症。遵仲景"口苦，咽干，目眩"，"往来寒热……小柴胡汤主之"之训，法古人"无痰不成疟"之说，以小柴胡汤解少阳半表半里之邪，常山破积除痰，草果温脾化痰，共组成和解少阳、除痰截疟之方，故1剂疟除。后见余热未除，以清热之品而获效。

（四）治疗痛经

此方证所治之痛经乃肝气郁结，气机不畅所致。临床辨证中常见少腹胀痛，经行不畅，恶寒发热，食欲不振，头晕恶心，舌淡苔薄白，脉弦数。以此方加延胡索、川楝子、香附等，其效更佳。

郑某，女，26岁，1988年2月21日诊治。患者素体虚弱，加之情志郁闷，每次月经来，少腹胀痛，经行不畅，服止痛之西药仅能取效一时，近日月经来潮少腹胀痛更甚，并寒热往来，服活血之品和止痛之西药，亦无好转。症见形体较胖，面色潮红，恶寒发热，食欲不振，少腹结痛，头晕恶心，舌淡苔薄白边尖红，脉弦数。此属肝气郁结，气机不畅，治宜疏肝利胆，活血调经。

处方：柴胡、半夏、香附各15g，黄芩、延胡索、川楝子各12g，甘草、生姜、党参各10g，大枣6枚。

上方服3剂后，腹痛减轻，复以上方服5剂，诸症消除，恐其病情反复，嘱以每次行经前1周，服用此方，连服3个月而愈。

按 痛经为妇科常见之病，有虚实之异，今患者情志郁闷，气郁伤肝，肝胆疏泄失司，"气滞则血凝"，瘀血结于少腹，故月经来潮腹痛甚。寒热往来、食欲不振、头晕恶心，少阳证显见，故主以小柴胡汤，疏肝利胆、解表清里、调和营卫、益气和中、降逆止呕，以香附、延胡索、川楝子行气止痛，活血调经，治投病机，故能获效。

（五）治疗黄疸

此方证所治之黄疸乃外邪内侵，邪郁不达，与内湿蕴结，熏蒸肝胆所致。临床辨证中常见恶寒发热，恶心呕吐，面目皮肤俱黄，小便短少、色黄赤，舌淡，苔薄黄或黄腻，脉弦滑。若加茵陈、大黄，其效更佳。

> 石某，男，35 岁，1996 年 8 月 7 日诊治。素体脾胃有湿，复感风寒，身疲无力，食后恶心呕吐，恶寒发热，2 日前发觉皮肤微黄，小便黄赤，目黄口渴，经化验检查，黄疸指数 40U，谷丙转氨酶 380U/L，诊为"急性黄疸性传染性肝炎"。症见面目微黄，发热恶寒，心烦口渴，饥不欲食，恶心呕吐，精神困疲，小便短少，色黄赤，大便秘结，舌淡，苔黄腻，脉弦滑。此属外邪内侵，邪郁不达，与内湿蕴结，熏蒸肝胆所致。治宜清热利胆，渗湿泻下。
>
> 处方：柴胡、泽泻各 24g，半夏、生姜各 15g，甘草、党参各 9g，大枣 10 枚，茵陈 60g，大黄（后下）12g。
>
> 服 5 剂后二便通利，精神好转，但饮食如故，以本方去党参，加神曲、麦芽各 15g，服 5 剂身黄已退，饮食增加，继服 5 剂，诸症已除，化验检查：黄疸指数 8U，谷丙转氨酶 100U/L 以下，临床治愈。

按 黄疸有阴黄、阳黄之分，治疗亦别。本例患者乃平素脾胃有湿，复感风邪，邪郁不达，与内蕴之湿相合，郁久化热，影响胆汁流行，不循常规，入于血分，引发黄疸。视其面目发黄鲜明，知其阳黄无疑；恶寒发热，亦为外邪犹存；小便黄赤、大便秘结，一派湿热之症，故以小柴胡汤解表清里、疏利肝胆。重用茵陈、泽泻以清热利湿；大黄通便泄热，使上焦得通，津液得下，邪有出路。后诸症减轻，但仍不欲食，恐党参腻滞，故去之，用神曲、麦芽以建健脾之功，脾气得健，湿无生地，诸症自愈。

（六）治疗呕吐

此方证所治之呕吐乃寒邪犯胃，胃失和降，里热郁积所致。临床辨证中常见恶寒发热，腹胀胁痛，呕吐酸水，口苦咽干，头晕目眩，舌苔薄腻，脉弦滑。本方加茯苓，其效更佳。

> 黄某，男，45 岁，1985 年 8 月 20 日诊治。患者平时饮食不节，复感寒邪，诱发呕吐，初服藿香正气丸略有好转，继服无效，呕吐日渐加重，胸腹胀满，食纳减退。症见形体消瘦，精神困疲，憎寒发热，头晕目眩，口苦咽干，腹胀胁痛，呕吐酸苦之水，舌淡白，苔薄腻，脉弦滑。此属寒邪犯胃，胃失和降，里热郁积。治宜清热利湿，降逆和胃。
>
> 处方：柴胡、半夏各 15g，生姜、茯苓各 30g，党参、黄芩、甘草各 12g，大枣 10 枚。
>
> 上方服 3 剂呕吐减轻，饮食增加，治投病机，继以上方投之，2 剂而愈。

按 呕吐有虚实之分，虚乃脾阳不振或胃阴不足失其和降之功而成，实乃邪气犯胃，浊气上逆所致。本证平素饮食不节，复感风寒，外邪犯胃，饮食停滞，清不能升，浊不能降，浊气上逆，呕吐乃作。病程迁延日久，湿郁为热，口苦、咽干，少阳证也，故以和中化湿之藿香正气丸仅能取效一时，遵仲景"呕而发热者，小柴胡汤主之"之教导，以柴、芩和解半表半里之邪；生姜、半夏和胃降逆止呕；恐病日久，正气不足，以参、草、枣益气补中，调和营卫；重用茯苓以淡渗利湿。虽病日久，但由于治投病机，故获卓效。

实践证明，小柴胡汤是和解少阳的代表方剂，功能解表清里、疏肝利胆、降逆止呕、补气和中、调和营卫。仲景于《伤寒论》把此方剂的加减辨证论述得非常全面，我们除了要学习仲景对此方剂的论述外，临床尚须掌握口苦、咽干、目眩、恶寒发热、舌苔白滑或微黄多津、脉弦是其辨证要点。

仲景在论述本方的应用时说："但见一证便是，不必悉具。"我们于临床治验：一症乃少阳之主症，但必须辨其有无肝胆郁滞这个主要病机。

为了提高疗效，必须注意本方的加减，如胸腹胀满，便秘者，加枳实、厚朴、大黄，取大柴胡汤解表疏里之意；对于湿热盛者，加茵陈、茯苓以清热利湿。其余加减，亦须临证灵活运用。

掌握药物的剂量，亦是提高疗效的关键。柴胡、黄芩为解表清里之要药，生姜能温胃降逆止呕，但应视其表证、里证的孰轻孰重，灵活掌握。表证重者，重用柴胡，临床每用至24g；里热重者，重用黄芩，每用至20g；胃寒呕吐重者，重用生姜，每用至30g，否则杯水车薪，药不胜病。

煎服方法亦应注意。小柴胡汤乃和中之剂，煎服应取其中和之意。煎服方法：以药1剂，加水煮沸，去滓，滓内再加水适量，以上法3次，药液合为一起，微火煎至适量，分3次温服。我们曾治一患者，嘱以此法煎服，未遵，乃一次煮沸去滓而服，服后即觉胸中懊恼，烦闷，诸症不解，后遵其法服用，3剂而愈。

十八、桂枝人参汤的临床运用

桂枝人参汤出于仲景《伤寒论》，原为治疗太阳坏病而设。本方具有温中散寒，补气健脾之功效，作用于一切因脾气虚弱而导致的各种不同的病证，或不同致病因素引起的脾阳气虚之证。详细审辨，灵机应变，服之多获异病同治之效。

桂枝人参汤，戚于太阳病误治之证。在仲景《伤寒论》163条指出"太阳病，外证未除，而数下之，遂协热而利，利下不止，心下痞硬，表里不解者，桂枝人参汤主之"。据论中之云，此桂枝人参汤证乃因外证而未从汗解，却一度误投攻下，伐伤太阴脾阳，脾阳受损，运化失常，气机阻滞，升降异位而致的利下不止、心下痞硬。

桂枝人参汤由桂枝、人参、白术、干姜、炙甘草5味药组成。方中人参、炙甘草补脾益气，白术健脾燥湿，干姜温中散寒，桂枝温经通脉，条达气机，诸药相伍，效得益彰，使中州阳气复振，脾健运化有力，则利下可止，痞硬得除。

症状是疾病的外在表现，而病因又是导致疾病的内在根源。从仲景临床用药之差，用量之变，证治亦随之而异，可见其辨证之精微、立法之严谨。所以我们在临床实践中要紧扣病机，灵活变通，推广其用，不受中西医各种病名之限，投之每能应手辄效。

黄某，女，36岁，2005年8月20日来诊。患泄泻已2年余，经多方医治，迁延不愈。此次由饮食不节，泄泻加重，日10余次，而就诊于我院。症见面色萎黄，骨瘦如柴，两目凹陷，腹胀满，不思饮食，手足逆冷，恶寒喜暖，小便清长，舌苔淡白，脉沉细。一派中阳不振，寒湿内盛之象。治宜温振中用，健脾止泻。

处方：桂枝、炙甘草、肉豆蔻各12g，潞参、白术、干姜各15g，茯苓24g。5剂，嘱其一剂三煎，分早、午、晚温服。

上药服后，便次减、已成形（每日两三次），治投病机。宗原方继服8剂，泄泻全止，嗣后以六君子汤善后。随访至今未发。

按 泄泻之证，有虚实之分，寒热之辨，此案乃素患泄泻，痼疾未愈而又犯饮食失节，使脾阳损之再损，水谷温化无力，清浊不分，混杂而下，脾主身之肌肉，脾阳虚损，四肢失温，化源不充，肌肉失养，故见肢冷消瘦。方中潞参、茯苓、焦术、炙甘草，即四君子汤健脾养胃益气，大补后天生化之源，干姜、桂枝温中散寒通脉，肉豆蔻收敛固涩止泻，共奏温中益气、补脾止泻之效。使脾气得健，阳气回生，运化有力，故泄泻自止矣。

> 杨某，女，32 岁，2005 年 5 月 22 日就诊。本月上旬经期过后 1 周余，突然下血不止，淋漓不断，且感头晕心悸。经用西药治疗无效，而前来求诊。症见面色黄白，手足虚浮不温，头晕心悸，自汗，神疲倦怠，不思饮食，舌质淡，苔薄白，脉细弱。证属心脾气虚，血失统宰。治宜补气固摄。
>
> 处方：炙黄芪 30g，红参 12g，黑姜 15g，焦术 15g，炙甘草 12g，桂枝 9g，黑侧柏 15g，煅牡蛎 30g，阿胶（烊化）15g。5 剂。
>
> 服上药后，崩漏下血减轻，头晕、心悸好转，继投原方 6 剂而诸恙悉愈。

按 崩漏一病，尤分血热、血瘀、气虚、肝肾亏损等证型，此例属脾气虚弱，化源不足，统摄失职，血不归经而致崩漏下血。方中参、芪、术、草益气补中，用黄芪之重，意在"有形之血不能速生，无形之气所当急固"，气固血固，无妄行之虑，其理出于"见血休治血，必先固其气"，桂、姜温中，且姜炒炭又有止血之效，阿胶、黑侧柏养血止血，佐以牡蛎收涩使血得敛，纵观全方，补气固摄当先，养血止血使之，药随证来，故获速效。

> 赵某，男，56 岁，2006 年 2 月 9 日入院治疗。因工作劳累、情志不舒而诱发，头晕，心悸，气短，胸部憋闷，血压偏低，常在情绪激动，或劳累过度时发生心前区疼痛。心电图检查示冠状动脉供血不足，心肌劳损。疼痛发作时必服亚硝酸甘油，才能控制，但反复发作，治无殊效，而入院治疗。症见形体瘦弱，面色黄白，精神不振，四肢欠温，胸闷腹胀，食欲差，恶心呕吐。心前区疼痛牵引背部，向腋下、手臂内侧放射，动则心慌气短、喘息汗出，舌淡苔白，脉沉细、结代。证属胸阳不足，阴寒搏结，痰湿阻络。治宜温振胸阳，豁痰散结。
>
> 处方：桂枝、白术、干姜、炙甘草、半夏、枳实、薤白各 15g，潞参 20g，全瓜蒌 30g。10 剂。
>
> 上药服后，心前区疼痛减轻。恶心呕吐、短气自汗好转，继服原方 10 剂。自觉心前区疼痛基本消失，但仍有胸闷，饮食欠佳，上方去全瓜蒌加陈皮 15g，山楂 30g，服药共计 60 余剂，检查心电图在正常范围，病愈出院。

按 《素问·痹论》曰："心痹者，脉不通"，"夫痹之为病……在于脉则血凝而不流"。仲景对胸痹发作所用之法多为蠲痹通阳，除痰化浊。可见胸痹一病本虚而标实，本虚既胸阳不足，标实指痰为病。事实是在临床上用瓜蒌薤白汤之类，虽能暂时缓解心绞痛，但不能从根本上解决问题，治病必求于本，则是当然。故仲景对胸痹的治疗中"人参汤亦主之"，意就在于此。此例胸痹即属胸阳不足，脾虚气结，阴寒搏结，痰湿阻络而发生的胸闷疼痛，既有虚阳之不足，又有痰湿阻络之实象。故在用药中标本兼顾，以人参汤补中助阳，桂枝协助则温阳通脉之力更宏，使明邪自除，半夏、全瓜蒌、枳实豁痰下气，虚得补，实得泻，而病自愈。

张某，男，53岁，2006年9月17日就诊。10日前由于饮食生冷而发病，经治疗无效而来就诊。症见面色青黑，泛吐清涎，腹部胀满，胃痛隐隐，遇冷加剧，得热痛减，肢体厥冷，大便溏，小便清长，舌苔淡白，脉沉迟无力。此脾胃阳虚，寒湿郁滞。治宜温中散寒，理气止痛。

处方：桂枝、潞参、干姜、焦术、乌药各15g，甘草8g，山楂30g，厚朴12g。3剂。

服上药后，胃痛、腹胀减轻，四肢已温，方药不变，继服3剂，胃痛全止，腹胀、呕吐已愈，后改用六君子汤调理善后。经追访至今未发。

按 张景岳在谈到胃痛时明确指出"食停则气滞寒留则气凝"。患者发病是由饮食生冷，导致寒留气滞，脾阳虚不能驱逐寒邪，而反被寒湿所困，胃失和降，故疼痛作矣。用桂枝、干姜温阳逐寒，参、术、甘草补中健脾，厚朴、乌药、山楂和胃理气止痛，诸药同用温中散寒，理气止痛，故取得良效。

十九、苓桂术甘汤临床新用举验

苓桂术甘汤乃张仲景所创，由茯苓、桂枝、白术、甘草四味药组成，功能健脾利水，治疗由于脾阳受损，气不化水，聚湿成饮之痰饮证。《伤寒论》67条云："伤寒若吐、若下后，心下逆满，气上冲胸，起则头眩，脉沉紧，发汗则动经，身为振振摇者，茯苓桂枝白术甘草汤主之。"《金匮要略·痰饮咳嗽病》曰："心下有痰饮，胸胁支满，目眩，苓桂术甘汤主之。"由于饮为阴邪，易阻阳气，若水气上冲于胸，胸阳为饮所阻，则有胸闷憋气之感，心悸不安之象。若水饮进一步上冲，必蒙蔽清阳而发为眩晕；因耳、目皆为清窍，赖清阳温养，浊阴蒙蔽清阳，其窍失于温养，则见耳鸣、耳聋、目视不清之症。痰饮为阴邪，《金匮要略》云："病痰饮者，当以温药和之"，就是用温阳胜湿一类温性药物以通阳化气、健脾利水，苓桂术甘汤为代表方剂。本方不但对痰饮为患的眩晕、胃病疗效较好，它如胸痹、心悸、眼疾、耳疾等符合该方病理的疾病，其疗效同样卓著。

心为阳脏，位于胸中，若心脾阳虚而水气上冲于胸，则可致心阳痹阻，气机不利。阳气痹阻则见胸闷憋气，气机不畅则见心痛，水气凌心则心悸不安，并可伴见面色苍白、自汗等症，舌淡，苔白，脉沉细或沉弦。治宜苓桂术甘汤加薤白、丹参、黄芪、白芥子。常用于冠心病、期前收缩等病。

刘某，男，50岁，体胖多痰，2004年2月15日突感心前区痛，牵连及背，胸部堵闷憋气，冷汗出，血压150/90mmHg。心电图检查示心肌梗死。经用西药治疗，症状稍缓解。但胸闷憋气及疼痛不除。诊见患者胸部作痛，憋气胸闷，头晕心悸，每觉气上冲时胸痛加剧，时冷汗出，憋闷欲死，舌质淡胖，苔白腻，脉沉迟。此乃心脾阳虚，寒湿痰饮停聚，水气上冲，胸阳被阻，阴盛阳微之证。治宜温阳通脉，宣痹化饮，方用苓桂术甘汤加味。

处方：茯苓、白术、丹参各30g，甘草6g，黄芪40g，薤白15g，桂枝、白芥子各18g。每日1剂，水煎服。

服药3剂，气平闷除，头清。又连服6剂，诸症皆减，再加赤芍30g以畅通血脉，活血消瘀。继服10剂，胸痛止，诸症皆除，心电检查基本正常而出院。

按 目居清阳之位,五脏六腑之精皆上注于目。若浊阴冲逆,上犯清窍,可见目视昏暗不清,头目昏眩,头重如蒙,倦怠,舌质胖淡,苔白,脉沉濡等。方用苓桂术甘汤加泽泻、石菖蒲、半夏等。常用于治疗视神经萎缩、中心性视网膜炎等病。

> 王某,女,45 岁,干部。头眩并右眼视物不清半个月余,自以为上焦有火,服黄连上清丸、明目地黄丸数日不效,到眼科检查,诊为视神经萎缩,给予西药治疗效差,于 2004 年 3 月 1 日来诊。自诉头眩,视物不清如物阻隔,时感头部沉重,心情不舒,嗳气频作,倦怠,舌质淡胖,脉沉细。此乃浊阴之邪上逆,阻闭清窍所致。治宜温阳化饮,升清降浊。方用苓桂术甘汤加味。
>
> 处方:茯苓、泽泻各 20g,白术、半夏各 15g,桂枝、甘草各 10g,升麻 8g。每日 1 剂,水煎服。
>
> 连服 20 余剂,诸症悉除,目视清楚,眼科检查正常。随访 1 年,未见复发。

按 耳为清窍,阳升阴降则声能入。若浊阴上逆,其窍被闭,则声不能入,而见耳鸣、耳聋,并可有头眩、项背不舒之症,舌淡,苔白,脉沉弦,方用苓挂术甘汤加石菖蒲、防风、桔梗,常用于治疗神经性耳鸣、耳聋。

> 黄某,男,40 岁。眩晕、耳鸣半年余,西医诊为"神经性耳鸣",用中西药治疗未见好转,改服六味地黄丸、龙胆泻肝丸也乏效。于 2005 年 4 月 12 日就诊。患者自觉头目昏蒙,耳鸣隆隆不止,每以晨起为重,并感胸脘满闷,困倦,时而心悸烦乱,舌淡,脉缓。此乃浊阴之邪上犯,蒙闭清窍,窍机不利。因浊阴致病缠绵,故耳鸣久而不愈。治宜温阳化浊,升阳通窍,方用苓桂术甘汤加味。
>
> 处方:茯苓、白术各 20g,桂枝、桔梗、石菖蒲各 15g,防风 18g,甘草 6g。每日 1 剂,水煎服。
>
> 服药 5 剂,诸症皆除,病告痊愈,迄无复发。

经验传承

一、浅淡仲景运用附子

附子，辛温，有大毒，归心、肾、肝经，为雄烈之品，内含乌头碱，用之不慎令人中毒，具有回阳救逆、补火助阳、散寒止痛的功效，其性剽悍捷疾，强阴，堕胎为百药之长，历代医家对附子的运用都很谨慎而用量小，临床上附子中毒的报道屡见不鲜。

纵观仲景所著的《伤寒论》与《金匮要略》，在附子的运用上左右逢源，挥洒自如，在《伤寒论》中内含附子的方有23个，运用次数38次，《金匮要略》中内含附子的方有20个，运用次数22次，除去重复的4方共计有39方，占仲景方的35%，另外，运用乌头的方有4个。在治疗方面，仲景审因论治，根据病证的不同用药方式不同，入汤剂的有31个，入丸剂的有6个，入散剂的有3个，生用附子的有7个。在临证上，用其治疗阳虚表证、里证及各种杂病。更另人叹为观止的是，禁药不禁，反药相伍为用，治疗妊娠病、产后病等，这些都真正体现了仲景"辨证论治"的精髓，给后人留下了很多启迪，现将仲景对附子的运用归纳如下。

（一）辨证审因，禁药不禁

1. 相反相成，相反之药相伍为用

附子和半夏同用，在仲景的方中有2个，乌头和半夏相伍的有1个。《金匮要略·腹满寒疝宿食病》载："腹中寒气，雷鸣切痛，胸胁逆满，呕吐，附子粳米汤主之。"《伤寒论·太阳病》40条"……小青龙汤主之……若噎者，去麻黄，加附子一枚……"，两方中均有附子、半夏相伍，两者的病机均为水湿内停，前者论述脾胃虚寒，水湿内停的腹满痛论治，方中以附子为君，助阳驱寒，半夏为臣，降逆止呕。后者以方测证，足见水寒相搏之甚，必用附子之性助干姜、细辛温阳之效，两方均有大枣、甘草调和，使得水寒自救，阳气得复，诸症自平。

在《金匮要略·腹满寒疝宿食病》中曰："寒气厥逆，赤丸主之。"仲景恐寒饮极盛，丸药药力不达病所，寒饮内盛，非乌头不能祛其寒，非半夏不能降其逆，用药力更强的乌头和半夏同剂，用相反之药配伍，攻坚沉寒。

2. 妊娠病，有故无损，禁药不禁

附子强阴、堕胎，为百药之长，仲景在《金匮要略·妇人妊娠病》中曰："妇人怀娠六七月，脉弦发热，其胎愈胀，腹痛恶寒者，少腹如扇，所以然者，子脏开故也，当以附子汤温其脏。"本条文论述妊娠，阳虚寒盛的腹痛证治，妊娠六七月，忽然出现脉弦，发热腹痛恶寒，并觉胎胀大，少腹冷，病机是阴虚阳盛，其证发热非为外感，而是虚阳外浮，阳虚不能温照胞宫，阴寒之气内盛，故当温阳散寒，暖宫安胎，用附子汤，附子有破坚堕胎之弊，仲景独用之安胎，这是有故无损的原因，可见"医圣"用药之妙。

3. 产后病，不拘泥于产后，斯证用斯药

妇人产后多虚多瘀，多虚多为阴虚、血虚，附子燥热，阴虚阳盛者禁用。《金匮要略·妇人

产后病》曰:"产后中风发热,面正赤,喘而头痛,竹叶汤主之。"其方中有附子一枚(炮)。本条文论述产后正气大虚,风邪乘虚侵袭,以致形成正虚邪实之候,此证若但解表祛邪,则虚阳易脱,故用扶正祛邪的竹叶汤,方中以竹叶、葛根、桂枝、防风、桔梗解外邪,用人参培元气,以附子救真阳,以甘草、姜、枣调和营气,使表解而正复。

(二) 胆大心小,行方智园

1. 回阳救逆,生用附子须配以干姜

附子有毒,生用则如虎似狼,在仲景的方剂中:干姜附子汤、茯苓四逆汤、白通汤、白通加猪胆汁汤、四逆加人参汤、通脉四逆汤、通脉四逆加猪胆汁方这七方均有回阳救逆的功效,且附子均为用生。附子秉性纯阳,能助心阳而复脉,救散失之元阳,散寒却阴,称为"回阳救逆"第一品,生用药力峻猛,剽悍捷疾。仲景用同气相求,相辅相成之法和干姜相伍为用。附子、干姜同为大热之品,附子走而不守,干姜守而不走,相互配合使温阳之力大而持久,同时又降低了生附子的毒性。两者相辅相成,相互为用,相得益彰以达到回阳救逆之功效。

2. 知药达病,因人而宜,谨慎用药

仲景用药,审证论治,用药胆大而心细,虽屡屡破禁,然每每无恙,如在伤寒方中,对于附子用量大的方剂方后均有注释,根据患者体质的强弱,也稍有说明,如桂枝附子汤、去桂加白术汤等,附子的用量为三枚,方后注谓:"三服都尽,其人如冒状,勿怪",这说明已有昏晕反应,是治疗量的限度"……附子三枚恐多也,虚弱家及产妇,宜减服之",告诫体虚之人,用药要减量。甘草附子汤方,附子用两枚,后注:"恐一升多者,宜服六七合为始",也说明了这个问题。但四逆汤注:"……强人可大附子一枚……",是恐健壮之人,药力不达而加重药物的用量。仲景因人制宜,加减用药又是仲景的一个用药特点。

3. 寒热并用,各取其性

《伤寒论》115 条曰:"心下痞,而复恶寒汗出者,附子泻心汤主之。"本条文心下痞为热证,复见恶寒汗出为卫阳不足失司所致。附子泻心汤由大黄、黄连、黄芩三味寒凉之药,加温热的附子组成,主要用于热痞兼表虚的证治。本证寒热错杂,虚实并见。若仅有三黄泄热消痞会使恶寒更甚,单用附子温经扶阳则痞热不除,故用此方寒温并投,邪正兼顾,以达到泻热消痞,扶阳固表的目的,在煎法上,仲景采取麻沸汤渍寒药别煮附子,合之服用,则寒热异其气,生熟异其性,药虽同行,功则各奏,这就是仲景的用药之妙。

(三) 左右逢源,临床用药

1. 加减药物用量,改变方剂的性质

不改变方剂药物组成而改变方中药物剂量,使方剂作用发生变化,是仲景方的一个特点,对于附子的运用也不例外,例如,四逆汤与通脉四逆汤两方的用药相同,四逆汤回阳救逆,用于阴盛阳衰证;通脉四逆汤加重附子、干姜的用量,而破阴回阳,通达内外,用于阴盛格阳证。再如桂枝去芍药加附子汤与桂枝附子汤都是由桂枝、附子、甘草、生姜、大枣组成的,但桂枝去芍药加附子汤中,炮附子只用了一枚,桂枝附子汤中炮附子却用了三枚;前方桂枝佐少量的附子,以调和营卫,扶助卫阳,后者为温经散寒,祛风除湿。

2. 根据病情不同,选择炮制方式

附子因炮制的方法不同主治也不同,仲景方中,除回阳救逆的七方生用外,许多方中用炮附

子，如温卫阳的桂枝去芍药加附子汤、芍药甘草汤、桂枝加附子汤等，温肾阳的麻黄附子细辛汤、肾气丸、真武汤、干姜附子汤等，温脾阳的附子理中丸、黄土汤、乌梅丸等，散寒止痛的桂枝附子汤、甘草附子汤、桂枝芍药知母汤等；外用的头风摩散亦用炮附子。治疗风寒湿邪流于肌表经络，身体烦痛者用桂枝附子汤、去桂加白术汤；治疗风湿流注于筋脉关节，气血不畅的肢节肿大，疼痛不解者用含附子的桂枝芍药知母汤；但治疗"病历节，不可屈伸，疼痛"的寒湿留于关节，经脉痹阻不通者却用内含比附子止痛作用更强、毒性更大的乌头的乌头汤。但仲景将乌头和白蜜同用既能缓和乌头的毒性又可延长药效，与此相同的还有《金匮要略·腹满寒疝宿食病》中，治疗寒疝腹痛的乌头煎和乌头桂枝汤。

3. 乌头、附子相伍为用

仲景在《金匮要略·胸痹心痛短气病》曰："心痛彻背，背痛彻心，乌头赤石脂丸主之。"乌头赤石脂丸，由大辛大热的蜀椒、乌头、附子、干姜、赤石脂组成，用于治疗阴寒痼结，心痛证。其中，乌头、附子本属一品，仲景用之协同配伍。乌头、附子虽属同类，但其功用略有不同，乌头长于起沉寒痼冷，并可使在经之风寒得以疏散，附子长于治在脏的寒湿，能使之得以温化，故仲景将乌头、附子同用以达到振奋心阳，驱散寒邪的目的。

总之，仲景用附子，辨证施治，左右逢源，无偏无倚，不愧为医之圣人。

二、浅谈仲景禁药不禁

临床上医者在遣药配方时，有许多禁忌。如禁止相恶药、相反药的同用；在治疗疾病时，除了禁用同病证相反的药物外，妊娠病禁用毒性较强、药性猛烈、堕胎、滑胎的药物，历代医家对此颇为重视，视为畏途，唯仲景把握病机，方中屡有破禁，充分体现了他的辨证施治观念，现列举如下。

（一）相反相成、相反之药相伍为用

1. 甘遂与甘草同用

《金匮要略·痰饮咳嗽病》篇载："病者脉伏，其人欲自利，利反快，虽利，心下续坚满，以为留饮欲去故也，甘遂半夏汤主之。"药用甘遂与甘草，《神农本草经》认为两者相反。本方所主，为留饮重证，主攻水饮滞留，非急攻而不能通其阳，是以因其自利之反快而攻之，甘遂逐饮峻猛，用甘草、白蜜之甘以缓之，用芍药之酸收之，使攻利不太过，留饮重证须用甘遂，其性急峻猛，又须缓之以甘草，甘草与甘遂相反而同用，取其相反相成，驱邪而不伤正。本方为仲景的一大破禁。

2. 附子与半夏同用

附子与半夏配伍，仲景用之有两处。《金匮要略·腹满寒疝宿食病》载："腹中寒气，雷鸣切痛，胸胁逆满，呕吐，附子粳米汤主之。"《伤寒论·太阳病》40条"……小青龙汤主之……若噎者，去麻黄，加附子一枚……"两者均将附子、半夏同用，病机均为水湿内停，前者论述脾胃虚寒，水湿内停的腹满痛论治，方以附子为君，助阳驱寒，半夏为臣，降逆止呕；后者，以方测证，足见水寒相搏之甚，必用附子燥烈之性助干姜、细辛温阳之效，两方均用大枣、甘草调和，使得水寒自散，阳气得复，诸症自平，此附子与半夏相伍，为仲景又一破禁。

3. 乌头与半夏同用

《金匮要略·腹满寒疝宿食病》篇载："寒气厥逆，赤丸主之。"方中半夏与乌头配伍，《太平圣惠方》谓其相反。赤丸所主为寒饮内停所致的腹痛，以药测症，尚其有腹痛、呕吐、头眩、心悸等症，此乃脾肾阳虚，寒饮内盛，非乌头不能祛其寒，非半夏不能遂其饮，故同用，此方乌头与半夏同用，相反以攻坚沉寒。

（二）妊娠病，有故无损，禁药不禁

仲景在《金匮要略·妇人妊娠病》中破禁有四。

"妇人宿有癥病，经断未及三月，而得漏下不止，胎动在脐上者，为癥痼害。妊娠六月动者，前三月经水利时，胎也。下血者，后断三月，衃血也。所以血不止者，其癥不去故也，当下其癥，桂枝茯苓丸主之。"

桂枝茯苓丸，活血去瘀，缓消癥块，治疗妊娠腹痛下血，常识必识为畏途，然仲景首先论述癥病与妊娠的鉴别，妇人素有癥病，复受孕成胎，停经未三月，忽又漏下不止，并觉胎上似胎动，此乃癥病影响所致，治当祛瘀消癥，癥去则血自归经，胎元可养。方用桂枝行阳，芍药收阴调和营卫，茯苓渗湿，丹皮、桃仁破血而消癥，均为妊娠所忌，此不避，《内经》谓："有故无损，自无损也。"

"妇人怀娠六七月，脉弦发热，其胎愈胀，腹痛恶寒者，少腹如扇，所以然者，子脏开故也，当以附子汤温其脏。"

本条文论述妊娠，阳虚寒盛，腹痛证治。妊娠六七月，忽然出现脉弦，发热，腹痛，恶寒，并觉胎胀大，少腹冷，病机是阴虚阳盛，其证发热非外感，而是虚阳外浮，阳虚不能温煦胞宫，阳寒之气内盛，故治当温阳散寒，暖宫安胎，用附子汤，附子有破坚堕胎之弊，仲景独用以安胎，这亦是"有故无损"的原因。

"妊娠呕吐不止，干姜人参半夏汤主之。"

以药测证，此病病机为胃虚有寒饮，浊气上逆，方用干姜温中散寒，人参扶正补虚，半夏、姜汁涤饮降逆。干姜、半夏是妊娠之禁忌药，仲景加入人参以固胎气，足见仲景用药之妙。

"妊娠有水气，身重，小便不利，洒淅恶寒，起即头眩，葵子茯苓主之。"

葵子滑利通窍，可致滑胎，仲景用葵子、茯苓相配伍，治疗妊娠水气内停，是"有故无损"，禁药不禁的又一实例。

另外，在产后病的治疗中，因产后多虚多瘀，一般识为禁区，不宜发汗，用药不宜峻猛，然仲景独用之。发汗、攻下、破血的方法，均有运用，现不一一举例。

仲景这些用药方法，是以辨证为基础而用的，为辨证用药的先河，体现了中药配伍之妙，不愧为方书之祖。

三、仲景用酒法探讨

仲景用酒的主要作用是温阳散寒，活血通瘀，理气止痛，泄热利湿，行药势，增加药物的溶解、吸收等，至今沿用临床，运用广泛。本文着手于从酒能致病、入药、制药、煎药、服药、禁忌等方面进行初步探讨。

仲景十分注重用药法度，每一方后对药物炮制、煎药用水、服药方法及药后调理都提出了严格要求，示后人以法。其中对酒的运用，可谓独具匠心，既指出酒能致病，又指出酒能入药，开创了中医方书用酒之先河。常用的有酒、白酒、苦酒、清酒。酒、清酒多用于服药；白酒即米酒，多用于入药；苦酒即醋，或用于入药或用于制药。所治疗的疾病有疟母、妊娠腹痛、产后腹痛、月经不调、胎动不安、寒疝、黄汗、黄疸、历节、下利、胸痹、蛔厥、虚劳等。

1. 酒能致病

虽然仲师在病因分类上没有直言酒能致病，但从历节、酒疸、吐血三证中指出了酒能伤人致病的作用。如《金匮要略·中风历节病》谓："盛人脉涩小，短气自汗出，历节疼不可屈伸，此

皆饮酒汗出当风所致"，指出肥体多湿，又有余于外，不足于内，而受外风；饮酒当风，风与湿搏，形成历节病。《金匮要略·黄疸病》指出"心中懊憹而热，不能食，时欲吐，名曰酒疸"。饮酒过度致酒热内蕴，上熏于心，升降受阻，形成烦热不安、食少、恶呕的酒疸病。《金匮要略·惊悸吐衄下血胸满瘀血病》曰："夫酒客咳者，必致吐血，此因极饮过度所致也。"嗜酒之人湿热蕴积于胃，熏蒸于肺则咳，灼伤血络故吐血。这充分说明了过度饮酒能伤人致病的作用。

2. 酒能入药

恰当用酒，既可强身壮体，又能入药治病。主要是酒能通阳散寒、行气活血、祛瘀止痛、泄热利湿，如治疗阳虚阴寒内盛的胸痹，栝楼薤白白酒汤、栝楼薤白半夏汤两方取白酒湿热之性能祛寒通阳，与栝楼、薤白、半夏相伍，通阳散结、豁痰下气而宣通胸痹。黄汗证乃卫郁营热，黄芪芍药桂枝苦酒汤中，以桂枝、芍药调和营卫，黄芪走表祛湿，苦酒泄营中郁热，共用而调和营卫，流通气血，黄汗即去。妇人血气腹痛，因气滞不行，红蓝花与酒相伍，以活血而止痛。临床上有许多疑难杂病，适当用酒治疗，可获奇效。

3. 用酒制药

仲师十分讲究药物加工，并利用酒制药物，以增加辛散、酸涩的作用，提高疗效。选用药物如乌头、大黄、防己、桂枝、甘草等。治疗蛔厥证的乌梅丸以"苦酒渍乌梅一宿"然后作丸，取酒酸涩以增强安蛔的作用。治疗妇人经水不利的抵当汤，"大黄三两（酒浸）"；治疗下利的大、小承气汤，均用"大黄四两（酒洗）"，取酒辛窜之性，助大黄峻猛之功而破瘀通滞。防己地黄汤，将桂枝、防己、防风、甘草"以酒一杯，渍一宿，绞取汁"，以酒行药势，直达病所。以上五方酒制药物均采用冷浸法，现在在此基础上又有了热浸、酒炒等加工炮制方法。

4. 用酒煎药

仲师在煎药上要求不同的病证有不同的选择，常用的溶剂有水、浆水、潦水、甘澜水、酒等，其中采用酒煎或水酒同煎的目的是能使药物的有效成分充分溶出，并取其活血、逐瘀，以行药势的作用，如治疗疟母证的鳖甲煎丸能扶正祛邪、消疟化瘀，用"清酒一斛五斗，浸灰"制丸，酒能行药入血分，以增加活血化瘀的作用。治疗妇女产后瘀血腹痛的下瘀血汤"以酒一升，煎一丸，取八合，顿服之"，用酒煮丸，祛瘀之力更峻。胶艾汤治疗妊娠下血腹痛，"以水五升，清酒三升，合煮取三升，酒水同煮，可行药势"。

5. 用酒服药

仲师善用丸散剂，虽然其药效不及汤剂快，但依病证不同，用酒送服，一则增加吸收，二则提高药效。如治疗脾虚寒湿和血虚湿热所致之胎动不安的白术散、当归散，妊娠腹痛的当归芍药散，均以酒送散，具有健脾温中、除湿化热、疏肝、养血、安胎的作用；治疗月经不调、瘀血内阻的土瓜根散、虚劳瘀血的大黄䗪虫丸用酒送服，可使活血化瘀通滞力专；治疗虚劳不足的肾气丸、薯蓣丸、天雄散，用酒与诸药相调，以增加吸收，达到补阳、扶正、祛邪的作用；治疗寒饮腹痛的赤丸"先食饮酒下三丸"；治疗历节病的侯氏黑散以酒服药，以增加散寒、化饮、降逆、祛湿、止痛之功。

6. 用酒禁忌

仲师在充分利用酒的基础上，提出酒的禁忌。饮酒应适度，否则可致酒疸、历节、吐血等证。有些病证在药后须禁酒，如桂枝汤服后禁生冷、黏滑、肉面、大辛、酒酪、臭恶等物，因病忌酒亦示后人以法。

四、浅谈张仲景对外治法的贡献

在东汉"医圣"张仲景的著作——《伤寒论》、《金匮要略》中，早已系统地论述了外治法的理论，并创造了诸多中医外治法的方法和药剂，为后世外治法的发展和运用开创了先河。本文就外治法的运用及药物的组成对后世的影响作初步探讨。

1. 外治法的剂型

外治法的内容相当丰富，种类极多，其中采用药物作用于皮肤黏膜者占很大的比例。从仲景书中所用药物外治法的剂型有散剂，如"浸淫疮，黄连粉主之"，"病金疮，王不留行散主之"；烟熏剂，如狐惑病"蚀于肛者，雄黄熏之"；动物体液剂，如阳明病津伤液竭，谷道涩滞，热结不行"宜蜜煎导而通之。若土瓜根及大猪胆汁，皆可为导"；水溶液剂，如"少阴脉滑而数者，阴中即生疮，阴中蚀疮烂者，狼牙汤洗之"，狐惑病"蚀于下部则咽干，苦参汤洗之"，"百合病一月不解，变成渴者，百合洗方主之"；栓剂，如"妇人经水闭不利，藏坚癖不止，中有干血，下白物，矾石丸主之"。

2. 外治法的用药

仲景在外治方中选用的多为常见药物，如黄连、苦参、雄黄、附子、白矾、杏仁、蛇床子、黄芩、甘草、干姜、芍药、花椒，这些药物具有如下特点：一是外治药中能正确应用多种杀菌消毒药，如黄连、雄黄、白矾、黄芩等，对后世启迪颇大；二是以药物作熏洗剂如苦参汤、矾石汤、头风摩散、蛇床子散、狼牙汤、百合洗方，反映了当时我国外治法的一大特点。这一实用性较强的熏洗法至今仍在临床广泛应用。

3. 外治法的运用

仲景列举了许多外治法，其常用的有鼻吸入法，把药末吹入或吸入鼻腔内，通过鼻黏膜的吸收来治疗鼻腔、头部或全身的某些疾病，如"湿家……头痛，鼻塞而烦……内药鼻中则愈"的记载，对后世的影响较大；洗浴法，把药物的浸出液或煎汤趁热熏洗患部或进行全身浸浴，以治疗局部或全身性疾病，如苦参汤、狼牙汤等；药熏法，用药物烧烟熏灸患部或某一特定部位以治疗疾病，如雄黄外熏；外敷法，把药物研细直接敷于局部或以酒、醋、油等液体调和后敷于体表的特定部位来治疗疾病，如用王不留行散治疗金疮；扑粉法，把药物研极细粉末，外扑于皮肤来治疗疾病，如治疗表实热证或溢饮证的大青龙汤"汗多者，温粉粉之"，用黄连粉治疗浸淫疮及感染的外科疾病；肛内用药法，把药物置于肛门内的一种治疗方法，塞之法是用药物或制成便于塞入形状的制剂，塞入有孔窍器官的一种治疗方法，塞肛门（亦称导法）、塞阴道（亦称坐药），如蜜煎方以食蜜微煎，稍凝如饴状，捏成锭约二市寸长，粗如指，每用一条塞入肛门中治疗燥屎不下；蛇床子散，用蛇床子适量为末，加铅粉少许，和药如枣大，棉裹纳入阴道内，以治妇人阴中寒湿，此实为"坐药"的先河。近代在此基础上，用以治疗滴虫性阴道炎，其效甚佳。

综上所述，仲景不仅在理论上较为系统地论述了诸多疗效可靠的外治方法，而且在实践中主要普遍使用常用药物，方法简便，剂型较多，实用性强，应用范围广，对后世外治法的发展起到了重要的作用，如果深入探讨张仲景的外治学术理论，将会给中医外治法研究带来更为广阔的前景。

五、对"辛润"之说的探析

"辛润"之说，是中药五味理论中一个颇有争议的问题，历来众说纷纭，但归纳起来分为两类：一是辛润作为一种治法对某些见燥之证，用辛味药以通气致津或行血濡润；二是辛味药本身的直接润养作用。孰是孰非，有必要予以探析。

"辛润"之说首见于《素问·藏气法时论》，原文说："肾苦燥，急食辛以润之"，是燥证，故须润之。但为何以辛为润？张景岳在《类经》中也曾谈到"肾为水脏，藏精者也，阴病者枯燥，入以食辛以润之，盖其能开腠理，致津液者，以辛能通气也，水中有真气，唯辛能达之，气主水亦至，故以润肾燥"。张氏之说指出了辛味药的润养作用及辛润的产生机理，重在阐发辛能通气这一点，强调辛达水中真气。近人运用此说则更有阐发，指出"辛润"之说的原理不仅只用于肾燥，而且还可临证用于营血瘀阻，体失濡养之燥证，或因寒邪收敛，腠理闭塞，无汗而燥等。综上所言，辛味之润养作用是对于肾燥、肠燥及其他特殊见燥之证的一种疗法。其所具有的润养作用，总是取其通达发散、开闭行气之意。

二是把辛味药的润养作用看成是辛味本身所致。此说不但见于古代著作，也可读于当代高校教材。如《本草纲目》曰："柏子仁，性平而不寒不燥，味甘而补，辛而能润。"《本草经疏》曰："当归辛大温无毒，甘以缓之，辛以散之润之。"王冰注说："辛性津润也。"全国高等院校统一教材——《中药学》曰："辛有发散、行气、行血、或润养作用……某些润补药，如菟丝子等都是辛味。"由此得出，辛味药不仅具有"能散能行"的功效，而且在药性上具有直接的润养作用。

综上所述，对于某些燥证可用辛味药"能散能行"，通气致津而达到润养的作用，为历来医家所承认，似无争辩。如对一些由于水邪内停，咽干口燥、心烦、手足心热、舌质红、脉细数等阴虚内热，肾阴亏虚之证，在选用一般滋阴补肾药时，适当加入辛味药，如细辛、肉桂之类，取其通行之意，化气行水，则诸症可解。然对于辛味药在药性上直接具有润养作用则令人费解。因为现在中药按其功能多分为解表药、清热药、理气药、润燥药、补益药等诸类。其中，润燥药中绝少有辛味的药物，而辛味的药物则更多地分布在解表、行气、活血、温里等类药物中。《素问·阴阳应象大论》曰："气味，辛甘发散为阳，酸苦涌泄为阴。"辛味属阳，阳者多温热，温热者多偏燥。由此看来，说辛味润养就很难令人信服。既然如此，辛味药的润养作用又是如何实现的？然而后世的一些中药书籍和教材虽将辛味之润养作用纳入中药性能理论，大多数学者都认为辛润是由于一些辛润药物本身的质润、富含油脂和通行气血、通达水中之真气的作用之故，并非辛味本身所决定。

因此，"辛润"之说，是对特殊病证的一种治法，这种治法在临床上具有实用价值。但把辛润作为气味上的辛性润养，不但与实际有别，而且于情理亦难通，应当废弃。

六、周连三老师运用温阳法的经验

周连三（1889~1969年），河南省名中医，一生治学谨严。他对仲景典著极为推崇，尤对黄元御学说的研究颇深，故对温阳法的运用有独特阐发之处。其广用伤寒方于各科，喜用峻剂，每起沉疴。其行医60余年，积累了丰富的经验。今将昔年侍诊所得介绍如下。

（一）疔毒

历代方书多认为其病机为脏腑蕴热、火毒结聚，故治疗多以清热解毒为主。周师遵《内经》"气血喜温而恶寒，寒则泣不能流，温则消而去之"之旨，认为"诸毒皆以外发，外发则吉，内陷则凶"。他生前强调辨证施治，尝谓："吾非据方以对病矣，用温阳治疗必据其有阳虚之证。阳证疮疡多红肿高大，舌多黄燥，脉多数大等；其病是色晦黯，疔坚硬，伏于筋骨之间；舌多白或腻，口中多津，脉多浮缓或浮紧。走黄时脉浮乃正虚阳脱之象，故其病机属寒湿郁结者居多。"

他提出了"毒在血中蕴，温化邪自除"的治疗原则，多选用温经散寒、通阳破结、补营托毒、燥脾祛湿之剂。临床常选用炮附子、白芍、白术、茯苓、麻黄等。

> 张某，男，54岁，1962年6月21日诊治。因食用疫死牲畜之皮后，右手示指尖部起小疱疹，接着溃破，色呈黯黑，多痒少痛，周围扪之坚硬，继则患部剧痛，疮面流水无脓，脉搏弦紧。此疫毒侵入，阳虚水泛，不能发泄于外。治宜温阳发汗利湿。
>
> 处方：茯苓30g，白术、白芍、麻黄各15g，炮附子24g。
>
> 服5剂后，汗出热退，疼痛减轻，伤口流出黯黄色毒水。继服上方去麻黄加黄芪30g，疗出而愈。

（二）脱疽

临床多表现为发凉，疼痛（入夜增剧），色呈灰黑，溃烂，脉搏消失等症。周师主张以温肾舒肝、通阳复脉之法治之。方用白芍、白术、茯苓、炮附子、桂枝、党参各30g，干姜、甘草各15g，黄芪60g。本方治疗各种脱疽多能收效。病在上者加桂枝；病在下者加牛膝；湿重者加苍术、薏苡仁；气血瘀滞者加桃仁、红花、水蛭、乳香、没药；有发热者去干姜，但附子不可去，否则无效。

> 徐某，男，57岁，1969年4月13日诊治。患者于1967年因严冬涉水而诱发左下肢发凉、麻木、跛行、疼痛，色变黯紫。北京协和医院、中医研究院均确诊为"血栓闭塞性脉管炎"。后在某医院做左侧下肢腰交感神经节切除术，加服中西药物，均无效，经介绍入我院住院治疗。其有40年吸烟史，每日在1包以上。症见左下肢色潮红，抬高苍白，下垂黯紫，疼痛剧烈，左第二、四趾尖部干性坏死，其他足趾黯紫，趾甲干枯不长，肌肉萎缩，汗毛脱落，肌肤枯槁，腿不能伸直，左足背、胫后、腘动脉均消失，合并浅表性静脉炎，形体消瘦，面色青黑，腰背痛，小便清长，舌质淡，苔薄白，脉沉迟细。证属阳虚正亏、脉络瘀阻。治宜温阳益气，通瘀活血。
>
> 处方：炮附子、干姜、党参、黄芪、甘草、当归、白芍、川牛膝各30g，乳香、没药各9g，红花15g。
>
> 服至20剂，疼痛消失，服至35剂时，伤口愈合。共服116剂，皮肤温度恢复正常，可行走10里（1里＝500m）无跛行感，趾甲、汗毛开始生长，肌肉亦明显恢复，腘、胫后动脉搏动恢复，足背动脉仍无搏动，能参加劳动。

（三）肠痈

周师尝谓："肠痈是内痈，气血为毒邪壅塞不通所致；若气血畅流，痈无由生。而气血的运行依凭着阳气的鼓动，阳郁湿盛、气血不能畅流是其主要病机。"据临床所见，初以发热、呕吐、腹痛为主，如疼痛阵发，脚踡曲，时呈肢厥，舌多白腻，有津不渴。若转为慢性，则多呈寒湿之象，周师提出了"热可清、寒可温、湿宜燥"的治疗原则。本病实验室检查血象多高。周师谓："疾病的发展过程并非固定不变，今血象虽高而呈寒象，就应温阳祛寒。仲景立温阳之法，热药治之确可收效。"周师用仲景薏苡附子败酱散治疗肠痈辨其证有寒湿者屡见速效。若腹痛甚者，加白芍30g，大剂频服。

张某，男，23岁，1965年10月20日诊治。腹痛1日，发热呕吐，继则腹痛转入右下腹，西医诊断为"急性化脓性阑尾炎"。先后用抗生素等药物治疗，疼痛持续不解，且发热呕吐。患者不愿手术而求治于周师。症见面色青黄，神色困惫，右少腹持续疼痛，阵发性加剧，有明显压痛、反跳痛及肌紧张，包块如掌大，畏寒发热，剧痛时四肢冰冷，舌黄有津，脉滑数。体温38.7℃，白细胞计数$20×10^9$/L。此属寒湿郁结化热。治宜温阳祛湿清热。

处方：薏苡仁90g，炮附子（先煎）30g，败酱草30g。嘱其浓煎频服。

4剂后疼痛大减，呕吐止，体温正常，血白细胞计数下降为$13×10^9$/L，仅右小腹下包块不消。再服上方20余剂，包块消失而愈。

（四）癫狂

癫狂多属实热之证，治疗多从涤痰泻热、解郁散结、镇心安神入手。周师尝谓："癫狂之疾，属热者有之，属寒者亦为常见。"缘于脾气不升，运化失调，痰浊内生，痰气上逆，蒙蔽清窍，正阳不足，运化无权，以致浊阴填塞于上亦能发病，故每见沉默痴呆、语无伦次、时悲时喜、四肢厥冷、六脉沉微、汗出遗尿等阳虚之证，治疗即当温肾培土，助阳扶正。周师常用茯苓、龙骨、牡蛎各30g，炮附子、党参、干姜各15g，甘草9g为基本方。痰盛者以瓜蒂散先吐之，再以上方加陈皮、半夏治之；语无伦次、时悲时喜者加赭石、磁石潜阳安神；气短声微者加黄芪；汗出不止者加白芍，最后用金匮半夏丸以善后。

唐某，女，43岁，1964年2月15日诊治。原患痫证，1964年1月因其子失踪，出现神情异常等精神症状，诊治无效，求诊于周师。患者面色青黄，四肢厥逆，汗出短气，倦怠无力，语无伦次，心悸易惊，沉默痴呆，时悲时喜，遗尿常湿衣裤，舌白多津，脉沉微无力。此属阳衰正弱，心神失养。治宜温阳扶正，镇惊敛神。

处方：云苓、牡蛎各30g，红参、干姜各9g，甘草12g，白术、桂枝、龙骨、炮附子各15g。

3剂后手足转温，原方加黄芪、白芍各30g，继服14剂，诸症悉减，但仍遗尿，原方增附子为30g，服4剂而愈。

（五）心脏三病的论治

中医无冠心病、风心病、肺心病之病名，周师据证凭脉，认为此三病具有"实不受攻，虚不受补"之共同点，强调"有阳则生，无阳则死"。尝谓："心脏三病到后期的共同病机以心、肺、脾、肾阳气不足、命门火衰为本，邪气有余为标，形成本虚标实之疾。温阳祛邪，方可收功。"周师生前对于冠心病常用通阳化浊法，多用栝蒌薤白半夏汤加味；风心病多用温阳化饮、补虚散寒法，多用木防己汤加减治之；肺心病用宣上运中、导水下行、前后分消法，多用己椒苈黄丸治之。且常于三方中加入附子温肾助阳。如出现四肢厥冷、大汗淋漓、面白唇淡、呼吸微弱、声音低微、舌淡苔白、脉微欲绝之危证，必回阳救逆，以挽命于顷刻。方用茯苓30g，附片15g，干姜12g，党参15g，炙甘草12g，桂枝30g。桂枝为通心阳之佳品，附子为温肾阳之主药，两药合用，一温一通，每能收效。心悸者重用桂枝、茯苓、炙甘草；脉迟者酌加麻黄、细辛；脉细数者重用党参、附片，酌加五味子、麦冬；脉结或代者重用炙甘草。

宁某，女，60岁，1968年12月15日诊治。有哮喘、咳嗽病史20余年，冬重夏轻，遇寒即发。经诊断为"支气管扩张、肺气肿、肺结核"，用抗结核、抗感染药物治疗，时轻时重，缠绵不愈。近2年来伴发心悸、气喘、浮肿等症，严重时四肢厥冷，伴发紫绀、小便不利、脉搏120次/分。西医诊断为"肺心病"，用强心、利尿和抗感染药物治疗无效。吾以心阴不足论治，投生脉散加滋阴等品，反致病情加重，乃请教于周师。师谓："此非心阴不足，乃中阳不运、水湿不化也，今用滋阴，水气凌心，水寒射肺，则喘咳更甚，浮肿更剧。治宜宣上运中、导水下行、前后分消，兼以温阳。"遂处己椒苈黄丸方加附子，服后咳喘减轻，浮肿消退，余症均有好转。入冬后因咳喘又作，胸闷、气急、喘促加剧，吾处以己椒苈黄丸方治之，但服药后病情益甚，面色苍白，全身浮肿，喘咳倚息，胸闷心悸，四肢厥冷，冷汗出，烦躁不安，小便清长，大便溏薄，伴发紫绀、咳吐血痰，舌淡苔白，脉沉细数，脉搏124次/分。师告之："证不同则病机亦异，此证真阳不足，岂可滥用攻伐，治宜回阳救逆，必用四逆之辈方可挽命于垂危。"

处方：茯苓、炮附子、干姜各30g，炙甘草、桂枝各15g，高丽参12g。嘱其大剂浓煎频服。

服药1剂，汗止阳回，四肢转温，咳喘减轻。继调治而获临床痊愈，能参加轻微劳动。

七、周连三老师在小青龙汤中用麻黄、干姜的经验

小青龙汤为外解表寒，内散水饮之剂。方中麻黄为发汗峻品，干姜为辛燥之药。故有"麻黄辛温专宜冬"、"麻黄用量不过钱"之说；干姜有温燥伤阴之弊，多畏其峻猛而以它药代之，实失仲景原意。麻黄有宣肺解表、平喘利水之功，干姜有回阳温中、温肺化饮之效，两药相伍，外解风寒，内散水饮；与细辛相伍，温化寒饮，通调水道；和桂枝合用，可上可下，通阳化气；与五味子、白芍同剂，酸甘化阴，制其辛燥。若弃之不用，殊为可惜，用量过小，则杯水车薪，药不胜病。周连三老师生前常用此方治疗哮喘、水饮等病，必重用麻黄、干姜，每获卓效。

王某，女，63岁，1962年12月25日诊治。患咳嗽、气喘10余年，每感寒即发，近2年来随着年龄的增长，气喘逐渐加剧，当年入冬后即卧床不起，多次服药无效，近日饮食不下，气喘憋闷，喉中痰鸣，漉漉有声，咳逆喘促，张口抬肩，恶寒，体温38.5℃，舌苔白滑，脉滑。证属水寒射肺，脾土不运。治宜温肺化饮，温中健脾。观前医所处之方，乃小青龙汤，细审方中麻黄改为苏叶；干姜易为生姜，畏其峻猛矣，周先生乃处原方：麻黄、细辛各9g，干姜、五味子、桂枝、白芍、半夏各15g，甘草6g。家人观后谓："其方与前医之方药仅差二味，可否建功？"先生答曰："麻黄能散在表之寒邪；干姜可温在里之水饮，今若弃之，焉能建功。"所处之方服3剂，表解寒除，气喘减轻，仍遵原方加减服用6剂而愈。

李某，男，36岁，于1962年1月12日诊治。幼患哮喘，频繁发作，遇寒加重，入冬增剧，多方治疗，时轻时重，近日因衣着不慎感受风寒，咳喘加重，求治于我院。症见恶寒无汗，发热头痛，面目虚浮，咳喘气急，不能平卧，入夜加剧，痰多稀白，饮食不下，口吐清水，舌苔白滑，脉弦紧。此属风寒束表，水饮射肺。治宜解表温中，宣肺化饮

处方：麻黄、干姜各4.5g，甘草3g，桂枝、半夏、五味子各12g，细辛、白芍各9g。

服上方2剂，咳喘稍减，仍面目浮肿，余症同前，患者求愈心切，请求周先生诊治。先生观所处之方谓："麻黄、干姜用量过小，药不胜病也。"遂改麻黄、干姜为15g，余药同前，3剂而愈。

按 小青龙汤由麻黄、干姜、桂枝、白芍、甘草、细辛、半夏、五味子八味药组成，麻黄、干姜相伍，温肺化饮，化气利水，使水饮从下而出；细辛一味更有奥妙，协麻黄发汗解表，宣肺平喘而利尿，助干姜内以温化水饮，外以辛散风寒，交通内外，开中有合，散中有敛；白芍、甘草酸甘化阴，则无过汗伤津亡阳之忧，对外有表邪或无表邪，内有水饮，喘促咳逆，倚息不得卧，水寒射肺之症，若辨证确切，多获卓效。

肺为贮痰之器，脾为生痰之源，肺主肃降，脾主运化，脾土受邪，土不制水，寒水射肺，诸症乃作，盖麻黄为宣肺解表峻药，干姜为温中散寒佳品，一入肺，一入脾，更有它药相助，外可宣散风寒，内可温化水饮，周先生生前对此两味药物的体会尤为深刻，谆谆教诲曰："麻黄、干姜乃本方主药，温中解表，宣肺平喘，止咳化饮，靠二药建功，但需大剂运用，方可收效。干姜虽燥而属无毒之品，常食辛辣调味，有益无害，今属此药之治证，焉有不用之理？"谓："麻黄量小有解表发汗之力，量大则有宣肺平喘之功。"验于临床，实为经验之谈，我们曾治一气喘患者，麻黄用9g，汗出而喘不愈，加至24g，喘热均愈。

若要提高疗效，尚需注意药物的煎服法，仲景论中谓："先煮麻黄，减二升，去上沫，内诸药。"盖麻黄之性多在沫上，沫去其效亦减矣，临床中麻黄量大宜先煎，量小则以后下为宜。

八、周连三、张感深老中医对乌梅丸中干姜、黄连的应用经验

乌梅丸出自《伤寒论》，方中除乌梅外，干姜、黄连用量最大。多有畏干姜燥烈、黄连苦寒而减量或弃之不用者，实失仲景原意。两药配合，寒热并用，苦寒兼施，有清上温下之功。若弃之不用，殊为可惜，用量过小，亦不能起到应有的作用。邓县已故老中医周连三、张感深对此方中干姜、黄连两药的运用，各有千秋，积累了丰富的经验，举例两则说明之。

（一）久痢

马某，男，51岁。脾胃素虚，又食生冷，遂发为痢，日20余次，先后服西药和枳实导滞丸等，病稍缓解，但仍日下利10余次，迁延3个月余，于1963年4月23日求治于张感深先生。症见形体消瘦，面色萎黄，腹痛绵绵，喜暖喜按，饥而不欲食，食则腹胀，四肢厥冷，小便清长，舌边尖红、苍白多津，脉沉细。此属久病正虚，寒热错杂。治宜清上温下。方用：乌梅24g，黄连、黄柏各12g，当归、潞党参、炮附子各6g，干姜、蜀椒、桂枝各4.5g，细辛3g。3剂，效不显。遂求治于周连三老师。观其脉症，认为其属乌梅丸证无疑。何以治之不愈。遂细审其方，发现干姜量小而黄连、黄柏量大，清上有余而温下不足，于是增干姜为15g，减黄连为9g，黄柏为4.5g，服12剂而愈。

（二）蛔厥

彭某，男，13岁。3日来右上腹疼痛，吐蛔1条，以脾胃虚寒论治，其病不减。求治于周连三老师。症见形瘦神疲，面色青黄，右上腹痛如刀绞，时痛时止，心中疼热，呕吐酸水，四肢厥冷，舌质红苔薄黄，脉沉细数。此属厥阴阴邪化寒的蛔厥之证。治宜清上温下，温脏驱蛔。方用：乌梅24g，细辛、蜀椒各4.5g，黄连、黄柏、当归、党参各6g，炮附子、桂枝各9g，槟榔15g，干姜18g。服1剂，自觉四肢厥冷减轻，但心中疼热不解，又加烦躁、口渴、喜饮。急来诊治，恰逢张感深老先生，确诊蛔厥无疑。出现反应的原因在重视下寒而忽视上热，重用干姜而轻用黄连，遂减干姜为9g，增黄连为12g，加大黄12g，服2剂而愈。

按　周连三老师尝谓："厥热胜负之理，贵阳而贱阴。盖脾主升清，以湿土主令，多从寒化，湿邪重着，脾胃壅塞，吐利乃作。重用干姜者，燥湿以祛寒，健脾以升清，清升浊降，吐利自止。干姜虽燥烈，而是无毒之品，常食尚未见害，对于中寒之证，焉有不用之理！"基于此理，常去黄连、黄柏名减味乌梅丸，治疗脾胃虚寒之久泻久痢，每能应手取效。干姜常用量为9~15g，大剂时可用至30g。

张感深先生曾说："厥阴之病，寒热错杂，肝木升发过旺，最易化火，吐利、消渴、疼热之症临床多见，故仲景方中黄连用16两，仅次于乌梅。有谓黄连苦寒不宜用者，不知内有姜、附、椒、桂之温，虽清热而不伤脾胃之阳，况苦能清热，亦能渗湿，虽大剂运用，亦无妨害。"黄连常用量为9~18g，多能应手取效。

以上两说，乍看似觉各执一偏，实则相辅相成。我们继承周、张两先生的经验，上热者重用黄连；脾胃虚弱者重用干姜，并改丸为汤，浓煎频服，效果甚佳。

九、周连三、段彩庭先生运用四逆加人参汤的经验

四逆加人参汤由附子、炙甘草、干姜、人参四味药组成。方中以四逆汤温经回阳，人参生津益血，共奏回阳复阴之功。

仲景组方颇多巧妙之处，姜、附同用，回阳补火；甘草、干姜相伍，温中逐寒；妙在人参益气生津，可救津气之暴脱，又制姜、附之燥烈，能使"阳得阴助而生化无穷，阴得阳升而源泉不竭"。若单用人参，虽益气生津，无姜、附之助则难复其阳；参、附共投虽能回阳救脱，缺姜、草则无生津益气之功。仲景论述虽简，以药测证，实际包括了四逆汤、干姜附子汤、甘草干姜汤、参附汤等方剂的功能。对于阳虚寒盛，津血暴脱所致的四肢厥逆、汗出津脱、吐利脉微、恶寒虚脱等急危重证，投之能收立竿见影之效。现将周连三老师和段彩庭先生生前论述及我们临床运用本方的体会简述于下。

（一）吐利

吐利病因颇多，此方证之吐利则为阳亡于上，阴竭于下，阴阳俱衰所致，因有脉微亡津之证，故又别于阳气大衰，阴寒内盛之四逆汤证。

此方证临床常兼见呕吐清水、下利清稀、面色苍白、腹部冷痛、四肢厥逆、气短声微、身热口渴而喜热饮、躁烦不安、眼眶凹陷、脉微数或沉细无力等症。

周连三和段彩庭先生生前常以本方抢救因吐利而致的生命垂危者多获卓效。尤其对于输液亦

无效者，用此方多能挽命于垂危，尝谓："有一分阳气，就有一分生机，无姜附不能回其阳，非参草不能复其阴。"现将先生生前答辩之理摘录于下。

问："吐利之证多见口渴烦躁，脉数身热，证属阳热，《内经·至真要大论》说：'暴注下迫，皆属于热。'既然属于阳热之病机，焉能用姜附治之？"

答："吐泻之后，津液暴脱，阳亡欲竭，不能蒸水化气则口渴；阴阳离决，烦躁乃生。其脉数必数而无力或微数，乃本根欲脱，阳欲飞走，回光返照之象，和内经暴注下迫之症的病机和症状有着根本的区别。现代医学用输液纠正水与电解质紊乱，抢救了很多吐利患者，病到后期，阳欲败绝，不能吸收，今投此方温阳补津，使阳复阴生，尚有生机。实践证明：津亡而阳不虚者，其津自能再生；阳亡而津不亡者，其津亦无继。本方用于阳亡固脱未尝不可；用于阳虚而津液虚者，当更为确切。"

> 周某，女，56 岁，1972 年 11 月 6 日诊治。患者素有心悸、气短之症，经检查确诊为"高心病"，血压经常持续在（150～170）／（90～130）mmHg，常服降压药物，症状时轻时重，昨日食生冷后突发恶心、呕吐、下利、视力模糊、血压骤降，入院治疗。症见呕吐清水，下利清稀，面色苍白，四肢厥逆，腹部冷痛，气短声微，身热烦躁，渴喜热饮，眼眶凹陷，两目乏神，视力模糊，头晕心悸，舌淡无苔，脉细数无力。血压 80/50mmHg。此属阳亡阴伤。治宜益气扶阳，回阳固脱。
>
> 处方：炮附子、干姜、炙甘草、半夏、红参各 15g，川黄连 6g。水煎频服。
>
> 3 剂后吐利止，四肢转温，血压升至 170/90mmHg，吐利治愈，继服原方加减 20 余剂，心脏病亦显著好转出院。

（二）大汗出

六经皆有汗出，杂病亦多常见，若阳气亢盛，内蒸外越，汗出必多，阳气衰微，卫阳不固，汗出亦多。阳盛之大汗多伴蒸蒸发热，口干舌燥、烦渴引饮，舌红苔燥，脉洪大或数等症，此方证之大汗出是由于真阳将绝，阴翳充斥，卫阳不固，浮阳外越所致。临床辨证常兼见汗出发凉、四肢逆冷、皮肤苍白、指端紫绀、烦躁欲死或神识昏迷、舌淡少津、脉细弱或虚数等症。

我们常以此方加味救治冠心病、高心病、风心病等循环系统疾病所致的休克期冷汗淋漓多能获效。参附汤抢救休克患者人所共知，但不知此方回阳止汗之速，此方有干姜之辛燥，炙甘草之甘温，比参附汤效速而持久，并有使血压迅速回升之功能。但仍以参、附重用，大量浓煎，频服，其效更捷。

> 海某，女，41 岁，1988 年 10 月 16 日诊治。患者素有咳嗽病史，遇寒即发，并常感心悸，活动后加重，因天气骤然变冷又致咳嗽发作，心悸气短，经检查确诊为"肺心病"，服宣肺清热止咳药物治疗无效而出现大汗淋漓、四肢厥逆、喘息不得卧之症，病已垂危，急邀诊治。症见大汗淋漓，四肢厥逆，面色苍白，两目无神，气短息促，痰声漉漉，不能平卧，唇色青紫，苔薄白多津，脉细促。脉搏 144 次/分，血压 80/40mmHg。据证凭脉，属真阳欲脱，气阴两伤，大汗亡阳。治宜回阳救逆，益气固正。
>
> 处方：炮附子、干姜、炙甘草、红参各 15g。嘱浓煎频服。
>
> 服后汗止阳回，精神好转，血压 90/60mmHg，脉搏 108 次/分，药既中鹄，乃守原意。继以上方服用 12 剂，血压升至 110/80mmHg，脉搏 72 次/分，临床治愈。追访 10 年来健康如常。

(三) 四肢厥逆

四肢厥逆者，四肢冰冷过肘、膝之症也。《伤寒论》中论述此症的病因颇多，有寒厥、热厥之分。热厥者，阳气独亢，热邪深伏，阳气郁结，不得通达于四肢，虽四肢厥逆，而胸腹灼热，烦躁不眠，其则神昏谵语，或恶热口渴，舌干苔燥，脉沉实有力等症。本证四肢厥逆乃阳气衰微，阴液内竭，不能通达四肢所致。临床辨证常兼见四肢厥逆，无热恶寒，精神委靡，渴喜热饮，脉沉迟或微细欲绝等症。我们在临床以此方加减治疗心脏疾病和血栓闭塞性脉管炎、动脉栓塞、雷诺病等外周血管病所致的四肢厥逆，服后多能四肢转温，附子用 15～30g，干姜以 9～15g 为宜。

赵某，男，51 岁，1974 年 8 月 12 日诊治。患者久有头晕、心悸、心前区闷痛病史，因情志不舒和气候变化频繁发作，多次晕倒，多次输氧以缓解症状，常用右旋糖酐和能量合剂治疗，并常随身携带亚硝酸甘油等药物以缓解心绞痛症状。半年前并发下肢麻木、厥逆、疼痛、色苍白、动脉搏动消失，经中山医学院检查确诊为"冠心病和血栓闭塞性脉管炎"。入我院住院治疗。入院后先后服益气温阳、活血化瘀药物，症状缓解，由于情志不舒，加之因骤然降雨，气温降低，突然晕倒。症见四肢厥逆，面色苍白，舌淡苔白，呼吸微弱，精神委靡，两目乏神，冷汗淋漓，血压 80/50mmHg，脉细数无力，脉搏 130 次/分。此属阳亡津脱。治宜回阳救逆，益气生津。

处方：炮附子、干姜、炙甘草、红参各 15g，五味子 12g。

上方急煎，浓汁频服，半小时后四肢转温，汗止阳回，血压 90/60mmHg，休克纠正，继用上方加黄芪 30g，25 剂后下肢温度明显上升，心前区疼痛减轻，亚硝酸甘油、双嘧达莫已停服，又以上方加减服用 32 剂，心前区、双下肢疼痛消失，四肢温度正常，双下肢胫后动脉微能触及，血压恢复到 110/70mmHg，临床治愈出院。

(四) 脉象的辨识

脉为气血流行的通道，脏腑病变和气血的盛衰直接反映于脉，今阳气衰微，精液亏虚，脉道鼓动无力，不能充盈，故出现极细极软，按之欲绝，似有似无之脉象。周先生生前讲述此脉症时说："脉微乃此方的主症之一，临床中对脉微欲绝，脉沉微，脉浮迟，脉细数无力等象，病机属阳衰阴竭者均可投此方治之。"尤以细数之脉，仲景虽未提及，但我们在临床中屡见不鲜，此乃阴竭于内，阳亡于外，"回光返照"，"残灯复明"的一种假象，但必数而无力。

我们常以此方加味治疗循环系统疾病，辨其病机为阳衰阴竭所致的脉沉、脉微、脉沉微、脉微欲绝或脉细数无力之证可投此方治之，尤其血栓闭塞性脉管炎、雷诺病、急性动脉栓塞等疾病所致的脉搏消失或变细，投之多能获效。

毕某，男，45 岁，1999 年 8 月 10 日诊治。该患者原有心悸慌跳，关节疼痛病史，经地区医院检查确诊为"风心病"，因盛暑劳动，汗出过多，突发左脐腹部疼痛，胸闷气短，双下肢剧烈疼痛、发凉，下肢紫绀、苍白兼见，当时护送我院就诊。症见面色苍白，剧痛皱眉，舌质淡多津，心悸慌跳，四肢逆冷，脉促无力，脉搏 110 次/分，血压 90/60mmHg，双下肢苍白、发凉、剧痛，不能行走，双足背、胫后、腘动脉搏动消失，股动脉搏动微弱，下肢血压测不到。中医诊断为"脱疽"，西医诊断为"心源性动脉栓塞"。此属心阳衰微，瘀阻脉络。治宜回阳救逆，益气活络。

处方：炮附子、干姜、炙甘草、红花各15g，潞参、黄芪、桂枝各30g。

二诊：8月20日，服上方10剂，下肢疼痛明显减轻，温度上升；夜能入眠，心悸慌跳已得改善，汗止阳回，肤色红润，血压随之上升至100/60mmHg。共服药26剂，下肢痛基本消失，已无心慌、气短，双下肢腘动脉能触及，胫后、足背动脉仍无，趾端仍有缺血体征，已能参加轻体力劳动。

此案由于就诊及时，用药对证，使腘动脉恢复，血液循环好转，避免了肢体坏死。1年后追访，已参加体力劳动。

按 四逆加人参汤仲景于"霍乱病"篇中运用乃为抢救阳亡之证而设，论述虽简，从其药物的协同分析来看，治证尤为广泛。药味虽少，实为回阳复阴之峻剂，临床中救治现代医学诊断的急性心力衰竭、心源性休克、吐利失水之危证多能获效，尤对外周血管病，可使肢体缺血体征改变，温度增高，疼痛缓解或消失，脉搏恢复。

辨证是正确运用此方的关键，辨证正确，治投病机，不受中西医病名之限，投之可收异病同治之效。此方升压复脉，众所周知，我们于高心病出现休克证属阳虚阴竭者，投此方后还有使血压下降之效。如唐某，因高心病发生休克，面色苍白，心前区憋闷，四肢厥逆，冷汗淋漓，昏倒在地，血压170/90mmHg，投此方后休克纠正，汗止肢温，血压降至140/75mmHg，说明了此方剂以调和体内阴阳，纠正机体的偏倾而取效。

此方为温热峻剂，功专力猛，加之方中大量运用附子，故多望而生畏，较少运用。周先生生前谆谆教导曰："仲景大量运用附子意在取其峻而救命于顷刻，附子虽有大毒，而用之得当实有起死回生之效。先煎频服，毒去而力分。干姜虽燥烈，而是无毒之品，常食姜辣调味，尚没有害，对于中寒阳败之证焉有不用之理，况仲景用干姜三倍于附子，有制附子毒之功，对于阳败阴竭之证，挽回一分阳气，就有一分生机，不用峻剂，怎起沉疴。"先生之谈乍似偏面，验之临床，多能收效。我们对于纠正心源性休克患者，附子、干姜常以9～15g为宜，若对外周血管病，用15～30g，大剂复方，取其回阳救逆益气通脉之功。

要提高疗效，尚须注意药物的加减，呕甚者少加黄连，酌加半夏；渴甚者加天花粉；喘甚者加五味子；对于外周血管病引起的四肢厥逆、脉搏消失之症酌加当归、黄芪、红花、桂枝等益气活血通络之品。

煎服法是提高疗效的关键，我们常嘱患者煎附子以去其毒，再内诸药，三煎兑于一起，大剂频服，疗效更佳。

十、《伤寒论》附子之用探寻

《伤寒论》对附子的应用甚广，其配伍法度严谨、药量变动不居、运用独居匠心。研究仲景对附子的运用，对于我们学习《伤寒论》这部经典大有裨益。观其对附子之用，有以下几点。

（一）走肌肤，扶阳解表

"太阳病，发汗，遂漏不止，其人恶风，小便难，四肢微急，难以屈伸者，桂枝加附子汤主之"（20条）。太阳病，汗之太过，肌腠疏松，疏则不密，汗从毛窍而漏，其人恶风为表阳虚弱，卫外不固。发汗及漏汗，亦伤阴津，阳失温煦，津伤不濡，故小便难，四肢微急，难于屈伸。方用桂枝汤调和营卫以解外，加附子温经固表以扶阳，"若微寒者，桂枝去芍药加附子汤主之"（22条）。太阳病误下后，表邪内陷胸阳不振，又兼脉微、恶寒，系阳伤已重，故去芍药之酸敛阴柔加附子辛温纯阳之品以振奋表阳。

(二) 入骨节，祛风除湿

仲景云："伤寒八九日，风湿相搏，身体疼烦，不能自转侧，不呕，不渴，脉浮虚而涩者，桂枝附子汤主之" (174 条)。伤寒八九日，卫阳不固，风湿之邪客之，滞留肌腠，痹阻气血，故身体疼烦，湿邪重浊则难以转侧，治以桂枝附子汤祛风除湿，重用附子温经散寒而止痛，配桂枝祛风解肌且通络，助以炙甘草温阳化气缓拘急，得姜、枣调脾胃而和诸药，使风湿之邪从汗而解。本方附子量多达三枚，因病之初，风湿尚在肌肉而未入骨节，宜急去之，附子量大力宏，堵截邪气之传变。"风湿相搏，骨节疼烦，掣痛不得屈伸，近之则痛剧，汗出短气，小便不利，恶风不欲去衣，或身微肿者，甘草附子汤主之" (175 条)。风湿之邪，留着骨节，邪气更盛，阳气受损，病位较深。此方桂附、术草同用，温阳化气，祛风除湿，风寒湿祛，其病自愈。本条较之上条，虚实夹杂，病情较重，风湿在骨节，宜缓攻而不宜速去，仲景虑附子多用性猛且急，筋脉之窍未必骤开，徒使汗出而邪不尽，故附子由三枚减至两枚。《本草汇言》曰："附子、回阳气、散阴寒、逐冷痰、通关节之猛药"，是对附子这一功能的精辟描述。

(三) 达下焦，温肾壮阳

"太阳病发汗，汗出不解，其人仍发热，心下悸，头眩，身𥆧动，振振欲擗地者，真武汤主之" (82 条)。"少阴病，二三日不已，至四五日，腹痛，小便不利，四肢沉重疼痛，自下利者，此为有水气。其人或咳，或小便利，或下利，或呕者，真武汤主之" (316 条)。两条文所述症状迥异，而病机相同，俱为真阳虚损，水失制约，泛溢周身，或上或下而为患，真武汤君药炮附子，味辛性热，壮肾阳使水有所主；白术为臣，甘苦微温，燥湿健脾使水有所制；生姜辛温而散，于制水之中有利水之用；芍药制附子之燥且通利小便，共奏温肾壮阳、散水利水之效。若阳虚较甚，寒凝骨节或督脉，见身体痛、骨节痛或口中和、背恶寒等症，以附子汤壮肾阳而驱寒湿；若少阴病，阳虚兼表实证，以麻附细辛汤壮阳助解表，解表不伐阳。

(四) 通内外，救逆固脱

少阴病，诸阳气衰微，阴寒内盛之证，治以四逆汤。生附子辛而大热。其性雄猛，逐阴回阳，救逆固脱，干姜与附子相须通心助阳，姜得甘草能增强回阳救逆之效。三药共济救阳气于欲绝之境。少阴病，下利清谷，手足厥逆，脉微欲绝，身反之不恶寒，其人面色赤之阴寒内盛，阳气大衰，阴盛格阳证，治以通脉四逆汤，其方为四逆汤倍用干姜，加附子大者一枚，破阴回阳，通达内外。若见但欲寐，手足厥逆，下利面赤，脉细微之阴盛戴阳证，以白通汤破阴回阳，宣通上下，生附子启下焦之阳以通心，葱白引格于上之阳下达至肾，轻用干姜温中阳交通上下，迅速发挥通阳的作用。如下利不止，致药被邪格，以白通加猪胆汁汤引阳入阴，救逆固脱。

《伤寒论》对附子之用量，以枚计量，常量一枚，量大者三枚。今之附子小者重 10～15g，大者重约 20g。今、古附子之大小相差无几。因此，《伤寒论》对附子之常规量约 15g，大量可用至 45～50g。

《伤寒论》对附子之用，是"医圣"长期精心探索，结合自己临床实践的宝贵经验之总结，药证相连，丝丝入扣，拙作只窥其皮毛，体会不深，聊供参考。

十一、《素问·咳论》"其时"浅识

《素问·咳论》曰："五藏六府皆令人咳，非独肺也……五藏各以其时受病，非其时，各传以与之。"《内经》教材对"五藏各以其时受病"释为：各以其时指五脏所主之时，如肝主春、心主夏、脾主长夏、肺主秋、肾主冬。对"非其时，各传以与之"则释为：非其时，指非肺所主之秋令；之，指示代词，指肺。一篇文章同题并列、语序相连，但两处"其时"所指却不同，这就把脏咳关系简单释意为：五脏各在其所主的季节发病（天人相应观），继之传与肺脏而为咳。从而隐其脏咳关系之要义，使后学者难得咳病发生机理之蕴旨。

我们认为，理解此段经文的关键在于弄明白"其时"二字。两处"其时"当同指"五藏所主之时"。

（一）"五藏各以其时受病"意在阐述脏咳之常——应时而咳

《内经》根据天人相应的思想，认为人与自然息息相通，五脏各在与本脏相应的季节而受病，其机理正如清代姚止庵《素问经注节解》云："时，王月也（王，通旺。笔者注）。王不受邪，五脏之常也。五脏不虚则已，虚则应王不王，邪乘虚入，是五脏之受病，反在应王之时。"因此，《素问·咳论》原文曰："五藏各以其时受病。"对于其发病途径，姚氏进一步指出"然此五脏之受邪也，非即始于五脏也，盖由寒入皮毛，由皮毛入肺，肺受之而后乘各脏之虚以传之也"。肺外合皮毛，六淫之邪可随时由皮毛犯肺而引发咳病，只是在秋季（肺主时）更为多发，这与秋季多咳病的临床实际是相符的。至于肺受病后是否传与应时之脏，那要看应时之脏是否"应王不王"，也就是说，外邪从皮毛犯肺后，既可见单纯的肺咳，也可出现肺与它脏（心、肝、肾、脾）合病而咳。依照天人相应思想，春季多肺肝同病，《素问·咳论》称之为肝咳；夏季肺心同病（心咳）；冬季肺肾同病（肾咳）；长夏肺脾同病（脾咳）等。对此，笔者认为均可称之为"应时而咳"。

（二）"非其时，各传以与之"着重说明脏咳之变——非时而咳

五脏除"应时而咳"外，亦有"不应时而咳"，"非其时，各传以与之"正说明了这一问题。《素问·玉机真藏论》注："传，乘之名"，"五藏有病，则各传其所胜"。根据五行乘克规律，肝病可传之于脾，脾病可传之于肾……如此等等。即非五脏所主之时令而见五脏咳者，是由所胜之脏病气乘犯于所不胜之脏而发生的，如非冬季而见肾咳，则多由脾病乘肾而复行犯于肺所致，临证既可见肾咳症状，亦可见脾咳之征；同样，非夏季而见心咳，则多因肾病乘心而复行犯于肺所致。正如日·丹波元简《素问识》云："肝受病于春，以其时也。然有非术令之时，而肝亦病者，正以肺先受邪，而能传以与之也。"当然，对于"非时而咳"的理解也不可过于机械，五脏是一个统一的有机整体，其生理上相互协调，病理上相互影响，病变的传变与否要根据具体脏腑的盛衰情况而定。

以上所述，均属于外感咳嗽的范畴，其发病途径由外向内，肺为发病之先导，累及它脏而发病。每一脏之咳，既有应时而咳，又有所不胜之脏病累及而咳。"非其时，各传以与之"揭示了脏咳复杂的发生机理，但复杂之中又是有序可循的，它与"五藏各以其时受病"前后呼应，交辉成篇，既言其常，又明其变，足见经义言词之精炼，医理之深奥。

临床漫谈

一、如何学好中医

我（唐祖宣）只有高小文化程度，16 岁开始学习中医，没有上过任何医学院校，之所以能在中医领域取得一点成绩，这完全得益于常年坚持学习的结果。

学医，绝对的无师自通是少有的。我拜周连三为老师。由于我心诚、尊师，他乐于传授。老师经常教导我说："学医要先学经典，《内经》、《伤寒》、《金匮》、《本草》属必读之书，必须下一番强记的工夫。"他不止一次地给我讲解《黄氏八种》的精髓和内涵，并让我熟背清代名医徐大椿一生精勤研读医经的诗句"终日遑遑，总没有一时闲荡。严冬雪夜，拥被驼绵，直读到鸡声三唱；到夏月蚊多，还要隔帐停灯映末光。只今日，目暗神衰，还不肯把笔儿轻放"，以此鼓励我勤求古训，甘愿吃苦，干到老，学到老。回顾 50 年的从医生涯，我真切地感悟到：中医的路靠艰辛，中医的业在勤奋，中医的术须精湛。

（一）熟背精读，苦作路

苦背。周师强调背书，认为书不熟则理不明，书读百遍，其义自见。趁年少记忆力强，熟背精读，临证运用才能左右逢源。我以蚂蚁啃骨头的笨劲，坚持每天早上起床背 2 小时，晚上就寝前将要背的书先读几遍，领会意思，就枕后闭目再默诵几遍。如此持之以恒，锲而不舍，功效自然显现。但医书浩如烟海，谁也不能一一皆背，要有重点和方法。如背方剂，老师指点的常用方剂必须背熟，并要归类，背几个代表方剂，然后加减记忆其他方剂，这样可事半功倍。对于《伤寒论》、《金匮要略》的原文必须背熟，若每天背 4 条，不到 1 年时间就可以背完了。我先后背诵了《药性赋》，《汤头歌诀》，《内经》的部分原文和《伤寒论》、《金匮要略》的条文等，后来用起来就得心应手。

善问。对于自己不懂的东西，要善于问，直到弄懂、弄通为止。除了问自己的老师，还要问其他老师，要反复深入，不惜打破砂锅问到底，还要不耻下问。不管问什么人，态度必须诚恳，并注意方法。

勤读。祖国医学的精华记录在浩瀚的医学文献里，所以勤读书是学医的必由之路。中医书籍大多是古文字，要读懂很困难，周师教导我说："书山有路勤为径，学海无涯苦作舟。"于是"勤"和"苦"成了我读书的座右铭。20 多年来，我每天读书至午夜以后，节假日也不例外。苦惯了，则不以为苦而反以为乐了。

"书到用时方恨少"。从事临床后常常是难题一个接一个，迫使自己向博学迈进。我不但订阅了期刊、杂志，并视其为良师益友，还反复学习了《儒门事亲》、《丹溪心法》、《脾胃论》、《景岳全书》和《温病条辨》等著作。如瓜蒂散是仲景方，但我学习《儒门事亲》后，对吐法有了新的认识，大胆运用此方治愈了很多急重患者。

在对中医书籍的研读过程中我还体会到：读书贵在专一，不能忽而学这，忽而学那，分散精力，终究一事无成，对要读的著作要扎扎实实地下工夫，熟读它，吃透它，消化它，要勤奋和持久，要知难而进，要有时间保证。

多写。眼看千次，不如手做一遍。初学时，我常写心得体会，做到眼到、口到、心到、手到。看每本书或每篇文章，都扼要地写明文章的内容，并把重点列出来，以加深理解。从事临床后，或写笔记，或作摘记，把重要的论点或原始材料摘录下来，对文章的主要内容，概括地写出自己的见解，在书上划出重点或加纸条。像这样随时留心，经常搜集，写出心得体会，确是艰苦的脑力劳动，但日积月累，就能获得丰收。

要写好病历。病历是临床研究及总结经验的原始资料，又是复诊和转诊或病案讨论的依据，记载必须详细清楚，实事求是。

20 多年来，我积累了大量的医案、数百本书籍和数千本杂志。我写文章每在晚上，以利绝虑凝神，深入其中。再者，我深知人生有限，抓紧时间十分重要。对路上、车上、枕边的时间，我都不放过，每思考出问题，随时记下，即使是在枕边思考，一有所得，立即起床记录，有时每夜起来三四次，真有点如傻如痴，废寝忘食。

（二）勇于实践，勤为业

学医必须从事临床实践。中医的大量宝贵经验掌握在老中医手里，他们继承了前人的经验，经过亲身实践，又有了新的发展。要学习他们怎样运用祖国医学理论知识来指导临床实践，怎样汲取前人经验，结合自己的心得来认识疾病和治疗疾病。只有通过虚心请教，勤奋侍诊，才能把他们的经验学到手。周师长期行医于农村，所接触到的患者多为正虚阳弱，他在实践中反复验证，加深了对阴证的认识，从而对温阳法的应用有独到阐发。我学习他的经验，广用温热药于临床，取得了很好的疗效，并总结了他用温阳法经验的文章 20 余篇，其中 7 篇在全国和省级以上杂志发表。张子盛老师对太阳蓄血有深入研究，王惠五老师对王清任的活血化瘀有独到阐发，我学习、印证两家之长，化裁抵当汤运用于临床，治疗现代医学诊断为"无脉病"和"闭塞性动脉粥样硬化"等病，取得了较好的效果。

我在继承各位老师独特经验的同时，也博采各家临床论著，同时经常参阅中医药期刊，这样既可开掘思路，又可以灵活应用于临床。

我还经常组织会诊，向中西医药人员求教。如曾治一头痛患者，以布裹头，冲墙呼痛，我误辨为阳热之证，投以大剂白虎汤无效。段彩庭老师辨其疼痛位在巅额，呕吐涎沫，为阴寒之气上犯清阳之位，投大剂吴茱萸汤，3 剂而愈。

从实践中我体会到做好追访工作也很重要。对治愈的总结经验，无效的总结教训。如周老师用温热药治疗肠痈、疔毒，我对每个患者都到家追访，掌握治疗规律和方法。

（三）辨证施治，精于术

在临床常遇到这样的情况：患者经西医检查确诊为某种病，我作为中医，又如何治疗呢？我的经验是中西印证，用现代医学理论推敲中医治法，可使疗效显著提高。如治疗循环系统疾病，现代药理研究认为，中医的温经散寒药具有强心通脉、改善微循环的功能，活血化瘀药则可解除痉挛，消除瘀阻，将它们运用于临床，果然取得了较好的疗效。此外，用中医的辨病，治疗现代医学诊断的多种疾病，例如，血栓闭塞性脉管炎属祖国医学"脱疽"范畴，延伸治疗闭塞性动脉粥样硬化性坏疽、糖尿病性坏疽、动脉栓塞性坏疽，亦取得了一定的效果。再有，用辨证的方法治疗现代医学诊断的病，如脑血栓形成患者大便不通，烦躁不安，按"知何部不利，利之则愈"的原则，运用泻下剂，遂大便通畅，诸证好转。又如治疗静脉血栓形成，考虑到主要矛盾是血栓，于是在临床大量运用活血化瘀药，实践结果显示，对于病机属湿热蕴毒者无效，有的病情还加重。对此，我体会到：辨证和辨病均有所长，亦有其短，只注意中医传统辨证，往往易忽视主要矛盾——血栓；只注意辨病，则易忽视另一个矛盾——湿热瘀结的证候表现。在总结经验教训的基础上，我们注意辨证和辨病相结合，使疗效不断提高。20 世纪 80 年代，我们总结治疗 44 例静脉炎患者，有效率达 95.5%。在最初治疗血栓闭塞性脉管炎时，根据临床表现，从脾肾寒湿论治，取得了一定的疗效，但对于有些患者不能控制。后来考虑到脉管炎的主要矛盾是血栓和炎症，就针对血栓用活血化瘀，消炎用清热解毒，正气虚弱者酌加益气固正之品，使辨证和辨病相结合，疗效就明显提高了，临床上总结的 195 例患者，有效率达 94.9%，荣获河南省重大科学技术成果奖，我本人也被评为河南省先进科技工作者。

二、望 诊 记

2002 年 3 月，第九届全国人民代表大会第五次会议在京召开期间，在好友的介绍下，我应邀去为新闻界一位德高望重的老人的夫人诊病。当我为其夫人看完病后，出于职业习惯，我发现坐在沙发上的这位老人精神委靡，双目失神，目暗睛迷，面色黧黑。依据自己 40 余年的临床经验，判断其内有痼疾，便劝其到医院好好检查一下。

第二天，他到医院做了全面检查，结果却并未发现身体有任何异常，得知这一消息，心中有一丝庆幸，但同时对自己的判断产生了疑惑。

转眼间到了 11 月份，一天，好友突然来电告诉我到北京一趟，说老人想见我一面。心头掠过一丝不祥之兆，我当日即赶赴北京。在医院我见到了躺在病榻上的老人。这才得知，他已被确诊为肺癌晚期，并已做了手术！当时我的心情极为复杂，但看到他精神状态还不错，才有些放心。看到我来，他一把握住我的手，感慨万千："唐大夫，你看出来的病，体检时却没检查出来，这是怎么回事？"

这位老人所提出的问题，正是中医领域中最基本，但也是最深奥的一个问题——望诊。我当初能做出这样的判断，运用的就是中医望诊的诊断方法。望诊乃中医诊断疾病的重要方法之一，居望、闻、问、切四诊之首。古有"望而知之谓之神"之说。清代名医林之翰亦谓："四诊为岐黄之首务，而望尤为切紧。"望诊在祖国医学发展中绵延数千年而不衰，堪称"国粹"之精华。

中医学认为，人体是一个内外统一的整体，"有诸内必形于诸外"，体内五脏六腑气血盛衰皆能映射于体表与之关联的有关部位。

现代研究认为，望诊即是"人体脏器疾患在体表的有序映射"。这一理论有三个主要内容：第一，人体脏器疾患的病理信息都会有规律地映射在体表的相关部位，但通过肉眼只能捕捉到部分病理信息而非"全息"；第二，人体脏器疾患在体表的映射是分层次的，如五官分应五脏、局部对应脏腑、局部对应周身等；第三，每个脏器疾患的病理信息可以同时映射在不同的部位，而且不同部位的敏感程度和表现形式不尽相同。

中医认为，神是机体生命活动的体现，神不能离开人体而独立存在，有形才能有神，形健而神旺，形衰则神惫。经过无数实践证明，神的盛衰的确是形体健康与否的重要标志之一。神来源于先天之精，但又靠后天之精的滋养。精与神的关系是：精能生神，神能御精，精足则形健，形健则神旺；反之，精衰则体弱，体弱则神疲。气与神的关系也是密不可分的，气是生命的动力，气能生神，神能御气。可见，精、气、神为人生三宝，精充、气足、神旺，是健康的保证；精亏、气虚、神耗，是衰老的原因。因此，望神可以了解精气的盈亏。神虽然于全身皆有表现，但却突出表现于目光。眼睛是心灵之窗，人的精神活动，往往在无意中流露于目光，所以眼睛是可以传神的。他双目失神，目暗睛迷，即是精损气衰的表现，说明其脏腑功能已有衰败表现，预后不良。再则其面色黧黑，也是病色的表现。病色是指人体在疾病状态时的面部色泽，除常色之外的一切反常色泽都属病色。病色的出现，不论何色，或晦暗枯槁，或鲜明暴露，或虽明润含蓄，但不应时应位，或某色独见，皆为病色。

望诊时要寻找最敏感点，并参照相关区域的反映，还要多种诊法合参，才能提高望诊的准确率。

三、治疗泌尿系结石重在清热利湿

泌尿系结石是指一些晶体物质（如钙、草酸、尿酸等）和有机物质在泌尿系统中的异常聚集。其治疗方法有药物治疗、手术治疗和体外冲击波碎石术等。我们从临床实践中认识到，用中医药治疗泌尿系结石，重在清热利湿，用这一观点指导我们的临床辨证分型、治则治法和方药选择，能够取得较好的治疗效果，从而避免手术之痛，值得应用。

> 朱某，男，42岁，1995年7月因左侧腰腹部疼痛1周就诊。患者于1周前突发剧烈的左侧腰部疼痛，剧烈运动或劳动后加重，经诊断为"肾盂结石"，曾服用西药治疗，效果不佳，欲行手术治疗。诊见左侧腰部胀痛难忍，痛向小腹部放射，伴恶心、精神不佳、小便不利、纳少，舌苔黄腻，脉滑数。左肾区叩击痛（+），左侧腹部压痛（+），B超检查提示左侧肾盂内结石。
>
> 根据其临床表现，中医诊断为"石淋"，证属湿热蕴积，其病因病机为感受外界湿邪或秽浊之气，移热下焦，或嗜食肥甘厚味，酿生湿热，蕴结于肾，致下焦湿热，日积月累，结聚为砂石。治宜清热利湿，通淋排石。
>
> 处方：金钱草100g，大黄、猪苓、茯苓、泽泻、滑石、海金沙各30g，代赭石、厚朴各15g。每日1剂，水煎服。
>
> 方中金钱草、海金沙能利水通淋，排除结石，为治疗泌尿系结石之要药；猪苓、茯苓二苓相用，则淡渗行之，既疏浊热而不留其壅，亦润真阴而不苦其燥；滑石甘滑而寒，可治前阴窍涩不利，驱除下焦湿热蕴积；大黄苦寒泄降，能清泄湿热。诸药合用，相辅相成，共奏磨坚削积、清热渗湿、消溶化石之效。
>
> 上方服用3剂，排出小结石1枚，腰痛减轻，但仍小便不利。继服药10剂，又陆续排出小结石2枚，患者腰痛症状消失，小便通畅。查B超结石消失。后继续随访2个月，结石未复发。

按　泌尿系结石的病因病机离不开下焦湿热、气滞血瘀、阴虚火旺、脾肾气虚，病位在肾与膀胱，与脾、肝密切相关。本病在初期或急性期以湿热实证为主，并且贯穿于本病的始终。不论是新病还是旧病，不论是由何病因引起，湿热之邪始终是本病不可忽视的重要因素，只是在疾病的不同阶段所处的地位有所不同。湿热淋证的基本症状是小便频数涩痛，滴沥不尽，小腹拘急，痛引脐中。与西医泌尿系感染的膀胱刺激症状（尿频、尿急、尿痛）相似。而西医学认为，感染时脱落的坏死组织、上皮细胞、血块、菌团，以及变形杆菌、葡萄球菌分解尿素碱化引起磷酸钙和碳酸钙沉淀可以成为结石的中心理论，与中医学热邪煎熬杂质结为砂石的理论不谋而合。

现代医学从影像学的角度对泌尿系结石的中医病因病机及分型进行了有益的探讨，通过对B超的影像分析发现如下。

肾结石：除典型超声改变外，若见结石强光团周围有低回声区或边缘模糊者，多为湿热蕴结型；若结石强光团明显而合不同程度肾积水者，多为气滞血瘀型；脾肾阳虚型主要表现为结石较大而固定，病史较长，少有肾区痛或有隐痛发胀等症状。

输尿管结石：大多为湿热蕴结型和气滞血瘀型。前者积水暗区常模糊，其内可见细小弱光点回声，这往往提示有感染存在；而后者因梗阻严重，积水较重，暗区透声性好。脾肾阳虚型结石多较大，且易停留于输尿管下段，又因病史较长，使结石周围的输尿管管壁可呈轻度扩张的松弛状态，故肾积水较轻或不明显。

下尿路结石：以脾肾阳虚型常见，临床表现欠突出。一旦发作，可由虚转实，出现较重的膀胱尿潴留、输尿管扩张及肾积水改变。

从临床病例的发病率可知，以湿热蕴结型最高，气滞血瘀型次之，脾肾阳虚型较少，与中医对该病的病因阐述是一致的；同时通过对照分析后认为，中医学对该病的分型和病机的归纳也是科学的。

因为本病的复发率高且会引起肾衰竭等严重并发症，因而给患者带来很大的痛苦。虽然现代医学通过药物、体外震波碎石及手术等综合治疗手段取得了较好的疗效，但由于手术治疗有一定风险，且取石术后瘢痕形成及碎石术后"石街"的形成易引起尿路梗阻、肾积水等，难以为大部分人接受，而单纯药物治疗效果又不佳。因此，目前中医药在治疗泌尿系结石中仍发挥着不可替代的作用。

在辨证治疗中，要熟悉中西医治疗方法各有什么样的长短处，这样才能做到扬长避短，以达到最佳的价效比。据我们的经验，结石直径小于0.8cm，不合并有严重感染、无明显梗阻或肾功能损害的患者，可中医内科保守治疗，选择应用具有排石、溶石作用的中药。病之早期多属实证，治疗应以实则治标为原则，以清热利湿、通淋排石为法，相当于西医的总攻排石疗法；病之后期则属虚实夹杂之证，治疗应以标本兼治为原则，在利湿清热通淋的同时，或补脾益肾，或滋阴清热，以达到扶正祛邪的目的。

现代药理研究发现，具有排石作用的中药有：金钱草、海金沙、石韦、萹蓄、滑石、琥珀、瞿麦、车前草、牛膝、冬葵子、木贼、威灵仙、大黄、虎杖、番泻叶等，可在辨证的基础上酌情选用；具有溶石作用的药物有：石韦、金钱草、海金沙、鸡内金、威灵仙、琥珀、陈皮、胡桃肉、夏枯草、玄明粉、米糠、桑树根、满天星、硝石、鱼脑石等，也可在辨证的基础上酌情选用；具有缓急止痛作用的药物有：丁香、木香、沉香、佛手、藿香、青皮、陈皮、延胡索、两面针、赤芍、白芷、细辛、枳壳、葛根等，可辨证选择。

若结石直径大于0.8cm，特别是巨大结石，或并发严重尿路感染、尿路梗阻、肾积水、肾功能不全的患者，西医的抗生素及介入手术技术疗效确定且起效快，此时当以西医治疗为主，以尽快手术解除梗阻、控制感染，最大限度地保护肾功能，中医药辅助治疗的要点应放在促进结石排出、改善受损的肾功能、减轻症状、防止结石复发等方面。在震波碎石的同时，可有针对性地选用具有排石作用的中药，如金钱草、海金沙、牛膝、威灵仙、大黄、虎杖，以及具有溶石作用的中药，如石韦、金钱草、海金沙、鸡内金、琥珀、玄明粉、硝石、陈皮等，以促进结石的排出。另外，结石术后易致瘢痕形成，易并发尿路梗阻、肾积水等，当配合中药活血利湿等辨病治疗，以达到防止瘢痕形成、解除梗阻及积水的目的。对梗阻性肾病及已出现肾衰竭的患者，还要重视肾功能的保护，禁用对肾功能有损害的药物。

四、活血化瘀法有治疗阳痿之功效

活血化瘀法在祖国医学宝库中具有十分重要的意义，在临床中得到了广泛的应用，并取得了显著的疗效，为许多疾病，尤其是疑难病治疗的重要方法之一。我们曾用活血化瘀法治疗一失眠患者，疗效显著，尤为称叹的是，患者的阳痿病证也同时痊愈了。

李某，男，58岁。失眠5年，久经治疗，无明显效果。诊见心烦失眠，夜难入睡，寐则恶梦纷纭，睡后易醒，易于烦躁，精神不振，心悸气短，腰酸腿软，阳痿不举，纳食乏味，靠服用艾司唑仑方能入睡，舌苔薄质暗红有瘀点，脉弦细。

据患者症状及舌脉表现，中医诊断为"不寐"。不寐亦即失眠，是以经常不能维持正常睡眠为主要表现的一种病证。现代医学中神经官能症、高血压、脑动脉硬化、贫血、肝炎、更年期综合征等皆可引起失眠病证。中医临床一般分虚实两型。就本患者而言，其症虚实夹杂，既有头痛、头晕、失眠、易于烦躁等实证表现，又有心悸、气短、腰酸腿软、阳痿不举等虚证表现。证属阴阳失调夹瘀型。治以活血化瘀，通络安神，调和阴阳。

处方：桃仁、红花各10g，丹参、苏木、刘寄奴、首乌藤各30g，赤芍、水蛭、半夏各15g，蜈蚣3条，全蝎6g。每日1剂，水煎服。

服药10剂后，患者失眠好转，夜能入睡，但时好时坏，舌脉同前，治宜化瘀通络，益气活血，宁心安神，乃加入黄芪、当归各30g，牛膝、茯神、远志各10g，嘱继续服用。

上方服用2个月余，患者睡眠转佳，容易入睡，无其他不适。此时，患者无意中发现，自己8年前的阳痿病证竟已痊愈，能阳事勃起，精神饱满。

按 临床上，阳痿既可独立出现，又可因某一原发病而继发。其病因可涉及精神心理因素、血管病变、药物因素、神经系统、内分泌系统、局部炎症、吸烟及饮酒等多方面，故全面分析成因，系统地结合辨证和辨病，进行有针对性的治疗是提高疗效的首要一环。古人认为，阳痿的病因病机是命门火衰、心脾受损、恐惧伤肾和湿热下注。从临床观察来看，不仅肾阳虚可致阳痿，因肾阴虚所致者亦不少。阳痿辨证，应当辨明脏腑虚实及热之有无。治疗应遵循"虚则补之"、"实则泻之"、"热者宜清"、"寒者宜温"原则。但阳虚者，真阴往往亦亏，故应从阴中求阳，不宜单用温热刚燥之品，以免再劫真阴；湿热者宜用祛湿清热之法，忌用阴柔、温燥之药，以防助湿增热。

近年来，中医药治疗阳痿的思路有所扩展，其基本治法有：从肾阳论治、从肾阴论治、从肝论治、从瘀论治、从痰论治、从脾胃论治及从湿热论治等。我们认为，其适用范围应为无明显器质性病变的勃起功能障碍。研究表明，瘀血阻滞、脾胃病变、肾精瘀滞、痰浊阻络、心血不足是本病的常见病理，而怒、思、恐、忧等情志因素是其主要发病原因，阳痿的发生与宗筋有关。临床上，因寒凝、瘀阻、气滞或败精阻滞，导致血脉瘀阻，引起阳痿者多见。其主要病机是血瘀阻滞络脉，气滞血缓，阴茎充血障碍。

现代医学的最新研究也表明，本病是因阴茎动脉供血的传导受到动脉粥样硬化斑块的阻塞而引起的，因而治疗阳痿常以活血立法，尽管未见明显瘀象，均应适当加入活血之品。对瘀象明显，或它法久治不效者，则应以化瘀法为主，意在改善阴茎供血动脉的血液循环，从而振奋其功能。以此患者为例，其夜难入睡，易于烦躁，应为肝经有热，肝郁化火，与瘀结交搏于肾，瘀结伤肾，血络瘀阻所致，故治以活血清热化瘀，调整气血。自拟方中桃仁、红花、丹参活血化瘀效佳，且泻热宁神，配赤芍、苏木、刘寄奴行血破瘀，柔肝解痉。现代医学证明，芍药苷不仅可解痉，还可扩张动脉，增加血流量；水蛭、全蝎、蜈蚣走窜经络，促进气血运行畅通，可促进勃起；黄芪益气活血，当归补血活血，两者重用可加强活血之力，取气行血行之意；牛膝引血下行，茯神宁心安神兼补肾，远志具有定志和兴奋的双重作用，能调节性神经治阳痿。诸药合用，可清热活血化瘀，调整气血，平衡阴阳，扩张动脉血管，促进血液循环，从而改善功能失调，增强患者体质，而祛失眠、阳痿之证。

运用活血化瘀法治疗阳痿时，应寻求病因，结合证候，细审病情，始可心中有数，切中肯綮。我们运用此法时，常用桃仁、红花、当归、赤芍、牛膝、延胡索等，而益母草、地龙、三棱、莪术等药物的现代研究发现有杀精作用，故一般不用。勃起不坚者，可配伍水蛭、全蝎、蜈蚣等，以加强活血通络之功；病程久者，可重用黄芪，以益气活血，加强活血之力；有肾阳虚者，则宜补肾助阳，如肉苁蓉、菟丝子、淫羊藿等，但不可过于温燥，应佐以枸杞、熟地、山萸、黄精、女贞子等滋补肝肾之品，取其"阴中求阳"之意；肾阴虚者，应以滋补肾阴药，稍佐补肾阳之品，以"阳中求阴"。因化瘀药多能克伐正气，故用本法治疗时，其选药或缓或峻，必须视病情、体质而定，且不可久服，或稍佐扶正之品，俾瘀化而正不伤。

五、妙用真武汤治疗血栓闭塞性脉管炎和慢性肾小球肾炎

真武汤由茯苓、芍药、白术、生姜、附子五味药组成，功能温阳利水，是治疗肾阳衰微，水气内停的方剂。

真武汤用于"太阳病"和"少阴病"两篇。太阳病所用是由于太阳病误汗，转入少阴，为救误而设。少阴病是为治疗肾阳衰微，水气不化而用。阳衰而不用四逆，由于内中夹水。水盛而重用温阳，本于肾中阳衰。

由于肾阳虚不能温化水湿，脾阳虚不能运化水湿，肝虚不能疏泄水湿，是水湿形成的关键所在。故方用大辛大热之附子归经入肾，温肾阳化气行水；茯苓、白术健脾渗湿；白芍入肝，辅肝之体而助肝之用，使肝脏发挥疏泄水湿之功；生姜味辛性温，既可协附子温阳化气又能助苓、术和中降逆，共组成温肾健脾补肝，温阳利水之剂。

临床上，我们用真武汤治疗血栓闭塞性脉管炎和慢性肾小球肾炎，收到了意想不到的效果。

（一）治疗血栓闭塞性脉管炎

刘某，37岁，工人，1966年5月31日入院治疗。双下肢凉痛3年，左足趾溃破5个月。患者因工涉水，遇寒冷刺激而诱发此病。初起跛行，延至1964年3月，左下肢突发肿胀，跛行距离缩短，疼痛加重，下肢麻木，合并游走性表浅静脉炎，足趾变紫，温度下降，彻底不能回温，误以风湿诊治无效。于1965年先后经某县医院和省医院确诊为"血栓闭塞性脉管炎"。先后注射硫酸镁，内服扩张血管药物和中药四妙勇安汤及四妙活血汤无效，由于足趾溃烂，病情恶化，于1966年5月31日入我院住院治疗。既往身体素健，未患过任何传染病，平时有烟酒嗜好。症见膝以下冰冷，剧烈疼痛，整夜不能入眠，剧疼时内觉发凉，暖之稍减，踝以下暗红，五趾紫黑，抬高患肢苍白，下垂暗紫，左大小趾溃烂5个月，左大趾伤口3cm×2cm，小趾伤口3cm×1cm，色暗紫，无脓，足背、胫后、腘动脉搏动均消失，股动脉搏动微弱，小腿肌肉萎缩，左腓肠肌33.5cm，右腓肠肌34.5cm。趾甲增厚不长，汗毛脱落，皮肤枯槁，面色青黄，腰背冰凉，小便清长带白，舌淡白多津，脉细无力，体温正常，血压90/60mmHg。此属肾阳衰微，脾湿肝郁。治以温肾阳，燥脾湿，疏肝木，方以真武汤加味。

处方：炮附片、茯苓、黄芪、潞参各30g，白术、桂枝、白芍、干姜、甘草、川牛膝各15g。

上方加减服用，共住院91天，服药91剂，能步行2500m无跛行感，温度、颜色基本恢复正常，趾甲、汗毛开始生长，足背动脉微能触及，腘动脉搏动良好，但胫后动脉仍无。左腓肠肌35.8cm，右腓肠肌36cm，伤口愈合。经追访12年未见复发。

按 此方证所治之脱疽乃肾阳衰微，脾湿肝郁所致，临床辨证中常见肢端发凉麻木、跛行、疼痛，入夜尤甚，痛时内觉发凉，患肢苍白，暗红或紫红，破溃后伤口流清稀脓液，肉色不鲜，舌质淡白，脉沉细，若加干姜、黄芪、桂枝、潞参、川牛膝，其效更佳。

现代医学认为此病的病理机制属于四肢周围血管内皮细胞增生，血管腔狭窄而继发血栓形成。由于外周组织缺氧、缺血，症见四肢逆冷、变色、肌肉萎缩，脉变细或消失等一系列阳虚寒盛的病理反映。病理解剖认为血管腔有炎症，此例患者在治疗过程中用了大剂量的四妙勇安汤（当归、玄参、银花、甘草）清热解毒未能取效。

血液通过心脏的舒缩推动而灌注四脉，中医认为，阳和正气强盛，阳气鼓动，则气血周流，今正气衰微，阳气不能鼓气血之行，所以出现了一系列虚寒证。

由于病机属肾阳衰微，故采用大剂量温经散寒的方剂加减治疗。服后四肢转温，耐寒力增加，脉搏从沉、细、迟向浮、大、快好转，这说明真武汤具有强心通脉，改善微循环，使外周血管在血流灌注上、质量上、动力上得到改善而取得了疗效。由于患者症状改善，抗病力增加，炎症自然就消失了，温热药能治疗炎症已成了临床上的事实。

（二）治疗水肿

王某，男，23岁，工人，1975年11月19日就诊。腰痛浮肿半年，呕吐尿闭10余日。患者半年前因感受风寒而患急性肾炎合并尿毒症，经抢救好转，自此后时轻时重，尿蛋白经常在（+++）至（++++），经多方治疗亦无效果，后因服泻下药物，病情加重，尿闭，全身浮肿，气喘无力。症见面白少华，结膜苍白，精神委靡，腰背凉痛，全身浮肿，四肢厥冷，恶心呕吐，饮食不进，舌质淡，苔白多津，脉沉细无力，血压160/90mmHg，每日小便约200ml。尿常规检查：蛋白（++++）、红细胞（+++）、白细胞（+）、颗粒管型2~3个。

西医诊断为"肾小球肾炎"，中医诊断为"水肿"，采用清热解毒，活血化瘀法治疗。

处方：川芎、赤芍各15g，红花、桃仁各9g，丹参、益母草、银花、白茅根、公英各30g。水煎服，每日1剂。

上方服4剂后，呕吐仍重，尿少肢冷，无任何效果。纵观诸症，属肾阳衰微，水气不化。治宜温阳利水。

处方：白芍、白术、云苓、炮附片、生姜、大腹皮各30g，桂枝、干姜、半夏各15g。

服后呕吐减轻，肢冷好转，小便通利，继服10剂肿消，服30剂时化验尿蛋白（-），血压130/70mmHg，每日尿量2000ml以上。但出现口渴、脉大等现象，改服真武汤加清热化瘀药而治愈，参加工作。追访2年未见复发。

按 此案临床表现高度浮肿，四肢厥冷，面白少华，脉象沉细，舌白多津，一派脾湿肾寒，阳气衰微之象。仲景在《金匮要略·水气病》中说："大气一转，其气乃散"，水得阳气的温照则化为气，气得阴则化为水。今阳气衰微不能蒸化水气，留滞而为水肿，故用真武汤温阳利水为主，加燥湿温中之干姜和渗利之品，组成了一个大剂温热方剂，服后肿消而血压降，尿蛋白亦很快消失。本方证所治之水肿乃肾阳衰微，水气不化所致。临床辨证中常见面白少华，精神委靡，腰背酸痛，四肢厥逆，全身浮肿，舌淡苔白多津，脉沉细无力。若加桂枝、干姜、半夏、大腹皮，其效更佳。

四肢厥冷，脉象沉细，是由于外周血流灌注欠佳所引起的，高血压是由于肾素的分泌使外周小血管收缩所形成的。服温热药有效是因为扩张了外周血管，促进了循环，抑制了肾素分泌的原因。随着外周血管的扩张，血管的压力相继减低，所以血压下降了。

当肾小球有炎症时，血管受炎症的浸润，以及血管的痉挛，导致血栓形成是肾炎的重要机制，所以炎症的修复、痉挛的解除、血栓的溶化是治疗中的关键。真武汤加减治疗而获效，可能是使肾小球血管的痉挛解除了，促进血液循环的同时也促进了肾脏侧支循环的建立。由于温热药能使血流量和血流速度增加，使血栓溶化再通，物质沉淀随着循环的改善而吸收；由于肾小球功能恢复，血管通透性好转，故尿蛋白亦随之消失；随着血液循环的好转，肾小球内压力相对减低，使滤过恢复而水肿消退。通过大量的临床实践证明，真武汤对现代医学的炎症有较好的治疗效果。

总之，仲景真武汤为壮元阳以消阴翳，逐留垢以清水源而设，实能镇伏肾水，挽回阳气。临床运用，不仅限于内科，亦可广泛运用于各科。主要着重于肾阳衰微和水气为患，如症见面色青黄或黧黑，舌质淡，苔白或无苔但多津，腰膝凉痛，四肢欠温，小便清长或不利，或大便溏薄，恶寒发热，但寒多热少，以及阴寒水肿，脉沉弦或浮大而虚等一派阴寒水盛之症，详细辨证，随证加减，可收异病同治之效。

仲景对真武汤的运用既原则，又灵活，为后世方剂的运用树立了典范。临床运用时不受病种的限制，只要有真武汤的适应证，就应以证为主大胆运用。

再者必须掌握真武汤的功能，有针对性地辨病治疗，例如，本文所举脉管炎属现代医学血管炎性病变最后导致血栓形成，这时就运用真武汤具有强心通脉，促进循环的功能针对治疗，服药后由于循环的好转，促进炎症的吸收，临床所表现的缺血症状改善了，所以真武汤的临床运用也要辨证有机地结合，才能扩大其运用范围。

六、血栓闭塞性脉管炎的病因病机分析

血栓闭塞性脉管炎的病因至今尚未明了，说法不一，现将其病因病机作一探讨。

（一）关于寒冷刺激的认识

我们收治的患者中，由于寒冷诱发的占60%。从地区来看，北方的多，南方的少。在治疗中从北方来我院的患者收到了较好的效果。从季节来看，从春到夏易于向愈，从秋到冬不宜治，脉管炎患者在发病前的耐寒力减退。大部分患者，对气候变化敏感，初期易与风湿混淆。遇冷病情就加重，寒冷刺激和气候变化就精神紧张，病情就变化。《素问·举痛论》说："寒气入经而稽迟，泣而不行，客于脉外则血少，客于脉中则气不通，故卒然而痛。"从祖国医学的论述和实践证明，寒冷刺激在此病的病因学上占有一定的地位。

致病因素有直接和间接之分，无疑寒冷刺激会使血管收缩，当温度低时，人体能产生自发的血管扩张，这种反应使营养上受到危害的组织维持有足够的营养。为了使人体抗御外在寒冷对血管收缩的影响，调动体内的热能使血管扩张，血管有一定的张力，在这样持续的对抗下，血管的张力受到一定的影响，血管壁受到刺激而诱发炎症病变。再者，寒冷作用后，肢端毛细血管黏滞性可以升高，使局部血流障碍，代谢减慢，新陈代谢的产物不能及时排出体外，这些物质可能侵伤血管内皮细胞，使细胞繁殖变异增生，管腔狭窄，加之血质的黏滞性升高而诱发血栓形成。

（二）关于性激素和劳伤虚损的认识

在收治的患者中，男性占98.2%，女性占1.8%，这说明男性激素的作用不容忽视。

1971年，我们收治一例重患者，一侧已做过高位截肢，另一侧下肢坏死，上肢脉搏消失，手指溃破，身体条件极度衰弱，输全血 400ml，当即疼痛减轻，四肢温度增加，伤口由紫向紫红发展，四肢血运情况和整体症状相继好转，继以每 15 日输女性全血 300ml，合并中药内服，治愈出院。输血不仅增加了血容量，增进了抗病能力，更重要的是女性血对凝血机制有影响。女子的月经处于液化状态，由于女性子宫、卵巢分泌纤维蛋白溶酶，可使血液中纤维蛋白和某些蛋白质溶解。故可以推敲，由于女性的生理原因，不易患此病。此后我们对 30 多例重病男性患者采取输女性血，合并中医辨证施治，取得了较满意的效果。

此类患者大多在 30 岁左右，这个时期为性功能活动旺盛期，他们大多有行房后病情加重的情况，由于房事不节而引起伤口恶化，部分患者阳痿，多数患者性功能减退。祖国医学认为，纵欲过度，耗伤精血，元气失守，不能御邪。中医把"精"归属于肾，肾藏真阴与真阳，肾上腺是内分泌腺，附属于肾，它不但与身体健康有关，而也与血管病变的变化有着直接的关系。由于内在功能的紊乱诸症丛生，所以我们在治疗中运用中医补肾药物起到了一定的作用。

（三）关于吸烟和饮酒问题

我们收治的患者中，92% 有 1～20 年不等的吸烟史。烟草是否是此病的病因呢？据文献记载，烟草自明朝传入中国，而距今 2000 年的《灵枢·痈疽》就有关于此病证的论述"发于足趾，名曰脱痈，其状赤黑，死不治，不赤黑，不死。不衰、急斩之，不则死矣"。这说明祖国医学的论述远较烟草传入中国较早。无论在中国还是在世界各地吸咽都很普遍，而此病属常见病，不属多发病。很多人不吸烟也患此病。但我们并不能否认尼古丁可使动脉血氧结合力减退，嘱患者戒烟诚属必要，但把吸烟列为此病的发病原因尚不能成立。

在我们统计过的 170 例患者中，39 例有饮酒史。祖国医学认为，酒为水谷之剽悍，助下湿而动上热，伤气耗血。酒可以刺激血管，初饮时血流加快，耗伤津液，血管的张力和血液的黏稠度有所增加。如患者所述，大量饮酒一次，当即病情加重，有温度下降的症状产生。

持续性的刺激，影响中枢神经系统，间接地使交感神经兴奋，引起神经介质分泌增多，使血管产生痉挛性病变和促使炎症的扩散。再者，乙醇对血质有着直接的影响：刺激脂肪酸从脂肪组织释放，使肝脏脂蛋白 B 及乳酸微粒在血液循环中的消除减慢，在受损的血管壁的作用下促使血栓形成。所以中医讲酒性大热，伤气耗血，饮酒后必饮水，因消耗了大量的阴液，可使血液浓度增加，促使血栓形成，这一点是不容忽视的。

（四）对于肾上腺学说的认识

肾上腺的皮质和髓质分泌不同的激素，以调节机体新陈代谢和维持内环境理化因素的动态平衡，从而保持机体的生理活动。有的学者提出了脉管炎的发病机制是肾上腺功能亢进，血中肾上腺素含量增加，引起经常性的血管痉挛，因而营养障碍，最终导致血栓形成。通过临床实践，我们对此有不同的看法。切除交感神经节和部分切除肾上腺的患者虽当时有效，但复发率高，远期疗效不理想，既然减少了肾上腺髓质释放到血液中的浓度，为什么病情会恶化呢？

从临床来看，血栓闭塞性脉管炎的患者血压偏低。既然髓质激素分泌到血液中的量多，外周阻力增加，血压应该高，而为什么血压低呢？血液速度的减慢和压力过低是血栓形成的重要条件，由于血栓闭塞性脉管炎属于"阴证"范畴，压力过低，为了维持体内环境的恒定，促使血管压力的增高，以维持最低的限度，肾上腺髓质不得不释放肾素于外周以维持机体的功能活动。

1971 年，我们收治一杨姓患者，血栓闭塞性脉管炎的症状经治而愈，出院时血压偏低，3 个月后突发心肌梗死而死亡。按血液流变学的道理，四肢小血管痉挛或栓塞，外周阻力增加，血管压力相继就要升高，此患者血压不但偏低，反而呈现一派正虚阳弱的表现。这也说明栓塞的形成是由于血流缓慢而形成的，而缓慢的原因就在于血管压力的偏低，而肾素能维持血管内的压力，尚不使血流缓慢而促使血栓形成。所以肾上腺髓质功能紊乱，是为了适应体内的动态平衡，不应视为根本的致病原因。

我们收治的患者，阳虚型占62%，阴虚型仅占2%，说明此病属"阴证"范畴。从临床中看到，阳热的症状消退后，阳虚的症状相继就要出现，而肾阳虚的症状表现尤为突出，所以阴虚为标，阳虚为本。上海第一医学院脏象研究组关于肾的研究证实，肾阳虚患者中有尿17–羟皮质类固醇低下的现象，我们从此也可以佐证皮质功能减退而不亢进。

再者，气候的变异，对此病有很大的影响。大多数患者在冬季发病和对寒冷敏感，这与寒冷刺激收缩血管使病变加重有着直接的关系，但也有部分患者在春、夏季病情加重，实践中观察，他们对外界的某一种物质敏感，尤其是在花粉季节。我们运用具有抗过敏功用的归脾汤和重用具有肾上腺皮质激素样作用的甘草取得了效果，这佐证了肾上腺皮质功能没有亢进。所以我们认为，肾上腺皮质功能低下，髓质为了纠正机体的偏倾而呈现紊乱现象。应当认为，机体在紧张状态中的反应是多种多样的，既包括特定的有害刺激的性质决定的特异性反应，也包括与维持机体内环境稳定有关的非特异性反应。人体各脏器之间都是互相制约，互相依存的，处于对立统一之中，肾上腺髓质的过多释放是为了内环境的动态平衡。我们综合临床辨证施治，从肾阳虚入手，结合血栓闭塞性脉管炎是血管内膜病变和血栓形成的病理机制，采用温补肾阳合并益气活血祛瘀的法则运用于临床，取得了较好的效果，也证明了中药确有调节内分泌系统的功能恢复正常的作用。

根据以上对病因病机的分析，各种因素反复作用于肌体，脏腑功能失调，经络闭塞，气血稽留，故责在心、肝、肾。

今心阳不足，功能紊乱，影响到气血协调，使气滞血瘀。当寒邪内侵，肾阳式微、寒邪伤肾、久劳伤肾、房室不节伤肾，一派寒象相继出现，正如《内经》所说"诸寒收引，皆属于肾"。筋脉的营养皆属于肝，精神情志的调节与肝有着密切的关系，若肝失滋养，血脉挛急，郁久为瘀。

人是统一的整体，各脏器之间相互制约，互相依存，处于对立统一之中。血栓闭塞性脉管炎是全身中小血管疾病，不是单一原因形成的。从祖国医学的整体观念出发，心肾交媾，水火相济，肝木条达，气血旺盛，决无它患。若心肾失调，肝郁不舒，水火不能相济，则经络阻塞，气血不通，四末失荣而麻木不仁，手足不温，不通则痛，诸症蓬生。

根据以上对病因病机的分析，各种因素反复作用于机体，导致脏腑功能失调，经络闭塞，气血循行不畅。

七、对血栓闭塞性脉管炎疗效机制的探讨

通过临床实践证明，血栓闭塞性脉管炎是全身的血管疾病。但是血栓闭塞性脉管炎患者由于脏腑功能的特点不同，临床症状相继而异，有的表现为"寒痛"；有的表现为"热痛"，故辨证论治，从整体观念出发组成方药，措施因人而异，现将疗效机制作粗浅探讨。

（一）温经散寒

血栓闭塞性脉管炎症见四肢厥冷，遇冷加重，喜温怕冷，呈现一派寒象。我们常用附子、干姜、桂枝、肉桂、细辛等温经散寒药以温化沉寒痼冷。服后四肢转温，耐寒力增加，脉从沉细迟向有力发展。尤其是我们在临床中大剂运用附子，可使温度增加，患肢有蚁走感，疼痛减轻，配伍在不同方剂中，可使相互对立的症状得到改善。如脉搏迟的患者服后可使脉搏增快，脉搏快者服后可使脉搏减慢；低血压者可使血压上升到正常水平，血压高者可使血压下降到正常水平；当剧烈疼痛时我们也大量使用，配伍于不同的方剂中，可使疼痛减轻，炎症消退。附子配干姜不燥，对于外周循环障碍性疾病有较好的疗效。这可能是由于作用于循环和神经系统，使交感神经和内

分泌功能紊乱得到顺势的纠正，使外周血管在血流灌注上、质量上、动力上得到改善，因而取得了疗效。实践证明，温经散寒药具有强心通脉、促进循环、扩张外周、改善微循环的功能。

（二）活血化瘀

血栓闭塞性脉管炎患者呈现患肢色红紫，舌质暗晦，剧烈疼痛等一派瘀血表现，我们将活血化瘀法运用于临床，药后患肢和舌质渐变红，疼痛减轻，温度好转，炎症消退，伤口缩小至愈合。

血栓闭塞性脉管炎的疼痛呈阵发性、周期性，入夜和气候变化则加重，我们通过临床实践认为，缺血、缺氧仅是脉管炎疼痛的一个机制，是否有一种致痛物质呢？其疼痛有寒痛、热痛，对于寒痛我们运用活血化瘀合并温阳药而取效。有的患者，我们虽采用中西医结合治疗，但疼痛持续时间较长，所以我们认为仍需下大工夫和气力找到这种致痛物质。在没有找到这种致痛物质之前，我们运用中医辨证施治，采用活血化瘀法则，取得了效果，活血药物止痛的机制可能是通过人体酶系等不同作用而抑止或消除了致痛物质的作用，至于时间性，这可能是大脑皮层中枢形成了疼痛的兴奋灶，活血药物通过机体的调节而使疼痛的兴奋灶解除而取效的。

从血液动力学体会：血流缓慢，容易造成血中凝血物质的凝聚，血流量和血流速度的增进，有可能易于清除血液中的凝血物质。活血化瘀药作用于血管血质中可获得不同的疗效。我们推敲，活血化瘀药有促进机体新陈代谢、解除痉挛、降低血凝、消除瘀浊、增进血流量和血流速度、促进侧支循环建立的功能。

（三）清和补的效用

血栓闭塞性脉管炎痛如汤泼火燃，这是炎症和感染的结果，用清热解毒药而取效，这是由于清热解毒药作用于感染菌株，抑制了症状的发展。再者，血栓闭塞性脉管炎其血管有炎性病变，内皮细胞肿胀，相继血管通道狭窄，致使肢体供血不足，清热药作用于炎症，其细胞肿胀消退，管道变宽，肢体供血情况好转，症状也就减轻了，达到了取效的目的。在临床中很多患者痛如汤泼火燃，但扪之患肢发凉。痛如汤泼、火燃是由于血管炎症病变，扪之冰凉是由于供血不足。采取寒凉之药和温阳之药并用，佐以通瘀之品，起到了一定的疗效。血管发炎则细胞肿大，血管管道狭窄，所以用清热之药以清其炎，消炎则管道变宽。温阳药促进血液循环，使血液灌注患肢。温热药和寒凉药辨证配伍得当，在临床中也可起到一定的效果。

有的患者出现了一派正虚的表现，我们采用补的法则，也达到了正气恢复，脉络畅通，肢体向愈的效果。如临床常用黄芪、人参、甘草等，通过临床疗效的观察，黄芪具有扩张外周、改善外周微循环的作用，人参具有止痛的作用，对剧痛患者大量运用参芪使疼痛缓解，它们除直接或间接地作用于机体，抑制症状，消除病因外，还体现在调整机体因素上。

八、脉管炎重在辨证治疗

血栓闭塞性脉管炎是西医病名。此病的发生多与营养不良有关，长期从事体力劳动，生活条件低下者的发病率明显高于其他人。其原因为禀赋不足，正气虚弱，寒湿内侵，脉络瘀滞，发为脱疽。临床治疗时必须正确分型，辨证施治，才能收到良好的疗效。

谢某，男，32岁，农民，1972年3月因右足发热疼痛2个月，色紫暗10日就诊。患者于2个月前因工涉水，遇寒冷刺激而诱发此病。始感双下肢凉痛，久之右足发热疼痛、跛行，行走500m即痛不可忍。在某医院诊断为"血栓闭塞性脉管炎"，服用茯苓、白芍、黄芪、白术、炮附片、当归、丹参、川牛膝等温阳益气通络之中药治疗而不效。现症见痛苦面容，抱膝而坐，呻吟不已，右踝以下暗红肿胀，足背色变紫红，拇指色变紫黑，剧烈疼痛，如汤泼火燃，整夜不能入眠，足背、胫后、腘动脉均消失，股动脉微弱，小腿肌肉萎缩，趾甲增厚不长，汗毛脱落，皮肤枯槁，血压正常，苔厚腻，脉细弦，诊断为"血栓闭塞性脉管炎"。证属热毒型。治宜清热解毒，活血止痛。

处方：银花60g，玄参、当归、麦冬、川牛膝、草石斛、苏木、刘寄奴各30g，甘草10g，苍术、黄柏各15g。每日1剂，水煎服。

服药10剂，右足疼痛基本消退，足背肿胀减轻，皮色仍然紫暗，上方去麦冬、草石斛，加黄芪30g，红花15g，继服。服用15剂后，疼痛已完全控制，足背皮色正常，拇趾紫黑色消失，能坚持行走2000m而不痛，继服上方10剂，以巩固疗效。后随访无复发。

按 临床上，常用温阳法治疗血栓闭塞性脉管炎，疗效较好。但必须根据病情辨证施治，并非所有的脉管炎都要用温阳药。本例患者始服温阳益气药之所以不效，就是未能准确辨证分型所致。纵观本病例，其病因病机为涉水之后湿邪入侵，湿邪郁久化热，脉络闭阻所致，证属毒热瘀滞型，非温阳药所治之阳虚型，故用银花、玄参清热解毒；苍术、黄柏清热化湿，"湿去热自退"；当归、川牛膝、苏木、刘寄奴等药活血祛瘀；麦冬、草石斛养阴清热。

血栓闭塞性脉管炎属祖国医学"脱疽"范畴。我们通过多年的临床实践认为，脱疽乃至心、肝、肾三经之病，属"阴证"范畴。治疗主张温经疏肝，通阳复脉之法。常用炮附子、白芍、白术、茯苓、桂枝、潞党参各30g，干姜、甘草各15g，黄芪60g，疼痛甚者加麻黄；湿重者加苍术、薏苡仁；气血郁滞者加桃仁、红花、水蛭、乳香、没药；发热者去干姜，但附子不可去，否则无效。

根据其病因病机，我们常将其分为四型治疗。

1. 阳虚型

患肢疼痛，步履不便，扪之冰冷，痛时内觉发凉，肌肉萎缩，肤色苍白麻木，伤口白腐，脓液清稀，舌质淡白而多津，脉沉细迟。治宜温经散寒，益气通络。常用方药：炮附子、白芍、白术、云苓、潞党参各30g，干姜、炙甘草各15g，黄芪60g。病在上肢者加桂枝；病在下肢者加牛膝。

2. 热毒型

畏冷怕热，局部红肿，昼夜剧痛，如汤泼火燃，伤口腐烂延开，异臭难闻，发热或不发热，烦躁不安，大便干燥，小便短赤，舌质红，苔黄燥或黄腻，脉多滑数或细数。治宜清热解毒，化湿行痹。常用方药：当归30g，银花、玄参、板蓝根、薏苡仁、蒲公英各45g，苍术、黄柏、甘草各15g。气虚者加黄芪。

3. 气虚血瘀型

患肢萎缩，色呈黯紫，疼痛昼轻夜重，患肢凉、麻、困兼见，趾（指）甲增厚，生长缓慢，汗毛脱落，舌质黯紫或淡白兼见瘀斑，苔淡白，脉沉细涩。治宜益气固正，通络活血。常用方药：桃仁、红花、乳香、没药各10g，当归、丹参、刘寄奴各30g，苏木、赤芍各15g，黄芪60g。

4. 阴阳俱虚型

患病日久，气血耗伤，精神困惫，面黄少华，伤口白腐，肉色不鲜，久不能敛，患肢不温，疼痛入夜加重，阳痿早泄，小便清长，舌瘦苔少，脉沉细无力。治宜益气温阳，补阴活络。常用方药：黄芪60g，当归、炮附子、条参各30g，川牛膝、石斛各15g。

疼痛和伤口处理：肢体由于缺血而坏疽，所以缺血和炎症的变化是疼痛和坏疽的预兆，坏疽加重了疼痛，所以这两大症状在此病的病理变化和治疗中存在着辨证的统一。在临床中，因缺血而引起的疼痛和坏疽，在内服中药温阳活血、益气补阳药物的同时，兼服脉管炎2号，部分患者可用右旋糖酐，特别重者可输女性全血。伤口处理以柏油膏、玉红膏为主。由于炎症及感染引起的疼痛和坏疽，治宜清热祛湿、益气养阴的同时，兼服脉管炎3号、犀黄丸等，部分患者可交替运用抗生素。外用三黄酊、黄连油纱布及九一丹等药物处理伤口。实践证明，疼痛减轻，坏疽就好转；坏疽向愈，疼痛亦自缓解。临床中对一些疗法的重复试验效果不够理想，就是没有控制感染、改善循环的结果，所以内外结合，是治疗坏疽和疼痛的根本。

九、治疗静脉血栓形成的临床体会

静脉血栓形成是临床常见病，虽然日益受到重视，但疗效仍不满意，遗留静脉功能不全而造成病废者，无很好的治疗方法。通过临床观察，我们认为此病多由风寒外侵，湿热下注，外邪引动内热，导致气血凝滞，脏腑功能失调，若肝气凝滞，则郁久为瘀。故湿、热、瘀为此病的主要病机。临床分三型治疗。

1. 湿热蕴毒型

发病突然，肢体肿胀严重，发热恶寒，热多寒少，体温为38.0～39.0℃，肢体疼痛，或行走加重，色呈暗紫，舌苔黄腻或黄燥，舌质多红绛，脉象滑数或弦数。治宜化湿行痹，清热解毒。药用黄柏、玄参、薏苡仁、当归、苍术、银花、连翘、甘草、黄芪、板蓝根。

2. 湿热瘀阻型

肢体肿胀，多无寒热，患肢肿胀，扪之尤甚，活动加重，色呈暗紫，舌苔黄腻或白腻，舌紫有瘀，脉缓、迟、涩兼见。治宜清热祛湿，化瘀通络。药用苍术、黄柏、丹参、红花、赤芍、当归、玄参、银花、黄芪、甘草。

3. 阴虚瘀阻型

患肢肿胀，扪之疼痛，色多紫暗，遇热加重，形体瘦弱，肌肤不荣，口渴而不喜饮，舌体瘦，兼见紫斑，少津无苔，脉细涩数。治宜清热益气，活血化瘀。药用黄芪、白芍、丹皮、生地、红花、蜈蚣、全蝎、水牛角、当归、银花。

此病由于病程不同，证脉亦异，初期多属湿热蕴毒，后期多呈湿热瘀阻，但分型不是绝对的，在一个人身上从一个类型可以转化为另一个类型，所以必须根据不同的临床症状，适当加减治疗，才能治投病机。在炎热盛夏，湿气盛时，病情加重者加防己、防风，重用苍术、黄柏、薏苡仁；若合并表浅性游走性索条状结节静脉炎者，可加虫类走窜之品，用水蛭30g，虻虫1g，蜈蚣3条，全蝎10g，每能取效。

根据气行则血行，气滞则血凝的原则，无论辨证属何种类型，都重用黄芪 50～120g。对气候敏感的患者，在炎热盛夏湿气盛时病情加重者，加防己、防风，重用苍术、黄柏、薏苡仁；对寒冷敏感者重加当归、黄芪；对于初愈的患者，为了巩固疗效，配制大黄䗪虫丸合犀黄丸内服，每服 2g，日服 2 次。

在辨病中，我们主要应考虑到静脉血栓形成的主要矛盾是血栓，故临床中大量运用活血化瘀药物，力争收到溶化血栓的效果。临床中虽取得了一些疗效，但对于初发病机属湿热蕴毒者运用无效，有的病情反而加重。辨证和辨病均有所长，亦有其短，只注意中医传统的辨证，往往易忽视主要矛盾——血栓；只注意辨病，易忽视次要矛盾——湿热瘀结的证候表现。在总结经验和教训的同时，我们注意到辨证和辨病相结合，在辨病的情况下，将其临床表现分为三个类型，灵活施治，疗效有所提高。

在临床实践中我们认为，第一，疾病初期以"祛湿清热"为主，忌用"祛风温燥"之法。初治时我们曾视其肢体色呈苍白，误以为风寒为患，投以祛风温燥之剂，致使湿不能去，热反炽盛，病情加重。后来我们认识到本病初发之时，肢体肿胀，灼热疼痛，变色发热，舌苔黄腻，脉象滑数等症，其病机属湿热之邪所致，投苍术、黄柏、薏苡仁、防己等以清热祛湿，银花、玄参、连翘、公英以解其蕴毒，共奏湿祛热清之效。第二，"化瘀"必须结合"祛湿"、"清热"、"养阴"、"益气"等法才能取效。肢体变色，色暗紫，舌紫瘀斑，脉象滑涩等一派瘀血的表现，在急性期消退的情况下接踵而来。我们选用了桃仁、红花、丹参、赤芍、乳香、没药等活血化瘀之品，配以清热、利湿、益气之药以达到活血通脉、消除瘀浊的目的。活血药对静脉血栓确有一定的效果，但运用时必须根据其病情变化灵活运用才能有效。我们在病机属湿热蕴毒型的患者中运用活血化瘀药，病情反而加重，使我们体会到：在炎症进展的情况下不宜运用活血化瘀药，以免使炎症扩散，病情加重，必须在炎症消退之后出现瘀血的症状时运用活血化瘀药物才能有效。第三，疾病的发生、发展是极其复杂的，临床中不能孤立地对待，必须在辨证的基础上结合其他治则的运用才能取得更好的效果。若合并表浅游走性条索状结节静脉炎者，可加虫类走窜之品，引瘀而行。若肢体酸楚肿胀，舌腻而黄，脉缓而涩者，祛湿化瘀合用，既辨病又辨证，多能奏效。第四，对患肢发凉，疼痛有瘀者，应益气活血，使气鼓而血充，每用黄芪百克，以促进血液循环，进一步起到溶化血栓的目的。病到后期，阴血耗伤，采用养阴化瘀，使血充而瘀化。除蕴热期外，运用黄芪始终是有益的。

十、乌梅丸名曰安蛔实是安胃

乌梅丸由乌梅、当归、桂枝、人参、蜀椒、附子、细辛、干姜、黄连、黄柏十味药组成。方中桂枝、细辛、附子、干姜温阳散寒，人参、当归补气养血，黄连、黄柏清热止呕，乌梅、蜀椒酸敛安蛔、温中止痛。虽酸苦辛温寒热并用，实能解除阴阳错杂、寒热混淆之邪，共组成清上温下、补虚扶正之法。现将其临床应用介绍于下。

（一）治疗泄泻

此方证之泄泻乃正虚热郁，脾湿肾寒所致。临床辨证中常见脐腹疼痛，肠鸣即泄，时带黏液、脓血，腹胀烦热，食少神疲，四肢厥冷。临床上寒湿者重用干姜、附子，酌加茯苓；热重者加重黄连、黄柏用量。

冀某，男，49 岁，1973 年 10 月 25 日诊治。3 年前因饮食不节而引起腹泻，日 10 余次，迁延不愈，继则时夹黏液、脓血，多种抗生素治疗无效，赴上级医院检查确诊为"溃疡性结肠炎"，服中药清热解毒和温阳固涩剂久治无效，入我院住院治疗。症见面色萎黄虚浮，食少神疲，脐腹作痛，肠鸣即泻，时带黏液、脓血，日 10 余次，腹胀烦热，小便少，四肢厥冷，舌质红，苔微黄多津，脉搏沉细。此正虚热郁，脾湿肾寒。治宜益气回阳，清热扶湿。

处方：乌梅 24g，细辛、蜀椒各 4.5g，黄连、干姜、炮附子各 9g，黄柏、桂枝各 6g，茯苓 30g。

服 5 剂后，肠鸣、腹痛减轻，次数减少，黏液、脓血止，大便虽未成形，但已成堆。继服原方 30 剂，诸症皆愈，上方改汤为丸，每服 6g，日服 3 次。追访 5 年未见复发。

按 泄泻之证有虚实之分、寒热之辨。此病由于肠胃久虚，湿热郁蒸大肠，化为脓血，久泻伤阴耗阳，故呈四肢厥逆、脉搏沉细的阳虚证。舌红苔黄，腹胀烦热，属郁热的表现，病机属寒热错杂，服用温燥药不愈碍于湿热、清热药无效责在下寒、固涩药无效有腻邪不去之弊。寒热错杂，功能紊乱，思仲景"乌梅丸又主久痢"的教导，方用连、柏以清热除湿，姜、附、桂、辛、蜀椒以温中止痛，人参、茯苓益气健脾，妙在乌梅涩肠敛阴，又治久利滑泻，共组成补脾暖肾清上之法，使郁热可清，内寒可去，血止正固，故能获效。

（二）治疗久痢

此方证所治之久痢乃泻痢日久，正气虚弱，形成寒热错杂之证。临床辨证中常见面色萎黄，形瘦神疲，头目眩晕，心中烦热，大便稀薄、赤白黏冻，里急后重，腹痛喜按，饥而不欲食，四肢厥冷，舌淡苔白多津，脉细数无力。

马某，女，59 岁，1977 年 6 月诊治。患者于 1974 年夏因患暴痢，便鲜紫脓血，高热昏迷，恶心呕吐，并发休克而住院救治，休克纠正后，但腹痛下痢缠绵不愈，多种抗生素使用无效，又服中药 200 余剂亦无效果，延病 2 年余，就诊于我院。症见形瘦神疲，面色萎黄，头目眩晕，心中烦热，大便稀薄，夹有赤白黏冻，日 10 余次，里急后重，腹痛喜按，饥不欲食，食则腹胀，四肢厥冷，小便清白，舌白多津，脉细数无力。此久病正虚，寒热错杂。治宜益气养血，清上温下。

处方：乌梅 24g，干姜、黄连、别直参各 9g，当归、黄柏、肉桂、炮附子、细辛、花椒各 6g，茯苓 30g。

服 5 剂后，腹痛减轻，黏冻减少，精神稍振，继服上方 15 剂，诸症已瘥。改汤为丸，每服 9g，日服 3 次，以善其后。追访 2 年未见复发。

按 痢属寒者尚少，唯泻痢太久，正气虚弱，转为虚寒。痢而后重，四肢厥冷，但脉呈数象，诚属寒热错杂之证。方用姜、附、椒、桂、细辛之辛以温其脏，连、柏之苦以清其热，人参、当归益气养血，妙在乌梅之酸涩以固脱，是谓随其利而行之，故能取效。乌梅丸治久痢，热重者增连、柏；寒甚者重姜、附；痢色白者增干姜；赤者重用黄连。

（三）治疗呕吐亡阳

此方证所治之呕吐亡阳乃胃逆脾陷，肾阳衰微，寒热错杂所致。临床辨证中常见呕吐清水，下利黄水，四肢厥冷，汗出而烦，脐腹疼痛。若加半夏、茯苓、吴茱萸，其效更佳。

> 姬某，男，63岁，1978年8月14日诊治。患者由于饮食不洁，盛暑贪凉，诱发腹痛吐泻不止，大便呈黄水样，服中、西药无效，吐利增剧，输液补钠、钾后吐利稍减，但血压下降，脉搏细数，烦躁不止，就诊于我院。症见面色苍白，目眶凹陷，精神极惫，舌质红苔黄，腹脐疼痛，呕吐清水，下利黄水，日10余次，躁烦不能眠，小便短少，汗出，四肢厥冷，脉细数如线。此肾阳衰微，胃逆脾陷，寒热错杂。治宜清上温下，益气回阳。
>
> 处方：乌梅24g，黄连、黄柏各9g，炮姜、炮附子、制半夏各15g，人参4.5g，细辛、蜀椒、桂枝各6g，茯苓30g，吴茱萸12g。
>
> 频频服之，日服2剂，呕吐止，冷汗愈，四肢转温，躁烦减，脉搏有力，但大便仍10余次，上方去黄连、黄柏，继服4剂而愈。

按 吐利频作，阴阳俱伤，阳邪郁上则呕吐，寒湿下盛则利作，呈现面色苍白，汗出肢冷，脉细数之症，故急以姜、附、桂枝温阳散寒，连、柏清热止呕，细辛、蜀椒、吴茱萸暖胃通经，乌梅酸敛止利，人参合附子固正回阳，使邪去呕利止，阳回正气复，加半夏、茯苓以降逆止呕，淡渗化湿，故能取效。

（四）治疗蛔厥

本方证所治之蛔厥乃阴邪化寒之证，临床辨证中常见心中痛热，呕吐酸水，四肢厥冷，冷汗淋漓，疼痛发作有时，舌淡多津，脉沉细数。

> 张某，女，37岁，1976年9月14日诊治。患者右上腹疼痛10余日，恶心呕吐，发作有时，误以脾胃虚寒论治，投以温中散寒之品，其病不减，疼痛更甚，冷汗淋漓，四肢欠温，又吐蛔1条，就诊于我院。症见形体消瘦，面色青黄，右上腹痛如刀绞，休作有时，呕吐酸苦水，心中疼热，舌苔黑有津，冷汗淋漓，四肢厥冷，脉沉细数。此乃厥阴阴邪化寒，蛔厥之证。治宜温脏安蛔。
>
> 处方：乌梅24g，细辛、蜀椒各4.5g，黄连、干姜各9g，炮附子、桂枝、潞参、黄柏、当归各6g，槟榔15g。2剂。
>
> 上方频服，呕吐止，腹痛减，汗止，四肢转温，但大便不畅，继服上方去黄柏，加大黄9g，服后大便畅通，3剂而愈。

按 蛔厥之证，由于脏寒不利蛔之生存，蛔性喜温，避下寒而就上热，蛔上入膈，胆胃受扰，痛呕并作，阳气衰微，故汗出逆冷，津血耗伤则脉沉而数，心中疼热，此寒热错杂之证，但总源于蛔上扰膈所致，用乌梅酸可制蛔，细辛、蜀椒辛可驱蛔，黄连、黄柏苦可下蛔，便蛔得酸则静，得辛则伏，得苦则下，共成温脏驱蛔、补虚扶正之剂，上火得清，下寒得温，故能获效。临床应用时由于大便不畅，加大黄以通其腑实，使入腹之蛔泄于下。故能取效。临床中若厥逆烦躁重者，重用附子、干姜、人参；呕吐重者重用黄连、干姜。

自仲景论述乌梅丸之后，历代治蛔方剂多从此方化裁而出，由于疗效卓著，故多认为本方是驱虫方剂，其仅是乌梅丸的作用之一。程应旄说："本方名曰安蛔，实是安胃，故并主久利，可见阴阳不相顺接，厥而下利之证，皆可以此方括之也"，说出了乌梅丸的治疗范围，厥阴之病，证情交杂，矛盾多端，病情重笃，故仲景在乌梅丸的组方中选用人参、附子、干姜补脾虚而益肾阳，细辛、蜀椒、桂枝温经而祛脏寒，佐用黄连、黄柏苦寒泻火而清热。所以本方不但是驱虫之良方，亦是治疗肝脾肾虚寒杂病的圣剂。故除脏寒蛔厥证之外，凡属寒热错杂的见证，均可选用本方加减治疗。

本方的辨证要点在于寒热错杂，热则心中烦闷、疼热、呕吐、苔黄、脉数；寒则四肢厥冷、冷汗出、躁烦、下利不止、脉多沉细欲绝，而四肢厥冷、心烦上热、脉沉细或细数是其辨证要点，余症不必悉具。若抓其机要，亦可达到异病同治之效。临床中尚要注意加减法，热重者重用黄连、黄柏，寒甚者重用姜、附。乌梅性味酸温，功能涩肠生津，对于久痢滑泻虚热消渴、蛔虫诸病，用之均有卓效。故仲景以乌梅为君，对于寒热错杂之疾均可投之；黄连、干姜为臣，对于此两味药物的运用妙在寒热之辨。早年随周连三老师临诊中治一久痢不愈患者，腹痛后重，厥逆脉沉，投此方服之不愈，周先生辨其寒重热轻，去连、柏之苦寒，增干姜之量而愈，后取名减味乌梅丸，论治虚寒之利，屡获捷效。又治一患痢者，厥逆烦躁，利下灼热，周先生减干姜之量，重用黄连、黄柏而应手取效。热重用连、柏，寒甚加姜、附，是其臣之用也。当归、桂枝、细辛取当归四逆之半，以利阴阳之气，开厥阴之络，桂枝之辛以补肝，以达温经复营，四肢得温；姜、附合奏，其效更著；蜀椒温中散寒，既能杀虫，又能止腹痛，在驱虫时，其量可用15～20g，力更著；若加大黄，通其腑实，每多取效。对于急病用此方时，可随其寒热辨证施治，大剂频服其效更速；对于病延日久，可改汤为丸，慢奏其功，以防复发。

十一、猪苓汤既能通便利水又能滋阴润燥

猪苓汤由猪苓、茯苓、泽泻、滑石、阿胶五味药物组成，方中二苓、泽泻淡渗利水，滑石利窍泻热，阿胶滋阴而通二便，五味配合，既能通便利水，又能滋阴润燥，利水而不伤正，清热而不碍阳。现将临床运用猪苓汤的体会介绍于下。

（一）治疗癃闭

此方证所治之癃闭乃阴虚于内，膀胱积热所致。临床辨证中常见小便量少，淋漓疼痛，少腹胀满，痛连腹背，口干燥，满口流水，口渴不欲饮，舌红苔薄黄，脉细微。本方加金钱草、黄柏，其效更佳。

陈某，男，37岁，1978年6月12日诊治。患者阴虚之体，房室不节，肾气受损，病发小便短赤，少腹急痛，上牵腰背，服养阴益肾之剂无效，继服西药消炎药物病仍不减，来我院就诊。症见面色潮红，精神困疲，唇口干燥，但满口流水，小便量少，淋漓疼痛，少腹胀满，痛连腰背，口渴不欲饮，舌质红降，脉象细微。此阴虚于内，膀胱积热。治宜清热利湿，养阴通便。

处方：猪苓、泽泻、滑石、阿胶（烊化）各15g，金钱草20g，茯苓30g，黄柏、栀子各9g。

上方服用3剂后，小便通利，痛热稍减，继服上方14剂而愈。

按 癃者，小便点滴短少，其势较缓；闭者，欲解不得，胀急难通，病势较急。此病阴虚之体，郁热于内，养阴者正治之法，但热无出路，闭邪于内，故病不减；若投清热之剂，湿邪不除亦难向愈。此病的辨证关键在于唇口虽干而满口有水，渴而不欲饮，此热郁于内，湿无出路，舌绛脉细，阴虚也，淋漓疼痛，热盛矣。故投以猪苓汤滋阴利水，加清热利湿之品，使水利而湿除，阴充热去，故取得了较好的疗效。用猪苓汤加减治疗现代医学所谓的膀胱炎和尿路炎都取得了较

好的效果。

（二）治疗臌胀

此方证所治之臌胀乃阴虚内热，水气不利所致。临床辨证中常见腹肿大如鼓，胸脘胀满，青筋暴露，小便不通，大便干结，舌质红绛，苔白腻或薄黄。我们常以本方加大腹皮、鲜茅根、人参等治疗肝硬化等属阴虚内热，水气不行之证，用之多效。

> 刘某，男，46岁，1970年3月11日诊治。患者精神不舒，情志抑郁，肝气失调，加之嗜酒过度，滋生湿热，初起饮食减少，胸胁苦满，两胁胀痛，逐渐消瘦，时吐鲜血，最后导致腹大如鼓，青筋显露，诊为"肝硬变合并腹水及食管静脉出血"，久治无效，经介绍入我院治疗。症见形体消瘦，四肢骨瘦如柴，精神疲惫，面色萎黄，腹肿大如鼓，腹皮薄，胸脘胀满，时咳吐鲜血，青筋暴露，小便不通，大便干结，舌质红降，苔白微黄，脉象弦滑。证属阴虚内热，水气不行。治宜滋阴利水，益气止血。
>
> 处方：猪苓、泽泻、滑石各15g，茯苓、陈葫芦、大腹皮、阿胶（烊化）各30g，鲜茅根90g，红人参9g，三七参（冲服）4.5g。
>
> 上方服后，吐血止，小便利，继服15剂腹水全消。此病4次腹水均用此方剂治疗，腹水消除，7年后因食管大出血抢救无效而病故。

按 肝主疏泄，性喜条达，今精神不舒，情志抑郁，加之饮酒过多，盖酒为水谷之剽悍，助下湿而动上热，饮食减少，脾湿郁阻，化源不生，肝失滋养，失去疏泄条达之职，脾阳下陷，注于膀胱，郁热不通，则小便不利；肝脉瘀阻，郁热于内，迫血妄行则吐血；加之久病正虚，阴亦随之不足，水蓄源于湿热，久病则阴血自亏。猪苓汤功能滋阴利水，加葫芦、大腹皮以通利小便，红参、鲜茅根以益气养阴，阿胶、三七参合用养阴止血，使小便通利，营阴渐充，故肿消血止。

（三）治疗二便不通

此方证所治之二便不通乃阴虚内热所致。临床辨证中常见发热口苦，渴不欲饮，喘咳短气，心中烦躁，躁扰不安，舌红，苔白多津，脉浮无力。若在方中加入白芍、丹皮等，其效更佳。

> 王某，女，40岁，1964年3月6日诊治。患者初患外感，发热恶寒，口苦咽干，胸闷不饥，大便干燥，小便短少。经诊治，辨为阴虚内热，投以归、地滋阴，病反加重，不食胸满，又误投以燥湿之剂，服后心烦，二便不通，时神昏谵语，气喘不足以息，就诊于我院。症见面赤发热，唇色深红而干燥，发热口苦，渴不欲饮，神采困惫，时发昏迷谵语，咳喘短气不足以息，心中烦躁，手足躁扰不安，胸闷10余日，不欲饮食，二便不通，舌尖红，苔白多津，脉浮虚无力。此阴虚内热。治宜滋阴利水。
>
> 处方：猪苓、茯苓、滑石、阿胶、泽泻各15g。
>
> 上方服后，表解热退，二便通利，心烦大减，继服上方加白芍、丹皮各9g，7剂而愈。

按 发热恶寒，口苦咽干，胸胁苦满，病在半表半里，治宜和解少阳，误用滋润之品，腻邪不去，脾失健运，而致湿停于内。又投温燥之剂，反伤其阴。阴伤热郁，脾湿则小便不通，热郁膀胱矣。阴虚则大便干燥，致使水气不化，津液不布，水热互结，肺失清润则咳，水气郁遏则喘。心烦的原因，一是阴虚不济，二则水气凌心。由于阴虚神明不安，加之大便不通，郁热于上，则神昏谵语。此乃水热互结，水气不化，投此方后二便通利，水热俱去而病愈。

（四）治疗痢疾

此方证所治之痢疾乃水热互结所致。临床辨证中常见腹痛下利，里急后重，红白兼杂，小便短少，渴欲饮水，舌质红，苔白腻，脉滑数。若加白芍，其效更佳。

> 丁某，男，39岁，1984年8月19日诊治。患者下利10余日，里急后重，小便不利，经治用清热止利之白头翁汤及燥湿之胃苓汤均无效，就诊于我院。症见腹痛如扭，阵阵发作，里急后重，红白兼杂，日20余次，外有微热，渴欲饮水，小便短少，点滴如血，舌苔白腻，舌质红绛，脉象滑数。
> 处方：猪苓、茯苓、泽泻、滑石、白芍各15g，阿胶30g。
> 上方服3剂而愈。

按　水热互结之证，纯用清热之剂，热虽清而湿仍在，温燥之剂，虽能燥湿，反使阴伤。此病辨证的关键在于小便短少，舌质红绛。湿热下注，郁于膀胱，则小便短少；热盛而阴伤则舌质红。投此方滋阴利湿，通便滑肠，热清便通，湿热自去，妙在阿胶、白芍同用，养阴和营，有止血解痛、通利二便之功，更有利水而不伤阴之效。辨证抓纲，知犯何逆，以法治之，故能取效。

（五）治疗咳喘

此方证所治之咳喘乃肺失清润，肺气膹郁，阴虚内热，水热互结所致。临床辨证中常见咳嗽痰少，咳痰不爽，喘促不足以息，或心烦而渴，饮后腹胀，低热绵绵。方中加入陈皮、杏仁，其效更佳。

> 周某，女，35岁，1975年5月17诊治。患者素体阴虚，服生冷后致喘，呼吸深长有余，气粗声高，服用散寒宣肺平喘之剂病反加重，延病月余，精神困惫，形体消瘦而就诊。症见面色潮红，细审晦暗，咳嗽痰少，咳痰不爽，喘促不足以息，心烦而渴，饮后腹胀，低热不退，大便干燥，小便黄赤而少，舌腻质绛，脉象滑数。证属寒热夹杂。治宜清热利湿。
> 处方：猪苓、滑石、泽泻各15g，云苓、阿胶各30g。
> 上方服2剂后，二便畅通，咳喘大减，心烦亦轻，继服上方加陈皮、杏仁，5剂而愈。

按　咳喘之证有虚实之分，实喘多为邪气壅遏，气失宣降，治宜祛邪平喘；虚喘多属肺肾精气内虚，治宜培补固纳。此病久患阴虚，虽服生冷致病，散寒平喘之剂易伤其阴，故服之加重。症见脉滑发热，渴欲饮水，咳喘心烦，二便不通，此乃上焦阴虚，肺失清润，肺气膹郁而作咳喘；阴虚热扰，心主不宁而心烦；水结不能化气升津，上焦阴虚而生内热故呈烦渴；阴虚内热，故发热。水热互结，诸症生矣，用此方利水除饮，使浊水外出，润泽滋肺，则虚热自消，故获效矣。

（六）治疗呕吐

此方证所治之呕吐乃郁热于内，壅遏于上所致。临床辨证中常见胸胁满闷，呕吐酸水，头晕心悸，烦躁不安，小便不利，大便秘结，舌质红，苔白多津，脉细数。若加半夏、白芍、大黄，其效更佳。

鞠某，女，39 岁，1971 年 12 月 17 日诊治。患者情志抑郁，肝气犯胃诱发呕吐，连连发作，时轻时重。芳香化浊、消积化滞、温化祛痰及滋养胃阴之剂交替治疗，病情日重，卧床不起。症见面目虚浮，精神疲惫，呕吐酸水，连声呼苦，胸胁满闷，头眩心跳，烦躁不舒，小便不利，大便 3 日不登厕而无所苦，舌白多津，质红而绛，脉象弦数。此郁热于内，传导失司，壅遏于上。治宜通利二便，使热降而呕止。

处方：猪苓、泽泻、滑石、阿胶（烊化）、半夏各15g，茯苓30g，白芍21g，大黄9g。上方服后，二便通利，呕吐自止，继服疏肝健胃药物善后而愈。

按 呕吐之证，有虚实之分，实证呕吐属邪气犯胃，胃气上逆，治宜祛湿化浊，和胃降逆；虚证呕吐多为脾阳不振，或胃阴不足，失其和降而成，治宜温中健胃或滋养胃阴。此病辨证的关键在二便不通，脏气壅塞，传导失职，胃失和降，焉有不上逆之理。舌绛脉弦数乃阴虚有热；舌白多津，呕吐酸水，小便不利乃有湿矣。方用猪苓汤滋阴利水，通利二便，白芍、大黄合用养阴而泄下，加半夏降逆止呕，即仲景所谓"知何部不利，利之则愈"。

仲景于阳明、少阴两病同用此方。阳明病里热虽盛，尚无燥屎，热在上焦用栀子豉汤以清热除烦；热在中焦用白虎汤以清热生津；热在下焦，津液不通，用猪苓汤以育阴清热利水。病入少阴，邪从热化，若口燥口干有急下存阴之法，此乃邪热尚轻；水热内结，阴津不泻，用猪苓汤便从小便而出。

左季云说："猪苓佐阿胶，理少阴之体；滑石佐茯苓，清少阴之源；泽泻阿胶，培少阴之本，阿胶本血气之属，合二苓泽泻，淡渗膀胱，利少阴之用；重用阿胶是精不足者补之以味也。"此阳热伤阴，水体失职，不能上敷下达，为滋阴利水、降湿热、升肾水之清方也。

此方药味虽平淡，但若辨其病机属阴虚内热，水气不化之证，无论中西医的何种病名，投之可收异病同治、一方多用之效。尤以病情严重，证情复杂，辨证细详，切中病机，屡建奇功。由于本方不用温燥及苦寒药，故能利水而不伤阴，清热而不碍阳。临床中其见症多为面色潮红或暗红，舌虽有苔，或口中多水，但舌质必红绛，或边尖红，或口唇干燥，脉多浮数、细数或滑数，发热但不恶寒，或午后潮热，渴欲饮水，但饮水不多，和大渴多饮有别，小便不通或短赤，或尿频淋漓不畅，心烦必兼小便难或大便不通，若下利多艰涩不利或肛门灼热，咳多无痰，兼有烦渴，而主要着眼点在于舌质红绛和小便不利上。通过辨证施治，还必须随症加减，若小便涩痛，黄赤不利者，此为湿热郁下，水有止渴之功，而无祛热之力，酌加金钱草、黄柏等以清热利湿；若大便干者，加大黄祛肠中积热；若心烦不眠者，为热郁于上，加芩、连以清上热；舌红绛口渴甚者加花粉；咳呕者加半夏、麦冬。仲景在《金匮要略》中说："夫诸病在脏，欲攻之，当随其所得而攻之，如渴者与猪苓汤，余皆仿此。"实为临床辨治可循之法。

仲景在运用此方时还谆谆告诫我们曰："阳明病，汗出多而渴者，不可与猪苓汤，以汗多胃中燥，猪苓汤复利其小便故也"，指出了猪苓汤的禁忌证，由于热邪耗津，汗多者苓之于外，复利其小便者苓之于内，则亡津液矣。汗多而渴，当用白虎，胃中干燥，当用承气，猪苓汤虽为滋阴利水之剂，能治阴虚有热，更有水气不化，津不上布之证，方中阿胶、滑石虽有补阴之功，但亦是利尿之品。我们曾于1964 年 7 月 18 日治一岁姓患者，面色红赤，汗出而喘，舌质红绛，小便淋涩难下，渴而能饮，只辨其水热互结，而失辨其汗出的见症，用此方后，小便反多，伤其津液，烦渴谵语，急以大剂白虎汤加养阴之品而愈。

十二、通阳化气行水首选五苓散

五苓散由猪苓、茯苓、泽泻、白术、桂枝五味药组成，功能健脾渗湿，化气利水，《伤寒论》

中多处应用本方，如"太阳病，发汗后，大汗出，胃中干，烦躁不得眠，欲得饮水者，少少与饮之，令胃气和则愈。若脉浮，小便不利，微热消渴者，五苓散主之"，"发汗已，脉浮数，烦渴者，五苓散主之"，"伤寒汗出而渴者，五苓散主之"。以证本方应用范围之广。本方为祛内外水饮之剂，方中猪苓、泽泻利小便，导水下行；茯苓健脾益肺；白术健脾燥湿；桂枝温经通阳，化气行水，兼解表邪。凡因表邪未解，随经入膀胱，气化失职而致之小便不利、少腹痛，伴津不上承而致之口渴、心烦，乃至水气上逆而致之渴欲饮水，水入即吐之症，用之得当，实有立竿见影之效。

（一）水入即吐

本方证所治之水入即吐乃饮邪内停之故。临床辨证中常见渴欲饮水，水入即吐，舌质鲜红，舌苔干燥，脉数等。我们常以本方加减治疗胃炎、幽门痉挛、幽门梗阻、急性胃肠炎之水入即吐而病机属饮邪停聚之症，每收良效，胃炎者加砂仁、藿香；急性胃肠炎者加川黄连、砂仁。

> 马某，女，18 岁，1997 年 5 月 31 日诊治。水入即吐 3 日。患者自述半年前患反复性呕吐数日，经检查确诊为"幽门痉挛"，经治疗后症状有所好转。3 日前因事不遂心生气后呕吐又作，呕吐之物初为胃内容物，继而呕吐酸水，每日数十次发作。服用以前所处之方均无效，求治于我院。症见精神委靡，烦躁不安，口渴欲饮，饮水即吐，舌质鲜红，舌苔干枯，脉数。经胃透诊断为"幽门痉挛、幽门黏膜水肿"。此为饮邪内停，津不上承。治宜健脾渗湿，温阳化饮。
>
> 处方：猪苓、茯苓、泽泻各15g，焦术、桂枝各12g，砂仁6g。
>
> 嘱其频频温服，前 5 个小时仍呕吐不止，服 5 次后（约 5 小时）呕吐次数减少，后半夜服药后仅呕而未吐出所饮之物，药中病机，原方继服，2 日服药 5 剂，呕吐止而病告愈，继以舒肝健脾之剂调养而善其后。

（二）胁痛（急性黄疸）

本方证所治之症乃胁肋疼痛，胸脘痞闷，食欲不振，口黏而干，但不欲饮，小便量少，脉滑数，舌苔白腻等。我们常以本方加茵陈、车前子、金钱草等治疗急性黄疸证属湿热内蕴者，多收良效。

> 张某，男，38 岁，1987 年 9 月 17 日诊治。巩膜及皮肤黄染，胁肋疼痛 5 日。患者于 5 日前感精神疲惫，不欲饮食，小便色呈黄红色，皮肤及巩膜出现黄染，遂在当地卫生所诊治，效果不佳，于今日求治于我院。症见精神疲惫，巩膜及皮肤黄染，胁肋疼痛，右胁为甚，胸脘痞闷，食欲不振，口黏而干，但不欲饮水，小便量少，色呈黄红，大便日 1 次，舌质红，苔白腻，脉数有力，检查黄疸指数 14U，谷丙转氨酶 63U/L，谷草转氨酶 50U/L。此为湿热内蕴，肝胆郁滞。治宜清热利湿，舒肝利胆。
>
> 处方：茵陈、金钱草各60g，猪苓、茯苓各30g，焦白术、桂枝、郁金、泽泻各12g，枳壳、车前子各15g。
>
> 上方服 2 剂，尿量增多，仍为黄红色小便，继服上方 5 剂后，尿色转淡，巩膜及皮肤黄染逐渐消退，胁痛减轻，上方茵陈、金钱草减为 30g，猪苓、茯苓减为 15g，加川楝子 12g，红枣 5 枚，10 剂后，胁痛消失，巩膜及皮肤黄染均已消失。查黄疸指数 5 U，谷丙转氨酶 33U/L，谷草转氨酶 26U/L。

（三）小便不利（淋证）

本方证所治之小便不利乃气不化水，水湿停聚所致。临床辨证中常见小便不利，量少而短，小便时尿道灼热涩痛，口干不欲饮，干呕或呕吐清水，舌淡，脉细缓。我们常以本方加木通、金钱草等治疗淋证所致之小便不利多能取效。

> 　　赵某，男，41岁，1990年10月23日诊治。小便不利已半年余。患者于半年前即感小便不利，逐渐感小便时尿道灼热涩痛，多次做血、尿常规检查均未发现异常，服多种抗生素效果不佳，服中药（药物不详）亦无明显效果，遂来我院求治。症见精神委靡，表情痛苦，面色萎黄，小便不利、量少而短，尿时涩痛灼热，口干不欲饮，时时干呕，自感头目眩晕，舌淡，苔白腻，脉细数。此为气不化水，水湿停聚。治宜温阳化气，健脾利水。
>
> 　　处方：猪苓、茯苓各30g，桂枝、木通各12g，焦白术、泽泻各15g，金钱草45g。
>
> 　　服药6剂，尿量增加，头晕目眩、口渴症状减轻，继服上方6剂，干呕和口渴症状消失，尿道灼热涩痛减轻，又服6剂后，尿量正常，余症均消失，临床治愈。

（四）水肿（肾炎）

本方证所治之水肿乃脾虚不健，水湿泛滥而成，临床辨证中常见颜面及下肢水肿，小便短少，口黏不渴，或渴而不欲饮，脘腹痞闷，舌苔腻等。我们常以本方加减治疗急性肾炎、慢性肾盂肾炎、慢性肾小球肾炎、肾病综合征等多获良效。急性肾炎及慢性肾盂肾炎者加土茯苓、金银花、车前子，以祛肾经风热；慢性肾小球肾炎、肾功能不全者加炮附子、黄芪。

> 　　孙某，男，49岁，1983年12月23日诊治。颜面及下肢水肿已半年，加重15日。患者自述于半年前感觉眼睑浮肿，当时未予治疗，1个月前发现下肢及颜面水肿，按之凹陷，小便短少，并渐感胸脘痞闷，食欲不佳，口渴而不欲饮水，于当地卫生院化验检查后，诊断为"肾炎"并给予对症治疗，症状缓解，入冬后症状又发，颜面及下肢水肿，近半个月加重，遂求治于我院。症见精神委靡，面色萎黄，面目虚浮，下肢水肿，肢体发凉，按之凹陷，小便不利，脘腹满闷，食欲不振，口渴而不欲饮，舌质淡，苔薄白，脉沉细。化验检查：尿蛋白（+++）。此为肾阳虚弱，气化不利。治宜温阳益气，化气行水。
>
> 　　处方：猪苓、茯苓、黄芪各30g，焦白术、枳壳、炒神曲、炮附片各15g，桂枝、泽泻各12g。
>
> 　　上方服2剂，下肢觉温，小便增多，继服上方5剂后，水肿减轻，遵上方共服20剂，颜面及下肢水肿消退，诸症均消失。化验检查：尿蛋白（-）。临床治愈。

按　我们认为，五苓散为仲景通阳化气行水之主方，《伤寒论》中应用本方的条文达8条，以证本方应用范围之广。盖太阳病邪犹在表，又入水府，热与水结，膀胱气化失职，清浊不分，水气停滞下焦可以本方施治；阳气虚弱，三焦失统，肺失肃降，不能通调水道，脾不运化，水湿内聚，肾不化气，水饮内停，亦可以本方治之。实践证明，凡气化不利，水湿内滞皆可以本方加减治疗。但津液损伤，阴血亏损则在本方的禁忌之列。

掌握药物的煎服法，亦是提高疗效的关键，我们在临床中常嘱患者浓煎频服，呕吐甚者可每小时服药一两次，温服并令其微汗出为宜，临床中改散为汤，则疗效更佳。

十三、回阳救逆必选四逆汤

四逆汤由炮附子、干姜、甘草三味药组成，功能回阳救逆。《伤寒论》、《金匮要略》中应用本方的条文颇多，如"若重发汗，复加烧针者"，"下利清谷不止，身疼痛者，急当救里……救里宜四逆汤"，"病发热头痛，脉反沉……当救其里，宜四逆汤"。此外，"表热里寒"、"脉沉"、"下利而厥冷"、"呕而脉弱"、"吐利汗出"均为本方的适应证，以证本方应用范围之广。方用附子温补肾阳，干姜温脾阳，祛除胃寒，姜、附同用则温里回阳之力更强，甘草和中益气，有补正安中之功，三药合用，回阳生脉，祛寒救逆。现将临床运用本方的体会简介于下。

（一）脱疽（血栓闭塞性脉管炎）案

此方证所治之脱疽乃肾阳不足，寒湿内侵，经络不畅，气滞血瘀所致。临床辨证中常见四肢厥冷，肢体困乏，足色苍白，肢体麻木、跛行、疼痛，舌质紫，苔白细腻，脉沉细。若于方中加入薏苡仁、当归、黄芪、丹参等，其效更佳。

> 王某，男，45岁，1992年10月27日就诊。自述患血栓闭塞性脉管炎2年余，先后就治于多家医院，收效欠佳。症见面色晦暗，肢体困乏，手足冰冷，足色苍白，趾甲增厚，毛发脱落，腓肠肌萎缩挛紧，行走跛行，饮食不佳，便溏溲淋，舌质紫，苔白腻，脉沉滑。检查：右足背、胫后及左足背动脉搏动消失，左胫后动脉搏动微弱。脉症相参，此肾阳不足，寒湿内侵，经络不畅，气滞血瘀。治宜温阳补肾，祛寒理湿，通经活络，活血化瘀。投四逆汤加味。
>
> 处方：金银花、干姜、薏苡仁各60g，炮附片（先煎）、当归、甘草、黄芪、丹参各30g。
>
> 服方8剂，诸症皆轻。药已中的，前方加减续服，如此调治3个月，诸症悉除。1年后追访，病情良好。

（二）心悸案

此方证所治之心悸乃心阳不振，脾肾阳虚，痰湿内阻，气机不利所致。临床辨证中常见心慌自汗，胸胁满闷，心前区疼痛，四肢逆冷，头晕目眩，心烦失眠，舌质紫体胖，苔白腻，脉结或代。若加黄芪、丹参，其效更佳。

> 张某，男，60岁，1973年7月18日就诊。患者自述患冠心病3年余，每遇劳累或精神不佳时，即有发作，经多家医院诊治，疗效不佳，1周前又因劳累过度，致使旧病复发，经医院抢救而脱险。但胸闷自汗，心慌心跳不能抑止。症见形体高大肥胖，面色萎黄，胸胁满闷，心慌自汗，心前区彻痛，手脚逆冷，失眠烦躁，头晕目眩，纳差食少，便难溲淋，舌紫胖，苔腻白，脉结代。此乃心阳不振，脾肾两虚，痰湿内阻，气机不利所致。治宜调补脾肾，温阳化痰，疏通气机。投四逆汤加味。
>
> 处方：炮附片（先煎）30g，甘草12g，干姜15g，丹参、黄芪各18g。
>
> 服药3剂，心悸自汗、胸闷胁痛消失，余症皆轻。药中病所，前方加减续服。如此调服2周，诸症悉除，后每欲发作均予四逆汤加味调治即愈。

（三）痔血案

此方证所治之痔血乃肝肾亏虚，阳气不振，血不归经，游溢脉外所致。临床辨证中常见下血不止、大便不畅、膝腰酸软、心悸自汗、苔白无华、舌淡苔薄白、脉沉细无力。若加银花炭、黑地黄、丹参等，其效更佳。

刘某，男，28岁，1986年9月16日就诊。自述其患痔疮3年，经多方治疗，未获效果。此次探亲回里，受某乡医盲目手术，致使痔疮出血不止，险些送命，后送医院抢救而脱险。但仍下血淋漓不止。症见面色㿠白无华，形体消瘦，眩晕，腰膝酸软，心悸自汗，纳差食少，大便不畅，下血不止，小便利，舌淡瘦，苔薄白，脉沉细无力。此乃肝虚肾亏，阳气不振，而致血难归经，游溢脉外。治宜养肝固肾，壮阳益气，引血归经。投四逆汤加味。

处方：炮附片（先煎）、银花炭、干姜各30g，炙甘草、黑地黄各15g，丹参9g。

服药5剂，下血即止，余症亦轻。药切病机，不予更方，上方续服3剂告愈。3个月后随访，病情良好。

（四）宫寒不孕案

此方证所治之不孕乃心肾阳虚，肝血不足，胞宫虚寒，督任失养所致。临床辨证中常见面色萎黄、腰膝酸软、四肢厥冷、心悸自汗、带下清稀、舌质淡、苔薄白、脉沉迟。若加黄芪、当归、丹参，其效更佳。

孙某，女，28岁，1988年10月21日就诊。自述婚后6年不孕。夫妇双检，未见生理异常。经多方医治，均未获效。症见面色萎黄，形体消瘦，腰膝酸软，手足逆冷，心悸自汗，食欲不佳，便溏溲淋，带下清稀，舌瘦淡，苔薄白，脉沉迟。脉症相参，我们认为，此乃心肾阳虚，肝血不足，胞宫虚寒，督任失养所致。治宜温补心肾，益气养肝，固补督任，温宫扶寒。投四逆汤加味。

处方：炮附片（先煎）45g，甘草15g，干姜30g，黄芪、当归各25g，丹参12g，大枣7枚。

服药6剂，白带减少，自汗止，腰膝酸软消失。药症相合，继以前方加减续服。如此调服月余而孕，如期顺产一男婴。1年后随访，情况良好。

按 四逆汤特为回阳救逆而设，对心源性休克、失血性休克、下利清谷、大汗出亡阳及辨证为四肢厥冷之循环系统疾病，投之能挽命于顷刻，救治于重危。本方附子大辛大热，振奋心肾之阳，需大剂应用，亦应先煎，以祛其毒，才能收到预期的目的；干姜鼓舞脾肾之阳，温中散寒，两药相配，一走一守，相得益彰；甘草益气调和，既协助姜、附回阳固脱之力，又可减姜、附燥烈之性，若用之得当，可收立竿见影之效。若邪热内陷，阳气被遏，不能外达四肢所引起的四肢厥冷，乃阳厥之证，在本方禁忌之列。

十四、哮喘须辨热喘寒喘，治疗当分清热温阳

哮喘病患者，因肺气虚弱，无论是寒痰或热痰聚结于胸中，都会使肺的宣降功能失常，久之

则气郁、血瘀、痰滞，血瘀更加重气痰的郁滞，从而形成恶性循环。近年来，我们采用中医辨证治疗哮喘45例，取得了一定的效果。

45例中，男37例，女8例；住院28例，门诊17例；年龄最大者60岁，最小者25岁；病程最短1年，最长34年，平均7年零2个月。其中有吸烟嗜好者36例。

诊断标准按中华全国中医学会内科学会制定的哮喘病的诊断标准。本组病例寒哮：重度3例，中度17例，轻度11例；热哮：重度2例，中度8例，轻度4例。

寒哮者须有胸闷憋胀，呼吸急促，难以平卧，形寒怕冷，遇寒则发，咳痰清稀，舌质淡，苔白，脉弦或紧等症。治以射干麻黄汤加减。药用射干、细辛、半夏、五味子、麻黄、紫菀、款冬花、半夏、桂枝、当归、赤芍、川芎。咳吐痰微黄者加贝母；痰盛者合三子养亲汤。

热哮者胸中烦闷，呼吸气粗，咳吐黄痰，夏初或遇热发作，苔黄或腻，脉滑数。治以越婢加半夏汤加味。药用麻黄、石膏、半夏、甘草、胆星、赤芍、丹参、当归、生姜、大枣。热盛者加黄芩、贝母；痰多者加射干、杏仁、苏子、葶苈子以豁痰利气。

哮喘症状控制后，对寒冷敏感者用玉屏风散加赤芍水煎常服；短气乏力者用黄芪、丹参、山药水煎常服；阴虚火旺者用山药、丹参、骨皮、玄参水煎常服。

疗效按中华全国中医学会内科学会制定的哮喘病的疗效评定标准。45例中：痊愈10例，占22.2%；显效22例，占48.9%；有效12例，占26.7%；无效1例，占2.2%，总有效率为97.8%。

众所周知，哮喘病在中医辨证分型治疗时加用活血化瘀药对于病情的控制有一定效果，但临床运用时必须根据病情变化灵活运用才能取得好的疗效。过去我们每遇病机为寒郁化热或热郁较甚的患者，在中医辨证论治的基础上加入大量活血化瘀药，有时病情反而加重。后通过临床实践，我们认为，无论哮喘病重度或中度发作，在两肺满布哮鸣音且紫绀等血瘀症状不太明显的情况下，应视病情变化，不加或少量加入活血化瘀药，以免炎症进一步加重，不利于病情的恢复。只有在哮喘发作症状缓解或血瘀症状明显的情况下，运用活血化瘀药，才能收到理想的效果。因此，在临床中应以气滞血瘀的临床表现作为施治依据，只有如此才能改善患者的预后。

十五、解毒化斑汤治疗过敏性紫癜

过敏性紫癜是以皮肤、黏膜出血为特征的疾病。病情严重的病例可有五官、内脏等部位出血。临床以反复发作、成批出现、对称分布的四肢皮肤紫癜，尤以下肢及臀部多发为特点。西药对此病的疗效不甚理想，复发率高，致病势缠绵。祖国医学无过敏性紫癜的说法，可归属"血证"范畴，与"肌衄"、"紫斑"（古代曾称为葡萄疫）相似。其病因多由于外感热毒或内伤脾胃引起。该病多发于少年儿童，概与小儿素体阳盛又易被饮食所伤有关。如明代陈实功《外科正宗·葡萄疫》说："葡萄疫其基多生小儿。感受四时不正之气，郁于皮肤不散，结成大小青紫斑点，色若葡萄，发在遍体头面……久则虚人，斑渐方退。"《诸病源候论》中"小儿杂病诸候·患斑毒病候"指出"斑毒之病，是热气入胃……"其病机为热毒炽盛，迫血妄行。当血脉受到外感火热熏灼，导致血热妄行时，血从肌肤腠理溢出脉外，少则成点，多则成片，瘀积于肌肤之间，使皮肤呈现青紫颜色的斑点或斑块而形成紫癜。胃与脾同属中土，肌肉为脾胃所主。当脾胃内伤，热气入胃，胃热炽盛，熏发于肌肉，血液外溢则可形成紫癜。

近年来我们运用自拟解毒化斑汤治疗过敏性紫癜116例，痊愈106例，好转7例，无效3例，治愈率91.4%，总有效率97.4%，取得了较为满意的疗效。诊断标准依据国家中医药管理局1994年颁布的《中医病症诊断疗效标准》中关于"紫癜"的诊断标准拟定：①四肢或全身可见点状或斑块状出血，不高出皮肤，反复发作，或出血斑点略高出皮肤，色暗红，按之不褪色，可伴腹痛、关节肿痛、便血、尿血等；②血小板计数、出血及凝血时间正常。方用自拟解毒化斑汤加减。药用黄芩、连翘、白鲜皮、玄参、生地、赤芍、丹皮、丹参、藕节、茜草、甘草。水煎服，每日1剂。发热者加金银花、板蓝根、柴胡、葛根；腹痛者加白芍、延胡索、木香；呕吐者加竹茹、半夏；便血者加地榆、槐花炭、血余炭；尿血者加白茅根、大小蓟，或侧柏叶、旱莲草；关节肿痛者加防己、秦艽、桑枝、木瓜；病程迁延日久，气血不足者加党参、黄芪、当归、阿胶。

> 　　赵某，男，10岁，2004年4月17日于门诊求治。其母代述：患儿半个月前因感冒出现发热、咽痛，经西药治疗3日（具体用药不详）症状缓解。5日前四肢及臀部皮肤出现紫红色斑点，大小不等，伴见腹痛。曾在某医院按"过敏性紫癜"给服泼尼松、氯苯那敏，静脉推注葡萄糖酸钙治疗，症状未能缓解。查体：四肢近关节处伸侧面有较多稍凸起于皮肤表面、压之不褪色、分布均匀对称的紫斑，大小不等，尤以双下肢为甚，腹部压痛明显，舌质红，苔黄，脉弦数。血常规示白细胞计数 $12.6×10^9/L$、红细胞计数 $4.2×10^{12}/L$、血小板计数 $210×10^9/L$，尿常规正常，大便潜血（+）。诊断为"过敏性紫癜（腹型）"。中医辨证属热毒炽盛，迫血妄行。治宜清热解毒，凉血化瘀，用自拟解毒化斑汤加减。
> 　　处方：黄芩、连翘、白鲜皮各12g，玄参、生地、赤芍、丹皮、丹参、藕节、茜草各10g，白芍、延胡索、地榆、槐花炭各15g，甘草6g。水煎服，3剂，每日1剂。
> 　　二诊：4月20日。服药3剂后皮肤斑点明显减少，腹部无压痛，大便潜血（－）。舌质淡红，苔薄微黄，脉弦。药已中证。守原方去延胡索、地榆、槐花炭再服6剂后，诸症悉除。随访1年未见复发。

　　按　本病在治疗上应以清热解毒、凉血化瘀为主。解毒化斑汤中黄芩、连翘、白鲜皮清热解毒，以祛除致病因素；玄参、生地凉血滋阴，可提高机体免疫力；丹皮、赤芍、茜草、藕节凉血活血止血；丹参散瘀，以改善病变结果；甘草调和诸药。该方具有清热解毒、凉血化瘀消斑之功效。经临床观察，尤其对小儿过敏性紫癜疗程短、疗效显著，值得临床推广应用。

十六、海贝牡蛎散治疗消化性溃疡

　　消化性溃疡归属中医"胃痛"等范畴。该病病程迁延，反复发作，日久不愈，以上腹部疼痛为主要临床表现。现代医学认为，溃疡的发生除与饮食不规律及精神因素有关外，主要是胃酸分泌增多和幽门螺杆菌（Hp）感染所致。抑制胃酸分泌，清除幽门螺杆菌可使溃疡愈合。祖国医学认为，胃喜湿恶燥，喜暖怕寒，宜和宜降；脾喜燥恶湿，宜运宜升。两者在生理上相互配合，在病理上相互影响，其升降之枢机又全赖肝的疏泄。故胃痛虽责之于胃，但其发病机理又涉及肝脾。其病因病机主要是肝胃不和，气机失调，加之长期饮食不节，脾胃失运，寒湿内阻，而致中焦虚寒，升降失常，日久气滞血瘀，胃络受损所致。近年来，我们采用海贝牡蛎散治疗消化性溃疡，取得了较为满意的疗效。自拟海贝牡蛎散药物组成：海螵蛸、贝母、牡蛎、白芍、枳实、延胡索、砂仁各30g，三七参15g，诸药粉碎过180目筛，储瓶备用。服用时用开水冲服，可酌加等量红糖服下，每次6～10g，每日3次，宜饭前空腹服用，15日为1个疗程，一般服药两三个疗程。在治疗期间均停服其他各种胃药，戒烟酒、浓茶，忌辛辣刺激性食物及腌制烧烤类食品。

彭某，男，38岁，2003年4月15日初诊。患者有上消化道溃疡病史6年。病情反复发作，屡治不愈。近5日来，因饮食生冷而致胃痛复发，症见胃脘部刺痛，疼痛每于饥饿时加重，上腹部喜暖喜按，伴见嗳气泛酸、恶心纳差、精神不振、肢倦乏力。经胃镜检查提示十二指肠球部溃疡，化验大便潜血（+）。给予海贝牡蛎散治疗，服用6日后，诸症消失。嘱其继服1个疗程后复查。5月10日经X线钡餐检查提示溃疡已愈合。再服1个疗程以巩固疗效。随访2年未再复发。

按 我们在治疗消化性溃疡时遵循"疏肝不忘安胃，理气慎防伤阴"的原则，做到使木气条达，胃不受侮，毋伤肝阴，毋耗胃液。临证时若过用辛香燥烈，耗阴劫液之品，轻则延缓溃疡愈合，重则可致动血，故不可不慎。方中海螵蛸、牡蛎敛酸生肌，制酸止痛，为治疗消化性溃疡之要药；贝母清热散结，同海螵蛸合用能中和胃酸和吸附胃蛋白酶，起到保护胃黏膜的作用；枳实、白芍疏肝理气，养阴缓急；砂仁健脾温中，和胃消积，使胃气得养；延胡索、三七参行气活血止痛，可降低溃疡发病率，使胃液分泌减少，游离酸与总酸度降低。诸药合用共奏疏肝理气、健脾温胃、敛酸生肌之功效。另外，患者在接受治疗的同时还必须怡情适怀，方能达到预期效果。该方药源丰富，价格低廉，制用方便。经临床验证，此方具有明显促进溃疡愈合且不易复发的优点，值得临床推广应用。

十七、桂枝汤不仅可治外感发热，对内伤发热效亦佳

桂枝汤出于《伤寒论》，原方本为治疗太阳中风而设，以其具有解肌发表、调和营卫之功效，故在《伤寒论·太阳病》第54条中又提出"病人藏无他病，时发热自汗出而不愈者，此卫气不和也，先其时发汗则愈，宜桂枝汤"。由此可以看出，若患者虽在内"藏无他病"，在外无风邪外侵，但只要有营卫二气不相和谐的病机，便可引起发热。内伤发热者，若经现代医学手段和各种理化检查而无器质性病变，何以有发热汗出之症，概与营卫二气生理功能不相和谐有关。

近年来，我们收治内伤发热患者24例，均经现代医学检查后，确诊为功能性发热或诊断为不明原因发热者，采用桂枝汤加味治疗，收效较好。根据患者的临床表现，将本病分为以下三种类型。

1. 阳虚型

自觉虚烦身热，热势或高或低，形寒神疲，肢冷汗出，四末不温，口淡不渴，小便清长，嗜寐，舌淡胖，苔白腻，脉沉弱。

2. 气虚型

热势缠绵，经久不愈，劳累尤甚，常自汗出，洒淅恶寒，食少头晕，气短乏力，舌淡苔白，脉细弱。

3. 阴虚型

自觉五心烦热，咽干口燥，骨蒸盗汗，失眠多梦，夜间症状尤甚，舌红少苔，脉细数或弦数。

各型可兼见瘀血的症状（如舌暗有瘀斑、自觉身体某部位或体内某脏器疼痛如刺而检查并无病变）和肝郁的症状（如两胁走窜作痛、呃逆不畅、善太息等症），临床上应根据症状，明辨病机，灵活加减。阳虚发热者，宜重用桂枝温中助阳，配伍白芍补阴培阳，生姜可易为煨姜；阳虚甚者，少佐附片助姜、桂温补之功；气虚发热者，多因脾胃虚弱，气血生化乏源所致，则宗小建中方义，桂枝汤重用白芍加饴糖，少佐黄芪以培补中阳，气血生化有源则发热自除；阴虚发热者，倍用白芍敛

阴和营，少佐桂枝可防敛收过度反致阴津不生，配伍地骨皮、鳖甲以滋阴退热。兼有瘀血症状者，方中赤、白芍合用，并少佐酒军以活血化瘀；兼有肝郁症状者，少加川楝子、佛手以疏肝理气。

> 刘某，女，24岁，1984年12月7日初诊。患者自述1年前因与家人不睦，长期精神抑郁，纳差胁痛，口苦太息，经服地西泮类药物治疗效微，又服龙胆泻肝丸10余袋，反大便溏薄，纳食尤呆，又服磺胺类药物治疗月余，便溏方愈。但自觉虚烦身热，夜不能寐，衣着稍单，大便即溏，四肢发冷，口淡不渴，服归脾丸、理中丸数十盒不见好转。
> 刻诊：虚烦身热（体温常在37.2～38.5℃），形寒神疲，四肢不温，口淡不渴，便清，嗜寐，善太息，舌淡胖，苔白腻，脉沉弱，时时微咳。胸透、血尿便常规、红细胞沉降率、"OT"试验及基础代谢率均正常，乙状结肠镜检查无异常发现。初以六君子汤加味治疗，服药30余剂，同服理中丸，服后纳食稍增，但虚烦身热不减，因活动、进食时汗出不止，痛苦万分。余按内伤发热之阳虚型辨治，即改服桂枝汤加味。
> 处方：桂枝、白芍各15g，生姜（煨）30g，附片9g，炙甘草10g，大枣4枚为引。
> 以上方药服2剂，汗出较前稍多，又服2剂，汗出已止，继续服10剂，诸症冰释。随访2年，无复发。

按 本方由桂枝、白芍、炙甘草、大枣、生姜五味药组成。方中桂枝辛温，能走表入卫，白芍酸敛，走里入营，原方两药用量相等，一表一里，能散能敛，一阴一阳，刚柔相济，故有解肌发表、敛阴和营之功效；生姜辛温（煨则守而不走）能散寒止呕，有助桂之力；炙甘草、大枣益气调中，有助芍之功，药仅五味，但立法严谨，配伍精当。在治疗内伤发热之阴虚、阳虚两种类型时，如用滋阴清热或温热助阳之品，往往使虚热未去而脾胃反伤，或阳虚未复邪热丛生，致证候错杂，更难调治。桂枝汤中则有桂枝以"阳中求阴"，白芍以"阴中求阳"，可见仲景立法处方中，寓有阴阳相济互生之妙意。以本方治外，则有汗则止汗，无汗则固表；其安内，既能滋阴又可和阳，只要配伍恰当，灵活变通，在治疗内伤发热疾病时，往往起到事半功倍之效。

（周雪林）

十八、温中补虚治腹痛

小建中汤专为中焦虚寒而设，具有温中补虚，和里缓急之功。其处方来源于汉代张仲景《伤寒论·太阳病》"伤寒，阳脉涩，阴脉弦，法当腹中急痛，当与小建中汤，不差者，小柴胡汤主之"。本方所治虚寒诸症，皆因中虚以至阴阳两虚，故治疗当以建立中气调阴阳为其关键所在。《素问·藏气法时论》曰："脾欲缓，急食甘以缓之。"健脾者，必以甘为主。故重用饴糖为主，甘温入脾，温中补虚，和里缓急。白芍酸甘益阴，佐以辛温的桂枝一温一凉调和阴阳为辅。且白芍与甘草相合，酸甘化阴而缓急止痛，桂枝、炙甘草辛甘相合助饴糖温中补虚。胃者卫之源，脾者营之本，卫为阳，不足者益之以辛，营为阴，不足者补之必以甘，生姜味平温，辛甘相合，脾胃健而营卫通，故相互为使。诸药共建温中气，平补阴阳，调和营卫之功，意在甘与辛合而生阳，所得甘助而生阴，阴阳相生中气自立，是故求阴阳之和者必于求中气，求中气立者，必以建中也。

少腹逐瘀汤乃明代医家王清任五逐瘀之一，从方药组成来看，它是取《金匮要略》温经汤之意，合失笑散化裁而成。其方药以温经止痛为主，佐以活血化瘀。从其五逐瘀汤的治疗病位上分析，通窍活血汤病位在头面，血府逐瘀汤在胸中，膈下逐瘀汤在上腹，少腹逐瘀汤在少腹，身痛逐瘀汤在躯干、四肢。而在现代医学中少腹逐瘀汤的应用范围：痛经、慢性附件炎、慢性盆腔炎、肿瘤、习惯性流产等。具体到本例患者是因高龄而产引起的子宫内膜增厚（西医诊断为"子宫炎"），证属气滞血瘀结聚于少腹。结合患者有中焦虚寒症状，故两方合用，共奏温运健脾、温中散寒、行气活瘀之效，方药投症，故陈疾得以解除。

> 盖某，女，38岁，农民，1992年10月22日就诊。患者1990年3月因生产小孩（属于高危生产）引起腹痛，尤以少腹部明显，疼痛时轻时重。经用西药消炎，妇科清宫，中药疏肝理气、活血通腑、温经散寒等法调理均无明显效果，遂于今日求治吾。症见腹痛时作时止，尤以晚上加重，每因夜晚在睡眠中痛醒，精神憔悴，伴腹部喜温喜暖，面色黧黑，四肢困倦，纳差，四肢不温，舌质淡暗，苔白滑，根部厚腻，脉沉涩。经子宫、附件B超检查提示子宫内膜增厚。经辨证为中焦脾阳不足，无以温运冲任二脉而致的血瘀腹痛。治宜温运脾阳，温中散寒，行气活血，方选小建中汤合少腹逐瘀汤加减。
>
> 处方：饴糖30g，桂枝、五灵脂各12g，白芍24g，小茴香4g，干姜6g，延胡索18g，川芎21g，没药、蒲黄、当归各9g，生姜10g，油桂（后下）2g，大枣7枚，炙甘草15g。3剂，水煎服。
>
> 自述服上方1剂以后，少腹疼痛加剧，子宫下黑褐色液体约200ml，而后腹痛减轻，自觉腹中温暖，饮食大增，服完余药，症情好转大半，药投病机，守上方继续服3剂。患者精神状况明显好转，面色较以前有光泽，腹部豁然疼止，饮食正常，四肢转暖，后用六君子汤合小建中汤加减调服3周而痊愈。

十九、慢性胃炎的中医治疗方法探讨

慢性胃炎是胃黏膜在各种致病因素作用下所发生的慢性炎症性病变或萎缩性病变。一般可分为慢性浅表性胃炎和慢性萎缩性胃炎，其中慢性萎缩性胃炎又分为A型（胃体病变）和B型（胃窦病变）。至于疣状胃炎等特殊的类型亦属"慢性胃炎"的范畴。

中医认为本病的发生主要与饮食因素、情志因素、感受邪气及脾胃虚弱等有关。本病病位在胃，但与肝、脾两脏的关系极为密切。病变初期以湿热阻滞、气郁不畅为主，久则脾胃气阴受伤，或脾气虚弱或胃阴损伤，进一步发展可因气不行血，或阴不荣络致胃络血瘀，可见吐血、便血，亦可产生积聚等变证。

慢性胃炎无典型与特异性的临床表现，临床症状与病变炎症的程度也不相一致，表现为反复性或持续性上的腹部不适、饱胀、钝痛、烧灼痛，无明显节律性，一般进食后较重，其次为食欲下降、嗳气、泛酸、恶心等消化不良症状。这些症状用抗酸剂及解痉剂不能缓解。有部分患者无临床症状。有胃黏膜糜烂者可出现少量出血而排柏油样便，病积长尤其是患萎缩性胃炎者则有贫血症状。此外，不同类型的慢性胃炎其临床表现各有侧重。

本病以反复性或持续性的上腹部不适、饱胀、钝痛、灼烧痛，进食后加重，伴嗳气、泛酸、恶心、纳差等为临床表现，上腹部压痛不明显，胃镜检查及胃黏膜活检提示慢性炎症，B超及其他检查排除胆囊及慢性肝病、胰腺病。

（一）鉴别诊断

1. 消化性溃疡

虽然亦有腹痛、恶心、嗳气、呕吐等症状发作的病史，但溃疡病的发生往往有周期性与节律性，通过胃肠钡餐或胃镜即可区别。

2. 慢性胆囊炎与胆石病

有上腹部胀闷不适、嗳气等症状，但其症状发生多与进食肥腻食物有关，上腹部疼痛往往较明显，可放射至胁肋及背部，兼有发热与黄疸时则易分辨。可以做 B 超、腹部平片或胆囊造影等检查以明确诊断。

3. 慢性胰腺炎

慢性胰腺炎诊断较困难，凡有腹痛、脂肪泻、消瘦、糖尿病者应考虑，必要时做腹部 CT 或 MRI 检查。

4. 胃癌

胃癌表现为上腹部疼痛失去节律，呈进行性加剧，伴有明显的食欲减退，体重减轻，大便潜血持续（+），后期在上腹部可触及包块，行胃肠钡餐或胃镜检查可以明确。

5. 心绞痛

心绞痛患者尤其是老年患者易与胃痛相混，但心绞痛一般不出现嗳气、恶心等症状，往往有心慌等不适，可做心电图以区别。

（二）分型

1. 肝胃不和型

胃脘胀痛，或连两胁，嗳气频作，嘈杂泛酸，舌质红，苔薄白，脉弦。治宜疏肝和胃，理气止痛。代表方剂以柴胡疏肝散加减。常用药物：疏肝理气可用柴胡、枳壳、白芍、甘草；消胀止痛可用郁金、佛手、延胡索；理气和胃可用香附、苏梗；和胃止酸可用海螵蛸、贝母、煅牡蛎、瓦楞子。如胃胀甚者，加木香、砂仁以加强理气和胃；嘈杂泛酸甚者，加黄连、吴茱萸以辛开苦降；食滞纳呆，大便不畅者，加厚朴、槟榔以行气消滞；口干舌红者为气郁化热，加黄芩、栀子以清泄郁热。

2. 脾胃湿热型

胃脘疼痛或痞满，或嘈杂不适，口干苦，纳少便溏，舌红，苔黄腻，脉滑数。治宜清热化湿，和中醒脾。代表方剂以大黄黄连泻心汤加减。常用药物：清热化湿选大黄、黄连、黄芩、蒲公英；和中醒脾选白蔻仁、生苡米。胃痛甚者加延胡索、郁金以止痛；大便不通者加枳实、厚朴以通便；恶心呕吐者加竹茹、生姜以止呕；纳呆者加鸡内金、焦山楂、炒麦芽以开胃。

3. 脾胃虚弱型

胃脘胀痛，餐后明显，或隐隐作痛，喜按喜温，纳呆，便溏，疲倦乏力，舌质淡或有齿痕，舌苔薄白，脉弱无力。治宜益气健脾，行气止痛。代表方以香砂六君子汤合补中益气汤加减。常用药物：益气健脾可用黄芪、白术、炙甘草；升举清阳可用升麻、柴胡；理气和胃用砂仁、陈皮；行气止痛可用延胡索、木香。如得冷食胃痛加重，口流清涎，四肢不温，此乃脾胃虚寒，宜加干姜、肉桂以振中阳；若大便烂，日多次，舌苔腻，此为兼湿，加茯苓以祛除湿邪；若脘痞，口苦，舌苔转黄，此属湿邪化热，寒热夹杂，宜佐黄连，或黄芩以苦寒泄热。

4. 胃阴不足型

胃脘灼热疼痛，餐后饱胀，口干舌燥，大便干结，舌红少津或有裂纹，舌苔少或无，脉细或数。治宜养阴和胃，荣络止痛。代表方剂以沙参麦冬汤合益胃汤加减。常用药物：养阴益胃用沙参、麦冬、甘草、生地黄；益气养阴用太子参；行气止痛用延胡索、川楝子。口干甚，舌红赤者，加天花粉、石斛以养阴清热；大便干结者，加玄参、麻子仁以润肠通便；纳呆者加乌梅、焦三仙以开胃消滞。

5. 胃络瘀阻型

胃痛日久不愈，痛处固定，刺痛为主，痛作拒按，或大便色黑如柏油，舌质暗红，或紫暗瘀斑，脉弦涩。治宜活血化瘀，行气止痛。代表方为失笑散加味。常用药物：活血化瘀用五灵脂、蒲黄、三七参、乳香；行气止痛可用延胡索、郁金、枳壳。气虚者，加黄芪、党参以补气行血；阴虚者，加生地黄、牡丹皮以养阴畅血；便黑者，加血余炭、阿胶以止血。

（三）体会

1. 痛多为虚实夹杂，治当通补兼施

慢性萎缩性胃炎多由慢性浅表性胃炎迁延不愈演变而成。从中医病因病机上分析，本病胃痛乃因饮食、情志、劳倦异常致肝、脾、胃诸病。肝气犯胃、脾失健运，胃气郁滞，不通则痛，且因气滞日久，累及血分，气血壅滞，致胃络瘀阻，正所谓"久痛入络"、"久病必瘀"。所以，《临床指南医案》云："凡气既久阻，血亦应病，循行之脉络自痹。而辛香理气、辛柔和血之法，实为必然之理。"此法为治疗本病胃痛之大法，常用金沸止痛方，以郁金、佛手、延胡索、五灵脂、蒲黄、三七参、血竭等行气活血药，借其辛通之性以促进气血运行，消散胃络瘀血，使营血流畅，瘀血消散，络通痛止。中药药理学证明，这些行气活血祛瘀药不但有止痛作用，还可以调节血液循环，抑制组织增生，从而起到逆转胃腺萎缩，防治肠上皮化生和异型增生的作用。然而慢性萎缩性胃炎的发病除了上述三种后天因素之外，还与先天禀赋不足密切相关。而且本病在久病的基础上发生，往往因胃病不愈，水谷难化，精微乏源，后天失养，致阴阳气血亏虚。阳气虚，脉运无力，不能行血，阴血亏，脉络枯涩，不能畅血。因实致虚，又因虚致实，形成恶性循环。因此，本病的"通"，必须在"通"的同时，施于补，寓补于通，通补兼施。胃为阳土，喜润恶燥，阴阳之虚所偏，以阴虚为多。临床所见，其胃痛也确实是阴虚者十之八九，常表现为口干、舌苔少或无、脉细。对此常用沙参、麦冬、石斛、白芍、玉竹、乌梅、五味子等以生发胃阴，濡润胃络，缓急止痛。对于舌质红干，口干甚者还可用生地黄以养阴生津。因阴阳互根，胃之阴津有赖于脾气健运才得以化生，故常用太子参、党参或黄芪以益气生阴，正是"善补阴者必于阳中求阴"。

2. 痞多属于寒热错杂，治宜温清并用

慢性胃炎以胃脘胀满，痞塞不通，食后尤甚，按之无形为主症。中医认为，脾胃同居中焦，各自患病，最易相互影响。胃痛日久，累及脾脏，脾之阳气受损，运化失职，清气不升，胃气不降，中焦升降失常，不得流通，故作胃痞。治本病之痞，在和胃降气的同时，重视健脾益气的运用，宜用黄芪、党参、升麻、柴胡、白术等以升清阳降浊气。脾胃虚寒者可加生姜、吴茱萸等以温中祛寒。但脾以运为健，运脾可调气，常配合醒脾法，选用砂仁、木香、枳壳、石菖蒲、陈皮、半夏等芳香辛散药。胃为谷海，纳谷磨食。脾失健运，胃失和降，谷积食停于中州，阻滞气机，则痞满加重，故常配伍消食导滞之品，选用鸡内金、焦三仙、枳实等。以上各法所用之品，多为

甘温辛燥，属于温补法的范畴，仅适用于虚寒之痞。而萎缩性胃炎之痞多是病久郁而化热，热可伤津，致患者出现胃脘痞满、疲倦纳呆、口苦而干、舌质淡而苔微黄腻等寒热夹杂、虚实互见等症，因此，效法"医圣"张仲景诸泻心汤，用温清并用法。温补辛开可健脾运脾，苦降辛泄可解除郁热。在配伍清热药方面，选用柴胡、黄连、黄芪、蒲公英、人工牛黄等。但本病郁热多在气滞血瘀、脾胃虚弱的基础上产生，过用苦寒之品势必损伤脾胃，所以一定要在行气活血、健脾益胃的前提下使用清热药，且要适可而止。临床实践证明，单纯较长时间使用清热药可清除慢性胃炎的元凶——幽门螺杆菌，但往往因其损伤脾胃而降低患者接受治疗的顺从性。如果结合运用扶正补益药，则不但消除了清热药的苦寒伤正之弊，还可以提高临床疗效。这是一种调整药性、调动药效的配伍形式，其疗效机制与增强机体免疫功能密切相关。

3. 关于辛开苦降治法

辛开苦降治法是根据中药四气五味将辛温与苦寒两种截然不同性味的药物配伍使用的方法。辛可开发行散宣浊，苦能降泄通利除湿，辛药多热，苦药多寒，辛热药与苦寒药相配伍组合，则一薄一厚，一阳一阴，开散升浮，轻清向上，通浊沉降，重浊向下，清热而不碍寒，散寒而不忧热，两者相反相成、相激相制，从而平衡阴阳，斡旋气机，开结消痞。张仲景所创立的以半夏泻心汤为首的诸泻心汤是代表方，最适用于慢性胃炎痞满证属于脾虚湿阻，气郁化热，证情复杂，虚实兼杂者。结合现代医学研究进展，慢性胃炎的主要病因之一是幽门螺杆菌，其感染率以中医的脾胃湿热证型最高，故可以认为该菌是一种湿热之邪，苦寒药能清热祛湿，清除湿热之邪。中药药理实验也证实，抑杀幽门螺杆菌的药物以黄连、黄芩、大黄等最强。此外，幽门括约肌功能、胃排空功能的异常也是慢性胃炎的主要病因，辛温的补益理脾降气药确有调整胃肠动力的作用，如党参、干姜、半夏、厚朴、木香等都对缓弱的上消化道有促进作用。只有在辨证论治的基础上结合辨病遣方用药，灵活运用辛开苦降治法，使脾气得升，胃气得降，则湿浊除，气机通，中气旺，化源充。中医药治疗慢性胃炎的疗效将显著提高。

二十、回阳益阴，茯苓四逆汤建殊功

茯苓四逆汤出自仲景《伤寒论》，由茯苓、人参、干姜、制附片、炙甘草五味药组成。方中人参、茯苓、炙甘草补脾利水；干姜、制附片破阴回阳，温暖脾肾，诸药合用，共奏回阳益气、温脾暖肾之功。凡脾肾阳虚，阴寒内盛所致的不同病证，或是由于各种致病因素，使脾肾功能低下之证，均可用茯苓四逆汤加减化裁，可收一方多用之效。

> 罗某，男，72 岁，2005 年 12 月 4 日 11 时就诊。素体阳虚，又服生冷而致喘，呼吸不利，息微短气，宣肺平喘药物服之无效，病延日久，肌体瘦弱而就诊。症见面色晦暗，心悸气短，喘不得卧，咳嗽痰多，腹胀纳差，畏寒肢冷，大便溏薄，小便频数而清，舌淡苔白，脉沉细。证属脾肾阳虚，寒湿内停。治宜温肾祛寒，健脾除湿。
>
> 处方：茯苓30g，潞参、制附片、干姜、炙甘草各15g。
>
> 上药服 4 剂，阳气来复，二便自调，喘咳减轻，已能平卧，继上方加陈皮 15g，杏仁 12g，五味子 10g，7 剂，诸症皆愈也。

按 喘咳之证，有虚实之分，实喘多在脾肺，为邪气壅遏，气失宣降；虚喘多属纳肾之虚，脾虚生湿生痰，肾虚下元不固，少气无力，故生喘咳之证，治用茯苓四逆辈。使肾气得固，纳气归源，脾健湿除，痰消气畅，而喘咳自愈。

白某，男，39 岁，2005 年 12 月 21 日入院治疗。3 年前，因工涉水，遇寒冷刺激，后觉双下肢麻木困胀，发凉疼痛，跛行，逐渐加重，步行 70m 左右，两腿肚即痉挛胀困难忍，迫使休息片刻，即缓和，足色苍白，有时紫红，双足冰冷，彻夜不能回温。曾按风湿治疗年余无效，而入我院治疗。症见双下肢冰冷疼痛，夜不能眠，痛时遇冷加剧，得温稍减，足色紫红，抬高苍白，两下肢腘动脉搏动微弱，双足背动脉及胫后动脉搏动均消失，双腓肠肌萎缩，足趾甲增厚不长，汗毛脱落，皮肤枯槁，面黄无华，舌淡津润，脉沉细迟。此寒凝络痹，阻于血脉。治宜温经散寒，益气化瘀。

处方：茯苓、制附片、黄芪、血参、白芍各 30g，干姜、甘草、川牛膝各 15g，红参、桃仁各 12g。

服上药 10 剂后，疼痛减轻，温度增高，原方不变，随症加减，共服计 86 剂，疼痛消失，跛行减轻，温度、颜色基本正常，趾甲、汗毛开始生长，足背动脉及胫后动脉已微弱可及，双下肢腓肠肌已明显恢复。出院后继以辨证调治而痊愈。后经追访，迄今未见复发，行动完全正常。

按 脱疽一病，相当于现代医学的血栓闭塞性脉管炎，寒湿下注，脉络痹阻不通则四肢冰冷，得温痛减，遇寒增剧，是阳虚不能温运之故，遵《内经》"气血之为性，喜温而恶寒，寒则泣而不能流，温则消而去之"之旨，法仲景茯苓四逆以温经散寒，酌加活血化瘀之品，以助温则消而去之之力，阳壮阴翳消，瘀去脉络通，故能获效。

马某，男，12 岁，2006 年 3 月 15 日就诊。前 2 日因患感冒，服用西药发汗解热。服后汗出不彻，病仍不解，患者家长遂以倍之，得汗出、热退，时许患儿额汗如豆，身如雨淋，口唇手足冰冷，烦躁，前来我院诊治。症见手足冰冷，脉微细欲绝，血压下降，面色苍白，体温 35.0℃，呈一派阳亡之象，余视其脉症，思仲景"发汗，若下之，病仍不解，烦躁者，茯苓四逆汤主之"甚妥，遂书。

处方：茯苓 12g，制附片 10g，红参、干姜各 9g，炙甘草 6g，炙黄芪 20g，煅牡蛎 15g。1 剂，浓煎频服。

次日晨，患儿父亲相告，言药尽剂，汗止烦除，肢温神清。

按 本病为发汗不彻，又重发汗，以致汗出过多，亡阳伤阴，阴阳双损，互不相固，因而出现真阳欲脱之险候。予以茯苓四逆汤，姜、附回阳，黄芪益气固表止汗，牡蛎救阴敛汗，人参、茯苓、炙甘草益气顾正，药用合拍，故奏效甚速。

李某，男，51 岁，2006 年 2 月 17 日就诊。患者 10 余日来，不明原因，自觉体倦乏力，胸脘满闷，食少厌油而来就诊。症见巩膜黄染，面部及肤色黄而晦暗，胸闷腹胀，便溏，厌油腻，恶心干呕，小便黄如浓茶，舌苔白腻。此属黄疸之阴黄证。治宜温化脾湿，疏肝利胆。

处方：茯苓 30g，潞参 15g，制附片、干姜各 12g，茵陈 90g，大枣 12 枚。5 剂。

服上药后，胸脘满闷、恶心干呕减轻，原方加枳实 15g，5 剂。服后，腹胀便溏减，舌苔转薄，巩膜黄染已退八九，减茵陈 30g，干姜、制附片各 10g，5 剂。黄疸基本痊愈，继上方加白术、陈皮补脾理气，以善其后。

按 黄疸病有阴黄、阳黄之分，该案属寒湿困脾，土湿木郁，肝失疏泄，胆汁外溢于肌肤之阴黄证。治用茯苓四逆汤健脾利湿，茵陈味苦寒，发于春，得少阳之气而生长，有清热利湿退黄、疏畅气机之功，因茵陈苦寒恐伤脾阳，故佐以大枣防其患，本方相合，有温，有清，寒热并用。使温而不燥，清热而不寒，故水湿得化，胆利黄退。

> 唐某，女，48岁，2006年4月25日就诊。素患胃病泄泻，因误食生冷，加之家务不和，情志不舒，郁结不解，至当天晚饭后，而猝然昏倒，发出牛羊之声，不省人事，四肢抽搐，两目上视，口角流涎，急入我院就诊。症见面色青黑，神志呆痴，头昏眩冒，四肢厥逆，舌淡，苔白多津，六脉沉微。证系情怀不畅，痰随气逆于上。治宜补脾燥湿，豁痰开窍。
>
> 处方：茯苓、龙骨、牡蛎各30g，制附片12g，干姜、潞参、陈皮各15g，炙甘草8g，半夏18g。4剂。
>
> 服上药后，精神好转，四肢已温，仍头目昏冒，去龙骨、牡蛎，加天麻9g，服后5剂，各方面正常，追访至今未再发作。

按 患者素有胃病泄泻病史，可知脾胃之阳已虚，又服生冷，更伤脾胃，脾虚不能运化水湿，反聚而为痰，加之情志所伤，痰随气逆，上扰清窍，故猝然昏倒、不省人事；痰阻络脉，所以四肢抽搐。痰是癫痫的要因，"随气升降无处不到"，故有"百病多由痰作祟"、"怪病责在于痰"之说。而痰之生成，又缘于脾肾阳虚、水寒土湿。故在治疗中用茯苓四逆汤温补脾肾之阳，合以二陈理气和中，燥湿化痰，龙骨，牡蛎重镇以安神，后以天麻祛风善后，以资巩固。

二十一、复方固本汤治中风偏瘫

偏瘫，即躯体半侧废痿不用，现代医学为脑血管栓塞、脑血管痉挛、脑出血后遗症等。我们通过多年的临床实践与总结，自拟以黄芪、葛根、白芍、当归、丹参、僵蚕、石菖蒲、云苓、蜈蚣、防风、山楂、牛膝、甘草、生姜等中药所组成的复原固本汤临床加减，结合按摩，对不同类型的偏瘫证，获效满意。

> 周某，男，62岁，1987年5月21日就诊。家属代述：其3个月前患脑出血，经救治脱险，尔后遗留偏瘫，多经治疗，疗效欠佳。症见形肥面晦，口眼歪斜，流涎失语，左侧机体废痿，脚手浮肿，屈伸不能，饮食欠佳，便干溲淋，舌质紫黯，舌苔黄腻，脉象右侧弦滑，左侧沉细。审症求因，证属肝肾阴亏，风邪内侵，痰热内闭，经络阻塞。治宜滋阴补肾，平肝息风，疏通经络，调和气血，投复原固本汤加减。
>
> 处方：黄芪、防风、泽泻、石菖蒲、僵蚕研末（冲服）各15g，葛根、白芍、当归、女贞子、牛膝各30g，丹参20g，蜈蚣研末（冲服）4条，甘草、红花各9g，生山楂、生姜各30g为引。
>
> 服方6剂，即可言语，饮食增加，二便畅通，患侧欲动，药已中病，前方加减续服，同时配合按摩治疗，常规手法，日2次。如此调治2个月，患者即可扶拐自行，生活近于自理。尔后每周服药2剂，日按摩2次，以固疗效。半年后随访无恙。

　　袁某，男，56 岁，1986 年 3 月 9 日就诊。家属代述：其中风年余，左侧偏瘫，虽经治疗，但效不随心。症见面色晦暗，头目眩晕，口眼歪斜，言语失利，左侧肌体痿软，脚手浮肿，屈伸不利，生活不能自理，饮食不佳，便干溲赤，舌质绛，苔黄腻，脉象沉缓。证属肝肾俱虚，湿痰内结，经络阻塞，气血瘀滞。治宜调补肝肾，化痰利湿，疏通经络，活血通瘀，投复原固本汤加减。

　　处方：黄芪、葛根、女贞子、薏苡仁各 30g，酒白芍、当归、丹参各 25g，石菖蒲、红花、僵蚕各 15g，牛膝 24g，蜈蚣（研末冲服）4 条，甘草 9g，泽泻 2g，生山楂、生姜各 30g 为引。

　　服药 10 剂患侧肢体伸屈自如，言语清晰，二便畅通。证药相投，医不更方，前方续服。同时配以按摩，日 1 次，常规手法。如此治疗 2 个月，患者可弃拐自行 300m，生活能自理，尔后常以前法出入治疗，巩固疗效，随访至今良好。

　　肖某，女，9 岁，1986 年 3 月 19 日就诊。其父母代述：2 周前因受母责备，生气后晕倒，醒后失语，右侧瘫痪；先后经某医院按"病毒性脑炎"等诊治无效，求治于我院。症见颜面浮肿，口眼歪斜，流涎失语，右侧肢体瘫痪，手脚冰凉浮肿，不欲饮食，大便溏薄，小便失禁，舌淡白，苔黄腻，脉象右细左数。据脉症，审病因，证属肝气郁结，脾肾两虚，经络阻塞，气滞血瘀，应属"中风偏瘫"范畴。治宜舒肝利气，补肾健脾，疏通经络，调和气血。投复原固本汤加减。

　　处方：黄芪、薏苡仁各 25g，酒白芍、酒当归、丹参、牛膝各 15g，红花、僵蚕各 12g，茯苓、生姜、葛根各 20g，石菖蒲 10g，蜈蚣 2 条，防风、桂枝各 9g，生山楂 30g。

　　服药 6 剂，即能言语、行走，脚手肿消，饮食倍增，二便正常。药投病所，效不更方，续服前方 8 剂而愈。为善其后，教给家长简便按摩手法，令其于百里之外的家里，予以按摩及自身锻炼。1 年后随访，患者已正常入学，一切良好。

　　按　复原固本汤内的黄芪补中益气，葛根解肌生津，白芍敛阴柔肝，当归养血活血，丹参祛痰生新，茯苓健脾理湿，石菖蒲醒脑通窍，红花通瘀活血，僵蚕止搐除风，蜈蚣除风解痉，防风祛风止疼，泽泻利水消肿，薏苡仁除湿，山楂祛滞，甘草调和，生姜温中，诸药共奏调补肝肾、健脾理湿、疏通经络、调和气血之功，其药味虽多但配伍严谨。而中风偏瘫，病机复杂，大多为内虚邪实，正如《东垣广书》所云"中风非外来风邪，仍本气自病也，凡年逾四旬气衰之际，或因忧喜忿怒伤其气者，多有此疾"。而复原固本汤正是以此哲理而拟之方，故可顾及各种类型的中风偏瘫，其紧扣病机，故多获效。而按摩疗法，与中医药同出一源，均属祖国医学范畴。它是以按、拿、捏、捶等体外治疗，以达血流畅通，经络调和。复原固本汤自内而外，按摩自外而内，两者互相配合，以起相辅相成之功效，故治中风偏瘫一证，屡经运用，多起沉疴。

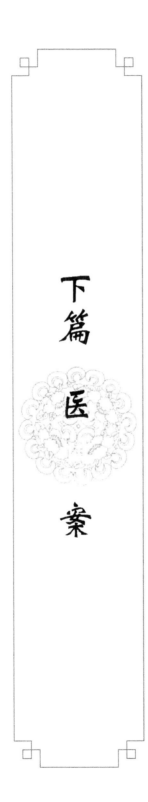

下篇　医案

周围血管病

一、脱疽（血栓闭塞性脉管炎）

案1

一般情况 范某，男，32岁。1996年5月16日初诊。

主诉 左下肢发凉、麻木、酸困2年，加重1个月。

病史 1994年2月份，患者在工地劳动时左足不慎撞伤，5日后疼痛消失。1个月后，患者感到左下肢酸胀、麻木、疼痛、发凉、怕冷，足部皮肤色泽苍白，步行300m即被迫停止行走，休息后可自行缓解。在当地医院先后服用中西药物治疗（药物不详），疗效不显。近1个月来，症状明显加重，患肢与健侧相比明显发凉，趾部疼痛难忍。患者有15年吸烟史。症见精神不振，畏寒怕冷，痛苦面容，左下肢发凉、麻木、酸困，趾部疼痛，入夜尤重，跛行严重，影响睡眠，大便溏薄，小便清长。

检查 左足皮肤色泽苍白，肢体肌肉瘦削，弹性差，足背、胫后动脉搏动微弱，足部皮肤干燥，皮肤温度较健侧低1.0℃，趾甲脆薄干燥不长，舌质淡有瘀斑，苔薄白，脉沉细。

甲皱微循环检查：视野下管袢轮廓尚清，排列紊乱。管袢总数8根，其中畸形6根，正常2根，管袢变短变细，提示患趾有慢性供血不足。

血液流变学检查：血细胞比容60%，全血黏度7.22，全血还原黏度17.8，血浆黏度1.98，红细胞电泳时间19.4s，红细胞沉降率方程K值51，血浆纤维蛋白原定量测定5g/L。

多普勒超声：出现双角及低平波，提示血管弹性差，有肢体供血不足。

中医诊断 脱疽（阳虚瘀阻）。

西医诊断 血栓闭塞性脉管炎（Ⅰ期）。

治则 温阳益气，活血化瘀。

处方 黄芪60g，炮附子、干姜、牛膝、丹参、红花、甘草各15g，白芍、白术、茯苓、潞党参各30g。

医嘱 注意肢体保暖，中药每日1剂，水煎服，日服3次。

二诊 5月26日，足部疼痛、麻木症状减轻，跛行距离延长，肢体温度较前稍有改善，二便正常，皮肤色泽无改变。

三诊 6月10日，患足温度较前回升，麻木、疼痛症状基本消失，皮肤色泽较前改善，舌脉同前。治宜温阳益气合活血通瘀之剂：炮附片、水蛭各10g，当归、白芍、茯苓、苏木、刘寄奴、牛膝、桂枝各15g，丹参、黄芪各30g。

四诊 6月25日，患足症状消失，温度回升，皮肤色泽由苍白转为淡红，足背、胫后动脉搏动有力。甲皱微循环检查：视野下管袢轮廓模糊，排列紊乱。管袢总数10根，其中正常8根，畸形2根，管袢较前增粗扩张，趾部血供良好。血液流变学检查：血细胞比容50%，全血黏度5.85，全血还原黏度12.54，血浆黏度1.30，红细胞电泳时间15.2s，红细胞沉降率方程K值42，血浆纤维蛋白原定量测定 3g/L。临床近期治愈。

【体会】 本例患者属阳虚瘀阻型。方中附子大辛大热，温壮肾阳，化气行水；茯苓、白术健脾利水，又能缓和附子之辛燥，黄芪益气固表，与潞党参同用，益气之力更强，取气行则血行之意；红花活血化瘀，消瘀而散肿；丹参活血消肿祛瘀，并能改善外周循环；当归味甘而重为补血上品，气轻而辛，又能行血；当归、红花、丹参相伍，补中有动，行中有补；甘草和中解毒；水蛭破血逐瘀通经，经药理研究证明水蛭素可扩张毛细血管，同当归、红花配合可养血通络，与黄芪同用能益气化瘀；诸药合用，共健温阳益气、活血化瘀之功。

案 2

一般情况 杨某，男，35 岁，农民。1998 年 7 月 7 日初诊。

主诉 双下肢发凉、麻木、疼痛 5 年，加重半年。

病史 患者于 1993 年不明原因自觉走路时双下肢出现挛急性不舒感，伴间歇性跛行，未予治疗。1995 年又因涉水，下肢酸困麻木明显，小腿肚疼痛，跛行严重，足部皮肤色泽呈苍白，在当地卫生院初以"风湿性关节炎"间断服用中西药物治疗，病情时轻时重。近半年来，病情明显加重，趾部出现疼痛，入夜凉痛彻骨，扪之冰冷，虽积极治疗（中西药物不详）2 个月余，但效果不佳。症见双下肢发凉、怕冷、麻木、酸困，伴间歇性跛行，足部疼痛剧烈，活动后及夜间为甚，表情痛苦，神疲肢冷，纳呆。

检查 形体消瘦，面色青黑，双足皮色苍白，扪之冰冷。双下肢小腿肚肌肉中度萎缩，皮肤营养差，毳毛脱落稀疏，趾甲脆薄不长，双足背、胫后动脉搏动不能触及，舌质淡，苔白，脉沉迟。

血白细胞计数 $12.5×10^9$/L，中性粒细胞 0.76，淋巴细胞 0.23，单核细胞 0.01，血红蛋白 160g/L，红细胞计数 $4.5×10^{12}$/L，血小板计数 $140×10^9$/L，红细胞沉降率 10mm/h。

甲皱微循环检查：视野下管襻轮廓尚清，排列紊乱。管襻总数 8 根，其中畸形 6 根，正常 2 根，管襻变短变细。患趾呈现慢性供血不足。

血液流变学检查：血细胞比容 62%，全血黏度 7.82，全血还原黏度 19.8，血浆黏度 2.28，红细胞电泳时间 19.8s，红细胞沉降率方程 K 值 58，血浆纤维蛋白原定量测定 7g/L。

中医诊断 脱疽（阳虚瘀阻）。

西医诊断 血栓闭塞性脉管炎（Ⅰ期）。

治则 温阳益气，活血化瘀。

处方 云苓、当归各 30g，炮附子、川芎、甘草、白术、白芍各 10g，桂枝 15g。

医嘱 肢体保暖，忌外伤，禁烟酒，避风寒冷刺激。中药每日 1 剂，水煎服，日 3 次温服。

二诊 7 月 15 日，精神好转，但双下肢发凉、怕冷、麻木及间歇性跛行等症状无明显改善，故调整方药：党参、黄芪、白芍、当归、草石斛各 30g，炮附子 15g，甘草 10g。

三诊 7 月 22 日，患肢发凉、疼痛、麻木等诸症仍无明显好转，遂调整处方：党参、黄芪、白芍、当归、赤芍各 30g，炮附子、桂枝各 15g，干姜 10g，细辛 9g，通草 9g。

四诊 7 月 30 日，双下肢及足部疼痛减轻，足部温度好转，皮肤色泽由苍白转为淡红，行走后双下肢小腿肚酸胀感减轻，患肢皮肤仍干燥，舌脉同前，效不更方。

五诊 8 月 20 日，患者精神好转，双下肢酸困减轻，肌肉弹性增加，皮肤干燥消失，肢体疼痛基本消失，患肢温度明显增高，纳食增加，二便正常，治疗方案同前。

六诊 9 月 12 日，患者精神良好，夜眠正常，双下肢疼痛、麻木、发凉等症状明显减轻，患肢皮肤色泽恢复正常，双足背、胫后动脉仍不能触及。可连续行走 2000m 无不适，能参加一般体力劳动。实验室检查：血白细胞计数 $8.2×10^9/L$，中性粒细胞 0.74，淋巴细胞 0.22，单核细胞 0.01，嗜酸性粒细胞 0.03，血红蛋白 120g/L，红细胞计数 $5.2×10^{12}/L$，血小板计数 $160×10^9/L$，红细胞沉降率 12mm/h。甲皱微循环检查：管袢轮廓清晰，排列整齐。管袢总数 10 根，其中正常管袢 8 根，畸形 2 根，管袢口径较前增粗扩张，趾端血供良好。血液流变学检查：红细胞压积 0.48，全血黏度 5.5，全血还原黏度 13.8，血浆黏度 1.55，红细胞电泳时间 16.6s，红细胞沉降率方程 K 值 45，血浆纤维蛋白原定量测定 3.5g/L。

【体会】　患者患病日久，阳气虚衰，寒湿内侵，阻滞经络，以致气滞血瘀。治宜温阳通络，补营益气，开始用苓桂术甘汤无效，在于忽视了肾阳虚衰这一关键。二诊又改用方剂后仍疗效不显，原因在于忽视了寒凝脉络这一主要病机。我们遵仲景当归四逆汤、真武汤以通经散寒、温阳破瘀，找出了主要矛盾，投方则效果显著。

案3

一般情况　胡某，男，37 岁。1989 年 5 月 12 日初诊。

主诉　双下肢麻木、跛行已半年。

病史　1985 年冬季受寒冷刺激，诱发左下肢麻木、发凉、疼痛，出现间歇性跛行。在某医院确诊为"血栓闭塞性脉管炎"，服毛冬青、脉通等中西药物治疗无效。后到我院住院治疗 8 个月病愈出院。1988 年在东北工作，受寒冷刺激，病情再次复发，双下肢麻木、发凉、疼痛，服药无效。症见面色苍白，表情痛苦，双下肢出现发凉、麻木、疼痛，入夜加重。

检查　形体消瘦，双下肢小腿肚肌肉轻度萎缩，触之皮肤冰凉、干燥，足部皮肤色泽苍白，双下肢足背、胫后动脉搏动微弱，局部温度检查（室温26.0℃）：左侧足趾 31.0℃、足背 32.0℃、胫骨中段 31.0℃，右侧足趾 32.5℃、足背 33.0℃、胫骨中段 32.0℃。舌质淡，苔白，脉沉细迟。

甲皱微循环检查：视野下管袢轮廓尚清，排列紊乱。管袢总数 10 根，其中畸形 7 根，正常 3 根，动脉口径短，血液流态呈虚线流，血流速度减慢，血管运动计数 8 次/秒。

多普勒超声检查：双下肢中小动脉管壁增厚、模糊，回声变低，腔内充填血栓，病变段与正常段分界较清楚。

中医诊断　脱疽（阳虚瘀阻）。

西医诊断　血栓闭塞性脉管炎（Ⅰ期）。

治则　温阳益气，活瘀通络。

处方　白芍、炮附片、白术、当归、水蛭各 15g，茯苓 20g，黄芪 60g，红花、党参、甘草各 10g。

医嘱　避风寒冷刺激，禁烟酒。中药每日 1 剂，水煎服，分 3 次温服。

二诊　6 月 10 日，患肢发凉、麻木、疼痛症状减轻，但出现左下肢肿胀，伴失眠，舌脉如前。加益气养阴、清热化瘀药。处方：白芍 30g，白术、炮附片、当归、水蛭、石斛、丹参各 15g，茯苓 20g，黄芪 60g，红花、党参、甘草各 10g。

三诊　7 月 15 日，间歇性跛行减轻，可连续行走 800～1000m 无不适，肌肉萎缩症状也明显改善，疼痛减轻，夜眠良好，但服药后出现纳呆、泄泻等症状，舌质淡。处方：白芍 30g，白术、炮附片、当归、水蛭各 15g，茯苓 20g，黄芪 45g，桃仁、红花、党参、甘草各 10g。

四诊　8 月 17 日，患肢皮肤温度回升，疼痛基本消失，可连续步行 1500m 左右，精神状态良好。

五诊 9月29日，疼痛止，跛行改善，皮肤色泽好转，足背、胫后动脉搏动良好。皮肤测温计检查：双侧温度基本恢复正常。甲皱微循环检查：视野下管袢轮廓清晰，排列规则。管袢总数10根，其中正常8根，畸形2根，动脉口径增粗，血液流态呈直线流，血管运动计数12次/秒。多普勒彩色超声检查：双下肢中小动脉管壁变薄，清晰，回声正常，腔内血栓消失，正常段分界较清楚。

【体会】 本案先予温阳益气、活血化瘀之剂，症状减轻，但二诊时又发现左下肢肿胀，并伴失眠症状，细辨其病，内有热象，故加养阴清热之剂，待热象消除，改服真武汤加益气化瘀药，使阳气下达，血管扩张而收效。

真武汤由茯苓、芍药、白术、生姜、附子五味药组成，功能温阳利水，是治疗肾阳衰微，水气内停的方剂。临床上，我们用真武汤加减治疗肾阳衰微、脾湿肝郁所致之脱疽，收效显著。临床辨证中常见肢端发凉麻木、跛行、疼痛，入夜尤甚，痛时内觉发凉，患肢苍白，舌质淡白，脉沉细。方中附子大辛大热入肾经，温肾阳化气行水；茯苓、白术健脾渗湿；白芍入肝，辅肝之体而助肝之用，使肝脏发挥疏泄水湿之功；生姜味辛性温，既可协附子温阳化气又能助苓、术和中降逆，诸药合用共奏温肾健脾、温阳利水之功，使正气强盛，阳气鼓动，气血周流，故而收效。运用中，若加干姜、黄芪、桂枝、潞参、川牛膝，其效更佳。

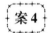

一般情况 桂某，男，32岁，工人。1998年7月12日初诊。

主诉 双下肢发凉、麻木、疼痛7个月。

病史 1998年1月5日，普降大雪，天气寒冷，患者在雪地行走两个多小时，晚上即感右下肢发凉、麻木、酸胀，小腿痉挛，行走时疼痛。第二日左下肢亦感发凉、麻木、疼痛，行走500m，即感双下肢麻木、疼痛，迫止行走，稍事休息后可缓解。当时以为是受寒所致，未及时治疗。1周后症状加重，到某中医院就诊，按"气血不和"治疗，服用活血化瘀药半个月，症状不减。其后虽屡经治疗，获效不佳。患病以来，不能正常参加工作。双下肢发凉、麻木、疼痛，夜间或遇冷疼痛加重。行走时腿肚酸胀痉挛，间歇性跛行，跛行距离300m左右。有10年吸烟史。

检查 形体瘦弱，表情痛苦，双下肢触及冰凉，足部皮肤色泽苍白，小腿肌肉弹性差，双足背、右足胫后动脉搏动微弱，舌质淡、苔薄白，脉沉。心率96次/分。

血白细胞计数 9.8×10^9/L，中性粒细胞0.78，淋巴细胞0.21，单核细胞0.01，血红蛋白160g/L，红细胞计数 4.5×10^{12}/L，血小板计数 94×10^9/L，红细胞沉降率2mm/h，血压115/70mmHg。

甲皱微循环检查：血管轮廓尚清，排列紊乱。管袢6根，其中畸形4根，正常2根，管袢口径短，袢顶宽40μm，血色暗红。血液流态呈虚线，血流速度186μm/s。血管运动计数16次/秒。

中医诊断 脱疽（阳虚瘀阻）。

西医诊断 血栓闭塞性脉管炎（Ⅰ期）。

治则 温阳益气，活血通络。

处方 茯苓、丹参、当归、黄芪各30g，白术、白芍各15g，炮附片25g，红花、干姜、甘草各10g。

医嘱 肢体保暖，卧床，禁烟酒，中药每日1剂，水煎服，日3次温服。

二诊 7月23日，患者精神好转，述双下肢疼痛显著减轻，发凉、麻木症状好转，夜间疼痛减轻，跛行距离延长，余症同前。减少原方用量，处方：炮附片、茯苓、白术、白芍各15g，丹参、当归、黄芪各30g，红花、干姜、甘草各10g。

三诊 8月8日，双下肢诸症较7月23日复诊时又有好转，处方：炮附片、茯苓、白术、白芍各15g，丹参、当归、黄芪各30g，红花、细辛、甘草各10g。

四至六诊 8月23日、9月1日、9月15日，患者前来复诊，症状日渐好转。疼痛消失，酸困、麻木感缓解，患肢温度基本正常，可连续行走5000m无不适，恢复原来工作。实验室检查：白细胞计数8.2×10⁹/L，中性粒细胞0.74，淋巴细胞0.21，单核细胞0.02，嗜酸性粒细胞0.03，血红蛋白130g/L，红细胞计数5.2×10¹²/L，血小板计数94×10⁹/L，红细胞沉降率0mm/h。甲皱微循环检查：管祥轮廓由模糊变为清晰，排列整齐。管祥10根，其中畸形管祥2根，正常管祥8根，祥顶宽30μm，血色淡红，血液流态呈虚线，血流速度467μm/s，血管运动计数12次/秒。临床近期治愈。

2000年随访，病情稳定，未复发。

【体会】 处方用药时，遵照"治病求本"之旨，大剂量运用温阳益气药物，同时加入了清热之品，使症状很快得到改善，微循环检查也有明显的进步。药证相符，故可收效。

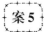

一般情况 赵某，男，26岁，农民。1990年11月10日初诊。

主诉 双下肢发凉、麻木、疼痛1年，加重一个半月。

病史 1988年春，患者于田间插秧后即感双下肢发凉、趾端刺痛，夜间加重，不能入睡，当时未服药治疗。后症状日渐加重，并出现间歇性跛行，只能走500m。在某医院检查，未明确诊断，服用中西药物1个月而无明显疗效，未坚持治疗。半个月前，因气候渐冷，症状加重，双下肢发凉、麻木、酸困，活动受限，趾端昼夜呈针刺样疼痛，趾部皮肤色泽苍白，不能胜任劳动，痛苦不堪。症见面色苍白，痛苦面容，呻吟不止，畏寒喜暖。

检查 形体消瘦，双下肢发凉，皮温相似，比正常手指温低2.0~3.0℃，双下肢麻木、疼痛、皮色苍白，尤其以两足趾为甚，下肢抬高3min后，麻木、疼痛及皮色苍白加重，下垂未见紫红。皮下乳头层静脉充盈试验超过3s。足背动脉、胫后动脉搏动微弱。心率80次/分，血压110/60mmHg。舌质淡，苔薄白，脉细弱。

血液流变学检查：红细胞压积0.64，全血黏度8.2，全血还原黏度20.5，血浆黏度2.25，红细胞电泳时间19.5s，红细胞沉降率方程K值60，血浆纤维蛋白原定量测定7.2g/L。

甲皱微循环检查：患趾呈现慢性供血不足的表现，视野下管祥轮廓模糊尚清，排列紊乱。管祥总数10根，其中畸形7根，正常3根，动脉口径细短。

中医诊断 脱疽（阳虚寒凝）。

西医诊断 血栓闭塞性脉管炎（Ⅰ期）。

治则 温经散寒，活血化瘀。

处方 炮附片、白术、牛膝各15g，党参、茯苓、当归、丹参、鸡血藤各30g，干姜10g。

医嘱 肢体保暖，忌外伤，禁烟酒，中药每日1剂，水煎服，日3次服。

外洗中药：透骨草、伸筋草、独活、桃仁、红花、花椒各30g，桂枝15g，熟附片25g。上药装入纱布袋中，加水2000ml煎30min，煎好后趁热先熏，待温后再用药液浸洗下肢，双足浸泡30~60min，水温保持在40℃左右。

二诊 11月21日，患者双下肢及足部发凉、麻木症状显著减轻，跛行距离延长。患者觉泡脚后舒适，夜间疼痛减轻，能睡5个小时左右。

三诊　12月6日，患者坚持熏洗下肢及足部，感觉患肢明显有发热感，疼痛发作次数减少，跛行距离延长，皮肤色泽好转。方药投证，效不更方。

四诊　12月16日，患肢疼痛基本消失，睡眠良好，跛距延长。停用内服中药，继续用中药熏洗患肢及足部以巩固疗效。嘱患者加强活动，锻炼身体。

五诊　1991年1月17日，患肢发凉、麻木、疼痛症状消失，皮肤色泽红润，皮温恢复如常。双足背、胫后动脉搏动可触及，能正常参加农事劳动。血液流变学检查：红细胞压积0.48，全血黏度5.8，全血还原黏度14.2，血浆黏度1.65，红细胞电泳时间17.0s，红细胞沉降率方程K值47，血浆纤维蛋白原定量测定4.5g/L。甲皱微循环检查：视野下管袢轮廓清晰，排列规则。管袢总数10根，其中畸形7根，正常3根，动脉口径较前增粗。

1994年随访，患者病情稳定，一直未复发。

【体会】　本案在运用温经散寒、活血化瘀中药内服的同时，运用具温经散寒、通络行痹功效的中药熏洗，辨证论治，内外结合，配伍得当，使血脉通畅，诸症好转。

熏洗疗法是利用中药煎汤，趁热在皮肤或患部进行熏洗和浸浴的一种治疗方法。熏洗疗法可增加患肢血流量，改善血液循环。但对已经闭塞的动脉无效，虽经长期熏洗也不能使闭塞的动脉恢复正常。

本案所运用的外洗中药功能活血祛瘀，温经散寒，主要用于早期及恢复期血栓闭塞性脉管炎缺血不严重者，肢体表现为发凉、怕冷，遇冷后症状加重，患肢酸胀、疼痛，关节屈伸不利，亦有临床伴见游走性血栓性浅静脉炎等。

血栓闭塞性脉管炎局部缺血期属祖国医学"脱疽"范畴。盖寒为阴邪，最易伤人阳气，由于严寒涉水，寒湿侵袭，以致寒凝络脉，血行不畅，阳气不能下达，筋脉阻塞，气血凝滞，故发为本病。

该期患者最易误诊，往往易与风湿等其他疾病混淆，这样就延误了治病时机。若早期诊断，及时治疗多能取得较好的效果。

在治疗上宜温经散寒，益气扶正，活瘀通络。血脉得以温煦和疏通，可以促进血液循环，而使肢体恢复正常功能。

案6

一般情况　王某，男，32岁，教师。1997年11月20日初诊。

主诉　右足发凉、疼痛10个月。

病史　1995年7月，患者不明原因感右足趾部有针刺样疼痛，经某医院检查未明确诊断。小腿肚伴见硬性索条状结节，呈游走性疼痛。1996年2月，右足拇趾发凉、疼痛。数日后，右足拇趾端变色紫暗，上级医院诊断为"血栓闭塞性脉管炎"，间断服用中药，疼痛有所减轻，但症状反复发作。有10年吸烟史，无其他特殊病史。

检查　形体消瘦，面色黧黑，表情淡漠，面容痛苦，神疲乏力，气短懒言，右下肢发热、肿胀，足部扪之冰冷，皮肤苍白，拇趾发凉、麻木、疼痛，内觉发热，趾端关节色呈紫暗，足背、胫后动脉搏动微弱。血压120/80mmHg。舌质红，苔薄白，脉迟。心率60次/分。

血液流变学检查：血细胞比容62%，全血黏度7.9，全血还原黏度19.5，血浆黏度2.15，红细胞电泳时间19.8s，红细胞沉降率方程K值59，血浆纤维蛋白原定量测定6.8g/L。

甲皱微循环检查：血管管袢轮廓尚清，管袢排列紊乱。管袢总数4根，其中畸形2根，正常2根。管袢口径短，袢顶宽20μm。血流速度105μm/s，血管运动计数8次/秒。

　　中医诊断　脱疽（血脉瘀阻）。

　　西医诊断　血栓闭塞性脉管炎（Ⅱ期）。

　　治则　活血通络，清热解毒，健脾燥湿。

　　处方　金银花45g，苍术、黄柏、薏苡仁、玄参、白芍、丹参各30g，当归20g，蒲公英、水蛭各15g，红花、甘草各10g。

　　医嘱　忌食辛辣，禁烟酒。中药每日1剂，水煎服，日3次温服。

　　二诊　12月5日，下肢发热、肿胀症状基本消失，右足皮肤色泽好转，疼痛减轻，温度上升。

　　三诊　12月20日，下肢症状明显好转，患者全身活动有力，适当减少剂量，处方：苍术、黄柏、蒲公英、玄参、白芍、当归各15g，薏苡仁、丹参、金银花各30g，水蛭、红花、甘草各10g。

　　四诊　1998年1月5日，肢体症状基本消失，趾甲开始生长。血液流变学检查：红细胞压积0.48，全血黏度5.4，全血还原黏度13.8，血浆黏度1.66，红细胞电泳时间16.9s，红细胞沉降率方程K值45，血浆纤维蛋白原定量测定4.1g/L。甲皱微循环检查：视野下管袢轮廓清晰，管袢排列整齐。管袢总数8根，其中正常管袢6根。管袢口径增宽，袢顶宽20μm。血流速度230μm/s，血管运动计数12次/秒。

　　【体会】　本案属血脉瘀阻型血栓闭塞性脉管炎，伴游走性浅静脉炎。临床中，血栓闭塞性脉管炎患者40%～60%有游走性血栓性浅静脉炎病史。此患者表现一派热象，乃气血虚少，郁久化热所致，故用大量清热解毒、健脾燥湿之药，配伍活血化瘀之药而奏效。

　　祖国医学所指血瘀证范围颇为广泛，寒邪外侵、外伤、正虚阳弱、血热郁积等均可导致气机阻滞、经络阻塞。又有"久病多夹瘀"之说。血栓闭塞性脉管炎多属血管慢性疾病，由于血液循环障碍，血管闭塞，从而出现微循环障碍所致的缺血、瘀血、血栓等病理改变。临床中，对阳虚血瘀者，治宜温经散寒、活瘀通络，鼓动气血之运行；气虚血瘀者，治宜补益气血、活瘀通络；阴阳错杂者，施之温阳、活瘀、清热、益气之法。不同的病理机制，治疗法则亦应随之而异。临床中常见肢体麻木、疼痛、发凉、怕冷，间歇性跛行，肌肉萎缩，小腿及足部有表浅性静脉炎，足部皮色呈苍白、暗紫等症状，常以丹参、红花、赤芍、桃仁、苏木、刘寄奴、乳香、没药等活血化瘀、通络止痛。加蜈蚣、全蝎、水蛭以走窜经脉，化瘀止痛；佐牛膝以引药下行，增强活瘀通络之力；加黄芪、党参、白术以益气扶正，健脾燥湿；加附片、干姜、桂枝、细辛以温肾壮阳，促进血液循环，疏通经络。有炎性病变者配玄参、金银花、蒲公英、白芍、黄柏、薏苡仁以清热解毒化湿，且能制温阳之品的辛散燥热。通过甲皱微循环和血液流变学观察，服用以上药物后各项症状均可得到一定的改善。

案7

　　一般情况　赵某，男，23岁。2002年2月17日初诊。

　　主诉　双下肢麻木胀痛、变色、跛行1年。

　　病史　患者于2000年年底在哈尔滨某部队服役时，受寒冷刺激，诱发双下肢麻木、发凉、疼痛，小腿肚挛急不舒，足色苍白，伴间歇性跛行。2001年2月双下肢出现数条硬性条状结节，红肿剧痛，活动受限。部队医院确诊为"血栓闭塞性脉管炎合并静脉炎"。用抗生素及血管扩张药物治疗无效。症见步履艰难，跛行严重，足趾灼胀疼痛，入夜加重，双下肢肌肉萎缩，下肢触及到硬性条索状结节，口渴多饮，溲黄。身体素健，有吸烟史5年，每天10支。无饮酒嗜好及家族遗传病史。

检查 小腿内侧触及数条索条状结节，形体消瘦，营养一般，面色红赤，精神疲惫，小腿皮肤色泽潮红、拒按，足前部色泽紫红，双足背、胫后动脉搏动减弱，舌质红绛，苔黄腻，脉滑数。

血液流变学检查：红细胞压积 0.62，全血黏度 9.2，全血还原黏度 20.1，血浆黏度 2.58，红细胞电泳时间 22.4s，红细胞沉降率方程 K 值 82，血浆纤维蛋白原定量测定 6.3g/L。

甲皱微循环检查：血管管袢轮廓尚清，排列紊乱，管袢总数 8 根，其中畸形 6 根，管袢口径变细变短，提示趾部供血不足。

中医诊断 脱疽（血脉瘀阻）。

西医诊断 血栓闭塞性脉管炎（Ⅱ期）。

治则 清热除湿，益气化瘀。

处方 金银花 45g，当归、薏苡仁、蒲公英、连翘、黄芪各 30g，川芎、赤芍、川牛膝、红花各 15g，黄柏、甘草各 10g。

医嘱 禁烟酒，慎房事，中药每日 1 剂，水煎服，日 3 次温服。

二诊 3 月 3 日，患者精神好转，跛行及疼痛减轻，口渴止，二便自调。述双下肢有蚁行感，仍麻木、酸胀，腿肚挛急不舒，行走后加重。继守上方治疗，加蜈蚣 3 条，全蝎 9g。

三诊 3 月 23 日，患肢皮肤色泽改善，温度改善，硬索状结节消失，麻木、疼痛、跛行基本消失，足背、胫后动脉搏动仍不能触及。但觉腰膝酸软，时常遗精，治宜壮肾温阳、益气化瘀。

处方：白芍、白术、炮附片、桂枝、首乌各 12g，云苓、党参、甘草、当归各 15g，黄芪 30g，细辛 6g，通草、川牛膝各 9g。

四诊 4 月 14 日，双下肢麻木、疼痛、变色、跛行等诸症消失，全身活动有力。双足背、胫后动脉搏动能触及。血液流变学检查：红细胞压积 0.52，全血黏度 6.2，全血还原黏度 14.5，血浆黏度 1.72，红细胞电泳时间 17.0s，红细胞沉降率方程 K 值 60，血浆纤维蛋白原定量测定 4.3g/L。甲皱微循环检查：血管管袢轮廓清晰，排列整齐。管袢总数 10 根，其中畸形 2 根，管袢口径增宽，提示趾部血供好转，临床近期治愈。

【体会】 患者病属血栓闭塞性脉管炎早期，中医诊断为"脱疽"，其病机主要是湿邪内蕴，郁久化热，阻碍经脉，气血运行不畅，导致患肢缺血、缺氧所致。治宜清热除湿，益气化瘀。方中当归、川芎养血活血，赤芍、薏苡仁、蒲公英、连翘、金银花、黄柏清热除湿，黄芪益气走表，川牛膝引血下行，红花活血化瘀，甘草温润调和诸药。若热盛湿重则重用清热化湿，以祛除湿邪，改善血液的黏稠度，而后施以益气化瘀，舒筋通络之品，以促进血液循环，改善肢端的局部缺血、缺氧状态。

根据我们的临床经验，尤其需要注意的是，若见白细胞计数增高，肢体发热、肿胀等症状，切记慎用大量化瘀药物。因为化瘀药物可导致炎症扩散，加重病情。另外，根据病情，可采用药物熏洗治疗，可使内消外解，加快症状的缓解，故在临床中要随症加减，辨证施治，才能达到预期的治疗效果。

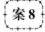

案8

一般情况 张某，男，39 岁。1994 年 3 月 12 日初诊。

主诉 左下肢发凉、麻木、沉困、疼痛 3 年，加重半年。

病史 患者 1991 年冬赴东北工作，因寒冷刺激致使左下肢发凉、麻木、沉困、疼痛，继则症状加剧，出现间歇性跛行，经某医院检查，诊断为"血栓闭塞性脉管炎"。服用中西药物治疗月余，效果不佳。此后断断续续治疗，症状一直未能控制。半年前左下肢麻木沉困、跛行疼痛加重，在某医院就诊，静脉滴注血管扩张药物及止痛药物半个月（药物不详），疼痛不能控制。症见全身沉重乏力，左下肢沉困、麻木、疼痛，内觉发热，扪之冰冷，跛行，距离300m左右，胃纳减少。有12年的吸烟史。

检查 形体较胖，面色青黄，表情痛苦，左下肢触及发凉，足前部紫暗，皮肤枯槁，肌肤甲错，左足背、胫后动脉搏动减弱，大便黏滞，小便黄，舌质淡，有瘀斑，苔薄黄，脉滑数。心率96次/分。

血白细胞计数12.0×10⁹/L，中性粒细胞0.75，淋巴细胞0.22，嗜酸性粒细胞0.01，单核细胞0.02，红细胞计数4.5×10¹²/L，血红蛋白120g/L，血小板计数160×10⁹/L，红细胞沉降率10mm/h。

血液流变学检查：红细胞压积0.58，全血黏度7.2，全血还原黏度17.1，血浆黏度1.78，红细胞电泳时间19.4s，红细胞沉降率方程K值80，血浆纤维蛋白原定量测定5.8g/L。

甲皱微循环检查：管袢轮廓尚清，血管排列紊乱，管袢总数8根，其中畸形管袢6根，正常管袢2根，管袢口径变短变细，提示趾部供血不足。

中医诊断 脱疽（血脉瘀阻）。

西医诊断 血栓闭塞性脉管炎（Ⅱ期）。

治则 清热燥湿，化瘀通络。

处方 金银花90g，玄参60g，当归、黄芪、川牛膝、薏苡仁各30g，通草、桃仁、红花各15g，甘草10g。

医嘱 禁烟酒、长距离行走和站立，慎房事。中药每日1剂，水煎服，日3次温服。

二诊 服药7剂，未见明显变化，更方服用。改为真武汤加当归、桃仁、红花。处方：炮附子、白术、桃仁、红花、白芍各15g，茯苓、当归各30g，生姜、甘草各10g。

三诊 服上方后仍未见好转，下肢发热、疼痛加重，舌脉如前。辨证仍属湿热郁滞所致，又遵首诊所处之方，加全蝎、蜈蚣、丹参。处方：金银花60g，玄参、当归、黄芪、川牛膝、薏苡仁、丹参各30g，桃仁、红花各15g，全蝎9g，蜈蚣3条，甘草10g。

四诊 患肢麻木、疼痛即显著减轻，二便正常，舌质淡，苔薄黄，脉滑数。

五诊 疼痛基本消失，麻木、发凉明显改善。实验室检查：白细胞计数9.0×10⁹/L，中性粒细胞0.75，淋巴细胞0.28，嗜酸性粒细胞0.05，单核细胞0.02，红细胞计数3.3×10¹²/L，血红蛋白120g/L，血小板计数160×10⁹/L，红细胞沉降率10mm/h。血液流变学检查：红细胞压积0.48，全血黏度5.98，全血还原黏度14.9，血浆黏度1.66，红细胞电泳时间16.7s，红细胞沉降率方程K值55，血浆纤维蛋白原定量测定3.2g/L。甲皱微循环检查：血管管袢轮廓清晰，血管排列整齐，管袢总数10根，其中畸形管袢2根，管袢口径较前增宽，提示趾部血供良好。临床近期治愈。

追访2年，病情稳定，能从事一般工作。

【体会】 患者首诊辨证为湿热瘀滞，遂运用清热燥湿，化瘀通络药物，服7剂虽无显效，调整方药，在运用真武汤加活血化瘀药之后，仍未奏效。再细辨证，首诊方药投证，故又坚持原方治疗，加全蝎、蜈蚣、丹参等活血化瘀药而收效。血栓闭塞性脉管炎属慢性病证，只要辨证准确，方药投证，应坚持原方案治疗，切不可随意调整，以免贻误病机。

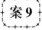 案9

一般情况 孟某，男，33岁，工人。1994年5月10日初诊。

主诉　左下肢发凉、麻木、疼痛 1 年，加重 5 个月。

病史　1992 年 8 月，阴雨连绵，赤足涉水 5 日，左脚开始出现针刺样疼痛，时有麻木感。曾服用镇痛药治疗无效。延至 1993 年 3 月，疼痛增剧，入夜尤甚，屡经治疗，病情未能控制。1994 年初左足皮色潮红、厥冷，如浸冰雪中。继则五趾肿大，不能工作。经多家医院检查，均确诊为"血栓闭塞性脉管炎"。某医院给处方：金银花、玄参、当归、甘草、水蛭、虻虫、乳香等中药，服用 27 剂，效果不显。症见五趾肿胀，剧烈疼痛，入暮加重，触之痛甚，厥冷如冰，遇冷和静止时疼痛加重，四肢不温，畏寒喜暖。有 20 年吸烟史，常饮酒。

检查　形体肥胖，面色黧黑，神疲乏力，痛苦面容，趾甲增厚不长，患肢皮肤干燥，汗毛稀疏，肌肉轻度萎缩，左足背、胫后动脉不能触及，舌质淡紫，苔薄，脉沉迟。

血液流变学检查：红细胞压积 0.70，全血黏度 9.6，全血还原黏度 22.5，血浆黏度 3.1，红细胞电泳时间 26.5s，红细胞沉降率方程 K 值 95，血浆纤维蛋白原定量测定 7.5g/L。

甲皱微循环检查：管祥轮廓模糊，排列紊乱，管祥数目减少，总数 6 根，其中畸形管祥 4 根，正常管祥 2 根，祥顶瘀血，血色暗红，血液流态呈断线流，血管运动计数 6 次/秒。

中医诊断　脱疽（寒湿阻络）。

西医诊断　血栓闭塞性脉管炎。

治则　温肾健脾，补营通络。

处方　黄芪、茯苓、白芍、干姜、党参各 30g，白术、生姜各 10g，炮附子（先煎）15g，甘草 10g。

医嘱　禁烟酒、长距离行走和久站立，慎房事。中药每日 1 剂，水煎服，日 3 次温服。

二诊　5 月 16 日，服药后即觉患肢发热。患足疼痛减轻，诸症好转。

三诊　5 月 30 日，趾肿全消，疼痛基本消失，其足转温，患肢麻木、酸困明显改善，固守原方。

四诊　6 月 15 日，近段时间服上药后，疼痛已消，肢体活动有力，皮肤色泽基本正常，能够胜任轻体力劳动。但足背、胫后动脉搏动仍不能触及。血液流变学检查：红细胞压积 0.54，全血黏度 6.6，全血还原黏度 14.5，血浆黏度 1.65，红细胞电泳时间 16.5s，红细胞沉降率方程 K 值 50，血浆纤维蛋白原定量测定 4g/L。甲皱微循环检查：管祥轮廓清晰，排列整齐，管祥数目增加，总数 10 根，其中正常管祥 8 根，祥顶瘀血消失，血色淡红，血液流态呈直线流，血管运动计数 10 次/秒。临床症状显著好转。

【体会】　患者因感受寒湿，脉络瘀滞而发病。从患肢厥冷如冰、脉沉迟可以看出，此病机为阴寒湿盛。前医投金银花、玄参、当归、甘草、水蛭、虻虫、乳香等，亦即四妙勇安汤加水蛭、虻虫，服药无效，原因在于辨证不准确。我们辨其病机属脾肾阳虚，寒湿内侵，脉络瘀阻，发为脱疽，用温阳燥脾，补营通络之法，随即取得满意的效果。

案 10

一般情况　钱某，男，40 岁，工人。1990 年 3 月 19 日初诊。

主诉　双下肢疼痛、发凉、麻木 2 年，左足剧痛 4 个月。

病史　1988 年 5 月左足拇趾不慎受伤诱发此病。双下肢常感酸困乏力，时觉麻木，逐渐加重。1988 年 7 月曾在某医院检查，诊断为"血栓闭塞性脉管炎"，经治疗好转。1989 年 12 月左足第二趾出现剧烈疼痛，经治疗时轻时重。症见双下肢发凉、疼痛、跛行，触之冰凉，步行 100m 即感下肢酸困、胀痛加重。左足第二趾剧痛，疼痛呈持续性，夜间加重，痛不可忍，常抱足而坐，彻夜不得眠。有 20 年吸烟史，有冻伤史。

检查　形体适中，面色无华，气短懒言，双下肢小腿肚肌肉瘦削，皮肤干燥，汗毛脱落稀疏，足部色泽苍白，趾甲脆薄、干燥不长，双下肢足背、胫后动脉搏动消失，舌质淡紫，苔薄白，脉沉涩。

甲皱微循环检查：视野下管襻轮廓模糊，血管排列紊乱，血管管襻 10 根，其中畸形管襻 5 根，正常管襻 5 根，襻顶瘀血，血色暗红，血液流态呈断线流，血管运动计数减慢。

动脉造影检查：左下肢胫前、胫后动脉狭窄、闭塞。

中医诊断　脱疽（寒湿阻络）。

西医诊断　血栓闭塞性脉管炎（Ⅰ期）。

治则　温阳通络，益气活血。

处方　茯苓、白芍、黄芪、丹参、赤芍各 30g，当归 20g，白术 12g，炮附片 15g，桃仁、红花、全蝎各 10g，蜈蚣 3 条。

医嘱　肢体保暖，禁烟酒，忌外伤。中药每日 1 剂，水煎服，日 3 次温服。

二诊　4 月 3 日，左足第二趾疼痛显著减轻，夜间患肢转温，跛行距离延长，活动后下肢酸困感明显减轻。

三诊　4 月 17 日，诸症较前减轻，患趾疼痛基本消失，夜间疼痛未见加重。

四诊　5 月 15 日，患肢温度明显改善，麻木酸困感减轻，趾部疼痛基本消失，但消失动脉仍不能触及。甲皱微循环检查：微循环轮廓清晰，血管排列整齐，血管管襻 10 根，其中畸形管襻 2 根，正常管襻 8 根，襻顶瘀血消失，血色淡红，血液流态呈直线流，血管运动计数 12 次/秒。动脉造影检查：患肢胫前、胫后动脉狭窄、闭塞显著改善。临床症状显著好转。

【体会】　此案乃阳虚气弱，寒湿内侵，加之外伤，脉络受阻所致。治宜温经通络，益气化瘀。黄芪、炮附片同用，有温阳益气、兴奋心脏的作用；活血化瘀药有促进血液循环、扩张外周血管、改善微循环的功能。

案 11

一般情况　马某，男，47 岁。1995 年 8 月 11 日初诊。

主诉　左足肿胀、疼痛 3 个月。

病史　患者曾于 1990 年患右下肢血栓闭塞性脉管炎，经治疗好转。1992 年复发，做右下肢高位截肢手术。1993 年 7 月患急性心肌梗死，经治疗恢复。今年 1 月左大腿内侧突起硬性索条状结节，肢体酸困乏力，足背部肿胀，趾部灼疼，皮肤色泽潮红，活动受限。5 月份下肢肿胀酸困，趾部灼痛明显加重，虽服用中西药治疗，病情未能控制。

检查　形体消瘦，面色晦暗，左足明显浮肿，皮肤色泽潮红，下肢肌肉皮肤营养差，趾甲干枯，左足背、胫后动脉搏动减弱。血压 90/60mmHg。舌红，苔黄腻，脉弦滑数。

实验室检查：红细胞计数 $4.8×10^{12}$/L，白细胞计数 $16.5×10^9$/L，血红蛋白 160g/L，血小板计数 $190×10^9$/L，红细胞沉降率 12mm/h。

心电图检查：陈旧性前侧壁心肌梗死。

血液流变检查：血细胞比容 78%，全血黏度 9.48，全血还原黏度 26.8，血浆黏度 2.89，血浆纤维蛋白原定量测定 9g/L。

甲皱微循环检查：管襻轮廓模糊，血管排列紊乱，血管管襻 8 根，其中畸形管襻 3 根，正常管襻 5 根，襻顶瘀血，血色暗红，血液流态呈断线流，血管运动计数减慢。

中医诊断　脱疽（湿热毒盛）。

西医诊断　血栓闭塞性脉管炎。

治则　清热利湿，解毒通络。

处方　金银花、黄芪各45g，薏苡仁、玄参、板蓝根、当归各30g，蒲公英60g，苍术、黄柏各15g，地龙、甘草各10g。

医嘱　禁烟酒，慎房事，忌外伤。中药每日1剂，水煎服，日3次温服。

二诊　8月21日，左足肿胀消退，烧灼样疼痛发作次数减少，痛势明显减轻，趾部色泽改善，原方不变，同时加用外洗方以加大疗效，处方：黄芪、黄柏、甘草、大黄、地肤子、赤芍各30g，乳香15g。水煎，熏洗患足。

三诊　9月5日，左足肿痛减轻，肢体酸困好转，硬性结节明显消退，食后感觉腹部胀满，大便微溏，舌淡，苔白腻，脉沉滑。此为脾虚湿盛，郁结不化之证。治宜健脾渗湿。处方：当归、金银花、玄参、川牛膝、黄芪各30g，干姜9g，泽泻10g，僵蚕、大腹皮、苍术各15g，鸡内金12g，草果6g。

四诊　9月20日，腹胀除，饮食增，大便正常，左足微见浮肿，硬性结节色泽已呈紫暗，扪之疼痛已减轻，舌淡，苔白微腻，脉沉滑。此为湿郁交阻，滞留经络不化，拟健脾活血法。处方：黄芪、赤芍、炒薏苡仁、当归、川牛膝各30g，水蛭、僵蚕、忍冬藤、枳实各15g，苍术、贝母各10g，地龙20g。

五诊　10月5日，索条状结节消散，诸症俱瘥，左足背、胫后动脉恢复。血液流变学检查：血细胞比容50%，全血黏度6.1，全血还原黏度14.8，血浆黏度1.72，血浆纤维蛋白原定量测定4g/L。实验室检查：红细胞计数4.8×10^{12}/L，白细胞计数10×10^9/L，血红蛋白110g/L，血小板计数120×10^9/L，红细胞沉降率6mm/h。甲皱微循环检查：微循环轮廓模糊，血管排列紊乱，血管管祥8根，其中畸形管祥1根，正常管祥7根，祥顶瘀血，血色暗红，血液流态呈断线流，血管运动计数减慢。临床治愈。

【体会】　湿热毒盛期当以清热解毒为主，因解毒祛邪对控制病情的发展大有好处。本案体现了以清热解毒为主的治疗思想。急性活动期，多属湿热或湿毒之邪犯络，以致络热发生新瘀，故欲迅速制止新瘀发展，非祛邪不为功，不主张活血，尤其禁用温热攻瘀药。在本案的治疗过程中，先用清热利湿、解毒通络之药，当出现脾虚湿盛，郁结不化之证后，又处以健脾渗湿之药，配合运用清热利湿解毒之药外洗，内外兼治，并无一味活血药，效果应手而得。

本病根据邪与瘀发展的分期辨治规律，急性期，总以祛邪为先，一旦病情进入好转期，邪去瘀留，可改用益气活血，促进肢体侧支循环建立，改善气血供应，待到稳定期，再以补肾之药巩固，亦勿长期活血。

案12

一般情况　孙某，男，40岁。1998年8月20日初诊。

主诉　左足趾溃破、剧痛半年。

病史　患者于1988年11月曾患血栓闭塞性脉管炎，下肢发凉、麻木、胀痛，足趾部苍白，间歇性跛行等症状，初用当归注射液、毛冬青片、脉通等扩张血管药物治疗，病情时轻时重，每遇冬季病情加重，呈周期性发作。1993年3月右足背溃破，伤口剧烈疼痛，在我院治疗5个月后，伤口愈合，临床治愈而出院，并能正常工作。1997年10月不明原因出现右足麻木胀痛，随之左足亦发病，出现发凉、疼痛、变色，在某医院治疗一段时间后无效，病情日益加重。1998年2月左足拇趾、中趾相继溃破，伤口剧烈疼痛，经多方治疗后不能控制。

检查 形体消瘦，面色微黄，表情痛苦。双下肢麻木、疼痛、发凉，小腿肚肌肉中度萎缩，营养差，汗毛稀疏，双足趾甲增厚不长，汗毛脱落。趾部湿性坏疽，渗出物恶臭，剧烈疼痛，精神极度疲惫，双下肢足背、胫后动脉搏动均已消失，舌质紫，苔厚腻，脉弦滑。

实验室检查：白细胞计数17.6×10⁹/L，中性粒细胞0.70，淋巴细胞0.17，单核细胞0.09，嗜酸性粒细胞0.04，红细胞沉降率15mm/h。

甲皱微循环检查：管袢排列不规则，模糊不清，管袢总数7根，其中正常管袢2根，异形管袢5根，血色暗红，血流呈颗粒状。袢顶宽40μm，动脉长度100μm，静脉长度140μm，动脉口径20μm，静脉口径40μm，血流速度420μm/s，血管运动计数6次/秒。

多普勒超声检查：出现双角及低平波，提示血管弹性差，肢体供血不足。

中医诊断 脱疽（湿热毒盛）。

西医诊断 血栓闭塞性脉管炎（Ⅲ期Ⅰ级）。

治则 清热利湿，解毒通络。

处方 金银花、黄芪、薏苡仁各45g，玄参、板蓝根、当归各30g，蒲公英60g，苍术、黄柏各15g，地龙、甘草各10g。

医嘱 禁烟酒，饮食宜清洁，卧床休息。中药每日1剂，水煎服，日3次。

外科处理：用0.1%雷夫奴尔溶液清洁湿敷疮面，每日换药1次。

二诊 9月5日，患肢疼痛大减，溃疡面组织改善，分泌物减少，按原方案治疗。

三诊 9月20日，溃疡无分泌物。静止痛基本消失，舌质淡，苔薄白，脉沉细。病情基本得以控制，继续服用上药。外科处理同前。

四诊 10月10日，患肢温度及色泽改善，疮面肉芽鲜红，伤口长势良好，疮面感染已控制。外科处理：清除坏死组织，用玉红膏外敷，每日清洁换药。

五诊 10月25日，双下肢麻木、疼痛、发凉症状基本消失，下肢营养状况改善，疮面有愈合迹象，继续服用上方。疮面继用玉红膏外敷，每日清洁换药。

六诊 11月10日，患趾伤口基本愈合，疼痛消失，皮肤转温，色泽改善，诸症痊愈。实验室检查：白细胞计数9.6×10⁹/L，中性粒细胞0.75，淋巴细胞0.22，单核细胞0.02，嗜酸性粒细胞0.01，红细胞沉降率10mm/h。甲皱微循环检查：管袢排列整齐、清晰，管袢总数10根，其中正常管袢8根，异形管袢2根，血色淡红，呈虚线，袢顶宽45μm，动脉长度200μm，静脉长度250μm，动脉口径20μm，静脉口径30μm，血流速度562μm/s，血管运动计数11次/秒。多普勒超声检查：血管弹性尚可，肢体供血良好。

1年后随访已恢复工作。

【体会】 本例患者左足趾有湿性坏疽，治疗过程中，在肉芽黑而不鲜、脓多时，采用0.1%雷夫奴尔溶液清洁湿敷疮面，每日换药1次；炎症消退时，对疮面坏死组织进行清除；待肉芽组织新鲜时，用玉红膏外敷。在重度感染及水肿的情况下，或在侧支循环未建立前，不做清疮术，以免感染扩散。等感染控制，坏疽由湿性变干性，坏死界限清楚时，可把坏死组织分批清除，这样不会使炎症扩大，同时有利于侧支循环的建立。

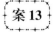

案13

一般情况 姚某，男，36岁，农民。2001年5月4日初诊。

主诉　四肢发凉7个月，双足溃烂1年余。

病史　2000年2月，患者在北方打工时受寒冷刺激，诱发四肢怕冷，双手指受冷后苍白，得热后缓解，未予治疗。2001年9月症状加重，全身畏寒怕冷，四肢发凉、麻木，出现跛行，且两足拇趾出现溃烂。在当地治疗1个月未能控制，遂返乡治疗。患病以来，全身畏寒怕冷，不思饮食，活动受限，伴夜尿多、小便清长。

检查　形体消瘦，面黄虚浮，精神委靡，表情痛苦，两手色青紫，两桡、两胫后、足背动脉搏动消失，双足拇趾黑紫，溃烂，呈针刺样疼痛，入夜后加重，四肢无汗，肌肉轻度萎缩。血压106/67mmHg。舌质淡，无苔，脉沉细。

甲皱微循环检查：微循环管袢轮廓模糊，血管排列紊乱，血管管袢6根，其中畸形管袢4根，正常管袢2根，袢顶瘀血，血色暗红，血液流态呈断线流，血管运动计数5次/秒。

动脉造影检查：双下肢胫前、胫后动脉狭窄、闭塞。

多普勒超声检查：双下肢中小动脉管壁增厚、模糊，回声变低。

血液流变学检查：红细胞压积0.84，全血黏度9.8，全血还原黏度22.5，血浆黏度2.8，红细胞电泳时间29s，红细胞沉降率方程K值92，血浆纤维蛋白原定量测定5.3g/L。

中医诊断　脱疽（寒湿阻络）。

西医诊断　血栓闭塞性脉管炎（Ⅲ期Ⅰ级）。

治则　温阳益气，养血通络。

处方　炮附片45g，黄芪60g，干姜12g，潞参、云苓各30g，白术10g，炙甘草、白芍各15g。

医嘱　避风寒冷刺激，禁烟酒、长距离行走和站立，慎房事。中药每日1剂，水煎服，日3次温服。

外用方：每日用生理盐水外洗，外用庆大霉素溶液湿敷，每日换药1次。

二诊　5月24日，足拇趾溃烂部分疼痛显著减轻，夜尿多、小便清长症状消失，余症无显著变化。

三诊　6月10日，诸症继续好转，一般情况良好，精神状态好转，饮食增加，二便正常。减少原方中炮附子剂量至30g，外用药不变。

四诊　7月10日，足趾溃烂愈合，可以行走，四肢温度升高，颜色基本恢复，食欲、精神好转，可做简单家务活。甲皱微循环检查：管袢轮廓清晰，血管排列整齐，血管管袢8根，其中畸形管袢1根，正常管袢7根，袢顶瘀血消失，血色淡红，血液流态呈直线流，血管运动计数12次/秒。动脉造影检查：双下肢胫前、胫后动脉狭窄、闭塞基本恢复正常。多普勒超声检查：双下肢中小动脉管壁变薄、清晰，回声正常。血液流变学检查：血细胞比容54%，全血黏度5.8，全血还原黏度14.5，血浆黏度1.8，红细胞电泳时间16.8s，红细胞沉降率方程K值52，血浆纤维蛋白原定量测定4.3g/L。临床痊愈。

【体会】　患者系受寒冷刺激而诱发本病。在治疗过程中，我们紧紧抓住寒凝脉络，阳虚瘀阻这一病机，运用大剂量附子、干姜、炙甘草以温中回阳而止痛，并以大剂量黄芪配潞参以益气升阳，使患者寒气去、阳气升、血脉通，加之运用抗生素溶液湿敷患处，而使诸症自消。纵观全方，虽无活血化瘀之药，而达温阳化瘀之效。

临床经验表明，在临床中大剂量运用附子，可使患肢温度增加，有蚁行感，疼痛减轻，配伍在不同方剂中，能够使症状得到改善。如脉搏迟者服后可使脉搏增快，脉搏快者服后可使脉搏减慢；低血压者可使血压上升到正常水平，高血压者可使血压下降到正常水平。当剧烈疼痛时我们也大剂使用，配伍在不同的方剂中，可使疼痛减轻，炎症消退。附子配干姜不燥，两者相伍对于外周循环障碍的疾病有较好的疗效。药理研究表明，两者作用于循环和神经系统，可使交感神经和内分泌功能紊乱得到顺势的纠正，使外周血管在血流灌注质量上、动力上得到改善，从而取得疗效。实践证明，温经散寒药具有强心通脉、促进循环、扩张外周血管、改善血液循环的功能。

案14

一般情况　刘某，女，31岁，农民。1985年8月9日初诊。

主诉　右足疼痛溃破已3个月。

病史　患者久在稻田劳动。1984年9月，突感右足发凉、麻木、隐痛、跛行，劳动后病情加重。1985年4月，右足第二趾疼痛加重。5月，患趾生一米粒大的硬结，误认为"鸡眼"，用刀割破，渗出少量血液，痛势加剧，夜不能寐，抱足屈膝而坐，伤口日渐扩大，渗出清稀脓液，服中药清热活血之品20余剂，其痛不减，伤口不能愈合。症见右下肢发凉、麻木、疼痛、跛行，全身畏寒，月经前期，20多日一潮，量多色紫黑成块，白带时下，常觉小腹隐痛，大便溏泻，日2次。

检查　体质瘦弱，精神疲惫，表情痛苦，营养欠佳，小腿肌肉弹性差，毳毛稀疏，趾甲干燥脆薄不长，足部皮色暗紫，第二趾溃破，流清稀水，足背、胫后动脉搏动均消失，舌质淡，舌体瘦，苔薄白。

实验室检查：白细胞计数 18.8×10^9/L，中性粒细胞0.80，淋巴细胞0.17，嗜酸性粒细胞0.02，单核细胞0.01，红细胞计数 4.1×10^{12}/L，血红蛋白128g/L，血小板计数 155×10^9/L，红细胞沉降率6mm/h。

甲皱微循环检查：管袢轮廓模糊不清，排列紊乱不规则，管袢总数10根，其中正常管袢2根，异形管袢8根，袢顶瘀血，血色暗红，血液流态呈断线状，血管运动计数6次/秒。

中医诊断　脱疽（寒湿阻络）。

西医诊断　血栓闭塞性脉管炎（Ⅲ期Ⅰ级）。

治则　温阳益气，健脾渗湿。

处方　炮附片60g，黄芪90g，桂枝45g，云苓、白术、潞参、生姜各30g，白芍15g，甘草10g。

医嘱　肢体保暖，禁烟酒。中药每日1剂，水煎服，日服3次。

外用仙灵膏、红花生肌膏交替外敷。

二诊　8月20日，痛势明显减轻，夜能寐一时，食量增加，月经正常。

三诊　8月30日，疼痛较前无明显减轻，加大炮附子用量，加麻黄，处方：炮附子90g，黄芪90g，桂枝45g，云苓、白术、潞参、生姜各30g，麻黄、白芍各15g，甘草10g。外用药不变。

四诊　9月10日，疼痛明显减轻，足趾渗出基本消失，有结痂倾向，遂减少炮附子用量至45g，麻黄用量减至10g。继续外用中药。

上方加减共服186剂，跛行消失，能行2000m以上，静止痛消失。

五诊　9月25日，全身畏寒怕冷症状消失，下肢营养障碍得以改善，右足色紫暗开始消退，患趾疮面有新鲜肉芽开始长出。减少炮附子用量至30g，其他药物剂量不变，继续服用，以观后效。

六诊　10月10日，伤口愈合，四肢温度恢复，仅足趾端微凉，颜色基本转为正常，肌肉明显恢复，左腿肚31cm，右腿肚30cm，相差1cm，肌肤甲错消退，趾甲生长，但足背、胫后动脉搏动仍不能触及，实验室检查：白细胞计数 9.7×10^9/L，中性粒细胞0.74，淋巴细胞0.23，嗜酸性粒细胞0.02，单核细胞0.01，红细胞计数 4.8×10^{12}/L，血红蛋白120g/L，血小板计数 180×10^9/L，红细胞沉降率8mm/h。甲皱微循环检查：微循环轮廓清晰，血管排列整齐，血管管袢10根，其中畸形管袢2根，正常管袢8根，袢顶无瘀血，血色淡红，血液流态呈直线流，血管运动计数12次/秒。临床近期治愈。

【体会】 患者久受寒湿，加之肾阳不足，寒湿入于脉络，困脾伤阳，而致脾肾阳虚，肾阳不足则微冷，脾主血，脾阳不足，不能生化血液则气虚血少，四末失荣，发为坏疽。治应温肾阳，燥脾土。治疗中，由于病情反复，炮附片的用量不断增减，用量最多为90g，最小为30g。实践证明，此药实有温阳镇痛之效，但需久煎，方无中毒之忧。

案 15

一般情况 路某，男，37岁，农民。1992年4月14日初诊。

主诉 四肢发凉、麻木疼痛半年，右足溃破2个月。

病史 1990年春季，不明原因突觉双手发凉、麻木、疼痛。1991年9月，双下肢亦感发凉、疼痛，皮色青紫，小趾溃破，经检查诊为"血栓闭塞性脉管炎"。经外科治疗，伤口愈合。1992年2月右足拇趾及小趾再度溃破，剧烈疼痛，治疗无效。有4年的吸烟史。

检查 形体消瘦，面色苍白，表情痛苦。四肢扪之发凉，肢体自觉麻木、酸胀，双足部色呈紫暗，手指苍白，右足拇趾、小趾溃破，疼痛剧烈，右足小趾伤口腥臭，双下肢汗毛脱落，无汗，趾（指）甲生长缓慢，双上肢尺动脉搏动消失，双下肢足背、胫后动脉搏动消失，舌质淡，苔薄白，脉沉细迟。

实验室检查：白细胞计数16.2×10^9/L，红细胞计数4.9×10^{12}/L，血红蛋白125g/L，血小板计数130×10^9/L，红细胞沉降率9mm/h。

血液流变学检查：血细胞比容80%，全血黏度8.9，全血还原黏度22.8，血浆黏度4.1，红细胞电泳时间30.0s，红细胞沉降率方程K值84，血浆纤维蛋白原定量测定7g/L。

甲皱微循环检查：微循环轮廓模糊，血管排列紊乱，血管管袢8根，其中畸形管袢6根，正常管袢2根，袢顶瘀血，血色暗红，血液流态呈断线流，血管运动计数减慢。

中医诊断 脱疽（寒湿阻络）。

西医诊断 血栓闭塞性脉管炎（Ⅲ期Ⅰ级）。

治则 温阳益气，活血通络。

处方 茯苓、白芍、刘寄奴、丹参、当归、苏木、川牛膝各30g，黄芪45g，白术、炮附片各10g。

医嘱 卧床休息，肢体保暖。中药每日1剂，水煎，分3次温服。

外用黄连油纱条外敷，每日换药1次。

二诊 4月15日，双下肢发凉、麻木、酸胀及趾部疼痛减轻，患趾溃破疮面流脓减少。

三诊 5月5日，患趾溃疡面由湿性转为干性，可减少原方剂之药物用量，处方：炮附片、白术、甘草各10g，茯苓、白芍各15g，丹参、黄芪、川牛膝、当归、苏木、刘寄奴各30g。

四至五诊 5月20日、6月10日，伤口基本愈合，静止疼消失，肢体活动同前有力。

六诊 6月25日，静止痛完全消失，四肢温度改善，双足背、胫后及尺动脉搏动仍不能触及。实验室检查：白细胞计数9.2×10^9/L，红细胞计数5.2×10^{12}/L，血红蛋白140g/L，血小板计数190×10^9/L，红细胞沉降率10mm/h。血液流变学检查：红细胞压积0.52，全血黏度5.8，全血还原黏度13.9，血浆黏度1.69，红细胞电泳时间17.1s，红细胞沉降率方程K值55，血浆纤维蛋白原定量测定 4g/L。甲皱微循环检查：管袢轮廓模糊，排列整齐，血管管袢 10 根，其中畸形管袢 4 根，正常管袢 6 根，颜色淡红，袢顶瘀血消失，血流速度 450μm/s，血管运动计数 10 次/秒。

【体会】 患者四肢发凉，脉搏沉细而迟，呈现一派阳虚之象，阳气不能温煦四肢而成坏疽，故采用大剂量真武汤以达温阳之目的，使正气强盛，气行血行，整体症状相继好转，充分佐证了温阳活血药有鼓舞气血运行的作用。

血栓闭塞性脉管炎是外周血管疑难疾病。但是血栓闭塞性脉管炎患者由于脏腑功能的特点不同，临床症状相继而异；有的表现为"寒痛"，有的表现为"热痛"，故辨证论治，从整体观念出发组成方药，因人而异。血栓闭塞性脉管炎症见四肢厥冷，遇寒加重，喜温怕冷，呈现一派寒象者，我们常用附子、桂枝、干姜、肉桂、细辛等温经散寒药以温化沉寒痼冷。服后四肢转温，耐寒力增加，脉从沉、细、迟向有力发展。

案 16

一般情况　杨某，男，39岁，工人。1986年4月11日初诊。

主诉　双下肢发凉、疼痛、跛行2年，左足趾溃破3个月。

病史　1984年3月，患者因长期涉水工作，受寒冷刺激，诱发下肢发凉、麻木、疼痛、跛行，因治疗不及时，症状日渐加重，步行50m即感腿肚酸困、痉挛，迫使停止行走。四肢苍白、冰冷，彻夜不能回温。赴省某医院检查，诊断为"血栓闭塞性脉管炎"。先后用硫酸镁静脉注射，内服妥拉苏林等扩血管药物无效。今年3月左足拇趾溃破，腐烂延开，剧烈疼痛。症见左足剧烈疼痛，夜间尤甚，彻夜不能入眠，抱足而坐，膝以下扪之冰冷，自觉凉痛刺骨，不能平卧，伴冷汗出、腰膝冷痛、小便带白。有17年吸烟史，有长期饮酒史。

检查　形寒肢冷，精神不振，面容痛苦，足部肤色潮红，左趾肿胀，左拇趾、小趾溃破，拇趾伤口3cm×2cm，小趾伤口3cm×1cm，肉芽紫暗，流清稀脓水，左足背、胫后动脉搏动均消失，左腿肚肌肉萎缩，患足趾甲增厚不长，汗毛脱落，皮肤枯槁，面色青黄，舌淡白多津，脉沉细。

甲皱微循环检查：微循环管袢轮廓模糊，血管排列紊乱，血管管袢8根，其中畸形管袢5根，正常管袢2根，袢顶瘀血，血色暗红，血液流态呈断线流，血管运动计数6次/秒。

中医诊断　脱疽（寒湿阻络）。

西医诊断　血栓闭塞性脉管炎（Ⅲ期Ⅰ级）。

治则　温补心肾，益气通阳。

处方　炮附子、茯苓、黄芪、潞参、当归、牡蛎各30g，川牛膝30g，白术、干姜各10g，草石斛45g，桂枝、甘草各15g。

医嘱　禁烟酒，慎房事。中药每日1剂，水煎服，日3次温服。

外科处理：用0.1%雷夫奴尔溶液清洁湿敷疮面，每日换药1次。

二诊　4月26日，疼痛减轻，温度好转，患趾疮面已控制，脓液减少。按原方案治疗。

三诊　5月10日，全身有热感，四肢发凉症状好转，患趾疼痛显著减轻，疮面干净，无脓液渗出，肉芽鲜红，原方去牡蛎，继续服用。伤口外用白油膏外敷。

四诊　5月31日，疮面基本愈合，患趾疼痛基本消失，四肢触之不发凉，膝以下无凉痛刺骨感，跛行症状好转。治疗方案不变。

五诊　共服药50剂，疼痛、跛行消失，疮面愈合，温度基本恢复正常，足背、胫后动脉仍不能触及，小腿肚肌肉弹性增强。微循环检查：管袢轮廓清晰，血管排列整齐，血管管袢10根，其中畸形管袢 2 根，正常管袢 8 根，袢顶瘀血消失，血色淡红，血液流态呈直线流，血管运动计数 11 次/秒。

【体会】 本案病机为肾阳衰虚，心阳不振，寒凝血涩。寒者，功能衰退之谓；虚者，乃阳气不足、气血不足之意。此证的由来或因禀赋虚弱，寒湿入络，寒凝气滞；或因久病伤阳，正气不足；或因误治失治，损伤阳气。《素问·厥论》云："阳气衰于下，则为寒厥。"因阳气虚微，正气不足，身体功能代谢活动衰退，抵抗力减弱，导致气血运行不畅，寒凝气滞，脉络不通，遂发为脱疽。本证的临床表现多为患肢冰冷、疼痛、麻木，色呈苍白，喜暖恶寒，溃疡面色暗淡或呈干性坏疽，肌肤甲错，舌淡，苔白，脉沉细迟。其治则应以温阳益气，补肾健脾，活血化瘀为主。方以炮附子、干姜、桂枝温阳止痛，黄芪、潞参、茯苓、白术健脾益气，当归、川牛膝补血化瘀，草石斛滋阴生津，牡蛎疏肝补肾，甘草调和诸药。

此型的治疗，应首重温经散寒，益气固正，活血通脉。常用药物有炮附片、干姜、桂枝、白术、当归、黄芪、石斛、红花、丹参等。寒湿郁久，有化热之象，可酌加金银花、蒲公英等清热解毒；若溃疡不愈合，可加用右旋糖酐静脉滴注。伤口清洁换药，可以抗生素溶液、雷夫奴尔等药交替外敷。经脉瘀阻重者，于大剂量温阳之品中加水蛭、土元、蜈蚣等虫类走窜之品；辨其虚寒之证渐有化热之象者，在大剂益气温阳之品中，少佐以清热之金银花等品，均可收到较满意的效果。

案 17

一般情况 于某，男，42 岁，干部。1990 年 4 月 7 日初诊。

主诉 右足疼痛半年，右小趾溃破 10 日。

病史 1989 年 7 月不明原因右足皮肤色泽苍白、发凉、疼痛、跛行，经某医院检查，诊断为"血栓闭塞性脉管炎"，经治疗病情缓解。10 日前病情加重，右足小趾溃破，经多方治疗不效。症见右下肢麻木，跛行疼痛，遇冷稍减，得热则重，口渴喜饮，大便干燥，小便短赤，夜眠差，嗜烟。

检查 形体适中，面色红赤，表情痛苦，心情烦躁，足部皮肤暗红、干燥、趾甲增厚、变脆、趾毛脱落，小趾湿性坏疽，有少许脓性分泌物，足背、胫后动脉搏动消失，舌苔黄，脉弦数。

实验室检查：白细胞计数 $14×10^9$/L，中性粒细胞 0.73，淋巴细胞 0.15，嗜酸性粒细胞 0.08，单核细胞 0.04，红细胞沉降率 5mm/h。尿糖（-）。

血液流变学检查：血细胞比容 79%，全血黏度 8.1，全血还原黏度 27.3，血浆黏度 2.85，血浆纤维蛋白原定量测定 5.7g/L。

中医诊断 脱疽（湿热毒盛）。

西医诊断 血栓闭塞性脉管炎（Ⅲ期Ⅰ级）。

治则 清热解毒，化湿清热。

处方 当归、白芍各 30g，玄参、银花、薏苡仁各 60g，甘草、苍术、黄柏各 15g，黄芪 50g。

医嘱 卧床休息，忌食辛辣。中药每日 1 剂，水煎，日服 3 次。

外科处理：小趾局部清创，外用紫草膏敷贴，每日换药 1 次。

二诊 4 月 15 日，患趾疼痛明显缓解，睡眠尚可，精神好转，坏疽分泌物明显减少，继用原方案治疗。

三诊 5 月 1 日，疼痛基本消失，坏死组织脱落，肉芽新鲜红活，无水肿，外用药同上。内服药剂量调整如下：银花、薏苡仁、当归各 30g，白芍、玄参、苍术、黄柏各 15g，甘草 10g。15

剂，每日 1 剂，水煎服。

四诊　5 月 16 日，患肢溃疡愈合，疼痛消失，局部皮肤色泽改善，趾甲、汗毛开始生长，足背、胫后动脉仍不能触及。实验室检查：白细胞计数 9×10⁹/L，红细胞沉降率 8mm/h。血液流变学检查：红细胞压积 0.50，全血黏度 5.6，全血还原黏度 13.9，血浆黏度 1.68，血浆纤维蛋白原定量测定 3.3g/L。临床近期治愈。

【体会】　本例属湿热毒盛型。方用银花、甘草清热解毒，苍术、黄柏、薏苡仁化湿清热，白芍、玄参养阴清热，当归、黄芪补益气血。外用的紫草膏为成药，功能凉血解毒，润肤生肌。使用方法：将膏均匀涂于纱布上，敷贴患处，每日换药 1 次，适用于血栓闭塞性脉管炎溃疡或坏疽属热毒型患者。热毒型局部严重感染，血象较高者，以大剂量清热解毒药控制炎症，则是保存肢体的关键。有严重感染者，适当配合抗生素治疗。

案 18

一般情况　刘某，男，40 岁。工人。1999 年 2 月 10 日初诊。

主诉　双下肢发凉麻木 3 年，左足溃破剧痛 8 日。

病史　1986 年冬，患者因受寒冷刺激而诱发双下肢麻木、疼痛，伴间歇性跛行，曾赴上级医院确诊为"血栓闭塞性脉管炎"，先后服中西药治疗无效。8 日前左足拇趾、第二趾溃破，剧烈疼痛。有 20 年的吸烟史，嗜酒。

检查　形体消瘦，面色青黄，烦躁不安，纳差，大便干，小便短赤，下肢扪之冰冷，内觉热痛，左足色呈紫暗，拇趾、第二趾溃破，伤口腐烂，异臭难闻，流脓，剧烈疼痛，夜难成眠。双下肢足背、胫后动脉搏动消失，肌肉中度萎缩，患肢汗毛脱落，趾甲增厚不长，舌红苔黄，厚腻少津，脉滑数。

实验室检查：白细胞计数 18×10⁹/L，中性粒细胞 0.62，淋巴细胞 0.34，嗜酸性粒细胞 0.03，单核细胞 0.01，血红蛋白 80g/L。

血液流变学检查：红细胞压积 0.78，全血黏度 9.2，全血还原黏度 26.5，血浆黏度 2.9，红细胞电泳时间 25.2s，红细胞沉降率方程 K 值 86，血浆纤维蛋白原定量测定 6.2g/L。

甲皱微循环检查：微循环轮廓模糊，血管排列紊乱，血管管祥 6 根，其中畸形管祥 4 根，正常管祥 2 根，祥顶瘀血，血色暗红，血液流态呈断线流，血管运动计数 5 次/秒。

下肢血流图检查：动脉搏动弹性减低，血流缓慢，肢端供血不足。

中医诊断　脱疽（湿热毒盛）。

西医诊断　血栓闭塞性脉管炎（Ⅲ期Ⅰ级）。

治则　清热解毒，益气养阴。

处方　当归、白芍、板蓝根、石斛各 30g，黄柏 20g，薏苡仁、玄参、银花各 45g，白芷、甘草各 10g，条参、苍术各 15g，黄芪 100g。

医嘱　禁烟酒。中药每日 1 剂，水煎，日服 3 次。

外科处理：左足拇趾、第二趾局部清创，外用紫草膏敷贴，每日换药 1 次。

二诊　2 月 17 日，脓液减少，伤口好转，热痛减轻，舌黄稍退，脉滑数。

三诊　3 月 20 日，伤口缩小，脓液已无，血象正常，疼痛昼轻夜重，舌淡白有瘀斑，脉变沉细，由于久病正虚，虽热邪已退，但瘀邪未除，故治宜益气活瘀，清热养阴并用，外用药不变，内服方药：黄芪 60g，当归、石斛、薏苡仁、玄参、银花各 30g，条参、白芍、苍术、黄柏各 15g，甘草 10g。

四诊 5月20日，伤口愈合。足背、胫后动脉搏动仍不能触及。实验室检查：白细胞计数 $9.4 \times 10^9/L$，中性粒细胞0.73，淋巴细胞0.27，血红蛋白110g/L。血液流变学检查：血细胞比容58%，全血黏度6.2，全血还原黏度14.5，血浆黏度1.7，红细胞电泳时间16.2s，红细胞沉降率方程K值51，血浆纤维蛋白原定量测定4.2g/L。甲皱微循环检查：微循环轮廓清晰，血管排列规则，血管管袢10根，其中正常管袢8根，袢顶无瘀血，血色淡红，血液流态呈直线流，血管运动计数8次/秒。下肢血流图检查：动脉血流量明显好转。临床近期治愈。

【体会】 本案的病机是由于湿热毒邪蕴郁经脉，促使血管管腔炎性病变的发展，故在治疗中，急投清热解毒、益气化湿之品，因热毒内蕴，已有气阴两伤之象，故黄芪用量至100g，银花、薏苡仁、玄参用量也达45g，以迅速控制病情。因黄芪补气升阳，易于助火，故凡痈疽初起或溃后热毒尚盛等证，均不宜用。因严重感染，故用抗生素配合治疗，以迅速消除血管的炎变，控制其伤口感染。

血栓闭塞性脉管炎热毒型的病机多为湿邪内蕴，毒邪炽盛，耗伤津血，筋脉失养，故而发为脱疽。湿性坏疽者，局部红肿，分界不清，分泌物异臭，组织肉芽不鲜，疮面逐渐扩大，向上蔓延；干性坏疽者色呈黧黑，肢端皱缩，骨枯筋连，多合并有浅表静脉炎。实验室检查多见血象偏高，四肢血流图多呈现动脉搏动弹性减低，血流缓慢，肢端供血不足。甲皱微循环观察常见血流状态呈泥流或滞流、异形管袢增多等。

湿热毒邪为本病的主要因素，若只偏于治热毒，而失于清利湿邪，则热邪不会消退，反会加重，乃使湿邪缠绵，留滞肌体，两者互生，故治宜清热化湿兼顾。

当血管炎变时，静脉回流受阻，引起肢体肿胀，一般为凹陷性水肿。中医对水肿的辨治，由于其病机不同，而施予不同的法则。但血管性水肿多由炎变引起，中药清热化湿，为正治之法；若剧烈疼痛，迫使患者患肢下垂导致体位性水肿者，可作冬眠止痛，使患肢放平，促使静脉回流，血管炎性病变消退，静脉回流好转，其肿自消。

案19

一般情况 李某，男，40岁，农民。1992年8月17日初诊。

主诉 左下肢凉痛1年，左拇趾坏死1个月。

病史 1991年4月，不明原因出现左下肢麻木、发凉、跛行、疼痛，皮色苍白、紫红兼见。在当地诊所误以"坐骨神经痛"、"风湿性关节炎"治疗，病情日渐加重。1991年9月赴上级医院就诊，诊断为"血栓闭塞性脉管炎"，虽经治疗，病情不能控制。1992年7月初，左下肢趾端紫黑坏死。患病以来，全身无力，气短懒言，纳差，无吸烟嗜好。

检查 营养一般，体质瘦弱，面色萎黄，体温37.2℃，血压115/75mmHg，舌质紫黯，边有瘀斑，脉细弱，足背、胫后动脉搏动消失，左下肢麻木、冷痛，左拇趾呈干性坏死，色如墨炭，疼痛剧烈，犹如刀绞，常抱足呻吟，彻夜不眠，患肢自觉灼热，但触及发凉，遇冷、热患肢均感不舒。

微循环检查：微循环轮廓模糊，血管排列紊乱，血管管袢6根，其中畸形管袢4根，正常管袢2根，袢顶瘀血，血色暗红，血液流态呈断线流，血管运动计数5次/秒。

动脉造影检查：左下肢胫前、胫后动脉狭窄、闭塞。

中医诊断 脱疽（热毒伤阴）。

西医诊断 血栓闭塞性脉管炎（Ⅲ期Ⅰ级）。

治则 益气清热，化瘀除湿。

处方 金银花45g，黄芪、川牛膝、当归、苏木、刘寄奴各30g，玄参60g，党参、苍术、水蛭各15g，乳香、没药各10g，蜈蚣3条。

医嘱 饮食宜清淡，忌辛辣，禁烟酒。中药每日1剂，水煎，日服3次。

外用方：外用玉红膏敷贴包扎，每日清洁换药。

二诊 8月27日，由于患病日久，气血津液极度耗伤，初服药效明显，患趾剧痛显著减轻，但左足坏死部分未见明显好转，内服方药不变，外用药物改为紫草膏外敷。

三诊 9月4日，除患趾剧痛减轻外，其余症状较前未见明显好转。治宜益气化瘀，清热利湿，处方：金银花45g，黄芪、潞参、川牛膝、当归、薏苡仁、苏木、刘寄奴各30g，苍术、水蛭各15g，蜈蚣3条。

外科处理：用雷夫奴尔纱条外敷，每日清洁换药。

四诊 9月20日，病情仍无转机，视其身体极度虚弱，在9月4日治疗方案的基础上，输入女性同型全血400ml。

五诊 9月23日，输血后疼痛减轻，四肢温度增加，伤口由紫渐红，四肢血运情况和整体症状相继好转。

六诊 10月28日，患肢疼痛止，皮肤温度增高，色泽变为红润。服50剂后，夜能入眠，左下肢足背动脉仍不能触及。每周输1次女性同型全血，每次300ml，共输血5次，伤口基本愈合，皮肤温度恢复，上肢皮温明显升高。微循环检查：微循环轮廓清晰，血管排列整齐，血管管袢10根，其中正常管袢8根，袢顶瘀血消失，血色淡红，血液流态呈直线流，血管运动计数10次/秒。动脉造影检查：左下肢胫前、胫后动脉狭窄、闭塞部位已畅通。病情好转出院。

【体会】 患者患病日久，正气虚衰，寒湿外侵，气血凝滞，脉络阻塞，则疼痛剧烈；气虚血瘀，阻于血脉，则舌质紫黯，舌边有瘀斑。治以活血化瘀之品，以利其血脉，消除瘀浊。久郁为热，故投以清热化湿之剂，使湿清热退。方用黄芪以达到气行则血行之效。

本案初以益气清热，化瘀除湿之剂，虽辨证准确，但疗效欠佳，后考虑其身体极度虚弱，乃输用女性全血5次而收效颇佳。通过临床观察，在用中药的基础上，输血能增加血容量和抗病能力。这是由于女性子宫、卵巢分泌纤维蛋白溶酶，促使血液中的纤维蛋白和某些蛋白质溶解所致，也正由于这方面的原因，女性不易患此病。

在外科处理方面，初予玉红膏、紫草膏均疗效欠佳，后以雷夫奴尔纱条外敷而收效，说明对干性坏疽，雷夫奴尔疗效较好。

本型系血液运行受阻，恶血积聚于血管内所致。临床症状多见患肢麻木酸胀，肌肤青紫，剧烈疼痛，入暮加重，肌肤甲错，汗毛脱落，坏疽常呈干性，肌肉萎缩，舌质紫或有瘀斑，脉沉涩。治疗原则应以活血化瘀，益气通络为主。常用药物有桃仁、红花、丹参、赤芍、水蛭、蜈蚣、全蝎、当归、黄芪等。若湿热交结，脉络瘀滞者，于活血化瘀之剂中加入金银花、苍术、毛冬青等清热解毒燥湿之品；若久病阳气虚衰者，应活血化瘀兼以温阳益气，常以活血通络之品加炮附片、白术、干姜、桂枝等。

中药外洗对此型亦有明显的疗效，用乳香、没药、红花等品外洗可以促进血液循环。

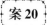
案20

一般情况 余某，男，35岁，工人。1989年2月16日初诊。

主诉 右足疼痛2个月，拇趾溃破半个月。

病史　患者于1986年出现右下肢麻木、酸胀、跛行、凉痛等症状，经检查确诊为"血栓闭塞性脉管炎"，服中西药治疗而愈。1989年年初在建筑工地干活时因右足不慎外伤而诱发右足疼痛、发凉、跛行，经治疗未见好转。半个月前，右拇趾溃破，第二次住院治疗。患者神志清楚，表情痛苦，烦躁不安，大便干结，小便短赤。有10年的烟酒嗜好史。

检查　面色黧黑，形体消瘦，右足触之冰凉，皮肤潮红、粗糙，汗毛脱落，趾甲增厚，小腿肌肉萎缩，拇趾溃破肿胀，伤口白腐，有脓性分泌物，其味异臭，拇趾跖骨外露，伤口灼热，呈针刺样剧痛，抱足而坐，疼痛难忍，右下肢足背、胫后动脉搏动消失，舌质红，苔黄腻，脉洪数。体温38.4℃，血压90/70mmHg。

实验室检查：白细胞计数17.6×10⁹/L，中性粒细胞0.70，淋巴细胞0.28，单核细胞0.02，血红蛋白115g/L。

动脉造影检查：右下肢胫前、胫后动脉狭窄、闭塞。

微循环检查：微循环轮廓模糊，血管排列紊乱，血管管袢6根，其中畸形管袢4根，正常管袢2根，袢顶瘀血，血色暗红，血液流态可见白色微小血栓，血管运动计数4次/秒。

中医诊断　脱疽（湿热毒盛）。

西医诊断　血栓闭塞性脉管炎（Ⅲ期Ⅰ级）。

治则　清热养阴，益气化瘀。

处方　金银花45g，黄芪60g，当归、玄参、板蓝根、薏苡仁各30g，石斛、苍术、白芍各15g，川牛膝、黄柏、赤芍、甘草各10g。

医嘱　避风寒，禁烟酒。中药每日1剂，水煎，日服3次。

外科处理：雷夫奴尔外敷，清洁换药，每日1次。

二诊　3月2日，伤口仍剧烈疼痛、红肿，疮口分泌物较前减少。上方去赤芍，加乳香、没药各9g。配以抗生素静脉滴注。外用药同前。

三诊　3月17日，局部红肿明显消退，疼痛减轻，夜能入眠2小时左右。清除坏死组织，每日清洁换药。内服中药同前，停用抗生素。

四诊　4月8日，疼痛基本消失，疮口坏死组织与健康组织分界线清楚，足跟肉芽鲜红，已无脓样分泌物，上方去乳香、没药，其他药物剂量略减，外用药同前。

五诊　4月20日，右足跟伤口愈合，右足拇趾伤口基本愈合，静止痛消失，夜能入眠。内服药及外用药物同上。

六诊　5月12日，伤口愈合，疼痛消失，足背、胫后动脉搏动仍不能触及，临床近期显著好转。体温37.1℃，血压110/80mmHg。实验室检查：白细胞计数9.6×10⁹/L，中性粒细胞0.71，淋巴细胞0.28，单核细胞0.01，血红蛋白130g/L。动脉造影检查：右下肢胫前、胫后动脉狭窄、闭塞部位畅通。微循环检查：微循环轮廓清晰，血管排列规则，血管管袢10根，其中正常管袢8根，袢顶无瘀血，血色淡红，血液流态正常，血管运动计数12次/秒。

【体会】　本案的主要治疗特点是养阴清热、益气化瘀法贯穿治疗的始终。此类患者应用活血化瘀之剂虽可明显改善血液循环，但此期活血化瘀养阴之品用量不宜过重，慎防热毒未清，化瘀太过，而致引毒深入，反而加重病情。此外，脱疽病证的本质虽属阳虚，但患者多因寒郁过久化热，因此温补之剂在此阶段不宜太过，过早温补，阴津易被损伤，需等热象控制之后再酌加温补之剂较宜。

热毒型多由热毒炽盛或早期失治，火热之毒蕴结，脉络不通所致。发病迅速、病情严重是本病的特点之一。本型的临床表现主要为肿势散漫，患肢紫红，剧烈疼痛，伤口有脓性分泌物，溃破延及整个趾（指）端以上。内觉发热，多伴有浅表性游走性静脉炎，寒战高热，烦躁，大便干，小便黄，重者可有神昏谵语，舌红，苔黄燥，脉洪数。

本型的治疗，应以清热解毒为主，以控制感染。常用药物有金银花、玄参、蒲公英、板蓝根、毛冬青、甘草等酌加活血通络之品。若辨证属热毒内蕴，气血不和，用清热解毒之品加活血化瘀之剂，取效理想，对于阳虚有瘀者以养阴清热、益气化瘀之剂而建功。

做好伤口的处理，亦是提高疗效的重要环节。不同的坏疽发展期，有不同的外科处理方法。热毒型脱疽坏死Ⅲ期，在清洁换药的前提下，亦可用庆大霉素等湿敷。对于坏死组织予以部分切除，乃为控制感染的手段之一。

二、消渴脱疽（糖尿病性坏疽）

案1

一般情况　李某，女，60岁，市民。2000年3月18日初诊。

主诉　多饮、多食、消瘦3年，四肢麻木、疼痛1年，坏疽5个月。

病史　患者于3年前出现口干渴、多饮、易饥、多食、四肢无力，确诊为"消渴"，由于误治失治，身体日渐消瘦，便干，相继出现下肢麻木、酸困，足部皮肤色泽潮红，双目昏花。1999年3月趾部浮肿、紫红、疼痛。先在某医院就诊，内服中西药（不详），静脉滴注脉络宁注射液，效果不佳，活动受限。1999年11月底，左拇趾、跟部外侧起水疱如铜钱大，遂溃破，呈湿性坏疽，灼胀疼痛剧烈，昼夜不能入睡，辗转于几家医院就诊，未见疗效，渐见拇趾湿性坏死。患者精神疲惫，口干渴无味，多饮，夜眠差，大便干结，小便短频赤，性情急躁，嗜食辛辣肥甘。

检查　体温36.4℃，心率86次/分，呼吸19次/分，血压160/90mmHg。形体消瘦，面色黧黑，表情痛苦，四肢麻木、酸困，趾部湿性坏死、紫绀、灼热疼痛，足背部浮肿，肢体肌肉及皮肤营养差，脱屑，趾甲肥厚干燥不长，口干渴多饮，足背、胫后动脉搏动不能触及。舌质紫暗，苔厚腻微黄，舌底脉络色暗红，脉弦滑。

实验室检查：白细胞计数 14.6×10^9/L，总胆固醇10mmol/L，三酰甘油3.67mmol/L，血糖9mmol/L，尿糖（+++）。

心电图检查：窦性心律。

中医诊断　消渴脱疽（湿热毒盛）。

西医诊断　糖尿病坏疽（Ⅲ期Ⅰ级）。

治则　滋阴生津，清热化瘀。

处方　金银花60g，生地24g，山药15g，山萸肉、云苓各12g，玄参、当归、草石斛、丹参、薏苡仁、连翘各30g，赤芍20g，甘草10g。

医嘱　低糖低脂饮食，畅情志，卧床休息，禁烟酒。中药每日1剂，水煎，日服3次。

外科处理：以三黄酊外敷。

二诊　3月26日，服养阴清热化瘀之品，并配合外科常规处理坏疽，坏疽灼胀剧痛较前改善，分界线不清，足背浮肿消退，精神改善，夜能眠3小时左右，纳食尚可，大便正常，小便短赤，舌质紫红，苔厚腻而不黄，脉弦滑。

三诊　4月2日，患者精神尚可，夜能眠3小时左右，坏疽灼胀剧痛已缓解，坏死组织已局限，但分界线仍不清，有少量渗出物，足部浮肿消退，色泽潮红，饮食不多，口干渴、苦改善，大便正常，小便频短赤，舌质紫红，脉弦缓。实验室检查：总胆固醇6.97mmol/L，三酰甘油2.47mmol/L，血糖7.89mmol/L。

四诊　4月8日，趾部坏死组织已分离，疼痛缓解，渗出血色脓液较多，但清创不彻底。下一步治疗后可行二次清创。患者精神、夜眠尚可，大便正常，小便频短赤，舌质紫，苔厚腻，脉弦缓。

五诊　4月12日，患者精神尚可，夜能眠4小时左右，坏死已清创，渗出不多，仍有部分死骨残留，疼痛缓解，足背皮肤色泽仍差，不能下床活动，饮食增加，二便同前，舌质淡紫，苔厚腻改善，脉弦缓。

六诊　4月15日，患者精神好转，坏疽疼痛明显减轻，创面渗出不多，肢体活动较前有力，足背、胫后动脉搏动不能触及，皮肤色泽改善不明显，二便及舌脉同前。

七诊　4月26日，患肢皮肤色泽逐渐好转，疼痛基本缓解，伤口渗出减少，创面肉芽组织良好，有愈合迹象。精神良好，夜能入眠，饮食、二便正常，舌脉同前。实验室检查：总胆固醇6.82mmol/L，三酰甘油1.43mmol/L，血糖8mmol/L。

八诊　5月6日，患肢伤口周围肉芽组织良好，能下地活动，皮肤干燥好转，温度改善，精神佳，二便正常，夜能入眠，舌质红，苔白腻，脉弦滑。

九诊　5月15日，患者自觉麻木、酸困及疼痛明显好转，色泽、温度改善，能下地活动，伤口逐渐愈合，精神良好，夜间睡眠好，二便正常，舌质红，苔白腻，脉滑数。

十诊　5月30日，患者麻木、酸困症状消失，灼痛消退，足部无浮肿，色泽恢复正常，肢体营养良好，趾甲开始生长。实验室检查：总胆固醇5.22mmol/L，三酰甘油1.45mmol/L，血糖8.03mmol/L，尿糖（++）。临床近期治疗显著好转。

【体会】　患者消渴日久，气血津液亏耗，燥热内盛是其根本。患者平素性情急躁，五志过极，且饮食偏味，嗜好辛辣，脾胃积热，湿热内蕴，郁久化热，消渴日久，毒邪入络，瘀血阻滞，四末失养。消渴日久，后天失养，清窍失充，而见双目昏花等。舌质紫黯，苔厚腻微黄，脉弦滑，皆乃湿热瘀阻，气阴两亏之象。纵观舌脉表现，属本虚标实证。虚则气阴两虚，实则湿热内盛，辨证为湿热毒盛型。故治以清热托毒兼扶正，方用自拟养阴活瘀汤，此方有养阴清热，益气化瘀的作用，服药后患者外周血管扩张，动静脉痉挛缓解，微循环表现管祥长度增加，血流量增高，供氧情况改善，故临床症状改善明显，局部组织生长加速，创口愈合顺利，对消渴脱疽有很好的治疗效果。

案2

一般情况　杨某，女，65岁，退休工人。2002年5月6日初诊。

主诉　口干渴、消瘦9年，足部坏疽1周。

病史　1993年患非胰岛素依赖型糖尿病，未能坚持用药，空腹血糖（15～17）mmol/L，未规律治疗。1周前患者右足第二、三、四、五趾突起水疱，颜色紫黯，剧痛，入夜则灼热疼痛，难以入睡。在某医院以脱疽治疗（内服、外敷药物不详），症状未能控制。

检查　体温37.0℃，脉搏90次/分，呼吸19次/分，血压130/90mmHg。形体消瘦，精神不振，表情痛苦，面色微赤，右下肢肌肉削瘦，弹性差，皮肤干燥脱屑，坏疽疼痛，呈湿性坏疽，颜色紫黯，有少量脓性分泌物渗出，足背、胫后动脉搏动消失，伴口干、口渴、大便干、小便黄，舌质红，苔黄，舌底脉络迂曲，脉细数。

实验室检查：白细胞计数$12×10^9$/L，总胆固醇17mmol/L，三酰甘油1.61mmol/L，空腹血糖22mmol/L，尿糖（+++）。

心电图检查：窦性心律。

中医诊断　消渴脱疽（湿热毒盛）。

西医诊断　糖尿病坏疽（Ⅲ期Ⅰ级）。

治则　滋阴清热，解毒化瘀。

处方　金银花45g，玄参、当归、薏苡仁、白芍、麦冬、花粉各30g，桃仁12g，苍术、黄柏、红花、甘草各10g。

医嘱　低糖低脂饮食，禁烟酒，慎起居。中药每日1剂，水煎服，日3次。

外科处理：以三黄酊外敷。

二诊　5月13日，患者神志清，精神可，纳食、睡眠较前好转，右足灼热疼痛不甚明显，坏疽疮面分泌物减少，颜色紫黯，余无改变。

三诊　5月23日，患者精神尚可，夜能眠5小时左右，坏疽灼胀剧痛已缓解，坏死组织分界线清，尤以第二趾为明显。

四诊　6月1日，右足灼痛基本消失，局部坏疽处无分泌物，界限分明，呈干性坏疽。由于患者体质较弱，俟其自然脱落，同时配合外科常规处理。

五诊　6月15日，患者精神状态较好，右足无灼痛，色泽正常，趾端呈局限性、干性、萎缩性坏疽，无分泌物，舌质黯，苔黄，脉细。

六诊　7月10日，右足灼痛消失，色泽正常，趾端坏疽部分相继自然脱落，伤口愈合良好。实验室检查：白细胞计数 9×10^9/L，总胆固醇 8.9mmol/L，三酰甘油 1.5mmol/L，空腹血糖 8.5mmol/L，尿糖（++）。心电图检查：窦性心律。

【体会】　患者系老年女性，消渴病日久，气血津液必为之不足。阴虚则生燥热，日久化瘀，瘀阻脉络，气血不荣于足趾，热久生毒，毒蚀肌骨，故见灼热疼痛；热事肉腐化脓，故见湿性坏疽。脉络瘀阻，则见足背、胫后之趺阳太溪脉搏动消失。舌质紫红，脉络迂曲，乃有瘀有热之征，脉细主虚，数主热。综合舌脉症表现，诊为消渴脱疽，辨证为阴虚燥热，毒蚀肌骨，病属本虚标实。故治以滋阴清热，解毒化瘀而收效。

案3

一般情况　方某，男，66岁，农民。1997年3月10日初诊。

主诉　消瘦、尿频5年，坏疽1周，下肢发凉、疼痛2日。

病史　患糖尿病5年，服用中西药间断治疗，尿糖经常维持在（+++）至（++++）。近半年来，时常头晕耳鸣，腰膝酸软，四肢不温，四肢无力，夜尿多，小便清长。1997年1月右足开始出现发凉、麻木、剧烈疼痛，皮色苍白，肌肉萎缩。服用复方丹参片等中西药治疗，未见疗效。1周前右足第二、三趾颜色变黑，疼痛剧烈，夜不能眠，慕名前来就诊。患者双目视物模糊，夜尿频多，每夜8次左右，手足发凉。

检查　形体消瘦，表情痛苦，面色萎黄。右足趾发凉、麻木、剧烈疼痛，右足第二、三趾颜色发黑，劳累后加重，双下肢足背、胫后动脉搏动均消失。舌质淡，苔薄白，脉沉细。血压 115/80mmHg。

实验室检查：白细胞计数 8.6×10^9/L，血红蛋白 110g/L，胆固醇 6.8mmol/L，三酰甘油 1.78mmol/L，血糖 8.7mmol/L。

微循环检查：管襻数目减少，模糊不清，排列紊乱，有明显的微循环障碍。

中医诊断　消渴脱疽（阳虚瘀阻）。

西医诊断　糖尿病坏疽（Ⅲ期Ⅰ级）。

治则　温经散寒，益气化瘀。

处方　炮附子、红参各 10g，茯苓、泽泻、丹皮各 12g，桂枝、白芍、生首乌、当归各 30g，山茱萸、山药各 15g，黄芪 60g，生地 24g。

医嘱　禁烟酒，低糖低脂饮食。中药每日 1 剂，水煎，日服 3 次。

二诊　3 月 20 日，右足趾发凉、麻木、疼痛症状明显改善，夜间能睡三四个小时，夜尿次数减少，由每夜 8 次左右减少到 4 次左右，右足第二、三趾颜色无明显改善。

三诊　4 月 10 日，右足趾发凉、麻木、疼痛症状显著减轻，夜间睡眠良好，右足第二、三趾颜色逐渐转为暗红，腰膝酸软、四肢不温等症状基本消失，舌脉同前。

四诊　5 月 12 日，右足趾发凉、麻木、疼痛症状消失，四肢有力，全身症状消失，体温正常，右足第二、三趾颜色红润。再用药 10 剂，诸症完全消失。实验室检查：白细胞计数 $9 \times 10^9/L$，血红蛋白 115g/L，胆固醇 5.8mmol/L，三酰甘油 1.68mmol/L，血糖 6.8mmol/L。微循环检查：管襻数目增加，视野清晰，排列整齐。

【体会】　患者患病繁多，病程日久，阳虚及阴，气血虚少，脉络受阻，瘀滞不通；消渴日久，阴液大伤。其病机以阴伤为本，以脉络瘀阻为标。治以标本兼治之法，以生地、山药、山茱萸、茯苓、泽泻、丹皮滋阴降火，以炮附子温经散寒，以当归、红参、黄芪益气化瘀，疗效显著。

糖尿病坏疽属祖国医学"消渴脱疽"范畴，本病多由素体阴虚，加以情志失调，长期恣食甘肥，日久酿成内热，消谷耗津发为消渴。病机为气阴不足，阴虚热郁，络脉瘀阻。治宜养阴清热，益气化瘀。常用药有生地、山茱萸、山药、丹皮、茯苓、泽泻、知母、黄柏、薏苡仁、苍术、银花、玄参、当归、黄芪等。渴甚者加麦冬、石膏、玄参，生地加量；善饥者加人参；心烦失眠者加炒枣仁，知母加量；湿性坏疽者加蒲公英、连翘，重用银花、玄参；舌黄腻，脉沉数者黄柏、薏苡仁加量；干性坏疽者加水蛭、桃仁、红花。

我们认为，疾病的发展并非一成不变，其类型可以相互转化，治疗也应随之而异。病变初期呈气阴两虚证时，需顾护阴液，兼以活血化瘀；病变中期，阴损及阳，呈阴阳两虚证时，则应大补阴阳，兼以活血化瘀；病变后期，肢端溃破，呈热毒蔓延之势时，则用大剂清热解毒、养阴活血之剂。

此病就诊时多到了中后期，对中期患者在阴阳俱补的同时加清热养阴之品。尿糖控制了，病情才有好转之机。节制饮食为可取的辅助疗法。但病到后期并发症甚多，视其并发症的情况而决定治疗原则，急则治其标，缓则治其本。

在临床治疗此病时，我们提倡内服与外用药物相结合。消渴脱疽大部分患者的患肢都有明显的体征：或者是坏疽，或者是溃疡，所以局部用药往往是十分必要的。虽然局部清创是必要的方法，但同时临床应用中药外洗，也能对局部溃疡或坏疽的愈合起到积极作用，且能够收到满意的疗效。

案4

一般情况　陈某，女，46 岁，工人。1994 年 8 月 24 日就诊。

主诉　口渴、乏力、消瘦 18 年，双下肢麻木灼痛 1 年。

病史　患者患糖尿病已 18 年，常服 D860、苯乙双胍、维生素 B_1、消渴丸等治疗，尿糖控制在晨尿（+）至（++），空腹血糖（6.3～10.2）mmol/L，身体仍自觉乏力，日渐消瘦，脘腹痞闷，纳呆。去年8月下旬，出现双下肢麻木、酸困，趾部时有针刺样疼痛，皮肤触及灼热感，皮肤色泽潮红，先在某医院误以"风湿病"服中药（不详）治疗一段时间，效不显，症状日渐加重，肢体麻木、乏力，内觉灼热，针刺样疼痛明显，影响休息，生活不能自理，辗转多处治疗仍无好转迹象。患者患病以来，精神疲乏无力，纳呆，夜不得眠，大便干结，小便频数。

检查　体温36.5℃，呼吸18次/分，心率96次/分，血压130/80mmHg。神志清，发育正常，营养中等，被动体位，查体合作，双下肢麻木、酸困，足部内觉灼热、疼痛，肢体皮肤色泽潮红，触及发热。

血常规：血红蛋白120g/L，白细胞计数8.4×10⁹/L，中性粒细胞0.56，淋巴细胞0.44。尿常规：淡黄色尿液，蛋白（-），镜下（-）。便常规：黄色软便，镜下（-）。血糖9.2mmol/L。

心电图检查：窦性心动过速。

甲皱微循环检查：血色暗红，畸形管袢增多，管袢排列紊乱，管袢瘀胀，管袢数目增多，血流缓慢。

中医诊断　消渴脱疽（湿热郁滞）。

西医诊断　糖尿病坏疽。

治则　养阴清热化瘀。

处方　生地24g，山萸肉、山药各12g，知母、黄柏各15g，银花、当归、花仁、丹参、蒲公英各30g，黄芪45g，潞参、全蝎各10g，蜈蚣3条。

医嘱　低糖低脂饮食，禁烟酒、长距行走和久站立。中药每日1剂，水煎，日服3次。

二诊　8月30日，患者精神不振，夜眠较差，肢体情况较以前略有改善，舌脉同前。

三诊　9月5日，患者精神尚可，纳食改善，大便已通，夜晚趾部疼痛较前缓解，夜眠三四个小时，余症同上。

四诊　9月10日，双下肢麻木、酸困、跛行减轻，足部仍灼热、疼痛，肢体皮肤变色潮红，夜眠差，饮食、二便正常，舌质红，苔白腻，脉弦滑。

五诊　9月15日，患者自觉双下肢明显好转，肢体灼热疼痛缓解，活动后酸困症状消失，仍麻木，夜能入眠，饮食、二便正常，舌质紫，苔白腻，脉象滑数。临床近期治疗好转。

【体会】　患者患糖尿病18年，既往身体肥胖，嗜好辛辣，性情急躁，现身体消瘦，肺胃积热于内，消渴日久，脾虚生湿化热，湿热之邪，蕴结脾胃，故脘闷纳呆；燥热伤阴虽为消渴的基本病理，但病程日久，阴损及阳，最终形成阴阳两亏之证，故有神疲乏力、口干渴等症。消渴日久，湿热蕴结中阻，下注肢体，阻滞气机，营卫不行，热气留滞，湿热郁蒸，气血两燔，血瘀气滞，而见肢体潮红、灼热疼痛；消渴日久，伤精耗血，气血亏虚，不能濡养肢体肌肉，而见肢体麻木、酸困等症；大便干结，苔厚腻微黄，舌质紫，脉象细数为内有湿热蕴蒸，气血两燔，血瘀气滞之象。纵观舌脉症表现，本病位于下肢，但与消渴病不能截然分开，属本虚标实证，乃由消渴日久，湿热郁滞，气血两燔，血瘀气滞所致。本证属外围血管疑难病、多发病。此证病程长，疗程亦长，多缠绵难愈，但若及时配合治疗，预后较好。

案5

一般情况　秦某，男，61岁，干部。1994年4月13日初诊。

主诉　尿频量多、消瘦5年，左下肢麻木、发凉、疼痛3个月。

病史　患者有消渴病史 5 年，间断服些 D860、消渴丸、中药（不详）治疗，尿糖（++）至（+++），血糖（6～8.1）mmol/L，经常出现四肢无力，口干欲饮，舌燥，视物模糊，腰膝酸软。今年 1 月中旬，渐见左下肢怕冷、发凉、麻木、酸困，伴间歇性跛行，足前部皮肤色泽潮红，继之趾部出现针刺样疼痛，活动受限，遂于 2 月 9 日以"神经炎"住进当地县医院，静脉滴注脉络宁、青霉素等，治疗一段时间，效果不显，下肢疼痛、酸困、麻木症状加重，肢体活动无力，触之发凉。患者纳食尚可，夜间虚烦不得安眠，大便干结，小便频数多白沫。

1983 年发现患冠心病，时有心悸、胸闷、气短、乏力等症，未患过肝炎，无外伤史。

检查　患者神志清楚，营养中等，发育良好，精神疲惫，面色㿠白，左下肢发凉、麻木、酸困，趾部针刺样疼痛，伴间歇性跛行，足前部色泽潮红，皮肤干燥，趾甲增厚干燥不长，足背、胫后动脉搏动消失，肢体肌肉弹性差。

血常规：血红蛋白 130g/L，白细胞计数 $9.8×10^9$/L，尿常规：淡黄色透明尿，蛋白（-），镜检（-）。晨尿尿糖（+++）。空腹血糖 10.1mmol/L。

心电图检查：①异位心律；②心房颤动伴室内差异传导。

甲皱微循环检查：微动脉血管痉挛，血管弹性差，畸形管祥增多、迂曲、扭绞，微血流时快时慢。血色暗红，排列紊乱血流呈絮状流。

中医诊断　消渴脱疽（气阴两虚）。

西医诊断　糖尿病坏疽。

治则　滋阴清热化瘀。

处方　生地 30g，山茱萸、山药、丹皮、知母、黄柏、泽泻各 12g，当归、水蛭、丹参各 30g，云苓 15g，黄芪 45g，全蝎 10g，蜈蚣 3 条，红花 10g，川牛膝 25g。

医嘱　低糖低脂饮食，禁烟酒、长距行走和久站立。中药每日 1 剂，水煎，日服 3 次。

二诊　4 月 18 日，患者精神不振，腰部酸软，趾部夜晚疼痛发作同前，活动肢体无力，扪之肢体不温，夜眠差，纳食尚可，小便频数。

三诊　4 月 30 日，肢体麻木、酸困症状缓解，趾部疼痛较前明显减轻，近几日疼痛发作次数减少，肢体温度改善，但足部色泽仍潮红，腰部酸软已消，口干好转，大便稀，小便短数，舌质红紫，苔腻，脉弦滑。

四诊　5 月 12 日，肢体麻木、酸困症状改善，跛行好转，趾部疼痛显著减轻，肢体温度明显增高，活动较前有力，夜能眠，腰部不舒感已消，纳食尚可，大便稀，小便频短，舌质紫，苔蕴腻，脉弦滑。

五诊　5 月 20 日，趾部疼痛基本消失，足背部皮肤色泽仍现潮红，无汗出现象，活动同前有力，麻木、酸困感同前，跛行消失。患者精神、纳食尚好，二便同前，舌质淡紫，苔蕴腻，脉象弦滑。复查微循环较前显著改善，临床观察效果满意，有治愈迹象。

六诊　5 月 31 日，患肢麻木、酸困症状已显著减轻，趾部疼痛近几日未见发作。肢体温度同健侧相比稍差，足前部皮肤色泽已转淡，趾甲见生长，但足部已汗出，夜能眠，饮食尚可，大便成形，小便短，舌质淡紫，苔厚腻，脉象缓。

七诊　6 月 15 日，患者精神良好，触及肢体温度增高，麻木、酸困症状显著减轻，趾部疼痛已消失，肢体活动有力，趾甲明显生长，但肌肉弹性仍差，足背、胫后动脉搏动不及，口干已缓解，小便短，夜能眠，舌质淡紫减轻，苔厚腻，脉象缓。

八诊　6 月 19 日，患者精神良好，肢体症状稳定，临床近期治愈。

【体会】　患者年老，原有消渴病史 5 年，现以肢体怕冷、发凉、麻木酸困、跛行、趾部疼痛、足背、胫后动脉搏动不及为主症，伴有尿频量多、口干欲饮、腰膝酸软、视物模糊、皮肤干燥等，符合中医"消渴脱疽"诊断，属阴阳两亏型。由于消渴患病日久，肝肾阴虚，阴损及阳，阳虚运血无力，肢体失于温煦、濡养则邪气乘虚而入，阻滞气血运行，脉络涩滞，血瘀气滞，故见肢体怕冷、发凉，不通而疼，脉搏消失之表现；肝肾阴虚，肝之疏泄过度，肾之固摄失常，津液直趋于下，津不上承，而见口干欲饮、尿频量多；腰为肾之府，为肾所主，膝为筋之府，为肝所主，筋骨失养，而见腰膝酸软无力；肝肾精血不能濡润清窍，故视物模糊；水谷精微不能营养四肢肌肤，故皮肤干燥、肌肉萎缩等；阴虚则生内热，见虚烦不得眠；舌脉之象均为阴虚内热之象。纵观脉症，实为消渴日久，阴液耗伤，故以养阴化瘀而获效。

三、老年脱疽（动脉硬化闭塞症）

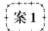

一般情况　李某，男，67岁，退休工人。2002年3月1日就诊。

主诉　双下肢麻木、发凉、剧烈疼痛3个月。

病史　2002年初，患者不明原因出现双下肢发凉、麻木、酸困、疼痛，活动后加重，继而足趾端青紫，遂入某医院住院治疗，症状时轻时重。后被诊断为"下肢动脉硬化闭塞症"，内服活血化瘀药物等治疗无效。有40年吸烟史。

检查　形体消瘦，面色黧黑，表情痛苦，双下肢发凉、麻木、疼痛，遇冷加重，间歇性跛行，双足背、胫后动脉搏动消失，皮肤枯槁，肌肉萎缩，趾甲不长，汗毛脱落，患肢无汗，扪之冰冷，舌质淡，苔薄白，脉沉细。心率80次/分。血压130/80mmHg。

实验室检查：白细胞计数$11.2×10^9$/L，中性粒细胞0.85，淋巴细胞0.13，单核细胞0.02，血小板计数$86×10^9$/L，红细胞沉降率8mm/h，总胆固醇8.2mmol/L，三酰甘油3.1mmol/L。

彩色超声多普勒检查：动脉内壁可见大小不等、形态各异的强回声结节，管腔与正常值比较有狭窄。

心电图检查：窦性心律，心房肥大。

中医诊断　老年脱疽（阳虚瘀阻）。

西医诊断　下肢动脉硬化闭塞症。

治则　温阳益气，活血化瘀。

处方　炮附子15g，黄芪、党参、麦冬、当归、丹参各30g，细辛6g，水蛭、干姜、炙甘草各10g。

医嘱　清淡饮食，勿过劳，禁烟酒、长距行走和久站立。中药每日1剂，水煎，日服3次。

二诊　3月12日，双下肢发凉、麻木、疼痛等诸症减轻。但双下肢仍无力，上方加怀牛膝15g，其他方药及用量不变。

三诊　3月26日，患肢发凉、麻木、症状较前有所减轻，患肢虽有疼痛，但疼痛程度轻，皮肤温度回升。

四至五诊　4月10日，诸症好转。4月20日，疼痛消失，麻木发凉已明显好转，汗毛、趾甲开始生长，但足背、胫后动脉搏动仍不能触及。实验室检查：白细胞计数7.4×10⁹/L，中性粒细胞0.72，淋巴细胞0.26，单核细胞0.01，嗜酸性粒细胞0.01，血小板计数$102×10^9$/L，红细胞沉降率15mm/h，总胆固醇5mmol/L，三酰甘油1.7mmol/L。血压120/75mmHg。彩色超声多普勒检查：动脉彩色血流充盈良好，边缘整齐。心电图检查：仍为左心室肥大。

【体会】 老年脱疽是一种老年下肢动脉硬化闭塞性疾病，肢体缺血、缺氧而易发生下肢坏疽，因此病易和其他周围血管病相混淆，容易误诊，为了严格鉴别诊断，故提出"老年脱疽"这一病名。

温阳益气，活血化瘀是治疗本病的基本法则之一。在本案的治疗中，突出了"温阳"和"化瘀"这两个关键点。本病本虚标实，气虚、阳虚是本，寒凝、血瘀是标，根据中医学"温则消而去之"、"气行则血行"、"瘀者化之"的理论，治宜标本兼治，即温阳益气，活血化瘀。在具体治疗中，我们视病情的不同阶段采用相应的治疗方法。如四肢麻木、疼痛重者选用活血化瘀、益气温阳之品，如桃仁、红花、炮附子、当归、黄芪、丹参、赤芍；郁久化热溃破者酌用清热解毒之品，如金银花、玄参、板蓝根等；四肢发凉、苍白紫绀者以温阳益气为主，以达强心通脉、活血化瘀之功，但必须根据治病求本的原则，加用三七、丹参、赤芍、川芎等活血化瘀之品，以祛除血管中之沉渣。

案 2

一般情况 许某，男，78 岁。2004 年 3 月 9 日初诊。

主诉 右足趾发凉、麻木、疼痛 1 个月。

病史 患者 1 个月前足部受寒冷刺激后出现右足趾疼痛、发凉、麻木，长距离活动后即感右下肢酸困、胀痛，休息后可缓解，遇冷患足疼痛加重。曾在当地医院以"风湿病"治疗，服用中西药半个月而无明显疗效。后到当地按摩医院理疗按摩 1 周亦无效。现右足趾疼痛剧烈，遇冷加重，得温稍减，间歇性跛行。症见夜不得安眠，纳食减，大便稀溏，小便清长。有长期吸烟史，有高脂饮食习惯，有高血压病史 15 年。

检查 形体肥胖，精神不振，表情痛苦，全身畏寒怕冷，右足皮色苍白、干燥，趾甲肥厚不长，右足背、胫后动脉搏动消失，舌质淡有瘀点，苔薄白，脉弦紧。血压 170/95mmHg。

实验室检查：血糖 5.2mmol/L，尿糖（−），总胆固醇 7.5mmol/L，三酰甘油 2.59mmol/L。

血液流变学检查：红细胞压积 0.68，全血黏度 7.82，血浆黏度 2.98，红细胞电泳时间 25.5s。

多普勒超声检查：出现双角及低平波，提示血管弹性差，周围阻力高，有肢体供血不足。

下肢血流图检查：双下肢及双足呈低平波，弹性波消失，流量显著偏低。

中医诊断 老年脱疽（阳虚瘀阻）。

西医诊断 下肢动脉硬化闭塞症。

治则 温阳益气，活血化瘀。

处方 细辛 6g，黄芪、党参、玄参、当归、丹参各 30g，怀牛膝、炮附子各 15g，水蛭、干姜、炙甘草各 10g。

医嘱 清淡饮食，禁烟酒，忌外伤及寒冷刺激。中药每日 1 剂，水煎，日服 3 次。

二诊 3 月 17 日，右足趾疼痛、麻木明显减轻，夜能安眠，纳食增加，精神好转，继续服用，嘱高蛋白饮食。

三诊 4 月 3 日，右足温度较前回升，触之无发凉感，患趾仍有疼痛，但疼痛程度较轻，患部皮肤色泽好转，舌脉同前。

四诊 4 月 17 日，患趾疼痛、麻木基本消失，患足皮肤淡红，温度基本正常。多普勒超声检查：提示血管弹性较前好转，肢体供血基本正常。

五诊 4 月 30 日，右足趾疼痛消失，右足发凉、麻木等症状亦消失，皮肤色泽及温度恢复正常，患者精神佳，饮食可，二便调，舌质淡，苔薄白，脉弦细。血压 125/85mmHg，血糖

5.0mmol/L，尿糖（-），总胆固醇5.8mmol/L，三酰甘油1.8mmol/L。血液流变学检查：红细胞压积0.48，全血黏度5.8，血浆黏度1.78，红细胞电泳时间16.5s。多普勒超声及下肢血流图检查无异常。

随访半年无复发。

【体会】 患者症状比较典型，如患足疼痛、发凉、麻木、跛行，有营养障碍表现，且有高血压、高脂血症病史，血液流变学检查、多普勒超声检查、下肢血流图检查均提示血管弹性差，肢体供血不足，因此临床上不难诊断。因其具有全身畏寒怕冷、舌质淡、苔薄白、脉弦紧等一派寒象，故中医辨证属阳虚瘀阻，药用温阳益气、活血化瘀之剂而取效。

由于患者呈高龄正虚之体，故我们始终采用"补"的原则，在服用益气药的基础上，嘱给予高蛋白饮食，它们都直接或间接地作用于机体，抑制症状，消除病因，使机体的偏倾得到顺势的纠正而取效。

我们通过临床观察，认为寒冷刺激为此病的发病诱因，本病多发于冬季，患者对气候变化敏感，耐寒力减退，遇冷病情加重，由于寒湿外侵，"寒气入经而稽迟，泣而不行"导致血管收缩，管腔狭窄。高龄正虚，禀赋不足为此病发生之根本，初诊时大多呈面色苍白、心悸乏力等正虚病容，大多数患者在膳食方面达不到营养学标准，导致正气虚弱，元气失守，气血耗伤而不能御邪。治疗中，我们首先提高患者膳食，鼓励患者多食高蛋白食物，以促使病情向愈。

案3

一般情况 孙某，女，67岁，农民。2000年3月19日就诊。

主诉 左下肢发凉、麻木、疼痛2个月，加重3日。

病史 2个月前患者自觉左下肢发凉、麻木、酸困，活动后加重，足趾部色泽苍白，继之趾端出现针刺样疼痛，入夜疼痛加重，影响休息，先后在当地辗转治疗（未明确诊断），内服中药（不详），并服用去痛片，静脉滴注丹参注射液，病情有增无减，于3日前趾端关节疼痛加剧，变色紫暗，活动受限，夜不得眠。患病以来患者精神不振，胃脘隐痛，呕不思食，大便不成形，小便短。既往有胃痛病史5年。

检查 表情痛苦，面色萎黄，形体消瘦，肌肤干燥，目珠不黄，眼睑微浮，声音低沉，神疲乏力，左下肢发凉、麻木、酸困，左足趾端皮肤色泽紫暗，疼痛剧烈，尤以夜间为甚，肢体肌肉弹性差，皮肤干燥脱屑，趾甲肥厚，干燥不长，活动受限，左足背有一硬币大小的瘀斑，足背、胫后动脉搏动减弱，舌质暗淡，苔薄白，舌底脉络色暗，脉细弱。眼底视网膜动脉硬化。体温36.4℃，血压125/80mmHg，心率80次/分，呼吸18次/分。

实验室检查：白细胞计数12.3×10⁹/L，血红蛋白125g/L，总胆固醇6.9mmol/L，三酰甘油2.6mmol/L。

心电图检查无异常。

超声多普勒检查：左股动脉狭窄，血流不通，左下肢动脉硬化明显。

中医诊断 老年脱疽（气虚血瘀）。

西医诊断 下肢动脉硬化闭塞症。

治则 益气通络，活血化瘀。

处方 黄芪60g，当归、潞参、玄参、丹参各30g，桃仁、红花、赤芍、地龙、水蛭、延胡索各15g，甘草10g。10剂。

医嘱 禁烟酒、长距行走和久站立，忌外伤。中药每日1剂，水煎服，日3次。

二诊 3月30日，患者精神差，下肢发凉、麻木症状减轻，但夜晚疼痛仍剧，胃纳仍差。服上药后未见不舒。

三诊 4月12日，患者精神改善，左足疼痛基本消失，左足背瘀斑面积缩小，色泽好转。胃脘不痛，原方去延胡索。

四诊 4月22日，凉痛、麻木症状基本消失，间歇性跛行较前改善，舌脉同前，纳食增加，二便正常，夜眠质量可。

五诊 5月1日，左足趾疼痛及间歇性跛行消失，左下肢及足部转温，无麻木、发凉现象。实验室检查：白细胞计数 9.3×10^9/L，血红蛋白 130g/L，总胆固醇 5.9mmol/L，三酰甘油 2.1mmol/L。超声多普勒检查：动脉血流充盈良好，边缘整齐。临床近期治愈。

【体会】 本例患者属气虚血瘀型。患者年老肝肾已亏，气虚血瘀，患肢失却濡养，不通则痛，其病在血脉，病理机制为气血凝滞，血脉阻塞所致。由于气虚血瘀，经脉阻塞不通，故有肢体发凉、怕冷、麻木、疼痛、间歇性跛行；气血瘀闭不通而有持续性固定性疼痛，夜间尤其加重；血瘀于肌肤则见皮色紫红、青紫、瘀斑、瘀点；气血不达四末，筋脉失养而有肢端营养障碍。舌质淡，苔薄白，脉细弱均为气虚血瘀之象。此型多属于Ⅱ期下肢动脉硬化闭塞症，严重者肢体缺血、缺氧，可能发生肢体坏疽。

方中黄芪益气健脾以益四肢肌肉，当归补血活血，丹参、桃仁、红花、川芎、赤芍活血化瘀舒筋，水蛭化瘀通络止痛。诸药合用，通而不伤正，补而不留滞，共奏活血化瘀、行气通络之效。现代药理研究也证明黄芪、当归等能调节免疫功能，改善周围血液循环，增加机体耐缺氧能力，丹参、红花、赤芍等能解除血管痉挛，使毛细血管网开放增多，改善微循环，促进侧支循环建立，并能降低全血黏稠度，促进血栓溶解。

案4

一般情况 张某，男，61岁，退休干部。1998年4月10日初诊。

主诉 双足发凉、麻木5个月，剧烈疼痛1个月。

病史 患者于1997年3月因"脑血栓形成"住院治疗，2个月后好转出院。1997年12月双足出现发凉、麻木、怕冷，遇热时症状略减，受凉后加重，感觉迟钝，曾服用三七片、复方丹参片等活血化瘀药及消炎止痛西药，疗效不佳。以后虽不间断治疗，但一直未取得满意的疗效。1个月前，出现双足剧烈疼痛，间歇性跛行，跛行距离为100m。无其他特殊病史。

检查 形体肥胖，精神不振，表情痛苦，胸闷气短，双足疼痛，入夜加重，彻夜难眠，间歇性跛行，足部皮肤有紫褐斑，皮温较低，双小腿肌肉萎缩，汗毛稀疏，皮肤干燥，双足趾甲增厚、干燥，小腿皮肤温度低，足部发凉，双足背动脉搏动消失，舌质淡紫，边有瘀点，脉沉细。

实验室检查：白细胞计数 10.8×10^9/L，红细胞沉降率 3mm/h，总胆固醇 7.2mmol/L，三酰甘油 2.9mmol/L。

血液流变学检查：红细胞压积 0.72，全血黏度 8.82，血浆黏度 2.9，红细胞电泳时间 28.5s。

甲皱微循环检查：管襻轮廓模糊不清，排列紊乱不规则，管襻总数6根，其中正常管襻2根，异形管襻4根，血色暗红，血液流态呈断线状，血管运动计数7次/秒。

中医诊断 老年脱疽（气虚血瘀）。

西医诊断 下肢动脉硬化闭塞症。

治则 活血化瘀，益气通络。

处方 黄芪60g，当归、潞参、川牛膝、丹参各30g，赤芍、麦冬、红花、地龙、水蛭各15g，甘草 10g。

医嘱　低糖低脂饮食，禁烟酒。中药每日 1 剂，水煎服，日 3 次。

二诊　4 月 17 日，服上方后，患足症状略有好转，但效果不明显，因患者血脂较高，故配合应用活血化瘀通络之丹参注射液、蝮蛇抗栓酶交替静脉滴注，每日 1 次。

三诊　4 月 28 日，症状显著减轻，小腿开始转温，疼痛减轻，足部紫褐斑减少，跛行距离延长，精神状态较佳，夜间睡眠良好。停用参脉注射液和蝮蛇抗栓酶。

四诊　5 月 10 日，双足疼痛、麻木症状消失，足部紫褐斑消失，下肢皮肤温度恢复正常，肌肉弹性好，有光泽，趾甲开始生长。实验室检查：白细胞计数 $9.8×10^9/L$，红细胞沉降率 10mm/h。血液流变学检查：红细胞压积 0.52，全血黏度 6.10，血浆黏度 1.68，红细胞电泳时间 17.5s。甲皱微循环检查：管袢轮廓清晰，排列较前规则，管袢总数 8 根，其中正常管袢 6 根，异形管袢 2 根，血色淡红，血管运动计数 10 次/秒。

【体会】　本案治疗以化瘀中药为主，兼以益气、养阴，并根据血液流变学检查结果，患者血液呈高凝状态，故在首诊服用中药疗效不明显的情况下，我们应用丹参注射液、蝮蛇抗栓酶等药物静脉滴注，以降低血液黏度、扩张血管、解除血管痉挛，起到了迅速改善患肢血液循环、提高疗效、缩短疗程的作用。

案 5

一般情况　肖某，男，70 岁，农民。2000 年 3 月 27 日就诊。

主诉　右下肢发凉、麻木、酸困、疼痛 1 年，坏疽 2 个月。

病史　患者于 1999 年 3 月出现右下肢发凉、麻木、酸困，活动及劳累后加重，足部变色苍白。因未及时治疗而逐渐加重，出现足趾部疼痛，入夜加重，跛行明显，虽屡经治疗，一直未见好转。2 个月前因涉冰雪，症状再次加重，右足第二趾呈湿性坏疽，在当地卫生院行趾骨清除术，伤口未愈合（具体药物治疗情况不详）。1 个月前右足拇趾颜色渐变并溃烂，呈湿性坏疽，足背肿胀，彻夜疼痛，难以入眠。发病以来，患者精神不振，情绪低落，眠差纳呆，大便干，小便短赤。患者嗜烟，好辛辣，于今日来我院就诊。

检查　形体消瘦，表情痛苦，面色黧黑，肌肤无华，右下肢发凉、麻木、酸困，肌肤不温，趾甲肥厚不长，汗毛稀疏。右足第二趾疮口未愈，仍有脓液流出。右足拇趾趾端湿性坏疽，呈暗黑色，灼胀疼痛，足前部色泽潮红，足背浮肿，活动受限。舌质红，苔黄腻，边尖有瘀斑，脉弦滑。

血液流变学检查：红细胞压积 0.80，全血黏度 8.1，全血还原黏度 18.9，血浆黏度 3.4，红细胞电泳时间 25.5s。

心电图检查：窦性心律。

超声多普勒检查：右股动脉狭窄，血流不通，右下肢动脉硬化明显。

中医诊断　老年脱疽（湿热毒盛）。

西医诊断　下肢动脉硬化闭塞症（Ⅲ期Ⅰ级）。

治则　清热解毒，化瘀除湿。

处方　金银花、黄芪各 45g，当归、玄参、薏苡仁、白芍各 30g，苍术、黄柏、桃仁、红花、山药、甘草各 15g。

医嘱　清淡饮食，禁烟酒、长距行走和久站立。中药每日 1 剂，水煎，日服 3 次。

外科处理：用 0.1% 雷夫奴尔溶液清洁湿敷疮面，每日换药 1 次。

二诊　4月5日，患肢疼痛等诸症减轻，但坏疽未见明显好转，拟择期进行咬骨术。治疗方案不变。

三诊　4月12日，患者精神好转，纳可，右趾坏疽界限分明，分泌物减少，触之有活动感，疼痛。手术时机成熟，于当日行咬骨术，手术情况良好，坏疽完全分离，无残留死骨。加用抗生素以预防感染。中药继服原方。

四诊　4月22日，右足背不浮肿，色泽不潮红，伤口长势良好，无分泌物，基本无灼痛，舌质紫，苔黄，脉弦，右足趺阳太溪搏动消失。停用抗生素，中药继续服用原方。

五诊　5月15日，伤口愈合，无分泌物，右足背不浮肿，无潮红，舌质淡，苔薄黄，脉弦。血液流变学检查：红细胞压积0.50，全血黏度6.1，全血还原黏度13.9，血浆黏度1.64，红细胞电泳时间17.5s。彩色超声多普勒检查：动脉彩色血流充盈良好，边缘整齐，色彩呈单一色。

【体会】　由于患者素体阳虚寒生，寒凝血瘀，瘀久化热，湿热瘀结，瘀、湿、热三邪俱至，腐肉蚀骨，故发为脱疽，症见肢端溃疡、坏疽，局部红肿热痛；瘀血湿热蕴蒸肌肤而有肢体瘀肿、紫红；湿热郁闭气机而有发热或低热。舌质红绛，苔黄腻，脉滑数均为湿热内盛之象。此型多属Ⅲ期Ⅰ级下肢动脉硬化闭塞症，发生肢体疽感染，或肢体瘀斑感染。故用清热解毒、化瘀除湿之品屡可收效。

本案由于重视中西医结合辨证论治整体治疗、内治和外治疗法相结合，故取得了显著疗效。实践证明，早期中西医结合辨证论治整体治疗，可有效防止或减缓动脉硬化的发展，达到软化血管、促进粥样斑块消退、防止血栓形成和肢体发生坏疽的目的。

本病的治疗在早期未溃时应以清热活血为主。根据气行则血行，气滞则血瘀的理论，在应用活血化瘀疗法时，适当加入益气、行气之品可提高疗效。实验证明，活血化瘀药能扩张血管，改善血液循环和微循环，并可降低血脂，防止和减轻动脉粥样硬化的形成与发展。

案6

一般情况　冀某，男，58岁，农民。1994年8月12日就诊。

主诉　右下肢发凉、麻木、酸困、胀痛5日。

病史　患者于8月8日下午，冒雨在田间插秧，至夜晚8时左右，右下肢突然麻木、酸困，小腿肚挛急，屈伸不便，活动受限。自以为劳累过度，4小时后，小腿肚至趾端内觉胀痛难忍，不得眠。触及肢体发凉，膝关节以下皮肤潮红，在本村诊所未确诊，予口服药（不详），静脉滴注复方丹参注射液、维生素C、右旋糖酐等治疗2日。患者不思食，大便干，小便短赤，平素身体健康，无心脏、肾脏、血液、内分泌及神经系统疾病，未患过肺结核、肝炎，亦无外伤病史。

检查　体温36.5℃，呼吸19次/分，心率78次/分，血压110/70mmHg。神志清，发育正常，被动体位，查体合作，痛苦面容，扶足而坐，右下肢发凉、麻木、酸困，足趾部内觉困胀、疼痛，活动艰难，入夜疼痛加重，不得眠，肢体皮肤色泽潮红，触及肢体发凉，皮肤营养差，足背、胫后及腘动脉搏动不能触及。

血常规：血红蛋白120/L，白细胞计数8.9×10⁹/L，中性粒细胞0.74，淋巴细胞，0.26。便常规：黄色软便，镜下（−）。尿常规：淡黄色尿液，蛋白（−），镜下黏液丝（++）。

心电图检查：窦性心律。

甲皱微循环检查：血色暗红，畸形管襻增多，管襻排列紊乱，血流呈断线，血管运动计数减少。

中医诊断　老年脱疽（湿热内蕴，气滞血瘀）。

西医诊断　下肢动脉硬化闭塞症。

治则　清热除湿，活血化瘀。

处方　银花、蒲公英各 60g，玄参、白芍各 45g，当归、薏苡仁、水蛭、丹参各 30g，苍术、黄柏、甘草各 15g，赤芍 20g。

医嘱　卧床休息，畅情志，饮食宜清淡。中药每日 1 剂，水煎，日服 3 次。

二诊　8 月 20 日，患者精神仍较差，体温 36.5℃，呼吸 19 次/分，心率 75 次/分，血压 110/75mmHg，夜疼，眠较差，肢体抬举仍无力，皮肤色泽同前，不思食。

三诊　8 月 26 日，大便今晨已通，夜间胀痛较以前改善，肢体麻木、酸困减轻，说明腑气已通，病情有好转的一面，但皮肤色泽仍同前，不能着地行走，舌脉同上。

四诊　8 月 31 日，肢体活动有力，麻木、酸困症状较前减轻，趾部胀痛剧烈已消退，痛势能忍，夜能眠三四个小时，皮肤色泽较前改善，精神好转，纳食增加，大便溏，舌质紫暗减轻，苔厚腻而不黄，脉象滑。

五诊　9 月 6 日，患肢麻木、酸困症状较前减轻，足部胀痛已明显缓解，皮肤色泽改善，肢体温度同前，活动有力，夜能眠，精神尚可，大便畅，舌质淡紫，苔厚腻，脉象弦大。

六诊　9 月 10 日，患者精神尚可，自述其肢体抬举有力，麻木、酸困症状已缓解，趾部疼痛明显减轻，皮肤色泽潮红，肢体温度较前增高，足背、胫后及腘动脉搏动仍不能触及，夜能眠，饮食尚可，大便稀，舌脉同上。

七诊　9 月 15 日，趾部疼痛明显消退，肢体酸困症状已减，皮肤色泽已转淡红，温度增高，精神良好，夜能眠，二便自调，舌质淡紫，脉象缓，治按原方案。

八诊　9 月 20 日，皮肤色泽及温度同前，足背、胫后及腘动脉搏动仍不能触及，临床治疗好转。

【体会】　从四诊来看，患者急性起病，首发症状为单侧肢体出现发凉、麻木、酸困，趾部剧痛，肢体色泽潮红，活动受限，右腘动脉搏动已不能触及，皮肤营养差等，未见脏腑功能失调症状，符合中医老年脱疽，西医动脉硬化闭塞症诊断。

患者形体瘦削，喜食辛辣，嗜烟酒，素有蕴热，又时值长夏季节，湿热邪气当令，冒雨劳作，感受湿热病邪，卫气不达，湿遏热郁，内外合邪，阻滞气机，痹阻气血，渐行渐瘀，甚则气滞血瘀不通，则趾部困胀、疼痛。由于湿为阴邪易伤阳气，故入夜疼痛加重；湿热阻滞，气血运行不畅，则肢体发凉、麻木、酸困；素体蕴热，津液受灼，则见大便干、小便短赤、舌苔黄厚腻。综合脉症，本证因湿热内蕴，气滞血瘀所致。故治以清热除湿，活血化瘀而获效。

案7

一般情况　王某，女，65 岁，工人。1993 年 8 月 9 日初诊。

主诉　间断右下肢发凉、酸困、疼痛 3 年，本次发病半个月。

病史　患者曾于 1990 年、1992 年先后两次在我院以"老年脱疽"住院，经服用温阳活瘀之品治疗，临床治愈，能够胜任工作。今年 7 月下旬，因过度劳累，右下肢症状再次发作，出现酸困、麻木，小腿肚挛急性疼痛，足部色泽潮红，在本单位职工医院，静脉滴注脉络宁注射液 1 周，未效，趾部疼痛明显。症见纳呆，夜眠差，大便不成形，小便短。平素身体健康，无心脏、肾脏、血液、内分泌及神经系统疾病，无传染病史可记录。

检查　神志清，精神差，营养良好，发育正常，查体合作。右下肢发凉、麻木、酸困，小腿肚挛急，趾部呈针刺样疼痛，活动后症状加重，色泽潮红，足背、胫后动脉搏动不能触及，跛行。

血常规：血红蛋白110g/L，白细胞计数$8.4×10^9$/L，中性粒细胞0.74，淋巴细胞0.25，嗜酸性粒细胞0.01。尿常规：淡黄透明，蛋白（-），镜检（-）。便常规：黄色软便，镜检（-）。

甲皱微循环检查：微动脉血管痉挛，血管弹性差，畸形管袢增多、迂曲、扭绞，微血流时快时慢，血色暗红，排列紊乱，血流流态呈絮状流。

中医诊断　老年脱疽（寒凝脉络，气滞血瘀）。

西医诊断　下肢动脉硬化闭塞症。

治则　温阳益气化瘀。

处方　附片、当归、水蛭、丹参、白芍、白术、川牛膝各30g，干姜、桂枝、潞参、麦冬、赤芍各15g，黄芪45g，桃仁、红花各10g，五味子12g。

医嘱　肢体保暖，忌外伤，禁烟酒、长距行走和久站立。中药每日1剂，水煎，日服3次。

二诊　8月16日，近日来守服上药，患者精神好转，右下肢麻木、酸困症状仍同前，趾部疼痛发作次数减少，小腿肚挛急减轻，足部昼夜仍不温，夜眠三四个小时，饮食仍不多，大便不成形，继续原方案治疗。

三诊　9月1日，近日来由于天气变化，自觉下肢发凉、麻木、酸困明显，趾部疼痛仍同前，夜眠不佳，足部色泽仍潮红，精神尚可，纳食同前。治宜温阳益气活瘀，治疗方案同上。

四诊　9月20日，下肢麻木、酸困症状减轻，温度较前升高，皮肤色泽潮红，趾部疼痛已减轻，夜能眠。患者精神良好，二便自调，舌质紫，苔白腻，脉象沉缓而有力，足背、胫后动脉搏动仍不能触及，治疗方案同上。

五诊　10月5日，近日患者自觉麻木、酸困症状较前减轻，趾部夜晚疼痛已基本消失，小腿肚肌肉触及弹性仍差，温度改善，色泽淡红，纳食夜眠尚可，舌质淡紫，苔白腻，脉象沉而有力，治宜上方。

六诊　10月22日，近几日来，天气变化，下肢症状稳定，未见明显阳性体征，精神良好，夜能眠，二便自调。治宜温阳益气活瘀。效不更方，但应重用益气之品。

七诊　11月6日，趾部疼痛发作次数减少，足部夜能回温，色泽淡红，夜能眠，精神良好，饮食增多，二便自调，舌质淡，苔薄白，脉象缓有力。临床近期治疗显著好转。

【体会】　患者原有老年脱疽病史，此次患病以右下肢发凉、麻木、酸困、跛行、疼痛为特点，乃气血亏虚，不能充养所致，仍属"老年脱疽"范畴。患者得病日久，反复发作，正气亏损，精血亏耗，加之年过六旬，肾气不足，气血阴阳俱虚，肾阳虚不能温煦脾阳，脾阳虚不能培补肾阳，以致脾肾阳虚，阴寒内盛。寒性凝滞主收引，故导致气滞血瘀，不通则痛。舌质紫，苔白腻，脉象沉迟均为阳虚寒凝、血瘀气滞之象。

案8

一般情况　张某，男，75岁，干部。1996年6月17日初诊。

主诉　左下肢发凉、麻木、酸困、跛行6个月，灼胀、疼痛10日。

病史　患者于去年12月下旬，发现左下肢发凉酸困，足部皮肤色泽潮红，继之趾部凉痛彻骨，遇冷及夜晚痛剧不得眠，先在当地诊所治疗，未明确诊断，口服中西药（不详），效果不佳，病情日渐加重，跛行严重，不能做家务。10日前，足前出现灼胀、疼痛，色泽紫暗，浮肿，虽经积极治疗无效。患者精神不振，发育正常，营养一般，神清，纳差，夜眠差，大便干结，小便短赤。患高血压多年，经常口服降压药物。

检查 左下肢发凉、麻木、酸困、跛行，足部灼热、胀痛，色泽紫红，浮肿，肢体肌肉萎缩，皮肤粗糙，趾甲增厚干燥不长，足背、胫后动脉搏动不能触及，舌质淡紫，苔厚腻，脉弦。血压140/75mmHg。

血常规：血红蛋白120g/L，白细胞计数11.6×10^9/L，中性粒细胞0.82，淋巴细胞0.18。尿、便常规均正常。

甲皱微循环检查：微动脉血管痉挛，血管弹性差，畸形管袢增多、迂曲、扭绞，血色暗红，排列紊乱，血流时快时慢。

中医诊断 老年脱疽（湿热内蕴，气滞血瘀）。

中医诊断 下肢动脉硬化闭塞症。

治则 清热除湿，活血化瘀。

处方 银花45g，玄参、当归、公英、薏苡仁、水蛭、白芍、丹参各30g，黄柏12g，赤芍20g，乳香、没药各10g，苍术、甘草各15g。

医嘱 卧床休息，忌外伤，禁烟酒、长距行走和久站立。中药每日1剂，水煎，日服3次。

二诊 6月22日，患者精神较前改善，足部肿胀好转，剧痛缓解，大便通，饮食仍差，舌质紫红，苔黄厚腻，脉象弦滑。

三诊 6月27日，患者神清、精神好转，纳食增多，大便稀，小便正常，夜能眠3小时左右，足部浮肿消退，灼胀、疼痛明显缓解，局部色泽改善，舌质紫，苔厚腻，脉象弦滑，病情好转。

四诊 7月2日，患者精神良好，夜能眠，足部疼痛缓解，触及温度尚可，肢体活动有力，皮肤色泽仍差，足背、胫后动脉搏动仍不能触及，饮食增加，大便稍稀，舌质淡紫，苔腻，脉象弦。

五诊 7月7日，患者精神好，肢体活动有力，趾部色泽差、潮红，疼痛明显减轻，能够下床少量活动，舌质淡紫，苔白腻，脉象弦滑。临床治疗显著好转。

【体会】 患者年高体衰，气血不足，真阴真阳虚弱，不能充养濡滋四末，故出现上述诸症，属中医"老年脱疽"范畴。辨证为气滞血瘀，又因感受水湿之邪，入里化热，湿热交结，蕴阻脉络，故以湿热内蕴，气滞血瘀为主要病机。病位在脉、在内，患者虽年事已高，但属实证。故治疗宜清热除湿，活血化瘀为主，俟症情改善后，再依据脏腑或气血阴阳之盛衰，损其有余，补其不足，但须坚持服药，方能改善。

四、中风脱疽（瘀滞性坏疽）

一般情况 申某，女，68岁，农民。1993年6月15日初诊。

主诉 右侧肢体半身不遂2年，右下肢发凉、麻木1年，加重1个月。

病史 患者于1991年6月11日18时，突然心慌，头晕倒地，被扶起时，发现右侧肢体完全不能活动，语言謇涩，神志尚清，即急送本市某医院。自诉以"中风"住院治疗近1年，留下右侧肢体发凉、麻木、酸困，皮肤干燥、脱屑，足部色泽苍白，活动后症状加重。又间断静脉滴注脉络宁注射液、内服中药（不详）治疗，效果不理想。今年5月13日夜，右下肢出现挛急性疼痛、麻木、酸困明显，足部昼夜不温，呈尸体色泽。查右足背及胫后动脉搏动不能触及，诊为"中风脱疽"，发病以来，神志清楚，精神倦怠，食少，小便短，便溏。

检查 体温36.5℃，呼吸23次/分，心率83次/分，血压105/80mmHg。营养中等，发育正常，右下肢发凉、麻木、酸困，皮肤干燥、脱屑，趾甲生长缓慢，跌阳及太溪脉搏动不能触及。

血常规：血红蛋白 125g/L，白细胞计数 11.0×10^9/L，中性粒细胞 0.77，淋巴细胞 0.26。尿常规、便常规正常。

甲皱微循环检查：管袢排列紊乱，血流速度缓慢，血液流态呈虚线状，血色淡红。

中医诊断　中风脱疽（心脾气虚，痰浊内阻，气滞血瘀）。

西医诊断　①瘀滞性坏疽；②脑血栓形成后遗症。

治则　益气，化痰，祛瘀。

处方　黄芪 60g，竹茹、枳实、陈皮、半夏、当归、白术、五味子各 15g，桃仁、红花、潞参、生姜、甘草各 10g，云苓 30g，麦冬 20g，大枣 5 枚。

医嘱　低糖低脂饮食，畅情志，禁烟酒，忌外伤。中药每日 1 剂，水煎，日服 3 次。

二诊　6 月 25 日，近日患者精神较好，无明显不适，诸症明显改善，治法同前，继观疗效。

三诊　6 月 30 日，患者精神较好，昨日因活动时扭伤膝关节软组织，疼痛不止，给抗炎、活血化瘀之品内服、外擦，中药汤剂，仍以前方为主，佐以阴柔养肝、养血活血行气之品。

四诊　7 月 15 日，患者精神良好，纳食尚可，膝关节处无疼痛，继以原方治疗为主，重用黄芪、当归，以温养益气，化痰通脉。

五诊　7 月 28 日，患者精神良好，天气突变，下肢仍觉酸困、无力、发凉明显，病情似有加重，夜眠不佳，纳食尚可，治宜上法，重用益气固正之品。

六诊　8 月 15 日，近日来精神良好，饮食正常，肢体活动自觉有力，足部夜能回温，余症同上，按原方案治疗。注意调情志，尽量多休息。

七诊　8 月 22 日，肢体触及温度较前改善，皮肤脱屑减轻，足背、胫后动脉搏动仍不能触及。趾甲未见生长，小腿肚酸困、麻木感缓解，精神良好，夜眠尚可，二便自调，舌质淡，苔腻，脉弦缓有力。

八诊　9 月 6 日，患者自述双足部困胀不舒，活动后加重，伴有轻度疼痛，夜眠差，头昏口渴但不欲饮，纳差，治守上法，给西药感冒胶囊口服。

九诊　10 月 1 日，今日患者不慎受凉，胸闷，头昏，纳食不下，舌质暗红，苔白腻，脉浮弦，肢体症状同前且有所加重，治宜原方加柴胡、川朴、砂仁各 10g，薏苡仁 20g，滑石、杏仁各 12g。

十诊　10 月 24 日，患肢症状同前好转，肤色及温度与健侧相近，肢体麻木、酸困感已消失，但活动后仍觉不舒，足背动脉及胫后动脉搏动仍未触及，治当守方守法。

十一诊　11 月 20 日，患肢症状稳定，温度及肤色基本正常，休息时无自觉症状，活动后无不适感，临床治疗好转。

【体会】　此患者有中风病史 3 年，中风病例多有不同程度的后遗症，但无缺血体征，现主要症状为右下肢发凉、麻木、酸困，肤色苔白，足背动脉及胫后动脉搏动消失等肢体缺乏营养的现象，因此可以诊断为中风诱发下肢脱疽，属"中风脱疽"范畴。

老年之人，发病较缓，因于疲劳及情志过极，诱发中风，加之素体痰盛，脉络痹阻，日久气滞血瘀，新血不生，脉道空虚，肌肉不得濡养，发为此病，故治以益气化痰，活血通脉。治疗的关键在于痰、气、瘀诸方面，只有痰化、气复、瘀祛，其症自然缓解。辨证是治疗的关键，治疗过程中如有它症，应随时调整用药。

五、无脉病（多发性大动脉炎）

案 1

一般情况 丁某，女，28 岁，干部。2000 年 8 月 10 日初诊。

主诉 双侧桡动脉搏动不能触及、头昏、乏力 1 年。

病史 患者于 1 年前不明原因出现全身乏力，头晕目眩，心悸气短，低热，体温 37.5℃，经常盗汗，四肢关节酸痛，双侧桡动脉搏动不能触及，疑为结核病，到某市结核病防治医院检查后排除结核病，按"风湿热"进行治疗，服用中西药（具体用药不详）治疗 1 个月，症状未能控制。后辗转几家医院治疗，先后诊断为"风湿热"、"心肌炎"等，服用中西药无数，但一直未能取得满意的疗效，症状时轻时重。7 月中旬以来，症状加重，出现视力模糊，四肢关节酸痛无力，神疲乏力，心悸气短，常在午后发热，体温 37.5℃左右。发病以来，神疲纳呆，腰膝酸痛，心悸气短。

检查 形体消瘦，面色萎黄，四肢软弱无力，双上肢桡动脉搏动不能触及，血压测不到。在颈部两侧、锁骨上窝可触及震颤，听诊时可闻及血管杂音，性质为收缩期吹风样，响度达Ⅲ级。舌质红，苔薄黄，脉无。

眼底检查：眼部缺血。

实验室检查：白细胞计数 12.5×10^9/L，红细胞计数 3.8×10^{12}/L，血小板计数 180×10^9/L。尿蛋白（+++）。抗"O"正常。红细胞沉降率 60mm/h。

心电图检查：ST 段改变。

多普勒超声检查：两侧颈总动脉供血较差，流速偏低。

血管造影检查：主动脉广泛狭窄，病变累及两侧颈总动脉。

中医诊断 无脉病（肝肾阴虚，血脉瘀阻）。

西医诊断 多发性大动脉炎。

治则 滋补肝肾，活血通脉。

处方 当归、生地、玄参、赤芍各 30g，丹皮、茯苓、牛膝各 15g，水蛭、甘草各 10g。

医嘱 肢体保暖。中药每日 1 剂，水煎，日服 3 次。

二诊 8 月 26 日，患者头昏头晕、四肢酸软无力症状减轻，低热症状消失，双侧桡动脉搏动仍不能触及，血压测不到，舌苔同前。此乃气虚血瘀。处方：当归、黄芪、生地、玄参、赤芍、麦冬各 30g，丹皮、茯苓、牛膝各 15g，水蛭、甘草各 10g。

三诊 9 月 11 日，患者视力增加，双侧桡动脉搏动仍不能触及，血压可测及，为 60/45mmHg。四肢关节酸痛症状消失，心悸气短症状显著好转。尿常规：尿蛋白（+）。继服上方。

四诊 10 月 20 日，经过两个多月的治疗后，两侧桡动脉搏动不及，四肢症状消失，患者精神状态较佳，已恢复正常工作。眼底检查：眼部缺血明显改善。实验室检查：白细胞计数 8.5×10^9/L，红细胞计数 4.2×10^{12}/L，血小板计数 200×10^9/L，红细胞沉降率 12mm/h，尿常规正常。心电图检查正常。多普勒超声检查：两侧颈总动脉供血基本正常。临床治疗好转。

【体会】 本案治疗采用养阴活血法。此类患者临床多见头晕头痛，烦躁多梦，低热或午后潮热，周身关节酸痛，肢体酸痛无力或麻木，舌质红，苔薄白，脉细数或无脉。其病机为肝肾阴虚内热，血脉瘀阻。患者肝肾阴虚生内热，故盗汗、低热或午后潮热；外邪乘虚而入，阻遏脉络，气血凝滞，故肢体酸痛乏力、关节疼痛。治宜滋养肝肾，活血通脉。常用当归、白芍、生地、玄参、麦冬、五味子、水蛭、丹参、甘草。本病发病之初，正气虚弱，血脉痹阻，故以当归补血汤、四物汤等化裁，以正为先，待气阴恢复，病情好转后，按气虚血瘀论治，逐渐增加活血化瘀之品，收到了较好的疗效。

案 2

一般情况　孙某，女，20岁，农民。2003年7月20日诊治。

主诉　双上肢乏力、发凉、麻木、困痛1年，加重3个月。

病史　患者1年前劳累后感双上肢乏力，且发凉、沉困、麻木，桡、尺动脉搏动消失。因症状不明显，未予以治疗，病情时轻时重。3个月前，症状加重，沉困、麻木、疼痛，色变苍白，后经某医院检查，诊断为"多发性大动脉炎"，服激素及血管扩张药物治疗，均无明显好转。现面色苍白，纳呆气短，神疲乏力，头晕头昏，腰膝酸软。

检查　双上肢抬举无力，手指发凉、麻木，肤色苍白，活动后加重，不能参加体力劳动，手指肌肉萎缩，双侧桡、尺、肱动脉搏动均消失，血压测不到。在颈部两侧、锁骨上窝可触及震颤，听诊时可闻及收缩期吹风样杂音，向头部方向传导，响度达Ⅲ级。舌质淡，苔白，脉无。

实验室检查：白细胞计数 13.8×10^9/L，中性粒细胞0.74，淋巴细胞0.20，单核细胞0.02，嗜酸性粒细胞0.01，杆状细胞0.03，血红蛋白140g/L，红细胞计数 3.9×10^{12}/L，血小板计数 164×10^9/L，红细胞沉降率30mm/h，抗"O"正常。

微循环检查：甲皱血管管袢轮廓模糊，排列紊乱。血管管袢总数8根，其中正常2根，畸形6根，管袢口径短而细，血色暗红。血流速度192μm/s，血液流态呈虚线。血管运动计数10次/秒。

心电图检查：心室肥大，ST段改变，为异常心电图。

中医诊断　无脉病（脾肾阳虚，寒凝血瘀）。

西医诊断　多发性大动脉炎。

治则　温阳益气，活血化瘀。

处方　炮附片、当归、白术、桂枝、党参各15g，云苓、丹参、黄芪、白芍各30g，红花10g，川芎12g。

医嘱　避免上肢过度用力。中药每日1剂，水煎，日服3次。

二诊　1月28日，上方服10剂后，头晕头昏、神疲乏力等症状明显改善，患肢血压、脉搏无明显改善。

三诊　2月18日，双侧桡、尺、肱动脉搏动不能触及。患者一般情况良好。处方：炮附片、桂枝、当归、白术、云苓各15g，丹参、党参、黄芪、白芍各30g，红花、水蛭各10g。

四诊　3月6日，患肢症状较前又有改善，方药不变。

五诊　3月27日，患者面色红润，饮食增加，精神状态良好，双上肢抬举有力，发凉、沉困、麻木等症状消失，但活动后症状又偶有发生。双侧桡、尺、肱动脉搏动不及。

六诊　4月5日，症状完全消失，但双上肢桡、尺、肱动脉搏动不能触及，可参加轻体力劳动。实验室检查：白细胞计数 8.7×10^9/L，中性粒细胞0.72，淋巴细胞0.25，嗜酸性粒细胞0.02，单核细胞0.01，血小板计数 180×10^9/L，红细胞沉降率10mm/h。微循环检查：甲皱血管管袢清楚，排列整齐，管袢总数8根，其中正常6根，畸形2根。管袢口径仍短，血色淡红，血流速度550μm/s。血液流态正常，血管运动计数12次/秒。心电图检查正常。临床治疗好转。

【体会】　多发性大动脉炎是一种进行缓慢的全身动脉炎症病变，属中医的无脉病。本病的诱因多为寒湿内侵、劳累过度。盖寒湿内侵，脉络受阻；劳累过度，气血失养，血瘀经络而诱发此病，初期即有全身发热，患肢色苍白、发凉、疼痛、麻木，全身乏力，间歇性跛行，记忆力减退，甚者抽搐及偏瘫。动脉搏动减弱或消失，患肢血压测不到，健侧血压则往往增高。本病的治疗，需视其不同情况适当选用温阳益气、活血通络之剂。

本例属脾肾阳虚，寒湿内侵，脉络受阻所致。患者脾肾阳虚，不温四末，故肢体发凉、怕冷；寒凝经脉，气血不行，肢体失养，则麻木、乏力；腰为肾府，肾虚则腰膝酸软；元阳不足，血脉失于温煦，故面色苍白；脾阳亏虚则纳呆，肾不纳气则气短。舌质淡、苔白等均为脾肾阳虚之象。治宜温阳益气、活血化瘀。临床治疗此类型的多发性大动脉炎，常用炮附片、当归、白术、桂枝、党参、云苓、丹参、黄芪、白芍等，这是我们治疗本病脾肾阳虚型的经验方。方取炮附片温阳益气治其本，加当归、黄芪、桂枝益气通络，使阳气得通，血脉流畅；党参补脾生津，云苓健脾利湿，党参、白术、云苓相伍，以健脾化湿，鼓舞气血生化之源，丹参活血化瘀，共奏温阳益气、活血化瘀之功。临床以此方为基础，辨证加减，疗效显著。

案3

一般情况　杜某，女，16岁，学生。1998年8月8日就诊。

主诉　全身乏力，双上肢发凉、麻木、酸胀3个月。

病史　患者于1998年6月不明原因出现全身乏力，双上肢发凉、麻木、酸胀，经常头昏头晕，视力模糊，双眼常有一过性黑障现象发生。起初认为是临近考试，劳累过度所致，未予注意，请假3日在家休息。但休息3日后症状日渐加重，且出现失眠多梦现象，在某镇卫生院治疗，服用中西药（不详）治疗半个月未见效，后未继续治疗。1周来症状又有所加重，患者不堪所扰。发病以来，精神不振，四肢倦怠无力，伴心悸气短、头晕头昏。

检查　形体消瘦，面色萎黄，双上肢发凉，自感麻木、酸胀，双手色泽苍白，视力下降，模糊不清，颈总动脉及双臂肱动脉搏动明显减弱，双侧桡动脉搏动不能触及，双上肢血压测不出。舌质淡，苔薄白。

眼底检查：眼部缺血。

实验室检查：白细胞计数 $12.8×10^9/L$，血红蛋白 140g/L，红细胞计数 $3.8×10^{12}/L$，血小板计数 $170×10^9/L$，红细胞沉降率 100mm/h。尿蛋白（+++）。抗"O"正常。

心电图检查：ST段改变。

多普勒超声检查：两侧颈总动脉供血较差，流速偏低。

中医诊断　无脉病（气血两虚，瘀阻脉络）。

西医诊断　多发性大动脉炎。

治则　益气养阴，补血活血。

处方　黄芪30g，党参、生地、麦冬、五味子、当归、丹参、牛膝各15g，白芍、桂枝、水蛭各10g。

医嘱　避免上肢过度用力。中药每日1剂，水煎，日服3次。

二诊　8月19日，患者精神状态较好，头昏头晕、心悸气短、视物模糊等症状显著减轻，上肢麻木、发凉时间缩短，颈动脉搏动较前有力。治宜气阴双补，活血化瘀，自拟方药：黄芪30g，党参、生地、麦冬、五味子、当归、丹参、赤芍各15g，桃仁、红花、水蛭各10g。

三诊　9月5日，头昏头晕、心悸气短、视物模糊等症状消失，饮食增加，四肢发凉、麻木、酸胀等症状基本消失,但上肢活动仍无力,双侧桡动脉搏动不及。

四诊 9月30日,患者饮食正常,一般情况良好,双侧桡动脉搏动不及,四肢活动有力,但活动后偶有麻木、酸胀。

五诊 10月10日,患者全身症状改善,但消失动脉仍不能触及,视力恢复正常。眼底检查:眼部缺血情况改善。实验室检查:白细胞计数 8.5×10^9/L,红细胞计数 3.9×10^{12}/L,红细胞沉降率 15mm/h,尿蛋白(+)。多普勒超声检查:两侧颈总动脉供血基本正常。临床治疗好转。

【体会】 本案治以益气活血通脉为法。本病气血两虚、脉络血瘀是常见证候,特别是在慢性稳定期更为多见。临床常见患者面色苍白无华,神疲倦怠无力,胸闷气短,肢体发凉、麻木、酸痛,活动后加重,舌质淡,苔薄白,脉细无力或无脉。治宜补气养血,活血通络。

根据患者的临床表现,属于气虚的症状较多,如易疲劳、上肢麻木、酸软,无脉搏,肌肉无力或萎弱,皮肤苍白或发凉等。根据现代医学的病理病机,辨病属动脉狭窄或闭塞,辨证属气虚血瘀。气虚则无力鼓动血行,血滞则经络瘀阻,血少则肌萎,气虚而昏厥,应用大剂补气药,佐以活血化瘀。在治疗本病时曾运用活血化瘀、祛风通络除湿中药,疗效不佳,就是忽略了"补气"这个重要环节。本患者是气血两虚,夹瘀阻络所致,故治以益气养阴,补血活血。方中重用黄芪以补气,使气旺血行,祛瘀而不伤正。党参补脾益肺生津;生地滋阴清热;麦冬养阴益胃;五味子益气生津;当归味甘而重为补血上品,气轻而辛,既能补血,又能行血,补中有动,行中有补;丹参活血化瘀;白芍、桂枝和营通痹;水蛭活血通络,上药合用,使气足而血动,血动则脉通。

案4

一般情况 仇某,女,32岁,工人。1995年10月12日初诊。

主诉 头昏头痛,胸闷乏力,右上肢麻木、无力10个月。

病史 1995年初,患者不明原因突发头昏,头痛,心悸胸闷,自觉身体酸软无力,在厂医务室以"感冒"治疗1周,症状无任何改善。后继续在厂医务室静脉滴注复方丹参注射液等,治疗5日,症状仍未控制。逐渐出现右上肢抬举无力,麻木、酸胀,继则右上肢肌肉萎缩,脉搏消失。经多方治疗,效果不佳。自述心悸胸闷,记忆力减退。

检查 形体消瘦,表情呆滞,面色苍白,双下肢及左上肢活动有力,血压正常。右上肢脉搏消失,血压测不出,苔薄白,质淡红。

实验室检查:白细胞计数 13.2×10^9/L,血红蛋白110g/L,红细胞计数 4×10^{12}/L,血小板计数 120×10^9/L,红细胞沉降率 80mm/h。尿蛋白(+++)。抗"O"正常。

心电图检查:ST段改变。

动脉造影检查:右锁骨动脉远段显示不佳。

多普勒超声检查:两侧颈总动脉供血较差,流速偏低。

中医诊断 无脉病(气血两虚,瘀阻脉络)。

西医诊断 多发性大动脉炎。

治则 补益气血,和营通痹。

处方 黄芪30g,当归、白芍、川芎、丹参各15g,细辛6g,桂枝、水蛭、赤芍、生姜各10g,大枣5枚。

医嘱 注意休息。中药每日1剂,水煎,日服3次。

二诊 10月23日,患者心悸胸闷、头昏头痛、记忆力减退等症状显著减轻,右上肢动脉搏动仍不能触及。原方重用桂枝15g，加党参20g，以助温阳益气、和营通痹之力。

三诊 11月7日，右上肢动脉搏动仍不及，肌肉萎缩症状改善，右上肢上举有力，可以抬举至头顶。

四诊 11月22日，患者右上肢抬举有力，但脉搏仍不能触及。实验室检查：白细胞计数 $9.8×10^9/L$，红细胞计数 $4.3×10^{12}/L$，红细胞沉降率17mm/h。动脉造影检查未见异常。多普勒超声检查：两侧颈总动脉供血基本正常。临床治疗好转。

【体会】 本案的主要病机是气血两虚，血脉痹阻。《素问·痹论》云："风寒湿三气杂至合而为痹也"，"痹在于骨则重，在于脉则血凝而不流"。《素问·调经论》云："寒独留，则血凝泣，凝则脉不通。"本例属气血两虚，营血痹阻，经脉不通，凝滞血脉而发病。故治宜补益气血，和营通痹。方中黄芪益气振奋阳气，鼓动血行；桂枝、细辛辛温散寒，蠲痹通滞；当归、川芎、赤芍、白芍、丹参养血活血化瘀，以促使血脉通畅；水蛭活血化瘀通络；生姜、大枣调和营卫。全方共奏益气养血、温经散寒、活血通脉之功效。

采用益气化瘀法治疗此病，其疗效明显优于单纯活血化瘀法，证实了中医"气为血之帅"、"气滞则血凝"、"气行则血运"的理论。益气化瘀法治疗多发性大动脉炎，重在补气行气，气足则能催血行、促血生、行血滞，从而达到活血化瘀的目的。

案5

一般情况 何某，女，45岁，干部。1993年3月16日初诊。

主诉 左侧肢体发凉、麻木、酸困乏力3年，加重5个月。

病史 患者于1990年3月25日10时无明显诱因出现头晕目眩欲倒地，自觉左侧肢体酸困乏力、发凉，翌日前去武汉协和医院就诊，当时查：左上肢血压测不到，右侧血压偏高，经多方面检查确诊为"多发性大动脉炎"并住院治疗3个月余，晕眩好转，肢体症状未见显效，经中医间断治疗仍效不显，一直坚持上班。去年10月中旬，自觉症状明显加重，精神极度疲惫，眩晕，双目干涩，面色㿠白，肢体麻木酸困，握物无力，小腿肚痉挛，虽又多方施治，无效。症见患者精神不振，夜眠多梦，不思食，二便自调。

检查 神志清楚，营养良好，发育正常。查左侧桡、肱、足背、胫后及腘动脉搏动均不能触及。左侧肢体发凉、麻木、酸困乏力，握物无力，小腿肚痉挛，肌肉弹性差，皮肤光薄，指趾甲脆薄。

血常规：血红蛋白120g/L，白细胞计数 $4.4×10^9/L$，中性粒细胞0.55，淋巴细胞0.45。尿常规、便常规无异常。

甲皱微循环检查：管袢排列紊乱，畸形管袢增多，动静脉管袢膨大，血色暗红，血流呈柱线流。

中医诊断 无脉病（气虚血瘀，脉络痹阻）。

中医诊断 多发性大动脉炎。

治则 温阳益气，活血化瘀。

处方 黄芪60g，附片、桂枝、川牛膝、白芍、水蛭、当归、首乌各30g，全蝎、桃仁、红花各10g，蜈蚣3条，茯苓、甘草各15g。

医嘱 注意上肢保暖，避免上肢过度用力。中药每日1剂，水煎，日服3次。

二诊 3月23日，患者精神好转，头晕目眩消失，肢体较前有力，小腿肚痉挛缓解，饮食改善，夜能眠，肢体温度未见改善。

三诊 3月30日，左侧肢体发凉、麻木、酸困乏力症状较前明显减轻，肌肉弹性较前增加。

四诊 4月10日，患肢温度回升基本如常，麻木、酸困症状消失，握物有力，皮肤有弹性，指、趾甲开始增厚生长。好转出院。

【体会】 患者入院见左侧上下肢体发凉、麻木、酸困乏力，持物无力，素体消瘦，精神不振，眩晕多梦，左寸口、桡、肱、足背、胫后及腘动脉搏动均不能触及，右侧肢体血压偏高，舌质淡紫，苔白腻，脉象细数，怀疑是动脉栓塞。由于本病病程较长，未见肢体严重营养缺乏而致筋枯肉腐及疼痛等症状，因此符合中医"无脉病"范畴，与脱疽之动脉栓塞完全不同。年逾中旬，气阴不足，邪得以入侵机体，致气血两虚，血瘀气滞，阻塞脉道，则见肢体诸多脉搏鼓动无力，不能触及；血虚不得荣筋，则见肢体麻木、乏力、痉挛，持物无力；气阴不足，不能上充，神明失养，则有时眩晕、多梦寐不安；罹病多年，气血内虚益甚，故有时症状加重；舌质淡紫，苔白腻，脉象细数为气虚血瘀之象。纵观脉症，本病当属肢体左侧无脉病，以上下肢体并见为混合型，属气血不足、脉痹血瘀之象。本病本虚标实，病程长，疗程亦长，多缠绵难愈，预后不佳。从治疗上来看，温阳是治疗的关键，大凡阳气有温煦、推动作用，只有阳充，气血才能周流畅通。

六、脉痹（雷诺病）

案1

一般情况 李某，女，42岁，农民。1995年12月13日初诊。

主诉 双手指、掌苍白、紫绀、潮红、疼痛2个月，加重3日。

病史 患者于2个月前因长时间洗物，出现双手掌麻木，继则与冷水接触及遇寒冷刺激，手指肤色变白，继而紫绀，伴轻度针刺样疼痛，发作数分钟后自行消失，未及时治疗。近3日，因和家人生气，诸症突然加重，发作频繁，疼痛剧烈，缓解时间延长，在当地医院以"风湿"治疗不效，静脉滴注青霉素2日，症状减轻。神清，精神不振，纳食及睡眠较差，大便干稀不调，小便可。既往身体健康，无特殊病史。

检查 发育正常，营养欠佳，查体合作。冷水试验双手指、掌肤色变白，继而紫绀，潮红，恢复正常，伴轻度针刺样疼痛，遇寒冷刺激及情绪变化，肢体症状加重。

血常规：血红蛋白130g/L，白细胞计数9×10⁹/L，中性粒细胞0.60，淋巴细胞0.35，嗜酸性粒细胞0.05。

尿常规：淡黄色透明，pH 6，蛋白（－），镜检（－），尿糖（－）。

便常规：软黄便，镜检（－）。

心电图检查：窦性心率。

中医诊断 脱疽（阳虚寒凝，气滞血瘀）。

西医诊断 雷诺病。

治则 益气温阳，活血化瘀。

处方 附片20g，黄芪、白术各30g，云苓、干姜、全蝎（另煎）各12g，白芍、当归、通草、桂枝各15g，细辛、桃仁、红花各10g，蜈蚣（另煎）2条。

医嘱 避免双手接触冷水。中药每日1剂，水煎，日服3次。

二诊 12月23日，患者情绪稳定，症状改变不明显，舌脉同前。

三诊　12 月 31 日，配合心理护理，给予自护知识的指导后，患者情绪稳定，纳眠可，双手指、掌症状发作次数减少，发作时症状减轻，由苍白转为紫暗，疼痛已不明显。

四诊　1996 年月 1 月 15 日，近日患者精神良好，纳便可，夜眠好，舌质淡红，苔白薄，脉弦细，手指、掌症状偶发，发作时仅潮红，已不疼痛，临床治疗好转。

【体会】　患者为中年女性，素营养不佳，性情急躁，致使正气不足，易为邪犯。此次急性发病于寒冷刺激之后，盖阳气不足，骤为寒冷所袭，阴阳之气不相续接，故出现皮色苍白、紫绀、潮红；阳气来复则复常，属中医"脉痹"范畴，辨证为阳虚寒凝，气滞血瘀，病位在上，属本虚标实。体检：神清，下垂肢体时症状加重，治疗上宜标本兼治，治以温阳益气，活血化瘀，以扶正祛邪，改善血液循环。方中附片、干姜、细辛、桂枝温阳通经；云苓、白术、通草除湿通络；黄芪益气；当归、桃仁、红花活血化瘀；全蝎、蜈蚣走窜通络又祛风；白芍之酸敛可制附、姜、辛之湿燥，共奏温阳益气、活血化瘀之功。

案 2

一般情况　蓝某，女，20 岁，农民。1995 年 1 月 17 日初诊。

主诉　手指苍白、紫绀、潮红 1 年，左手中指溃破半个月。

病史　1 年前因经常接触冷水，双手指畏冷、麻木，时而苍白、青紫，手指僵硬，时有疼痛，遇暖后可逐渐恢复正常。在某医院检查类风湿因子（RF）（－），诊断为"雷诺病"，服西药（不详）半个月治疗，效果不佳。后虽经积极治疗，均未取得满意疗效。近期天气寒冷，症状发作频繁，双手指时常苍白、紫绀、潮红，伴麻木、胀痛，半个月前左手中指指尖溃破流水。

检查　冷水试验双手指苍白、青紫，继而潮红，伴手指冰凉、麻木，有胀痛感。检查见十指皮肤绷紧、弹性差、十指远端肿胀、干裂。两侧桡动脉搏动正常，左手中指端溃破，周围皮肤干燥。舌质淡，苔薄白，脉沉细。

实验室检查：红细胞沉降率 11mm/h，RF（－）。

甲皱微循环检查：指端毛细血管数量减少，口径缩小，血流量减少。

中医诊断　脉痹（肾阳虚衰，脉络瘀阻）。

西医诊断　雷诺病。

治则　温经散寒，活血通络。

处方　炮附片、干姜、肉桂、细辛各 10g，桂枝、熟地、水蛭、黄芪各 30g，蜈蚣 3 条。

医嘱　避免双手接触冷水。中药每日 1 剂，水煎，日服 3 次。

外洗方：生川乌、生草乌、肉桂、细辛、花椒、伸筋草、红花各 30g，透骨草 40g。水煎外洗，每日 2 次。

二诊　1 月 27 日，双手手指苍白、青紫、潮红等症状发作次数减少。中指溃破处结痂。改服处方：桂枝、炮附片、透骨草、川续断、红花、熟地各 30g，杜仲 20g，乌梢蛇 15g，丹参 40g，肉桂 10g。20 剂。外洗药同上。

三诊　2 月 17 日，左手中指尖硬皮剥脱，受寒冷刺激则苍白、青紫不再发作，改服温经散寒、通瘀活络之品。处方：桂枝、熟地、水蛭、黄芪各 30g，炮附片、干姜、桃仁、红花、肉桂、细辛各 10g，蜈蚣 3 条。

四诊　3 月 2 日，双手十指受冷不再出现苍白、青紫，手指溃疡愈合，可干一般工作，甲皱微循环检查：指端毛细血管数量增加，口径正常，血流量明显增加。临床近期显著好转。

【体会】　寒冷和精神刺激是此病的主要诱因。寒湿内侵，客于脉络；气滞血瘀，阳气不能下达四肢；怒气伤肝，肝气不舒，气滞血瘀等，皆可导致本病。本例患者因阳虚寒凝，有接触寒冷、受凉病史，症状表现以肢端逆冷、麻木为主，遇冷则指（趾）发白，进则变青紫，遇热则变色潮红，伴见面色㿠白、畏寒喜暖等。辨证为寒滞经脉，血行不畅；阳气虚损，不能温煦。治以温经散寒，活血通络。

我们根据雷诺病的病因病机，选用具有温经散寒、活血通络功效的中药，对于阳虚瘀阻型雷诺病具有显著的疗效。基本方药为炮附片、桂枝、干姜、熟地、水蛭、黄芪、肉桂、细辛、蜈蚣。方中桂枝能解肌散浅表风寒，炮附片补阳祛伏寒湿，合用能温经通阳，祛寒止痛；细辛既能散风、祛寒、止痛，又能温散经脉寒湿而治痹痛；干姜温中回阳而治四肢厥冷；肉桂温阳助火，散寒止痛通脉，熟地滋阴养血，两药相配能滋阴温阳，养血通脉；黄芪益气升阳，鼓舞正气，水蛭、蜈蚣息风止痉，舒筋活络。诸药合用，共奏温经散寒、活血通络之功效。

案3

一般情况 钟某，女，31岁。1995年12月5日初诊。

主诉 双手指受冷后苍白、紫绀、潮红3年，加重2个月。

病史 1992年12月以来，患者遇冷后出现双手对称性肤色苍白，继则紫、潮红，遇暖或加温后可逐渐恢复正常，同时伴有麻木、胀痛，每遇秋冬季节发作较频繁。发作时手指僵硬、畏冷、麻木，有胀痛感。在当地医院就诊，以气血不和给予活血化瘀中药和扩张血管西药，断断续续服用1年，病情未得以控制，后未持续治疗。近2个月来，因天气变化进入寒冷季节，症状反复发作，且日渐加重。患者表情痛苦，精神委靡，四肢发凉，乏力，纳差。

检查 双手触之冰凉，活动不能自如。双手指紧握强硬，十指远端肿胀、干裂，触之发凉。寒冷刺激后双手指变色，开始苍白，揉搓后转青紫再转潮红，然后逐渐恢复。指甲生长缓慢，桡、尺、肱动脉搏动微弱。舌质淡，苔白，脉细。

冷水实验（+），握拳试验（+）。

实验室检查：红细胞沉降率17mm/h。RF（-）。

X线平片检查：双手、双腕骨骼正常。

中医诊断 脉痹（阳虚寒凝，脉络瘀阻）。

西医诊断 雷诺病。

治则 温阳散寒，活血通络。

处方 桂枝、炮附片各15g，干姜、水蛭、熟地各30g，蜈蚣2条，肉桂、细辛、甘草各10g。

医嘱 避免双手接触冷水。中药每日1剂，水煎，日服3次。

外洗方：黄芪60g，伸筋草、当归、桂枝各30g，红花10g。水煎外洗，每日2~3次。

二诊 12月12日，双手手指苍白、青紫、潮红等症状发作次数减少，麻木、疼痛症状减轻，手指僵硬较前改善，双手皮肤温度明显回升，继服上方，加重桂枝用量至30g，同时继用外洗方。

三诊 12月22日，同时用外洗方10日后，双手十指遇冷变色次数减少，麻木、胀痛较前又有减轻，干裂消失，指甲开始生长，桡、尺、肱动脉搏动增强，舌质淡，苔薄白，脉细。内服、外洗方药不变。

四诊 1996年1月12日，双手十指受冷不再出现苍白、紫绀，各项症状消失，临床治疗好转。

【体会】 本案处方以桂枝为君药，乃取其温经通阳之功。《本经疏证》曰其"能利关节，温经通脉……其用之道有六：曰和营，曰通阳，曰利水，曰下气，曰行瘀，曰补中。其功最大，施之最广"，初以 15g 而取效，后加大用量至 30g，意在辛温助热。其与炮附片相伍，可加强附片补阳祛深伏寒湿之功，能温经通阳，祛寒止痛，用治阳虚外感风寒湿邪所致之四肢疼痛、畏冷效果较好。

案4

一般情况　范某，女，25 岁，农民。1998 年 2 月 28 日就诊。

主诉　手指苍白、紫绀、潮红、发凉、刺痛 1 年，加重 3 个月。

病史　患者自 1997 年冬季出现双手对称性肤色苍白，继则紫绀，潮红，开始时用温水加温或热水袋暖手后可逐渐恢复正常，但发作较频繁。1 个月后，随着天气变化，双手十指呈持续性苍白、青紫，伴针刺样疼痛，双手触之发凉，在当地乡镇卫生院就诊，曾服用妥拉苏林片、烟酸片、利血平等药治疗，疗效不佳。3 个月来，双手苍白、紫绀、潮红持续发作不止，指端呈针刺样疼痛，现表情痛苦，精神委靡，怕冷，四肢发凉，乏力，纳差，每逢月经期加重。

检查　形体消瘦，面色㿠白，双手手指发白、冰凉、麻木、僵硬、阵发性刺痛、活动不能自如，不能从事正常劳动，双手十指远端肿胀、干裂，指甲生长缓慢，桡、尺、肱动脉搏动微弱。舌有瘀点，苔薄白，脉弦涩。

冷水实验（+），握拳试验（+）。

甲皱微循环检查：视野下血管管祥数目明显减少，动静脉口径瘀胀，血流变慢，血色暗红，血管运动计数减少。

中医诊断　脉痹（寒湿内侵，脉络瘀阻）。

西医诊断　雷诺病。

治则　活血化瘀，温经通络。

处方　黄芪、丹参、当归、川芎、水蛭各 30g，桂枝、赤芍各 15g，蜈蚣 2 条，桃仁、红花、甘草各 10g。

医嘱　避免双手接触冷水。中药每日 1 剂，水煎，日服 3 次。

外洗方：黄芪 60g，伸筋草、当归、桂枝各 30g，红花 10g。水煎外洗，每日两三次。

二诊　3 月 11 日，双手手指苍白、紫绀、潮红三联征明显减少，麻木症状明显改善，手指阵发性刺痛发作次数减少，手指僵硬明显减轻，双手皮肤温度稍有回升。内服、外洗方药均守原方。

三诊　3 月 21 日，双手十指偶有发凉、麻木，遇冷变色次数减少，麻木、僵硬较前又有减轻，十指远端肿胀、干裂消失，桡、尺、肱动脉搏动增强，舌质淡，苔薄白，脉细。处方：黄芪、丹参、当归、川芎各 30g，桂枝、赤芍各 15g，桃仁、红花、水蛭、甘草各 10g。

四诊　3 月 28 日，双手活动有力，皮肤温度触之改善，精神好转，纳食增加。

五诊　4 月 5 日，双手麻木、酸困症状减轻，温度改善，皮肤色泽好转，临床近期治疗好转，能够正常从事劳动。甲皱微循环检查：视野下血管管祥数目增加，动静脉口径正常，血流速度加快，血色淡红，血管运动计数正常。

1998 年冬季随访未见复发。

【体会】　本案属气虚血瘀型。其典型症状为肢体苍白、紫绀、潮红频发，发凉、胀痛受寒冷刺激症状加重。气血瘀滞，血行不畅，瘀血停聚肌肤脉络中，受寒冷侵袭，寒凝血瘀更甚，故受寒冷刺激症状加重；瘀血滞留于肢末，故手指瘀肿；舌质绛或有瘀斑、瘀点，脉弦涩均为血瘀之象。方中当归补血活血，黄芪补气升阳，桂枝解表散寒，炮附片温经散寒，合用能温经通阳，祛寒止痛；丹参、桃仁、红花合用活血化瘀效佳；水蛭息风止痉，舒筋活络。诸药合用，共奏活血化瘀、温经通络之功。故用治气虚血瘀型雷诺病，效果理想。

情志调理和防寒保暖对促进本病痊愈具有重要作用。临床研究证实，雷诺病与情志变化有密切的关系。精神紧张、恐惧和情绪激动等因素，均可使脏腑功能紊乱，营卫气血运行失调，血管痉挛，而加重病情。寒冷可以加重肢体血管痉挛、缺血，从而使病情加重。保暖可以缓解患肢血管痉挛，改善肢体血液循环。因此，在运用药物的同时，应注意帮助患者树立战胜疾病的信心，保持心情舒畅；避免患肢受寒，注意保暖。此外，还要避免烫伤及冻伤，严格戒烟，并进行功能锻炼，以促进肢体血液循环，改善患肢缺血状况，以加快恢复正常。

临床上应注意本病与手足发绀症相鉴别。后者多发于青年女性，呈持续性手套和袜套区皮肤弥漫性发绀色，无间歇性皮色变化。冬季重、夏季轻，下垂重、上举轻。皮肤细嫩，皮温低，易患冻疮。寒冻可使症状加重，但温暖并不能使症状即刻缓解，情绪激动一般不诱发症状发作。常在25岁以后自然恢复正常。肢体动脉搏动良好。

七、热痹（红斑性肢痛症）

案1

一般情况 王某，男，70岁，农民。1993年2月21日就诊。

主诉 双足部阵发性灼热、胀疼、潮红10日。

病史 患者于10日前不明原因出现双足趾部活动后呈针刺样疼痛感，3日后，疼痛加重，内觉灼热，呈阵发性发作，足部变色潮红，夜晚尤甚。在当地某医院未明确诊断，给予口服西药（不详），治疗2日无效，症状日渐加重，疼时手不可近，其则欲置冷水浸泡，疼时不能活动。患者精神不振，表情痛苦，神志清，心烦不得眠，口干欲饮，小便短赤，大便干。有痹证（风湿性关节炎）病史20余年，但无关节肿大，近年膝关节时有疼痛现象，无传染病史可记录。

检查 营养一般，发育良好，查体合作。双足趾部内觉灼热，色泽潮红，疼时手不可近，不能活动，不疼如常人。

血常规：血红蛋白110g/L，白细胞计数6.6×10⁹/L，中性粒细胞0.64，淋巴细胞0.36。尿常规：黄色尿液，蛋白少量，镜检示红细胞少量、白细胞少量。便常规：黄色软便，镜检（－）。

甲皱微循环检查：血色淡红，排列整齐，管袢数目减少，血液流态呈虚线状，动静脉口径增粗。

中医诊断 热痹（湿热内蕴，气滞血瘀）。

西医诊断 红斑性肢痛症。

治则 清热解毒，活血化瘀。

处方 银花、蒲公英各45g，玄参、白芍、薏苡仁、连翘、水蛭各30g，黄柏15g，乳香、没药、桃仁、红花、甘草各10g。

医嘱 避寒热刺激，忌辛辣，调情志。中药每日1剂，水煎，日服3次。

二诊 2月27日，肢体麻木、酸困症状消退，疼痛减轻，发作次数减少，皮肤色泽良好，夜能眠，精神良好，纳食可。临床治疗显著好转。

【体会】 热痹一病，范围极广，症状亦繁多，血瘀阻痹，或寒化或热化，须辨而施之。患者年过七旬，素体虽健，但正气已虚于内，是为本虚。此次急性起病，发于乍暖还寒，季节交替之时，首发症状为双足趾部活动后针刺样疼痛，继日渐加重，乃气血阴阳不接，脉道不利，痰湿内生，脏腑功能虚衰，以致精亏血枯，脉涩血瘀，气滞痰火壅塞，日久化热蕴毒，燔灼气血所致，符合中医热痹的诊断。《医家必读·痹》曰："治外者，散邪为急，治藏者养正气为先……"此病虽为外科证治，实为内内之疾，源于内外合邪，故当治标培本，以应机理，不致误治。此病预后一般良好，无变证，但如失治误治，症状亦会加重，甚则亦可出现趾端溃破。治以热则寒之，塞则通之为原则。治宜清热除湿，活血化瘀，待标实去后，当以培补肾精为主。注意调情志，善饮食，禁烟酒，忌辛辣，防意外损伤。

案 2

一般情况 张某，男，26岁，农民。1999年12月4日初诊。

主诉 双足部阵发性灼热胀疼1周。

病史 患者于1周前不明原因出现双足部呈针刺样疼痛，2日后加重，内觉灼热，呈阵发性发作，足部触之发凉，色泽潮红，夜晚尤甚，先在当地卫生院未确诊，给予口服西药，治疗2日效果不及，症状渐见加重，步履困难，夜晚发作频繁，疼剧不得眠，痛苦呻吟，疼时手及衣被不可近，甚则用冷水湿敷，稍得缓解。患者精神不振，表情痛苦，神志清，口干欲饮冷水，小便短赤，大便干，不思食。

检查 发育良好，查体合作。双足部内觉灼热、胀疼，呈阵发性发作，触及足部发凉，色泽潮红，活动艰难，足背、胫后动脉搏动加快，不疼时如常人，疼时痛苦呻吟，得暖症状加重，遇冷稍显舒适。

血常规：血红蛋白130g/L，白细胞计数12.6×10⁹/L，中性粒细胞0.81，淋巴细胞0.18，嗜酸性粒细胞0.01。尿常规：淡黄色透明尿，pH 7，蛋白（−），镜检（−）。便常规：黄色软便，镜检（−）。

甲皱微循环检查：血色淡红，排列整齐，管袢数目减少，血液流态呈虚线状，动脉口径增粗。

中医诊断 热痹（湿热内蕴，气滞血瘀）。

西医诊断 红斑性肢痛症。

治则 清热解毒，活血化瘀。

处方 银花、玄参、蒲公英、当归、薏苡仁、水蛭、连翘、白芍各30g，乳香、没药、桃仁、红花、黄柏、甘草各10g。

医嘱 避寒热刺激。中药每日1剂，水煎，日服3次。

二诊 12月11日，患者精神良好，足部灼热、胀疼较前明显减轻，发作次数减少，夜能眠三四个小时，触及足部温度增高，大便干已转稀，小便短，饮食增加，肢体症状明显好转。

三诊 12月18日，患者精神良好，纳食增多，舌质由紫红已转淡，苔白腻，脉已转缓，肢端疼痛基本消失，温度基本正常，活动有力。

四诊 12月21日，肢体抬举有力，疼痛已解，临床近期治愈。

【体会】 患者青年男性，阳刚之体，平素嗜好辛辣厚味，损伤脾胃，湿热蕴结，加之性情急躁，五志过极，气郁化火，血流运行加快，迫血妄行，而出现灼热、胀疼，符合中医热痹诊断。辨证为湿热内蕴，气滞血瘀。治以塞则通之，热者寒之为原则，投以清热解毒化瘀之品治疗。药投病机，故治疗守方守法，坚持治疗，方能取效。同时嘱患者注意休息，忌食辛辣。

（案3）

一般情况　海某，男，20岁，学生。2001年3月10日初诊。

主诉　双足红肿、灼热、疼痛，阵发性加剧1周。

病史　1周前突发双足灼热、疼痛，局部散见紫斑点，入夜疼痛加剧，发作频繁，遇热加重，得凉疼痛稍减，步履维艰，经某医院治疗无效。患者内觉灼热，得热痛甚，遇冷稍减，呈阵发性发作，神疲乏力，伴胸脘痞闷、恶心、纳差、口渴、唇干。

检查　形体消瘦，面色萎黄，双足灼热胀痛，局部色泽潮红，散见多片紫斑点，下肢肿胀，舌质红，苔薄黄，脉弦数。

实验室检查：白细胞计数 $11×10^9$/L，中性粒细胞0.71，淋巴细胞0.29，红细胞沉降率3mm/h，血红蛋白115g/L。

血液流变学检查：血细胞比容84%，全血黏度9.8，全血还原黏度22.5，血浆黏度2.8，红细胞电泳时间29s，红细胞沉降率方程K值92，血浆纤维蛋白原定量测定5.3g/L。

甲皱微循环检查：管袢排列不规则，模糊不清，管袢总数7根，其中正常2根，异形5根，血色暗红。袢顶宽40μm，动脉长度100μm，静脉长度140μm，动脉口径20μm，静脉口径40μm，血流速度420μm/s，血管运动计数6次/秒。

中医诊断　热痹（风热阻络）。

西医诊断　红斑性肢痛症。

治则　疏风清热，化瘀通络。

处方　荆芥、防风、白芷、桂枝、赤芍各15g，金银花、玄参各30g，地龙12g，生地20g，乳香、没药各6g，甘草10g。

医嘱　避寒热刺激。中药每日1剂，水煎，日服3次。

二诊　3月15日，双足灼热、疼痛明显减轻，温度及皮肤色泽基本正常，夜能入眠，纳食增加，精神好转，大便正常。

三诊　3月21日，双足灼热、疼痛完全消失，足部瘀斑消失，皮肤色泽恢复正常，诸症全除。实验室检查：白细胞计数 $9.5×10^9$/L，中性粒细胞0.73，淋巴细胞0.27。红细胞沉降率8mm/h，血红蛋白120g/L。血液流变学检查：血细胞比容54%，全血黏度6.4，全血还原黏度13.8，血浆黏度1.68，红细胞电泳时间16.9s，红细胞沉降率方程K值52，血浆纤维蛋白原定量测定3.8g/L。甲皱微循环检查：管袢排列规则清晰，管袢总数10根，其中正常8根，异形2根，血色淡红，血管运动计数10次/秒。临床近期治愈。

随访1年未见复发。

【体会】　红斑性肢痛症属中医热痹证，然痹证辨治，既易，亦难。言其易是皮肉筋骨脉搏，病有定所；言其难是因三气杂至，五体五脏错综为病。治疗须"知常达变"，不可"墨守成规"。王海藏云："治病之道有三法焉，初、中、末也。初治之道，法当猛峻者，谓所有药势疾利猛峻也……中治之道，法当宽猛相济……末治之道，法当宽缓。"治疗亦当如此。本病初期当辨风、湿、寒、热邪，以大剂、猛剂速去其邪，清热利湿，活血通络；中期邪未尽去，气阴两伤，当于祛邪猛药中少加扶正之品，清利湿热之余佐以益气养阴；后期正气渐衰，脏腑受损，余邪未清，又当益气养血，佐以清热利湿。另外，本案中加入地龙这一虫类药，因痹证邪气深经入骨，津血凝滞不行，经络闭塞不通，非草木之品所能宣达，必借虫蚁搜剔窜透方能浊去凝开，气通血和，经行络畅，深伏之邪除，困滞之正复。

<案 4>

一般情况　苗某，男，32岁，工人。1993年5月21日初诊。

主诉　双足灼热、疼痛5日。

病史　患者于5日前受寒冷刺激后感双下肢发热、肿胀、肤色变红，双足尤重，入夜后双足呈阵发性疼痛，得冷则舒，遇热加重。曾诊为"急性风湿热"，口服泼尼松、安乃近等药后疼痛只缓解。2日来症状加剧，夜间剧烈疼痛，不能入眠，双足得凉稍缓解。

检查　形体稍胖，面色红赤，表情痛苦，双足灼热、疼痛、肤色潮红，双足趾端部尤甚，扪之灼热，轻度指压性水肿，足背、胫后动脉搏动有力，舌质红，苔薄黄，脉弦数。

实验室检查：白细胞计数12.5×10^9/L，中性粒细胞0.79，淋巴细胞0.20，单核细胞0.01。血红蛋白130g/L，红细胞计数5.2×10^{12}/L，红细胞沉降率4mm/h，血小板计数160×10^9/L。

甲皱微循环检查：管襻排列不规则，模糊不清，管襻总数6根，其中正常2根，异形4根，血色暗红，襻顶宽42μm，动脉长度110μm，静脉长度145μm，动脉口径25μm，静脉口径40μm，血流速度410μm/s，血管运动计数7次/秒。

中医诊断　热痹（风热阻络）。

西医诊断　红斑性肢痛症。

治则　清热利湿，活血通络。

处方　黄芪45g，薏米、当归各30g，苍术、玄参、地龙、桂枝各12g，秦艽、生地、赤芍、川芎各15g，甘草10g。

医嘱　避寒热刺激。中药每日1剂，水煎服，日3次。

二诊　5月27日，患足疼痛、灼热感减轻，大便稀溏，加茯苓、白术各15g。

三诊　6月3日，夜晚可入眠4~6小时，仅有轻微疼痛，皮肤灼热感已除，但置入被内仍感发热不舒，肤色已转正常。

四诊　6月8日，疼痛缓解，但诊其舌质紫、有瘀斑，疼痛未完全消失，黄苔虽去，但少津。宜加入清热养阴之品，遂在上方基础上加天花粉、麦冬各15g。

五诊　6月18日，患足症状消失，诸症痊愈。实验室检查：白细胞计数9.8×10^9/L，中性粒细胞0.74，淋巴细胞0.26，血红蛋白135g/L，红细胞计数5.3×10^{12}/L，红细胞沉降率10mm/h，血小板计数210×10^9/L。甲皱微循环检查：血管管襻清晰，排列规则，血管管襻10根，其中正常管襻8根，血色淡红，襻顶宽30μm，血液流态呈直线，血流速度360μm/s，血管运动计数12次/秒。

【体会】　红斑性肢痛症，属祖国医学"热痹"范畴，多因风寒湿邪入侵经脉，郁而化热，侵犯血脉，瘀热留阻于肌肤之间所致。火邪炽盛，湿热内蕴脏腑，外阻肌肤，气滞血瘀为此病的发病机理。遵经旨"因其实而泻之"，在治疗上应以祛邪为主，但对许多病例单用祛邪通络之品，并无明显效果，其多失误于扶正。正虚、外邪、瘀血三者紧密相连，相互影响。痹证之根源悉本乎湿，湿为主气，属阴邪，与风寒相合，易伤营卫，湿从热化，易耗散气阴。故本案立方时始终以黄芪为君，鼓舞气机，气行血行，病邪即无留着，脉络中气机流贯，何以凝塞为痛，且大气一转，纵有留湿，亦可趋下从气而解，益气祛邪，寓泻于补，相辅相成，可增强其他药物的疗效。

临床上，红斑性肢痛症应与神经痛、雷诺病鉴别。神经痛，如末梢神经炎多以疼痛为主，神经感觉呈敏感或迟钝反应。外伤后灼性神经痛，均可发生此症。其临床表现比较复杂，多有外伤史，以放射痛和受伤局部痛为特点。皮色正常，过热过冷或叩击时均使疼痛加重。外伤性植物神经功能紊乱，以感觉麻木和血管舒缩功能紊乱为特点，皮色多呈紫色。雷诺病多见于青年女性，开始为单侧，日久可侵及双侧手足，指（趾）突发厥冷、苍白，有刺痛或麻木感。每次发作可持续数分钟至1小时。情绪激动或寒冷可诱发，温热可使症状缓解，冬季易复发。间歇性发作，间歇期局部正常。

{案 5}

一般情况 丁某，男，18岁，农民。1995年11月5日初诊。

主诉 双足阵发性烧灼样疼痛1周。

病史 10月30日，患者在田间干活，晚上回家后出现双足疼痛、麻木，如烧灼样，呈阵发性，入夜痛剧，将双足浸于冷水中才能缓解，先后服用布洛芬、复方丹参片等药，未能控制疼痛，症状无改善。症见痛苦面容，精神委靡，赤足行走，疼痛发作时抱足嚷叫，将双足泡入冷水或赤足放在水泥地上，疼痛略减。双足疼痛麻木，痛如火烧火燎，抬高患肢，局部泡入冷水疼痛减轻，或夜间把双脚裸露在被外，疼痛也可稍减，夜间不能安寐，口渴，小便短赤，大便秘结。

检查 形体消瘦，局部双足足趾、足底皮肤发红，皮肤温度升高，足背、胫后动脉搏动增强，无感觉和运动障碍，舌质红绛，舌尖有红点，苔薄黄，脉数有力。查体：血压110/75mmHg，心脏听诊及心电图检查正常，腹部触诊正常，肝脾肋下未扪及。

甲皱微循环检查：管祥轮廓模糊不清，排列紊乱不规则，管祥总数7根，其中正常管祥2根，异型管祥5根，血色暗红，血液流态呈絮状，血管运动计数6次/秒。

血液流变学检查：红细胞压积0.94，全血黏度8.8，全血还原黏度24.5，血浆黏度3.2，红细胞电泳时间29.5s，红细胞沉降率方程K值82，血浆纤维蛋白原定量测定6.3g/L。

中医诊断 热痹（湿热瘀阻）。

西医诊断 红斑性肢痛症。

治则 清热解毒，凉血化瘀。

处方 金银花60g，桃仁、红花、乳香、没药各10g，当归、赤芍、黄柏各15g，玄参、丹参、苏木、刘寄奴各30g。

医嘱 避寒热刺激。中药每日1剂，水煎，日服3次。

二诊 11月13日，足部疼痛大减，烧灼感也明显减轻，疗效显著。

三诊 11月20日，足部烧灼样疼痛、麻木症状消失，足部皮肤色泽正常，足背、胫后动脉搏动正常。甲皱微循环检查：管祥轮廓清晰，排列规则，管祥总数10根，其中正常管祥8根，血色淡红，血液流态呈直线状，血管运动计数10次/秒。血液流变学检查：红细胞压积0.54，全血黏度6.5，全血还原黏度15.5，血浆黏度1.72，红细胞电泳时间17.5s，红细胞沉降率方程K值55，血浆纤维蛋白原定量测定3.9g/L。临床治愈。

随访月余未见复发。

【体会】 本案病机在瘀，但单纯活血效果不佳，皆因此瘀乃血分之实热所致，故以清热凉血为法，热清而瘀自化。故方中以丹参、玄参增强清热凉血之力；以金银花、赤芍、黄柏清君相之火，并引血分郁热从小便出，给邪以出路。

{案 6}

一般情况 刘某，女，40岁，农民。1990年9月10日就诊。

主诉 双足、双手出现阵发性灼热、疼痛半年。

病史 患者于半年前不明原因出现双足部阵发性剧烈疼痛，以夜间为甚，痛如针刺，曾在某医院诊断为"动脉硬化"，服用西药治疗1个月，未见明显疗效。随后双手部也出现阵发性剧烈疼痛，手、足皮肤潮红。虽经不间断治疗，始终疗效不佳。手、足部无外伤史。症见表情痛苦，双手、双足阵发性剧烈疼痛，痛如针刺，固定不移，夜不能眠，患者手足灼热，喜冷恶热，心烦，口舌干燥。

检查　形体肥胖，两颧赤色如赭，唇舌紫暗，脉弦细。诊见双手指爪甲青紫，手、足皮肤暗红，肢端皮肤、指甲变厚，足部紫，并有多个约2cm×2cm大小不等的红斑，压之褪色，有时红斑内出现如黄豆大小的棕褐色斑，压之不褪色。

甲皱微循环检查：管袢轮廓模糊不清，排列紊乱不规则，管袢总数8根，其中正常管袢3根，异常管袢5根，血色暗红，血液流态呈絮状，血管运动计数5次/秒。

中医诊断　热痹（湿热瘀阻）。

西医诊断　红斑性肢痛症。

治则　滋阴凉血，清热解毒。

处方　金银花60g，石膏、生地、玄参、丹参各30g，乳香、没药各10g，当归、赤芍、黄柏各15g。

医嘱　肢体避免寒、热刺激。中药每日1剂，水煎，日服3次。

二诊　9月17日，双手、双足发作性剧烈疼痛较前明显减轻，发作时痛势较缓，但仍有灼热感，手、足皮肤色泽无明显变化。

三诊　9月25日，疼痛发作次数减少，每日一两次，疼痛性质由原来的针刺样转为胀痛，皮肤色泽较前改善，由暗红转为淡红，皮肤温度稍高，仍有喜冷恶热症状。

四诊　10月5日，双手、双足针刺样疼痛基本消失，偶有发作，夜间睡眠质量良好，皮肤色泽有明显改善，灼热感消失，饮食恢复正常，二便自调，精神状态较佳。金银花用量由60g减至30g。

五诊　10月16日，患者诸症消失，能干农活。微循环检查：管袢轮廓规则清晰，管袢数目10根，正常管袢9根，血管运动计数10次/秒，血液流态呈直线状，血色淡红。临床近期治愈。

【体会】　患者病程较长，其病机为阴血耗伤，毒热壅遏，气血瘀滞。治宜滋阴凉血，清热解毒。故在清热解毒的同时，以石膏、生地、玄参清热凉血，养阴生津。用石膏意在取其辛甘大寒，以制内盛之热，使其热清烦除，津生渴止。

案7

一般情况　马某，女，31岁，农民。1988年3月12日初诊。

主诉　双下肢红肿、灼热、刺痛2个月，加重3日。

病史　患者于1991年1月中旬突发双下肢至足部红肿灼热，痛如火燎，朝轻暮重。在多家医院求诊，未明确诊断，服用中西药治疗月余无效。近3日来突然加重，双足呈阵发性针刺样疼痛，痛时需用冷水浸泡。症见面色少华，神疲乏力，纳差，足部剧痛，痛如针刺，夜间尤甚，发作时将双足浸泡在冷水中方可缓解，触摸患肢可加重疼痛。

检查　形体消瘦，足部皮肤暗红，发作时两足背动脉及胫后动脉搏动加快，在疼痛间歇期正常。神经科检查：腰部无压痛、反射痛，双下肢生理反射正常，病理反射未引出。舌有瘀斑，脉弦细。

血液流变学检查：红细胞压积0.90，全血黏度8.5，全血还原黏度22.5，血浆黏度3.4，红细胞电泳时间26.5s，红细胞沉降率方程K值85，血浆纤维蛋白原定量测定5.8g/L。

中医诊断　热痹（湿热瘀阻）。

西医诊断　红斑性肢痛症。

治则　活血化瘀，通络止痛。

处方　金银花60g，桃仁、红花、乳香、没药各10g，当归、赤芍、川牛膝各15g，玄参、丹参、刘寄奴、苏木各30g。

医嘱　避免双足过度浸泡冷水。中药每日1剂，水煎服，日3次。

二诊　3月20日，足部疼痛症状减轻，发作次数减少至每日三四次，双足浸泡冷水次数减少。

三诊　3月28日，两下肢皮肤由暗红转为淡红，疼痛较二诊时又有减轻，饮食增加，白天可不浸水，晚间浸水1小时即可入睡，舌质淡，苔薄白，脉沉细。处方：金银花、玄参、丹参各30g，桃仁、红花各10g，当归、赤芍、黄柏、川牛膝各15g。

四诊　4月3日，双下肢及足部肤色正常，疼痛症状消失。血液流变学检查：红细胞压积0.50，全血黏度6.5，全血还原黏度14.5，血浆黏度1.74，红细胞电泳时间16.5s，红细胞沉降率方程K值55，血浆纤维蛋白原定量测定3.8g/L。

1年后随访，患者体质强健，肢痛未发。

【体会】　患者久病入络，气血运行不畅而致血瘀，故皮色暗红；经脉瘀阻，不通则痛；血瘀阻络，营血不荣四末，故见肢端皮肤、指甲变厚，甚至溃疡。舌质紫暗，有瘀斑，脉弦细均为血瘀之象。治宜活血化瘀，通络止痛。运用自拟解毒化瘀汤加减治疗，屡收奇效。方中乳香、没药消肿止痛、活血散瘀；桃仁、红花破血行瘀，善治瘀血肿痛；丹参、苏木、刘寄奴活血化瘀止痛；赤芍行瘀止痛；银花清热解毒；玄参滋阴降火，除烦解毒；黄柏苦寒，有清热除湿、泻火解毒之功；当归补血活血，破恶血而养新血。诸药配伍，共奏清热解毒、活血化瘀、益气通络之功。

疼痛是"不通则痛"的表现，其疼痛之原因诸多，如气滞、寒凝、热灼等均可致疼痛，而湿滞、气虚血少、阴虚阳亢亦可引起疼痛。气滞血瘀是周围血管病的总病机，无论是什么原因，最后导致血瘀者即可形成疼痛。本例的主要病机在一个"瘀"字，其基本特点是痛如针刺，痛有定处。瘀为有形之邪，其阻碍气血运行则痛如针刺，痛有定处，夜间疼痛尤甚。因夜间阳气入脏，阴气用事，阴血凝塞加重，故夜间疼痛为甚。从西医角度来讲，血管张力变化是引起红斑性肢痛症肢体疼痛的主要病理原因。如红斑性肢痛症患者，肢体暴露于温热环境，以及肢体活动、下垂时疼痛感明显，这是由血管过度扩张所引起的。在血管显著痉挛时，由于血流减少，引起周围血管神经缺血，也可产生肢体疼痛，如雷诺病、震动病等。此外，如网状青斑、手足发绀症也可出现肢体疼痛，这类疾病则是由于细小动脉痉挛和小静脉扩张引起的。

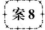

案8

一般情况　朱某，男，20岁，学生。1996年1月9日初诊。

主诉　双足部灼热、胀痛、潮红3个月。

病史　患者于1995年10月初，因受寒冷刺激，诱发双足部阵发性针刺样疼痛，在当地医院以"风湿病"治疗不效，某医院诊断为"末梢神经炎"，治疗以中药，同时给抗菌消炎等西药（不详）口服及静脉滴注，症状时轻时重。症见患者双足部潮红，行走时困胀灼痛，呈阵发性，夜间频发，不欲近被褥，不能安眠，触之发热，得凉痛减，神清，精神差，纳差，二便尚可。既往身体健康，无特殊病史。

检查　发育正常，营养良好，查体合作。足背及胫后动脉搏动浮数。

血常规：血红蛋白 140g/L，红细胞计数 4.9×10^{12}/L，白细胞计数 15.9×10^9/L，中性粒细胞 0.81，淋巴细胞 0.19。尿常规：pH 6，蛋白（-），糖（-），镜检（-）。便常规：褐色软便，镜检示脓细胞 0~3/高倍，细菌（+）/高倍。

甲皱微循环检查：血色淡红，管襻排列整齐，管襻数目有增多现象，血流速度时快，血管运动计数增多，血流呈直线流。

中医诊断　热痹（湿热郁滞）。

西医诊断　红斑性肢痛证。

治则　清热解毒，活血化瘀。

处方　乳香、没药、桃仁、红花各 10g，苏木、水蛭各 20g，刘寄奴、银花、玄参、当归、丹参、白芍各 30g，黄芪、薏苡仁各 45g，甘草、黑栀子各 15g。

医嘱　避免双足冷热刺激。中药每日 1 剂，水煎服，日 3 次。

二诊　1 月 14 日，患者精神较好，自觉症状有减轻，一般状况同前。

三诊　1 月 20 日，患者自诉疼痛发作次数明显减少，发作时症状减轻，夜间可睡三四个小时，舌质淡红，苔薄白，脉弦数。

四诊　1 月 30 日，肢体症状已完全消失，活动后无发作迹象，足背及胫后动脉搏动正常，纳眠可，二便调，舌质淡红，苔薄白，脉弦缓有力。临床治愈，带药巩固治疗。

【体会】　本患者素体健康，病发于寒冷刺激后，病程 3 个月。首发症状为双足部阵发性刺痛，灼痛、潮红，遇冷得减，活动后及见热加重，因此可诊为"热痹"。此为瘀而化热，湿热瘀阻脉络所致，与末梢神经炎有本质的区别。

初冬之时，寒温反复，若生活不自制，失于调节，寒邪内侵居于脉道，寒凝血瘀，经络阻痹，不通则痛；瘀久化热与湿相搏结，蕴蒸脉道，燔灼气血，则内觉灼痛、肤色潮红；入夜阴气盛，血瘀加重，则诸症加重。纵观脉症，病位在下肢，证属本虚标实，实则气血瘀滞，湿热蕴结；虚则气血不足。故治宜清热解毒，活血化瘀，兼以益气养血。方中乳香、没药、苏木、刘寄奴、水蛭、桃仁、红花、丹参共奏活血化瘀之效；银花、玄参、黑栀子清热解毒；黄芪、当归、白芍益气养血。其中黑栀子的用法比较巧妙，一方面清热，另一方面反佐化瘀药之偏激。

案9

一般情况　连某，女，36 岁，工人。1993 年 8 月 22 日初诊。

主诉　双足部阵发性灼热、胀疼、变色 10 日。

病史　患者于 10 日前不明原因出现双足趾部针刺样疼痛，阵发性发作，疼时足部皮肤色泽潮红，自觉内热感，每遇夜晚，疼痛频作，病势加重，手不可近，甚至不能近衣被，稍用凉水湿敷灼疼得缓解，下肢活动沉重无力，先在某地级医院以"神经炎"服药（不详）1 周效果不及，症状渐见加重。患者夜痛发作频，不能安眠，疼时不欲近衣被，不敢触碰，活动不便，精神不振，神志清，不思食，夜眠差，大便干结，小便短赤。

检查　体温 36.7℃，心率 92 次/分，呼吸 19 次/分，血压 120/90mmHg。营养中等，发育良好，查体合作，舌质紫，苔黄厚腻，脉象细数。双足部阵发性灼热、胀疼，轻度浮肿，皮肤色泽潮红。

尿常规：淡黄色透明尿液，蛋白（-），镜检（-）。便常规：黄色便，镜检（-）。血常规：血红蛋白 120g/L，白细胞计数 5.2×10^9/L，中性粒细胞 0.60，淋巴细胞 0.38，嗜酸性粒细胞 0.02。

甲皱微循环检查：血色淡红，管体排列整齐，管体数目减少，血流速度加快，血管运动计数增多，血流呈虚线流。

中医诊断　热痹（湿热内蕴，气滞血瘀）。

西医诊断　红斑性肢痛症。

治则　清热解毒，活血化瘀。

处方　银花、玄参、当归、丹参、水蛭、薏苡仁、刘寄奴各30g，赤芍20g，乳香、没药、桃仁、红花各10g，白术25g，黄柏、甘草各15g。

医嘱　避免双足过度浸泡冷水。中药每日1剂，水煎服，日3次。

二诊　9月1日，近几日足部灼热、胀疼缓解，发作次数减少，皮肤色泽仍见潮红，疼时加重，下肢沉困感减轻，精神好转，夜眠改善，大便稀，小便短，舌质紫，苔黄厚腻，脉象细数。

三诊　9月8日，精神良好，肢体抬举同前有力，沉困感已消失，足部阵发性灼热、胀疼较前减轻，色泽仍潮红，饮食尚可，二便自调。

四诊　9月15日，近日来肢体活动明显比之前有力，趾部疼痛较前缓解，足前部皮肤色泽淡红，触之温度基本正常，夜晚能够覆盖，足部发现有汗出现象，说明局部微循环改善，精神良好，夜能眠，纳食增多，二便自调，舌质淡，苔薄白，脉象细而有力。

五诊　9月22日，肢体活动未见特殊变化，趾部色泽淡红，疼痛近2日基本消失，明显有汗出现象，趾甲生长，精神夜眠良好，饮食二便调，舌质淡，苔白腻，脉象细缓而有力。

六诊　9月25日，患者精神良好，肢体症状已瘥。

【体会】　患者起病较急，病发于双下肢，脏腑功能症状不明显，符合红斑性肢痛症诊断。患者虽出现阵发性灼热胀疼，但足背、胫后动脉搏动良好，未伴见明显肢体缺血体征，且本人系青年女性，故与脱疽之血栓闭塞性脉管炎迥然不同。患者素体脾胃有积热，水津输布不施，湿热内生，下注经络，邪水溢于肌肤故见浮肿；水为阴邪，趋于下焦，故肢体沉困无力，症状夜间加重；经络受阻，血流不畅，血瘀气滞，不通则痛；五志过极，湿热互结，湿热蕴结化毒，气血两燔，脉络壅滞则见灼热、胀疼、肤色潮红、不欲覆被；舌质紫，苔黄厚腻，脉象细数，大便干结，小便短赤均为湿热互结，气血两燔，脉络瘀阻之象。纵观脉症，病位在下肢，为实证、热证，乃湿热蕴结日久，气滞血瘀，气血两燔，故见肢体灼痛诸症。本病例属外周血管疑难病、多发病，此症一般预后良好，无并发症，但若治疗不及时，或五志过极，饮食不调，则有复发或病情加重，乃致肢端坏疽之弊。

八、青蛇便（血栓性浅静脉炎）

案1

一般情况　张某，男，60岁，农民。1999年9月2日就诊。

主诉　左小腿筋脉红肿、疼痛半个月。

病史　1999年8月中旬，患者因劳累致使左小腿内侧筋脉潮红、肿胀、灼疼不适，活动及久站后加重，自服"螺旋霉素"治疗3日，效果不佳，病情又有所加重，局部红肿范围扩大，疼痛加剧，1周后病变部位皮肤出现索条状硬结，活动轻度受限。症见患者精神尚可，饮食一般，伴发热、口渴不欲饮。

检查　形体消瘦，面色黧黑。左下肢内侧能触及多处索条状硬结，筋脉横解，硬结及其周围组织局部皮色发红、肿胀，皮温增高，压痛明显。舌质红，苔黄腻，脉滑数。

实验室检查：白细胞计数 $12.3 \times 10^9/L$，中性粒细胞 0.78，淋巴细胞 0.22，尿常规及肝肾功能无异常。

心电图检查无异常。

血液流变学检查：红细胞压积 0.83，全血黏度 9.4，全血还原黏度 25.5，血浆黏度 3.8，红细胞电泳时间 20.4s，红细胞沉降率方程 K 值 63，血浆纤维蛋白原定量测定 6.3g/L。

中医诊断　青蛇便（血热瘀结）。

西医诊断　血栓性浅静脉炎。

治则　清热解毒，活血化瘀。

处方　金银花、当归、玄参、薏苡仁、赤芍、丹参、公英、连翘各 30g，苍术、水蛭各 10g，全蝎 6g，黄柏、甘草各 15g。

医嘱　不能长期站立，休息时抬高双腿。中药每日 1 剂，水煎服，日 3 次。

二诊　9 月 9 日，患肢症状有所改善，皮色发红及局部肿胀略有减轻，患肢皮肤温度降低。

三诊　9 月 23 日，患肢温度已显著降低，压痛减轻。

四诊　10 月 1 日，患者左下肢皮肤温度已基本恢复正常，红肿部位肿胀消失，肤色转变为暗褐色，索条状硬结范围较前缩小、变软，但仍有压痛，黄腻苔已基本消退。

五诊　10 月 10 日，患者活动时肢体已无明显不适，左下肢索条状硬结大部分消散，压痛消失，肤色变为浅黄褐色。血常规：白细胞计数 $7.6 \times 10^9/L$，中性粒细胞 0.72，淋巴细胞 0.28。血液流变学检查：红细胞压积 0.53，全血黏度 6.4，全血还原黏度 15.5，血浆黏度 1.78，红细胞电泳时间 17.4s，红细胞沉降率方程 K 值 62，血浆纤维蛋白原定量测定 3.9g/L。肝肾功能正常，心电图正常。临床治愈。

随访 3 个月未见复发。

【体会】　本案诊断为血热瘀结型血栓性浅静脉炎。在治疗中我们常用金银花、当归、赤芍、玄参、薏苡仁、丹参、全蝎、蜈蚣、黄芪、黄柏、牛膝等。方中金银花清热解毒凉血；黄芪利水消肿、托毒；当归、赤芍、牛膝、丹参清热凉血，活血散瘀；黄柏、苍术、薏苡仁清热利湿；全蝎、蜈蚣活血消瘀、攻毒散结，通络止痛。以上诸药共奏清热利湿、凉血解毒、散瘀通络之功效。现代药理研究证实，金银花、栀子、黄柏具有抗菌、消炎、解毒的作用；当归、赤芍、牛膝等则能抗血小板聚集、抗血栓和改善外周微循环。

案 2

一般情况　单某，男，50 岁，机关干部。1998 年 5 月 20 日初诊。

主诉　右下肢筋脉红肿、灼疼 2 日。

病史　患者因欲行大隐静脉曲张剥脱术入院，常规术前行泛影葡胺静脉造影。造影后 2 日右小腿内侧及足背出现红肿索条状硬物，疼痛明显。发病以来，精神一般，伴发热、口渴。

检查　形体微胖，面色正常。右下肢内侧红肿明显，并可触及索条状硬物，色鲜红，压痛明显。舌质红，苔黄腻，脉滑数。

实验室检查：白细胞计数 $12.0 \times 10^9/L$，中性粒细胞 0.75，淋巴细胞 0.25，尿常规及肝肾功能检查正常。

心电图检查正常。

血液流变学检查：红细胞压积 0.73，全血黏度 8.74，全血还原黏度 23.5，血浆黏度 2.8，红细胞电泳时间19.5s，红细胞沉降率方程K值63，血浆纤维蛋白原定量测定7.4g/L。

中医诊断　青蛇便（血热瘀结）。

西医诊断　血栓性浅静脉炎。

治则　清热利湿，活血化瘀。

处方　银花、当归、玄参、薏苡仁、白芍、丹参、公英、连翘各30g，苍术10g，全蝎6g，蜈蚣2条，黄柏、甘草各15g。

医嘱　避免站立过久。中药每日1剂，水煎，日服3次。

静脉给予生理盐水加丹参注射液静脉滴注，每日1次。

二诊　5月27日，疼痛明显减轻，局部仍有红肿，压痛稍减轻。

三诊　6月2日，右下肢疼痛基本消失，局部皮色由鲜红转为暗红，索条状结节变软，仍有轻度压痛，活动正常。但服药后便溏，日三四次。守上方加陈皮10g，半夏12g，茯苓30g以助健脾除湿之功。停用丹参注射液。

四诊　6月10日，疼痛完全消失。索条状结节变软，长度约为3cm，无压痛，皮色转为暗褐色，大便正常。

五诊　6月12日，索条结节基本消失，无压痛，局部皮肤呈淡褐色。复查血尿常规、心电图、肝肾功能无异常。血液流变学检查：红细胞压积0.52，全血黏度6.04，全血还原黏度15.0，血浆黏度1.68，红细胞电泳时间17.4s，红细胞沉降率方程K值65，血浆纤维蛋白原定量测定3.6g/L。临床近期治愈。

【体会】　本案患者为下肢静脉曲张并发血栓性浅静脉炎，西医病因为医源性；中医病因为湿热蕴毒，导致气血失和，形成血瘀，进而脉道闭塞。故治以清热解毒，活血化瘀，配合运用丹参注射液静脉滴注。此为标本兼治，中西医结合治疗而奏效。

案3

一般情况　司某，男，42岁，农民。1996年10月25日初诊。

主诉　左小腿内侧筋脉红肿、胀疼5日。

病史　患者于5日前发现左小腿出现硬索条状结节，肿胀疼痛，并逐渐向上延伸至大腿内侧，曾在乡卫生院检查诊断为"气血不和"，用中西药治疗（不详），疗效不佳。发病以来，精神不佳，痛苦面容，伴有口舌干燥、大便秘结、小便黄。

检查　形体消瘦。检查见左小腿内侧硬性索状结节，触痛明显，皮色发红、肿胀明显，皮肤灼热。舌质红，苔黄腻，脉滑数。

实验室检查：白细胞计数13.3×10⁹/L，尿常规无异常。

血液流变学检查：红细胞压积0.64，全血黏度9.08，全血还原黏度21.5，血浆黏度3.5，红细胞电泳时间25.5s，红细胞沉降率方程K值52，血浆纤维蛋白原定量测定6.5g/L。

中医诊断　青蛇便（血热瘀结）。

西医诊断　血栓性浅静脉炎。

治则　清热解毒，活血化瘀。

处方　金银花、当归、玄参、薏苡仁、丹参各30g，苍术、水蛭各10g，全蝎6g，黄柏、甘草15g。

医嘱　避免长期站立。中药每日1剂，水煎服，日3次。

二诊　11月1日，患者述服药后第3日左下肢局部疼痛已减轻，皮温下降。

三诊 11月8日，患肢疼痛明显减轻，左小腿静脉硬索状结节软化，色泽发红，症状减轻，触之仍有轻度压痛。

四诊 11月13日，左小腿红肿、疼痛全部消失，压痛基本消失，深触时仍有微痛。

五至六诊 11月20日，左小腿除索条状结节未完全消失外，余无异常，能正常参加劳动。血尿常规检查正常。11月26日，继服脉络通颗粒剂1周后索条状物消失。血液流变学检查：红细胞压积0.52，全血黏度6.5，全血还原黏度15.5，血浆黏度1.70，红细胞电泳时间17.2s，红细胞沉降率方程K值54，血浆纤维蛋白原定量测定4g/L。临床痊愈。

追访2年未见复发。

【体会】 本例属血栓性浅静脉炎急性期。患者湿热蕴结，留滞脉络，瘀阻不通，故筋脉红肿、热痛，有硬结或硬索条状物；湿热循经流注，则红肿硬结此起彼伏；湿热壅盛，气血津液不行，故肢体肿胀，甚则大片红肿；湿热内蕴，故发热；湿热阻遏气机，津不上承，故口渴而不欲饮；舌质红，苔黄腻，脉滑数为湿热之象。

其发病机理当责之于湿热下注，浸淫肌腠，壅塞脉道，致令湿毒稽留，血行泣滞，从而导致下肢肿胀、疼痛。故治疗大法当以清热解毒、化瘀通络为主。但由于各期的病理变化不同，治疗亦应有所侧重。一般而言，急性期以湿热为主，重在清热利湿，佐以化瘀；慢性期以脉络瘀滞为主，重在活血化瘀，佐以清热。而阻塞症状明显者，又当从开始就要行气化瘀、清热利湿并重。

案4

一般情况 赵某，女，28岁，干部。1998年10月10日就诊。

主诉 左侧胸壁筋脉红肿、胀痛1周。

病史 患者于1周前因琐事和邻居发生口角，气恼不已。次日抬举上肢时，突然感到左侧胸壁疼痛，扪之左侧胸壁至胁下有一16cm长的索条状物，红肿硬痛，遂到当地卫生院诊治，服药3日而不见效。否认手术史，无外伤史。发病以来，精神倦怠，纳差，伴胸闷、胁胀。

检查 形体肥胖，体征正常，心肺肝脾未见异常。左胸壁乳房外侧有垂直走向长约16cm的索条状物，直径3mm，触之稍硬，略现红肿，有压痛，抬举或活动上肢时胸壁疼痛加重。左上臂外展高举或用手绷紧左侧胸壁皮肤，可见覆盖索条状物的皮肤凹陷形如浅沟，索状物更加明显。局部淋巴结无肿大。舌质红，苔薄黄，脉弦涩。

血常规：白细胞计数$11.9×10^9$/L，中性粒细胞0.76，淋巴细胞0.23，嗜酸性粒细胞0.01。

血液流变学检查：红细胞压积0.72，全血黏度8.8，全血还原黏度19.5，血浆黏度3.53，红细胞电泳时间17.2s，红细胞沉降率方程K值58，血浆纤维蛋白原定量测定6.22g/L。

中医诊断 青蛇便（血热瘀结，肝气不舒，经络阻滞）。

西医诊断 左侧胸壁浅静脉炎。

治则 清热解毒，行气化瘀。

处方 柴胡、金银花、栀子、连翘、赤芍、丹参各30g，黄芩、当归、郁金、红花各15g，蜈蚣2条。

医嘱 戒烟，避免损伤胸部皮肤，调情志。中药每日1剂，水煎服，日3次。

二诊 10月29日，患者精神好转，左胸壁索条状物压痛减轻，饮食增加，仍偶有胸闷、胁胀。

三诊 11月16日，自觉疼痛已止。索条状物有色素沉着，呈现淡棕色，触之较软。原方去柴胡、郁金。

四诊 12月10日，疼痛消失，可自由活动左上肢而无不适，索条状物无明显改变。

五诊 服用以上中药1个月后，左胸壁索条状物消失。实验室检查：白细胞计数 8.8×10⁹/L，中性粒细胞0.75，淋巴细胞0.21，嗜酸性粒细胞0.04。血液流变学检查：红细胞压积0.54，全血黏度6.2，全血还原黏度14.5，血浆黏度1.70，红细胞电泳时间17.4s，红细胞沉降率方程K值56，血浆纤维蛋白原定量测定3.9g/L。临床近期治愈。

半年后随访未见复发。

【体会】 本案属胸腹壁血栓性浅静脉炎急性期。患者情志不舒，肝气郁结，气滞则血瘀，瘀血停聚胁络，故见索条状物，固定不移；肝经布于胸胁，气滞则胀痛，血瘀则刺痛，而痛患胸胁；郁久化热，则皮色发红；肝气不舒，疏泄不利，则胸闷胁胀；舌质红，苔黄腻，脉弦涩为气郁化火之象。故治宜清热解毒，行气化瘀。

方中柴胡、郁金长于解郁，黄芩善能泄热，相配则既能疏理肝胆气机，又能清泄内蕴温热；金银花、栀子、连翘清热解毒；当归、赤芍、丹参、红花活血化瘀，蜈蚣有较强的解毒散结作用。诸药合用，使瘀阻化解、气血通调而获效。

案5

一般情况 陈某，男，37岁，农民。1988年8月11日就诊。

主诉 左腹壁筋脉肿胀、刺痛5个月。

病史 患者一直在建筑工地干活，5个月前发现脐部左侧向上有一硬索条状结节，时痛时止，在当地某医院服用中西药后，疗效欠佳，后间断服药，亦未取得理想疗效。无明显外伤史。

检查 形体消瘦，精神疲惫，面色黑红。体温、血压正常，心肺肝脾无异常。自脐左侧至乳晕有长约15cm的结节，局部皮肤有色素沉着，质硬，不红不肿，皮温不高，按之有针刺样疼痛。嘱其挺胸伸腰时，沿索条状结节走行部位的皮肤可见崤状隆起，呈弓弦状。全身无其他症状，二便调，饮食正常。舌质暗红，苔黄，脉滑数。

实验室检查：白细胞计数 12.7×10⁹/L，中性粒细胞0.74，淋巴细胞0.24，嗜酸性粒细胞0.02。

血液流变学检查：红细胞压积0.80，全血黏度8.04，全血还原黏度23.5，血浆黏度3.3，红细胞电泳时间17.4s，红细胞沉降率方程K值63，血浆纤维蛋白原定量测定6.4g/L。

中医诊断 青蛇便（血热瘀结）。

西医诊断 左腹壁血栓性浅静脉炎。

治则 活血化瘀，清热通络。

处方 金银花、当归、玄参、丹参各30g，水蛭10g，桃仁、红花、牛膝、赤芍、甘草各15g。

医嘱 节饮食，避免感冒。中药每日1剂，水煎服，日3次。

二诊 8月20日，精神佳，自述服药后左侧腹壁疼痛减轻，余症未见明显改变，二便调，饮食可。

三诊 8月27日，患者自述疼痛基本消失，检查见索条状结节触之变软，按之无针刺样疼痛，局部色素沉着基本消失，皮温正常。

四诊 9月5日，疼痛症状已消失，局部皮肤色泽明显改善。脐左侧索条状结节缩短至10cm，余无不适。

五诊 9月20日，左侧腹壁索条状结节明显减轻，体格检查无异常。实验室检查：白细胞计数8.4×10⁹/L，中性粒细胞0.75，淋巴细胞0.22，嗜酸性粒细胞0.03。血液流变学检查：红细胞压积0.52，全血黏度6.2，全血还原黏度16.8，血浆黏度1.73，红细胞电泳时间17.5s，红细胞沉降率方程K值60，血浆纤维蛋白原定量测定3.74g/L。临床治疗显著好转。

【体会】　本案属胸腹壁血栓性浅静脉炎慢性期。患者湿热内结，瘀血留滞于脉中，脉络闭塞，故有硬结节；瘀血结聚，故有刺痛；瘀血阻滞肌肤，则有色素沉着；舌质暗红，脉滑数为瘀血内阻之象。故治以活血化瘀，清热通络而奏效。

血栓性浅静脉炎是血管外科中的一个常见病，对其辨证论治我们一般分为湿热蕴毒型（急性期）和湿热瘀阻型（慢性期）。急性期以湿热证多见，其病机为湿热阻碍气血，痹阻脉络，甚者灼伤营血。治疗时除应用清热利湿剂外，如局部出现大块紫红色出血斑块，还需配伍丹皮、丹参等凉血活血之品。如湿热化火成毒，热瘀搏结，形成痈肿，则需应用大剂清热解毒之品，争取短期内控制病势，以防出现热毒内陷。慢性期多见瘀痰交结。此因治疗不当，或延误时机，湿热余邪留恋脉络，凝聚成痰，阻血成瘀。一遇新邪触动，痰瘀化热，流注它处脉络，旧病再作。此时大剂苦寒清利之品不宜应用，以免伐气伤阳，余邪更难外出，痰瘀更难消散，应以软坚散结、通络开隧之虫类药为主制成散剂长期服用，缓缓图之，则结块逐渐消失，并能控制复发。临床选方用药既遵循以上治疗规律，又灵活多变，且内治、外治可同用，疗效较好。

九、股肿（深静脉血栓形成）

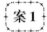

一般情况　裴某，男，50岁，农民。1996年10月5日初诊。

主诉　右下肢肿胀、灼热、疼痛10日。

病史　患者于10日前突发右下肢红肿、灼热、疼痛，步履困难，在某医院检查确诊为"深静脉血栓形成"，曾用激素及多种抗生素等中西药物，疗效不佳。患者表情淡漠，心烦少寐，纳差，大便不畅，小便短赤。

检查　形体肥胖，面色萎黄。右下肢腹股沟至足趾端部呈凹陷性水肿，下肢皮肤色泽潮红，腓肠肌可触及两条硬性索状结节，按压疼痛，膝以下35cm至足背部浅表静脉曲张，内觉灼热，昼轻夜重，舌质紫，苔黄腻，脉滑数。

实验室检查：白细胞计数$17.5×10^9$/L，中性粒细胞0.65，淋巴细胞0.31，单核细胞0.01，嗜酸性粒细胞0.03，红细胞计数$4.3×10^{12}$/L，血红蛋白150g/L，血小板计数$110×10^9$/L，红细胞沉降率2mm/h。

甲皱微循环检查：管袢轮廓尚清晰，血管排列紊乱，管袢数目6根，其中正常管袢2根，异型管袢4根，管袢口径短而扩张，血色暗红，袢顶有瘀血，血流速度明显减慢，血液流态呈絮状，静脉瘀胀程度严重。

中医诊断　股肿（湿热内蕴，气滞血瘀）。

西医诊断　右下肢深静脉血栓形成。

治则　清热解毒，化瘀通络。

处方　苍术、黄柏、公英各15g，当归、玄参、金银花、黄芪、薏米各30g，全蝎6g，蜈蚣2条，水蛭、甘草各10g。

医嘱　卧床休息，抬高患肢。中药每日1剂，水煎服，日3次。

二诊　10月15日，下肢水肿凹陷程度、灼热疼痛均已减轻，但活动后仍有肿胀，皮肤色泽改变，食欲增加，大小便正常。

三诊 11月30日，患肢膝以下肿胀及灼热疼痛消失，皮肤色泽好转，腓肠肌硬性索状结节已消失，但膝以下活动后有轻度浮肿，行走时自觉有沉困感，仍继续服用上方，加重黄芪用量。

四诊 12月20日，肿痛、酸困症状消失，皮肤色泽基本恢复正常，患肢行走后无任何阳性反应。实验室检查：红细胞计数 $4.5×10^{12}$/L，血红蛋白 145g/L，白细胞计数 $6.2×10^9$/L，干状粒细胞0.02，中性粒细胞0.67，淋巴细胞0.26，单核细胞0.01，嗜酸性粒细胞0.04，血小板计数 $130×10^9$/L。甲皱微循环检查：管袢轮廓清晰，血管排列整齐，管袢口径由短变长，扩张形态消失，袢顶宽增为 $40\mu m$，血流速度 $500\mu m/s$，血液流态由絮状转变为虚线状，血管运动计数12次/秒，治疗后微血管有明显改善，Homans征、Neuhof征及血压表充气试验均无阳性反应。

随访1年未见复发。

【体会】 本案病例湿热内郁，气血凝滞为此病的主要病机。所以在治疗此病取得疗效的基础上，筛选出清热祛湿、益气活血化瘀的当归、金银花、玄参、苍术、黄柏、薏米、水蛭、全蝎、蜈蚣、黄芪、甘草十一味药组成清热通瘀汤，取得了一定疗效。方中金银花清热解毒，对于毒未成者能散，毒已成者能消；玄参能治脏腑热结，直走血分而通脉，外行经隧而散痛肿，药检发现其含皂苷，有显著的溶血和扩张外周血管作用；黄柏苦寒，凡湿热为病的下肢水肿，诸痛痒疮用之多效；苍术燥湿，走而不守，与黄柏配伍能逐下焦湿热所致的水肿，若与清热解毒的药物合用则热可清而湿自去；薏苡仁利水，凡湿盛在下而引起肿痛者最宜用之；当归味甘而重，为补血上品，气轻而辛，又能行血，补中有动，行中有补，癥瘕结聚、痈疽疮疡每多用之；蜈蚣、全蝎为虫类走窜之品，内而脏腑，外而经络，凡气血凝滞之处多能开之，因湿热毒引起的疮疡亦能解之；妙在水蛭破血通络，其性迟缓而善入，迟缓则生血不伤，善入则坚积易破，药检证实，水蛭素能阻止凝血酶对纤维蛋白的作用，扩张毛细血管，阻碍血液凝固；黄芪益气，利水消肿取其气行则血行之意；甘草和中解毒，痈疽疮疡用之多效，共组成清热解毒、化湿和中、益气化瘀之剂，使热可清湿自去，气运行，瘀血散，发挥单味药所不能起到的作用。

案2

一般情况 王某，女，45岁，教师。2001年2月23日初诊。

主诉 左下肢肿胀、疼痛20日。

病史 患者于20日前不明原因出现左下肢肿胀、酸困、疼痛，在小区诊所口服西药20日无效，具体用药不详。症见患者精神委靡，表情痛苦，小便短赤。

检查 形体消瘦，面目虚浮，左下肢明显肿胀，按之凹陷，皮肤色泽紫暗，皮温比健侧略高，膝上15cm处周径55cm，膝下15cm处周径35cm，大腿内侧及腓肠肌压痛明显。舌质红绛，苔黄腻。

血、尿常规正常，心电图、肝肾功能均正常。

彩色多普勒超声检查：左股总、股、胫静脉内径增宽，壁不光滑，管腔内可探及等强回声区域，回声不均匀，周边可探及线样血流绕行。

凝血系列：TT 19.3s，PT 13.1s，Fbg 4.9g/L，D-二聚体>0.5μg/ml。

中医诊断 股肿（湿热内蕴，气血瘀滞）。

西医诊断 左下肢深静脉血栓形成。

治则 清热解毒，益气化瘀。

处方 当归、苍术、黄柏、水蛭、川牛膝各15g，白芍、薏苡仁、黄芪、金银花、玄参各

30g，甘草 10g。10 剂。

医嘱 治疗期间，卧床休息，抬高患肢。中药每日 1 剂，水煎服，日 3 次。

二诊 3 月 5 日，疼痛明显减轻，肿胀略消。

三诊 3 月 20 日，后已无明显疼痛，有时发胀，皮肤色泽正常。膝上方 15cm 处径围 51cm，膝下 15cm 处径围 32cm。

四诊 4 月 15 日，患肢症状明显减轻，自觉下肢有时发胀，有发热感，皮色正常，但长时间站立后仍有不适感，膝上 15cm 处径围 46cm，膝下 15cm 处径围 32cm。彩色多普勒超声、微循环检查前后对照，较前明显改善。凝血系列：TT 17.1s，PT 11.7s，Fbg 2.1g/L，D-二聚体<0.5μg/ml。基本痊愈。

随访 1 年未见复发。

【体会】 股肿一证，属于周围血管病中的一种常见病。临证时必须细审脉证，辨寒热虚实、气血阴阳。具体到本案，乃由湿热内蕴、气滞血瘀而致，以湿热内蕴为本，故治疗以清热化湿为法，湿热得解，瘀阻之证自然缓解。方中清热除湿之品中佐以活血祛瘀之水蛭、牛膝，以改善血脉瘀阻症状，且牛膝有引药下行之功，气行则血行，加一味黄芪补气，疗法更好。

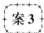

一般情况 袁某，男，48 岁。2002 年 8 月 15 日初诊。

主诉 右下肢肿胀、疼痛 5 个月。

病史 患者于 1999 年冬受寒冷刺激，诱发右下肢麻木、酸困，肤色红紫，右侧髂股以下至踝关节肿胀，先后赴多家医院检查，均诊断为"髂股静脉栓塞"。经治疗有所好转，2002 年 8 月由于劳累过度而复发，经治疗 10 日无效（用药不详）。

检查 形体稍胖，面色黧黑，小便黄，舌质红，苔黄腻，脉迟。右下肢色泽紫暗，有片状紫斑，膝以下凹陷性水肿，扪之疼痛，并伴有多条硬性索状结节。

彩色多普勒超声检查：左股总、股、胫静脉内径增宽，壁不光滑，股静脉内可探及等强回声区域，充满管腔，回声不均匀，股总静脉管内未探及血液信号，周边可探及细窄血流绕行。

凝血系列：TT 20.7s，PT 13.5s，Fbg 4.3g/L，D-二聚体>0.5μg/ml。

中医诊断 股肿（湿热内蕴，气滞血瘀）。

西医诊断 下肢深静脉血栓形成。

治则 清热化湿，行气化瘀。

处方 当归、苍术、黄柏、水蛭、川牛膝各 15g，白芍、薏苡仁、板蓝根、黄芪、金银花各 30g，玄参 45g，甘草 10g。

医嘱 卧床休息，抬高患肢。中药每日 1 剂，水煎服，日 3 次。

二诊 8 月 30 日，肿胀、疼痛症状明显减轻，余症未减。

三诊 9 月 15 日，患肢双侧局部有压痛，硬性索状结节已基本消失，凹陷性水肿消退。凝血系列：TT 19.0s，PT 12.3s，Fbg 3.3g/L，D-二聚体>0.5 μg/ml。

四诊 9 月 25 日，患者精神好转，患肢皮色正常，症状消失。彩超检查无异常，凝血系列：TT 18.2s，PT 11.3s，Fbg 1.5g/L，D-二聚体<0.5μg/ml。临床治愈。

【体会】 本案患者乃由湿热蕴结，痹阻脉道，气血循环不畅所致，故遵循"热则清之"、"塞则通之"之治疗大法，拟定清热化湿、行气活血之方。方用苍术、黄柏、薏苡仁取三妙散之意，清热化湿；当归、水蛭、川牛膝、赤芍行气活血；湿蕴日久，化热生火，故用板蓝根、金银花、玄参清热养阴解毒；病之日久，气虚血瘀，佐黄芪以助行气化血。全方以祛邪为主，兼以扶正，攻补兼施，符合患者的病因病机。

案4

一般情况 李某，男，35岁，干部。1997年5月20初诊。

主诉 左下肢肿胀、酸困、疼痛5日。

病史 患者于15日前患感冒，治愈后发现臀部痉挛性疼痛。5月15日早上起床后觉左下肢肿胀、发热，小腿肚困痛，腹股沟以下至足踝部皮肤色泽潮红，呈凹陷性水肿，不能着地，伴见脸面潮红、大汗淋漓等症状，住本地医院静脉滴注右旋糖酐，交替运用抗生素治疗5日无效，左下肢肿胀、酸困、疼痛明显加重，活动受限。患者精神疲惫，表情痛苦，心烦不宁，虚汗淋漓。既往身体健康，有吸烟史10年，无家族遗传病史及外伤史。

检查 形体肥胖，面色潮红，体温39.0℃，呼吸急促。左下肢扪之灼热，困痛，不得眠，大便干，小便短赤，口唇干燥，舌质红降，苔黄腻。左腹股沟至足背水肿，按之凹陷，皮肤色泽紫红，膝以下散见深褐色瘀斑，髂股部淋巴结肿大，左下肢内侧可触及硬性索状物。

甲皱微循环检查：管袢轮廓模糊，排列不规则，管袢总数8根，其中异形管袢占6根，袢顶有陈旧性出血点渗出，血色暗红，血流速度减慢，血液流态呈断线流。

心电图检查：窦性心律不齐。

多普勒彩色超声检查：左下肢髂股静脉栓塞。

中医诊断 股肿（湿热郁结，瘀阻脉络）。

西医诊断 左下肢髂股静脉栓塞。

治则 清热除湿，活血化瘀通络。

处方 金银花20g，当归、丹参、赤芍、苏木各30g，水蛭、玄参各15g，川芎12g，红花、大黄各10g。

医嘱 卧床休息，抬高患肢。中药每日1剂，水煎服，日3次。

二诊 6月5日，患肢疼痛、肿胀明显减轻，但仍有散见瘀斑，髂股部淋巴结肿大，左小腿肚内侧仍可触及硬性索状物。

三诊 6月20日，配合外洗后，患肢肿胀、疼痛明显减轻，可扶杖下地活动，但活动后仍有轻度凹陷性水肿，触之硬性索状物消失，患肢扪之有发热感，皮肤色泽已改变。

四诊 7月5日，患肢左下肢腹股沟至足趾端凹陷性水肿消失，左下肢小腿内侧触及硬性索状物已散，并能下地活动。

五诊 7月25日，左下肢疼痛、肿胀消失，皮肤色泽明显改善，硬性索状物消失。甲皱微循环检查：管袢排列整齐，管袢总数增多，畸形管袢减少，管袢扩张，袢顶陈旧性出血点消失，血流速度及血液流态明显改善。

随访2年未见复发。

【体会】 本案例患者，平素体健，发病时间短暂，一派邪实征象。依据脉症，为湿热蕴结，脉络瘀阻而起，故治疗中应掌握"邪去正自安"的治则，拟定清热除湿、活血化瘀为法。方中金银花、玄参、大黄清热除湿，其中大黄有双重作用，一方面清热解毒，另一方面祛瘀生新；当归、红花、丹参、川芎、赤芍、苏木共奏活血化瘀之效。瘀血散，湿热清，其症自然向愈。

案5

一般情况　岁某，女，35岁，工人。1996年8月24日初诊。

主诉　左下肢疼痛肿胀1个月。

病史　患者于1996年7月17日因结扎手术后引起左下肢疼痛伴小腿肚肿胀，肤色潮红，遂到当地某医院求治，诊为"深静脉血栓形成"，给予青霉素800万U及复方丹参针静脉滴注，治疗5日，效果不佳。患者精神不振，表情一般，二便正常，舌紫有瘀斑，苔黄腻，脉迟涩。

检查　形体肥胖，面色红润，左膝关节以下肿胀，腓肠肌饱满，有明显压痛，膝关节以下15cm处较对侧肢体增粗5cm，有明压痛。血、尿常规正常。

彩色多普勒超声检查：左股总、股、胫静脉内径增宽，壁不光滑，股静脉内可探及等强回声区域，充满管腔，回声不均匀，周边可探及细窄血流绕行。

凝血系列：TT 19.7s，PT 14.5s，Fbg 5.3g/L，D-二聚体>0.5μg/ml。

心电图、肝肾功能均正常。

中医诊断　股肿（气滞血瘀）。

西医诊断　左下肢深静脉血栓形成。

治则　活血化瘀除湿。

处方　当归、川芎、水蛭、白术各15g，白芍、牛膝各30g，薏苡仁、云苓各20g，黄芪60g，桂枝6g，全蝎5g。

医嘱　卧床休息，抬高患肢。中药每日1剂，水煎服，日3次。

二诊　9月10日，患肢症状开始好转，肌肤松软。测肢体膝关节以下15cm处，较对侧仍增粗2.5cm，压痛减轻，皮肤颜色变浅，已可下床活动。苔黄腻已基本消退，脉象较前平和。

三诊　10月5日，左下肢肿胀已大部分消退，晨起时测量患肢膝关节以下15cm处较健侧增粗1.5cm，疼痛消失，肤色恢复正常，患者下床活动后无任何反应。彩色多普勒检查无异常。凝血系列：TT 16.9s，PT 11.2s，Fbg 1.9g/L，D-二聚体<0.5μg/ml。血、尿常规正常，心电图、肝肾功能均正常。

【体会】　本案的情况，在外科手术中极易发生。西医多认为其由脂肪栓塞引起，而现在医学研究证实，高脂血症与中医的血瘀相近。据此，余在治疗此类疾患时，多采用活血化瘀除湿之剂方能取效。方中当归、川芎、水蛭、牛膝、赤芍活血化瘀；薏苡仁、白术、云苓除湿健脾，黄芪益气行血，全蝎剔风通络，桂枝温经以行血。诸药共奏活血化瘀、通经活络之效。

案6

一般情况　赵某，男，58岁，干部。2004年6月10日初诊。

主诉　右下肢肿胀半个月。

病史　患者于半个月前因石头砸伤右足部，当晚右下肢酸困，足趾肿胀，逐渐肿至小腿，某医院急诊按外伤处理，嘱其卧床休息。次晨右下肢肿胀得更厉害，又去医院检查诊为"静脉血栓形成"，经1周溶栓治疗未效，遂来我院住院治疗。无发热，无外伤，否认高血压、心脏病、糖尿病病史。

检查　患者右下肢肿胀，呈凹陷性肿胀，压痛，右小腿比左侧粗4cm，皮色发白发暗，苔白薄，脉沉细。

甲皱微循环检查：管袢轮廓模糊，血管排列紊乱，管袢数目8根，全部为异形管袢，管袢口径短而扩张，血色暗红，袢顶有瘀血，血流速度明显减慢，血液流态呈瘀血状，静脉瘀胀程度严重。

中医诊断　股肿（气滞血瘀）。

西医诊断　右腘静脉血栓形成。

治则　清利湿热，活血化瘀。

处方　黄柏6g，苍术、银花、当归、赤芍、茯苓、防己、山甲、乌梢蛇各10g，玄参、牛膝、木瓜各12g。

医嘱　患者卧床休息，抬高患肢，适当屈伸右下肢。中药每日1剂，水煎服，日3次。

二诊　6月20日，小腿肿胀减轻，但活动后仍肿胀，晨轻暮重。

三诊　7月1日，右下肢肿胀明显减轻，右小腿粗于左小腿1.5cm，活动量大仍肿胀，晨轻暮重，配用弹性袜后肿轻。

四诊　7月15日，患者症状减轻，右下肢肿胀渐消，两小腿相比差1cm，无疼痛，右大腿中段压痛已消，右踝关节肿胀已消，饮食、二便正常。拟活血化瘀，健脾利湿。处方：党参、白术、茯苓、黄芪、木瓜、防己、赤芍、红花、泽泻各10g，甘草6g。

五诊　8月20日，患者症状明显减轻，仍不能过多活动，有时踝关节略肿，饮食、二便正常。甲皱微循环检查：管袢轮廓由模糊变为清晰，管袢排列较前整齐，管袢数目增多，其中正常管袢4根，异型管袢5根，管袢口径由短而扩张变为长而扩张，血色淡红，血流速度明显增快，证明治疗后微循环有明显改善。

【体会】　本案因外伤引起，局部气滞血瘀，日久化热，阻滞血脉而成。故治疗的关键在于活血化瘀，清热除湿。方中苍术、黄柏、牛膝、金银花、玄参、茯苓、防己清热除湿；当归、山甲、赤芍活血化瘀；用乌梢蛇之目的取抗凝作用，有利于改善瘀血状态。

案7

一般情况　丁某，男，49岁，农民。2003年5月8日初诊。

主诉　右下肢肿胀2个月。

病史　患者于2003年7月在建筑工地上左大腿不慎被钢管碰伤，当时疼痛剧烈。尔后患者左小腿肿胀疼痛，于当地医院检查，怀疑是"左下肢股静脉血栓形成"，未予特殊治疗。患者左下肢肿胀，左大腿肿胀加重，不能走路。

检查　患者发育正常，营养好，神清合作，饮食、二便均正常，苔厚腻，脉沉细。左下肢肿胀明显，压痛轻，呈凹陷性水肿，左右下肢相比大腿差8cm，小腿差6cm。心率80次/分，血压130/84mmHg。

实验室检查：血糖6.72mmol/L，红细胞计数$4.2×10^{12}$/L，白细胞计数$9×10^9$/L，中性粒细胞0.80，淋巴细胞0.18，单核细胞0.03。

中医诊断　股肿（气滞血瘀）。

西医诊断　左下肢静脉血栓形成。

治则　清利湿热，活血化瘀。

处方　黄芪、金银花、玄参、当归、丹参各30g，黄柏、赤芍、水蛭各10g，苍术、牛膝、桃仁、川牛膝各15g。

医嘱　卧床休息，抬高患肢，适当屈伸左下肢。中药每日1剂，水煎服，日3次。

外治法：另用中药透骨草、伸筋草、桂枝各15g，干姜、独活各12g，水煎取药液湿敷股三角区 30～60min，尿激酶 40 万 U+5% 葡萄糖注射液 500ml，静脉滴注，每日 1 次，连用 1 周。

二诊　5 月 18 日，患者左下肢肿胀减轻，两侧大腿粗细相差 4cm，小腿相差 3cm，左大腿胀痛减轻，夜间能入睡。继续服用上方 10 剂，继续尿激酶静脉滴注，中药湿热敷，抬高患肢，做屈伸运动。

三诊　5 月 28 日，患者病情好转，左下肢肿胀减轻，两侧大腿粗细只差 2cm，小腿相差 3cm，左踝关节仍肿胀。

四诊　6 月 20 日，患者左下肢仍肿胀，晨轻暮重，长距离行走后下肢仍觉沉困无力。5 月 8 日方加茯苓、猪苓、泽泻各 15g。

五诊　6 月 31 日，两侧大腿粗细只差 1cm，小腿差 2cm，左踝关节肿胀减轻。嘱患者穿弹性袜后做下蹲活动或屈伸下肢。

六诊　7 月 10 日，患者自觉症状好转，左下肢肿轻，两大腿相比只差 1cm，小腿差 2cm，皮下静脉扩张明显。

【体会】　静脉血栓形成是现代医学的病名。通过临床观察，此病多由风寒外侵，湿热下注，外邪引动内热，导致气血凝滞，脏腑功能失调。若肝气凝滞，则郁久为瘀。故湿、热、瘀为此病的主要病理因素。

在辨病中，我们主要考虑到静脉血栓形成的主要矛盾是血栓，故临床中大量运用活血化瘀药，力争收到溶化血栓的效果。临床中虽取得了一些疗效，但对于初发病机属湿热蕴毒者运用无效，有的病情反而加重。临床体会到，辨证和辨病均有所长，亦有其短。只注意中医传统的辨证，往往易忽视主要矛盾——血栓；只注意辨病，易忽视次要矛盾——湿热瘀结的证候表现。在总结经验和教训的同时，我们注意到辨证和辨病相结合，在辨病的情况下，将其临床表现分为三个类型，灵活施治，疗效有所提高。

在临床实践中我们认为，初期以祛湿清热为主，忌用祛风温燥之法。我们初治时曾视其肢体色呈苍白，误以为风寒为患，投以祛风温燥之剂，致使湿不能去，热反炽盛，病情加重。后来我们认识到本病初发之时，肢体肿胀，灼热疼痛，变色发热，舌苔黄腻，脉象滑数等症，其病机属湿热之邪所致，投苍术、黄柏、薏苡仁、防己等以清热祛湿；银花、玄参、连翘、蒲公英以解其蕴毒，共奏湿祛热清之效。

化瘀必须结合祛湿、清热、养阴、益气等法才能取效。肢体变色，色暗紫，舌紫瘀斑，脉象滑涩等一派瘀血的表现，在急性期消退的情况下接踵而来。我们选用桃仁、红花、丹参、赤芍、乳香、没药等活血化瘀之品，配以清热、利湿、益气之药以达到活血通脉、消除瘀浊的目的。活血药对静脉血栓确有一定效果，但运用时必须根据其病情变化灵活运用才能有效。我们在病机属湿热蕴毒型的血栓形成的患者中运用活血化瘀药，病情反而加重，使我们体会到，在炎症进展的情况下不宜运用活血化瘀药，以免使炎症扩散，病情加重，必须在炎症消退之后出现瘀血的症状时运用活血化瘀药才能有效。

疾病的发生发展是极其复杂的，临床中不能孤立地对待，必须在辨证的基础上结合其他治则运用才能取得更好的效果。若合并表浅游走性静脉炎者，可加虫类走窜之品，引瘀而行。若肢体酸困肿胀，舌腻而黄，脉缓而涩者，祛湿化瘀合用，既辨病又辨证，多能奏效。

对患肢发凉者、疼痛有瘀者，应益气活血，使气鼓而血充，每用黄芪百克，以促进血液循环，进一步起到溶化血栓的目的。病到后期，阴血耗伤，采用养阴化瘀，使血充而瘀化。除湿热并重之类型外，始终运用黄芪是有益的。

案8

一般情况 王某，女，71岁，农民。2003年4月20日初诊。

主诉 左下肢肿胀、疼痛4个月。

病史 患者于4个月前不明原因出现左下肢逐渐肿胀、疼痛，行走困难，平卧时症状略有缓解，活动后加重。在本村诊所治疗1个多月未见好转，亦未明确诊断。后间断治疗，未见疗效。现精神委靡，痛苦面容，二便正常，纳差。

检查 形体肥胖，面色萎黄，舌质暗红，苔薄，脉细数。左下肢肿胀，膝上15cm周径50cm，膝下15cm周径39cm，皮色略青，且下垂时加深，胫前、足背有凹陷性水肿，伴有毛孔增大，腓肠肌挤压试验（+），股三角区压痛试验（+），皮温略高，足背、胫后动脉搏动明显。右下肢正常。

下肢彩色超声检查：左股总、股、胫静脉内径增宽，壁不光滑，管腔内未探及血液信号，静脉内可探及等低回声区域，周边可探及线样血流绕行。

凝血系列：TT 20.1s，PT 12.7s，Fbg 4.7g/L，D-二聚体>0.5μg/ml。

中医诊断 股肿（气虚血瘀）。

西医诊断 左下肢深静脉血栓形成。

治则 益气活血，清热化瘀。

处方 黄芪45g，当归、川芎、红花、金银花、茯苓各30g，蒲公英、丹皮各15g，延胡索、桃仁、甘草各10g。

医嘱 卧床休息，抬高患肢。中药每日1剂，水煎服，日3次。

二诊 5月1日，左下肢肿胀明显减轻，膝上15cm周径46cm，膝下15cm周径38cm。

三诊 5月14日，左下肢肿胀加重，凹陷性水肿加重，去金银花、蒲公英、延胡索，加用纠正淋巴回流障碍的通络药物：党参20g，地龙15g，赤小豆、生薏米、猪苓各30g，泽泻40g，防己、川牛膝各10g。

四诊 5月24日，左下肢肿胀明显减轻，膝上15cm周径44cm，膝下15cm周径37cm，疼痛症状明显缓解，凹陷性水肿消失。

五诊 6月10日，双下肢对比，对应处周径相差不超过1cm，皮色正常，疼痛消失。下肢彩色超声多普勒检查无异常。凝血系列：TT 16.1s，PT 12.5s，Fbg 2.7g/L，D-二聚体<0.5μg/ml。临床近期治愈。

【体会】 患者有左下肢血栓病史4个月，处于血栓再通期，淋巴回流障碍造成的下肢肿胀成为主要矛盾。临床上常常仅看到血栓的存在而忽略了淋巴问题。通络活血，重视健脾益气的运用，以参苓白术散为基础，得以治愈。

案9

一般情况 刘某，女，62岁。2002年8月20日初诊。

主诉 左下肢肿胀1个月。

病史 2002年7月不明原因突发左下肢肿胀、红肿、灼痛，入夜加重，步履困难，后赴某医院检查，诊断为"深静脉血栓形成"，给予中西药治疗，病情时轻时重。症见下肢呈凹陷性水肿明显，皮肤色泽紫暗，小腿肚触到硬性索状结节。精神委靡，口渴少饮，小便短赤，纳差。

检查 形体消瘦，面目虚浮。左下肢肿胀，拒按，色紫暗，汗毛稀疏，按之凹陷，遇热加重。

舌质淡胖，苔薄白，脉沉细。经血压表冲气试验均为（＋），患肢触之发热，双下肢动脉搏动正常。

甲皱微循环检查：管袢轮廓尚清晰，血管排列紊乱，管袢数目6根，其中正常管袢2根，异型管袢4根，管袢口径短而扩张，血色暗红，袢顶有瘀血，血流速度明显减慢，血液流态呈絮状，静脉瘀胀程度严重。

中医诊断　股肿（气滞血瘀）。

西医诊断　左下肢静脉血栓形成。

治则　益气活血，清热化瘀。

处方　黄芪45g，生地、当归、金银花、红花各30g，白芍、丹皮各15g，延胡索、桃仁、甘草各10g。

医嘱　卧床休息，抬高患肢。中药每日1剂，水煎服，日3次。

二诊　8月30日，患者精神好转，食欲增加，双下肢肿胀减轻，皮肤仍有发热。加蜈蚣2条，全蝎15g。

三诊　9月10日，患肢肿胀锐减，疼痛程度减轻，皮肤温度基本正常，小腿肚紫斑及硬性索状物未消失。行走后有沉困感。

四诊　9月25日，肿胀、疼痛基本消失，按之无凹陷，小腿肚紫斑明显消退，硬性索状物较前变软。

五诊　10月5日，患肢症消失。甲皱微循环检查：管袢轮廓清晰，血管排列整齐，管袢口径由短变长，扩张形态消失，袢顶宽增为40μm，血流速度500μm/s，血液流态由絮状转变为虚线状，血管运动计数12次/秒，治疗后微血管有明显改善，Homans征、Neuhof征及血压表充气试验均无阳性反应。

【体会】　气虚是本病的基本病机。人至中老年气常不足；由于术后、伤后、产后或劳累过度；久病卧床，久卧伤气，气虚而致脉络凝滞，湿浊阻塞，出现血瘀湿浊，使气运受阻而出现气滞，瘀久化热，治疗时益气是最根本的。益气药中黄芪最适宜，黄芪益气升阳，利水消肿，"黄芪能扩张全身末梢血管，解除平滑肌痉挛，改善皮肤缺血状况"。该病的发展过程中，气虚、湿浊、血瘀、气滞、发热虚实夹杂，故加延胡索理气止痛，川芎、桃仁活血化瘀，茯苓、防己利湿消肿，金银花、蒲公英清热解毒。

案10

一般情况　吴某，男，69岁，退休工人。1993年9月23初诊。

主诉　左膝关节以下肿胀、疼痛4个月。

病史　患者于今年4月26日，因外感高热诱发左下肢肿胀、酸困，2日后出现小腿肚困胀、疼痛，扪之皮肤发热，色泽潮红，步履艰难，先在郑州某医院以"血栓性静脉炎"静脉滴注及口服药物（不详）治疗2个月余，局部发热及胀疼较前明显减轻，肿势消退不明显，踝部周围皮肤散见多片紫斑，症状晨轻暮重，虽又内服中药间断治疗一段时间，但效果不佳，肢体症状时轻时重。患者精神不振，纳食尚可，夜眠不佳，大便黏滞，小便短赤。平素身体健康，无传染病史可记录。

检查　神志清楚，营养中等，发育良好，查体合作。左膝关节以下水肿、胀满、疼痛，扪之皮肤发热，踝部周围皮肤散见紫斑，Homans征、Neuhof征及血压表试验均为（＋），症状晨轻暮重。体温36.7℃，呼吸19次/分，心率79次/分，血压190/110mmHg。

血常规：血红蛋白100g/L，白细胞计数10.8×10^9/L，中性粒细胞0.75，淋巴细胞0.23，嗜酸性粒细胞0.02。尿常规：淡黄色微混，pH 7，蛋白（－）。便常规：黄色软便，镜检（－）。

甲皱微循环检查：静脉管袢瘀胀，袢顶有陈旧性出血点，血流流态呈虚线流，畸形管袢增多，管袢周围有水肿。

中医诊断 股肿（湿热内蕴，气滞血瘀）。

西医诊断 腘静脉血栓形成。

治则 清热除湿，益气化瘀。

处方 当归、金银花、薏苡仁、黄芪、丹参各30g，玄参25g，苍术、黄柏、红花各10g，水蛭、甘草各15g。

医嘱 卧床休息，抬高患肢，适当屈伸右下肢。中药每日1剂，水煎服，日3次。

二诊 9月30日，近3日来肢体困胀较前减轻，局部皮肤温度及色泽同前，疼痛不减，精神改善，大便畅，小便短，夜眠尚可，舌质紫，苔白厚腻，脉象弦滑。

三诊 10月16日，触及踝部皮肤温度无以前灼手，仍散见紫斑块，自觉肿胀缓解，疼痛减轻，下肢活动较前灵活，精神饮食良好。

四诊 11月10日，肢体肿胀、疼痛明显减轻，触及小腿肚肌肉弹性仍差，扪之温度减退，局部仍见紫斑，下肢活动较前有力，大便稀，舌质淡紫，苔白腻，脉象弦。

五诊 11月28日，肢体活动较前有力，肿势消退显著，踝部皮肤色泽出现紫褐色，胀疼基本消失，昨日活动后未见明显阳性体征，精神尚可。

六诊 12月15日，下肢肿胀基本消退，踝部周围皮肤仍紫暗，触及皮肤弹性差，扪之温度与健侧相比基本正常，精神良好，舌质淡，苔白腻，脉象弦滑而有力。

七诊 12月29日，近几日下肢症状稳定，活动后未见明显阳性体征，精神纳食良好，夜能眠，舌质淡，苔白腻，脉象弦滑，临床近期治疗显著好转。

【体会】 从四诊来看，患者系老年男性，此次因外感高热诱发本病，起病较急。首发症状为单侧下肢肿胀、困痛，扪之发热，晨轻暮重，符合中医"股肿"范畴，且本病例承山穴处压疼，无明显五脏病变，与内科水肿迥然不同。由于患者年事已高，气血阴阳俱衰，卫外不固，外感高热表邪未解，入里化热，加之患者嗜好烟酒厚味，肺胃积热，湿热内盛，湿热移于下焦，久驻肢体，蕴蒸肌肤，脉道涩滞，气血营运不畅，血瘀气滞，水津外溢，水湿积聚，故有水肿、胀疼、肤色紫红；晨为一日阳中之阳，暮为阳中之阴，同类从聚，故晨轻暮重；水不自行，赖气以动，活动后更伤心气，故见活动后加重；舌质紫，苔白腻，脉弦滑为湿与热交蒸，血瘀气滞之象。纵观诸症，病位在下肢，属本虚标实，乃湿热内蕴，气滞血瘀听致。本病例一般预后较好，若失治误治，则易反复发作，缠绵难愈，甚则导致廉疮等患。

案11

一般情况 郑某，女，60岁。1994年5月3日初诊。

主诉 左下肢肿胀、酸困变色、潮红70日。

病史 患者于今年2月初，因胆囊炎卧床输液5日后，出现左下肢肿胀、酸困，在某医院诊断为"静脉炎"，用左旋糖酐、丹参注射液等静脉滴注7日无效，后又服中药数剂，症状仍继续加重，今日来我院就诊。皮肤潮红，左下肢肿胀、酸困明显，活动受限，症状晨轻暮重，下垂肢体或活动后症状明显加重，精神不振，夜眠差，纳食量少，大便黏滞不爽，小便短赤。平素身体健康。

检查　体温 36.6℃，心率 58 次/分，呼吸 18 次/分，血压 140/90mmHg。神志清楚，营养中等，发育良好，查体合作。左下肢酸困胀满，肤色潮红，活动受限，症状晨轻暮重，下垂肢体或活动后症状明显加重，做 Homans 征、Neuhof 征及血压表冲气试验均为（+）。

血常规：血红蛋白 120g/L，白细胞计数 6.4×10⁹/L，中性粒细胞 0.64，淋巴细胞 0.36。尿常规：淡黄色尿液，蛋白（-）。便常规：黄色软便，镜下（-）。三酰甘油 2.20mmol/L，胆固醇 6.90mmol/L。

甲皱微循环检查示：微静脉管袢瘀胀，血流速度时快时慢，血流呈断线流，袢顶增宽，有陈旧性出血点。

中医诊断　股肿（湿热郁滞）。

西医诊断　下肢深静脉血栓形成。

治则　清热除湿，活血化瘀。

处方　当归、金银花、薏苡仁、黄芪、丹参各 30g，玄参 25g，苍术、黄柏、红花各 10g，水蛭、甘草各 15g。

医嘱　卧床休息，抬高患肢。中药每日 1 剂，水煎服，日 3 次。

二诊　5 月 8 日，经服上药，患肢浮肿减轻，余症同前，改变不明显。

三诊　5 月 13 日，患肢浮肿明显减轻，酸困、胀满消失，肤色改善，可做少量运动，精神好转，纳眠可，二便自调。

四诊　5 月 18 日，患者精神良好，纳眠可，二便自调，舌质紫红，苔黄腻，脉弦缓，患肢症状较前改善，活动后仍有加重。

五诊　5 月 23 日，患肢浮肿消退明显，酸困、胀满感消失，肤色改善，温度趋于正常，但做 Homans 征、Neuhof 征及血压表冲气试验仍为（+-），活动后诸症仍有所反复。

六诊　5 月 28 日，患肢症状较稳定，近日无明显改变，一般情况良好。

七诊　6 月 2 日，患肢症状稳定，休息时无不适，肤色及温度趋于正常，活动后仍觉小腿肚轻度胀满，一般情况良好，临床治疗好转。

【体会】　本案为输液治疗后，诱发左下肢浮肿、胀满、酸困，继则加重，肤色潮红，乃输液损伤脉络，脉道涩而气血运行不畅，渐行渐疼，致使气滞血瘀，痹阻脉道，日久化热，蒸灼脉道肌肤所致，符合中医"股肿"诊断。辨证为湿热内蕴，气滞血瘀，当以"急则治标"、"塞则通之"、"热则寒之"为原则，治以清热除湿、活血化瘀之品而收效。治疗的重点是守法守方，坚持治疗，方能取效。

案 12

一般情况　胡某，男，41 岁，干部。1994 年 1 月 13 日初诊。

主诉　右膝关节以下肿胀、灼痛、潮红 2 个月。

病史　患者于 2 个月前无明显诱因，出现右膝下浮肿，继则肤色变潮红，内觉灼热、胀痛、酸困无力，小腿肚内侧有硬性索状物，踝部散见紫色斑点，下垂或活动后肢体症状加重，色变青紫，休息后症状缓解，在当地医院未明确诊断，多种药物治疗（不详），症状未见改善。患者精神不振，神志清楚，纳寐差，大便干，小便黄赤。

检查　体温 36.5℃，心率 76 次/分，呼吸 17 次/分，血压 115/80mmHg。营养一般，发育良好，查体合作。右膝下肿胀，内觉灼痛、酸困无力，肤色潮红，小腿肚内侧有硬性索状物，踝部散见紫斑点，Homans 征、Neuhof 征及血压表冲气试验均为（+）。

血常规：血红蛋白 110g/L，白细胞计数 6.2×10⁹/L，中性粒细胞 0.65，淋巴细胞 0.35。尿常规：淡黄色透明，蛋白（−），pH<7，镜检（−）。便常规：黄色软便，镜检（−）。

甲皱微循环检查：微静脉管袢内瘀胀，血色淡红，血流呈线状，流速减慢，血管运动计数增多。

中医诊断　股肿（湿热内蕴，气滞血瘀）。

西医诊断　腘静脉血栓形成。

治则　清热除湿，活血化瘀。

处方　当归、金银花、薏苡仁、黄芪、丹参各 30g，玄参 25g，苍术、黄柏、红花各 10g，水蛭、甘草各 15g。

医嘱　卧床休息，抬高患肢。中药每日 1 剂，水煎服，日 3 次。

二诊　1 月 20 日，患者精神好转，二便自调，纳眠可，肢体浮肿明显减轻，余症亦有所改善。

三诊　1 月 30 日，患者精神良好，右膝下浮肿消失，灼痛明显减轻，肤色及温度好转，踝部浮肿仍较明显，活动后诸症加重，索状物变软缩短，褐色沉着斑点无明显变化。临床治疗好转。

【体会】　从四诊来看，患者急性发病，无明显诱因，首发症状为右膝下浮肿、灼痛、变色潮红，属中医"股肿"范畴，与内科之阴水、阳水在病机、症状方面迥然不同。本病仅限于单侧下肢浮肿，而无明显的脏腑症状，当予以鉴别。盖患者素嗜烟酒，肺胃积热，肺主治节，为水之上源，肺气虚则治节不行，百脉不畅，水津施布失职，水道不通，聚于下焦之邪水走窜经络，溢于脉外，则生浮肿；脾胃积热，则湿热内生，运化不健，故纳少；湿热下注则肢体沉困无力；日久蕴毒化火，内灼气血脉络，则觉灼热；迫血妄行，损伤脉络，则离经之血瘀聚皮下，见点状色素沉着；湿热结于脉道，气血凝滞不行，则触发索条状物。晨为阳中之阳，暮为阳中之阴，故阴气盛而阳消，无力运血，血瘀更甚，则诸症晨轻暮重。舌脉症均为津液输布不行，津停血瘀，化热蕴毒之象。纵观脉症，病位在下肢，辨证为湿热内蕴，气滞血瘀，如治疗及时、准确、无误，则预后良好；反之则缠绵难愈，反复发作，甚则肌腐内溃而成臁疮。

内科杂病

一、咳　嗽

案1

一般情况　吕某，男，65岁。1981年12月10日诊治。

主诉　久有咳喘，加重6日。

病史　患者久有咳喘病史，遇寒即病情加重，当地诊为"支气管炎"，予麻杏石甘汤、小青龙汤等中药，症状时轻时重。1周前因情绪激动，加之偶遇风寒，致使咳喘加剧，服原处方效不显，遂来我院诊治。症见咳喘阵发性加剧，咳吐稀白之痰，心悸气急，胸脘痞闷，食欲不振，

检查　舌质淡，苔白腻，脉弦滑。

胸透检查：肺气肿，支气管炎。

中医诊断　咳嗽（痰湿郁结，肝逆乘肺）。

西医诊断　慢性支气管炎合并肺气肿。

治则　行气降逆，化痰止咳。

处方　半夏、厚朴、郁金各12g，茯苓30g，杏仁、川贝母、陈皮各10g，紫苏叶、甘草各6g。2剂。

医嘱　注意保暖，预防感冒。中药每日1剂，分2次水煎服。

二诊　12月10日，服药2剂咳嗽、气急大减，胸脘痞闷减轻，继服上方15剂。

三诊　12月25日，咳嗽、气急、胸脘痞闷基本消失，其余症状均减轻，但仍遗留心悸，上方去郁金，加潞参15g，干姜10g。继服10剂以善其后。

【体会】　本咳嗽乃气滞痰凝，肝气上逆所致。症见咳喘气急，胸脘痞闷，湿痰壅盛，纳呆，舌质淡苔白腻，脉弦细或弦滑。治宜行气降逆，化痰止咳。方用半夏厚朴汤加减。本方为治疗梅核气的主方，但在临床上，其实际功能远不限于此。凡痰湿郁结，气机痹阻，胃失和降所致之咳喘，胃痛，胸脘痞闷，呕吐，以及慢性咽炎、肝炎、支气管炎、食管炎等具有上述症状者均可以本方加减施治。

案2

一般情况　叶某，男，49岁，职工。1989年11月20日初诊。

主诉　咳嗽、咳白色稠黏痰15日。

病史　患者于15日前患感冒，经治疗感冒症状消失后出现咳嗽，咳白色稠黏痰，在当地治疗，病情未见好转。伴见精神不振，神疲乏力，纳差，胸闷不舒，睡眠欠佳，二便自调。

检查　体温36.7℃，心率92次/分，呼吸20次/分，血压130/90mmHg，神清，精神差，舌质红，舌根及两边见黄薄腻苔，中光剥少津，脉弦。肺部闻及少量湿啰音；心脏听诊（－）；腹软，

肝脾不肿大。

血常规：白细胞计数 12.3×10⁹/L，中性粒细胞 0.85，淋巴细胞 0.13。

胸部 X 线示：支气管肺炎。

中医诊断 咳嗽（邪热留恋）。

西医诊断 支气管肺炎。

治则 清热化痰，养阴润肺。

处方 知母、桑白皮、地骨皮、天花粉、生地、黛蛤散（包）各 12g，黄芩、麦冬、玄参、南北沙参各 9g，生甘草 5g，白芍 18g，全瓜蒌 15g。12 剂。

医嘱 增强体质，预防感冒。饮食不宜肥甘、辛辣及过咸。戒烟戒酒。中药每日 1 剂，分 2 次水煎服。

二诊 12 月 2 日，仍有咳嗽，但稠痰大减，胸闷亦减，唯咽喉干燥作痒。舌质同前，黄薄腻苔渐化，中光剥亦见浸润。前方以获疗效，再从原意出入，宜养阴生津润肺为主，清热化痰为辅。处方：南北沙参、天麦冬、黄芩、茯苓各 9g，知母、地骨皮、黛蛤散（包）各 12g，生甘草 4.5g，蜂蜜(冲)15g。14 剂（嘱患者可以隔日 1 剂）。

三诊 12 月 18 日，咳嗽止，稠痰除，喉痒消失，胸部舒畅，精神怡悦，脉象缓和，舌质稍红，苔薄，舌中已见苔。守原方之意，以巩固疗效。处方：南北沙参、天麦冬、地骨皮、茯苓、知母各 9g，天花粉、玄参、蜂蜜、黛蛤散(包)各 12g，白芍 18g，五味子、生甘草各 4.5g。7 剂。

四诊 12 月 30 日，谓药后顽咳得除，稠痰消失，睡安纳佳。

【体会】 该患者虽咳嗽、痰稠、气急，但舌质红，中光无苔，因此用泻白散、黛蛤散以清热化痰，又用固本丸、增液汤、生脉散之意，以养阴生津润肺。初诊时以祛肺邪为主，二诊时以养肺阴为主，故去初诊时的桑白皮、瓜蒌皮，加五味子、天冬、茯苓以养阴益气，加蜂蜜以治久咳咽喉干燥作痒，有润肺生津的作用，配合应用，能加强疗效。

案 3

一般情况 郑某，男，47 岁，工人。2001 年 4 月 4 日初诊。

主诉 咳嗽、恶寒发热、怕风自汗半个月。

病史 患者于半个月前淋雨后，晚上鼻塞、流涕、咽痛，口服抗感冒药。第二日出现咳嗽、发热症状，温度 37.6～38.4℃，后到某医院诊断为"急性支气管炎"，多次服中西药，效果不明显。症见恶寒发热，怕风自汗，发热，口干、口苦，但不思饮，胸满，咳嗽微喘，吐白痰，右胁串痛，脐腹隐痛，食纳减少，大便溏，小便黄，尿道有灼热感。

检查 患者呻吟不已，体弱难支，腋下体温 38.2℃。舌苔白，脉浮数。

胸透：肺部未见异常。

中医诊断 咳嗽（邪居少阳，营卫不和）。

西医诊断 急性上呼吸道感染。

治则 和解少阳，调和营卫。

处方 柴胡、桂枝各 3g，酒芩、生龙牡、浮小麦各 12g，杭白芍、陈皮各 10g。2 剂。

医嘱 戒烟酒。忌食肥甘、辛辣及过咸之品。加强体育锻炼，提高机体免疫力。中药每日 1 剂，分 2 次水煎服。

二诊 4 月 5 日，药后发热渐退，今日体温 37.8℃，恶风自汗减轻，余症同前，脉滑数，舌苔薄白。按上方加减方药如下：柴胡 3g，桂枝 3.5g，鲜石斛 15g，酒黄芩、生龙牡、浮小麦各

12g，藿香、杭白芍、陈皮各10g。2剂。

三诊 4月7日，发热已退，体温36.8℃，恶风自汗已除，尚有咳嗽，咳白色黏痰，右胁轻度作痛，纳呆，便稀溲黄，脉稍数，舌苔白。表邪已解，余热未清，肺阴被灼。治宜清解余热，宣肺通络，佐以养阴以善其后。处方：锦灯笼、杏仁、知柏各10g，桔梗6g，荆芥3g，瓜蒌、玄参、次生地、赤芍、麦冬、天花粉各12g。服药4剂而愈。

【体会】 本例西医诊断为"急性上呼吸道感染"，发热已历时半个月，恶风自汗，可知其表未解而营卫不和，属于桂枝汤证，另见口苦口干、胸满、胁痛，为少阳经证，此乃由于营卫虚弱，兼感时邪，以致"太少合病"。表证未罢又传少阳，故不能一汗而解。患者虽见咳嗽微喘，余并不着眼于治咳，而是取桂枝、白芍、柴胡、黄芩和解少阳，调和营卫；生龙牡、浮小麦敛汗益阴；陈皮和胃。1剂热减，再剂加鲜石斛生津，藿香芳化而退热，恶风自汗亦除。后遗咳嗽有痰等症，改用瓜蒌、杏仁、桔梗、赤芍、天花粉、玄参、生地、知柏、锦灯笼等清肺通络养阴之剂，热退病除。

案4

一般情况 张某，男，53岁，农民。1999年5月20日初诊。

主诉 咳嗽伴发热恶寒、无汗身疼。

病史 患者于2日前因感受风寒，出现咳嗽、咳声重浊、气急、喉痒、咳痰稀薄色白。伴见鼻塞纳差、流清涕、头痛、肢体酸楚、恶寒发热、无汗等症状，睡眠一般，二便自调。患者既往健康，无外伤、手术、中毒、输血史，否认药物过敏史。

检查 舌苔薄白，脉浮紧。血压145/80mmHg，体温37.8，心率85次/分，律齐。肺部听诊：双肺呼吸音粗。

血常规：白细胞计数$11×10^9$/L。

胸透示：双肺纹理增粗。

尿常规检查正常。

中医诊断 咳嗽（风寒阻肺）。

西医诊断 上呼吸道感染。

治则 疏风散寒，宣肺止咳。

处方 荆芥、炙杏仁、半夏、炙紫菀、白前、炙百部、桔梗各15g，炙款冬花18g，桂枝9g，生麻黄、甘草各6g，生姜3片。3剂。

医嘱 戒烟酒。忌食辛辣、肥甘之品。加强锻炼，注意防寒保暖。中药每日1剂，分2次水煎服。

二诊 5月23日，患者服药后，咳嗽、吐痰较前轻，头痛、发热恶寒、肢体酸困感消失，纳食增加，体温正常，但仍有喉痒、鼻塞之感。听诊：心脏各瓣膜无病理性杂音，双肺呼吸音清。胸透：双肺纹理清晰。血常规：白细胞计数$8×10^9$/L。处方：荆芥、辛夷花各12g，炙紫菀、炙款冬花、桔梗、半夏、苍耳子、牛蒡子、虫皮各15g，甘草、生麻黄各6g，桂枝9g，生姜3片。3剂。

三诊 服药后，诸症消失。

【体会】 此症因风寒之邪由皮毛侵入体表，卫阳不振，故见恶寒；寒性凝滞，主收引，则肌肤、血管、汗腺收缩，热不得向外放散，故而无汗发热；寒主收引，血流不畅，故而身疼；肺与皮毛相表里，风寒由皮毛入，侵及肺脏故而咳嗽；风则轻浮，寒则拘紧，病发2日，在体之表，尚未入里故脉见浮紧。《景岳全书·咳嗽》曰："外感之嗽，必因风寒。"故本症用麻黄、荆芥疏风散寒；肺气不宣，失于肃降，故用杏仁宣肺降气以止咳；紫菀、百部、白前、桔梗、甘草共奏理肺祛痰、利咽止咳之功。

二、哮　病

一般情况　李某，男，18 岁，学生。2002 年 12 月 5 日初诊。

主诉　发作性喘息气促、呼吸困难、胸闷、心悸 10 余年，加重 2 年。

病史　患者自述幼年时患麻疹，愈后遗留哮病宿疾。后每因气候变化、季节交替或吸入不良刺激气味即诱发哮喘。开始时发作症状较轻，口服氨茶碱或休息可缓解，每年发作仅数次。近 2 年来，症状加重，每遇外感受寒或夜间出现哮喘。发作时症状较重，持续时间长，需经输液、吸氧等方法治疗方可缓解。平素体质较差，易患感冒。本次又因气候转冷引发哮喘。症见喘息，气促，喉中哮鸣有声，咳声频频，胸闷心悸，咳吐白痰，面色晦暗，形寒怕冷。

检查　体温 37.5℃，心率 110 次/分，呼吸 28 次/分，血压 120/75mmHg。舌苔白，脉浮紧。端坐位，呼吸困难，口唇轻度发绀。发育正常，营养一般，神志清，精神差，查体尚合作。头颅无畸形，面色晦暗，胸廓呈过度充气状态，双肺布满哮鸣音，呼气音延长；心音被掩盖而不能听到；腹部平坦、质软，肝脾未触及；神经系统生理反射存在，病理反射未引出。

血常规：白细胞计数 12×10^9/L，红细胞计数 4.5×10^{12}/L，血红蛋白 160g/L，中性粒细胞 0.46，淋巴细胞 0.35，嗜酸性粒细胞 0.06。

胸部 X 线示：双肺透亮度增加，呈过度充气状态，纹理增多、紊乱。

中医诊断　哮证（寒哮、发作期）。

西医诊断　支气管哮喘（发作期）。

治则　温阳化饮，宣肺平喘。

处方　炙麻黄、桂枝、干姜、炮附子（先煎）、射干、陈皮、炙甘草各 12g，细辛 6g，白芍、五味子、桔梗各 15g。2 剂。

同时针刺肺俞、膻中、天突、尺泽、风门五穴，以泻法为主，以助平喘之功效。

医嘱　嘱其饮食宜清淡而富有营养，忌生冷、辛辣、肥甘食物，情绪安定，积极配合治疗。中药每日 1 剂，分 2 次水煎服。

二诊　12 月 7 日，经针药并用治疗 2 日后，患者喘息、气促症状得以控制，但喉中偶发喘鸣，伴有咳嗽多痰、气短乏力症状。上方加炙紫菀、炙款冬花各 20g，贝母 12g，葶苈子、白芥子、人参各 15g，黄芪 45g，以助化痰平喘同时兼以益气。5 剂。

三诊　12 月 13 日，喉中哮鸣声完全消失，无咳嗽及咳痰，但食欲欠佳，偶感觉肢冷，舌淡苔白，脉沉细。此时哮证已平，本虚之象显露。治宜补肺固卫，健脾温肾，纳气平喘。处方：人参、白术、半夏、砂仁、肉桂、山茱萸各 15g，茯苓、陈皮、木香、木香、附片、山药、白扁豆、桔梗、贝母、甘草各 12g，紫河车（研末冲服）、蛤蚧（研末冲服）各 6g，10 剂。

四诊　12 月 22 日，患者自述精神好，咳嗽次数明显减少，胸闷、心悸、咳吐白痰、形寒怕冷等症状基本消失。偶遇风寒时，喉中有轻度哮鸣音，为防止病情再复发，继服上方加黄芪 45g，防风 12g，五味子 18g，沙参 15g，以增强益气卫外、润肺固表之功效。20 剂。

五诊　2003 年 1 月 12 日，哮证无复发，精神好，食欲正常。为方便久服，将上方加工制成水泛丸继服半年，以巩固疗效。嘱其禁食辛辣刺激性食物，加强体质锻炼，预防感冒。

随访至今，病情得以控制。

【体会】 本例患者因幼年患麻疹，愈后留有哮病宿疾。后每因外感受寒、气候变化、季节交替或吸入不良刺激气体而诱发哮喘。病情迁延10余年，反复发作，以致肺、脾、肾三脏俱虚。本次又因外感诱发喘息。哮病发作的基本病理变化为"伏痰"遇感引发，痰随气升，气因痰阻，肺管痉挛，气道不畅，而致喉中痰鸣有声、气息短促。急性发作期，治以温肺化饮，宣肺平喘，方选小青龙汤加味，方中麻黄、桂枝发汗解表，麻黄又能宣发肺气而平喘咳；干姜、细辛、桂枝温阳化饮；半夏燥湿化痰，和胃降逆；五味子收敛肺气；白芍和营养血，兼能养阴；炙甘草益气和中，调和诸药。缓解期当从调理肺、脾、肾三脏着手。肺虚卫外不固，则每因外感受寒气候变化等而诱发哮喘，平素形寒怕冷，亦为肺虚之证。脾虚，健运失司，运化无权，食物不化精微，反为痰浊，咳吐白痰，咳声频频。此乃"脾为生痰之源，肺为贮痰之器"之意。久病肾气亏虚，摄纳失权，则见气促不足以息、动则息促。治宜补肺固卫，健脾温肾，纳气平喘。方投香砂六君子汤合金匮肾气丸加减。方中人参健脾益胃；白术、茯苓健脾渗湿；半夏燥湿化痰；木香行气，砂仁化湿行气，温中止呕；附片温阳化气；山药、山茱萸补肝脾而益精血；白扁豆健脾化湿；紫河车温肾补精，益气养血，蛤蚧助肾阳，益精血，补肺气，定喘嗽；杜仲补肝肾强筋骨。诸药相合，共奏补肺固卫、健脾燥湿、纳气平喘之功。获效后又服水泛丸剂，以巩固疗效。

三、喘　证

案1

一般情况　李某，男，60岁，退休干部。2000年8月4日初诊。

主诉　喘息、咳嗽反复发作10年，加重3日。

病史　患者有吸烟史30余年。患者于10年前因外出淋雨感寒后引起咳嗽咳痰，并逐渐出现喘息等症状。曾在当地诊所就诊，按"感冒"治疗后症状减轻，但未痊愈，间断口服抗生素及氨茶碱等药物治疗，症状时轻时重。每遇寒冷天气或感冒后即出现咳嗽、咳痰、喘息。患者于2000年7月初，再次因感冒后诱发咳嗽、喘息，自服药3日，症状未控制。入院症见咳嗽，咳黏液痰，痰黄，喘息气促，不能平卧，口唇发绀，按"慢性喘息性支气管炎急性发作"治疗，给予支气管扩张剂、抗生素、维持水电平衡，中药以麻杏石甘汤合小青龙汤加大黄、川朴、枳实治疗4周后，症状好转。为了减轻痛苦，患者要求长期服中药治疗，以图根治。现症见喘促气短，呼多吸少，动则喘甚，气不得续，自汗畏风，平素大便秘结，小便频数，尿后余沥。

检查　体温36.7℃，心率96次/分，呼吸26次/分，血压140/90mmHg。端坐位，神清，查体合作，发育正常，营养一般。头颅无畸形，口唇稍绀，咽腔轻度充血，扁桃体不大，颈软无抵抗，颈静脉不怒张，气管居中，甲状腺不肿大，桶状胸，肋间隙增宽，叩诊呈过清音，双肺呼吸音低，散在哮鸣音，肺底部可闻及湿啰音，心前区无隆起，心尖搏动无异常，心浊音界正常，律齐，心音低钝，腹软平坦，肝肋下触及约1.5cm、质软，脾未及，肾区无叩击痛和压痛，神经系统检查生理反射存在，病理反射未引出，舌质淡红，脉细弱。

血常规：白细胞计数$7×10^9$/L，红细胞计数$4.5×10^{12}$/L，血红蛋白110g/L。

胸部X线检查示：两肺透亮度增加，呈过度充气状态，两肺纹理粗乱，膈肌低下。

中医诊断　喘证（肺肾气虚）。

西医诊断　慢性喘息性支气管炎（慢性迁延期）。

治则　补肾纳气，宣肺平喘。

处方　蛤蚧(研末冲服)2只，杏仁12g，人参18g，茯苓、贝母、桑白皮、甘草、白术、五味子、杜仲各15g，知母8g，沉香9g。5剂。

医嘱　饮食宜清淡，忌食辛辣刺激及肥甘之品。戒烟酒，调畅情志防过劳。加强体育锻炼，提高机体抗病能力，预防感冒。中药每日1剂，分2次水煎服。

二诊　8月9日，患者服上药后，咳嗽、喘息、呼吸困难等症状稍减轻，咳痰减少，但痰黏咯吐不利，精神饮食尚可。此为咳喘日久，肺肾两虚，痰浊阻滞之证。上方加桔梗、贝母各15g以增加宣肺化痰之功，继服10剂。

三诊　8月19日，服上方10剂后，喘息症状减轻，咳嗽、咳痰缓解，自汗、畏风症状消失。鉴于症状稳定，改为扶正为主。补脾温肺，培土生金，温肾纳气，方以六君子汤加贝母10g，杏仁、杜仲各15g，淫羊藿、巴戟天各20g，蛤蚧(研末，每日3次，每次5g冲服)2只，继服30剂。

四诊　9月19日，咳嗽、咳痰减轻，饮食、睡眠正常，二便自调，精神好，但活动后仍有喘息症状，舌淡红，苔薄白，脉细弱。仍为肺脾俱虚，肾不纳气之象，继用上方服用30剂。

五诊　10月19日，又服上方30剂后，患者精神好，饮食、睡眠均为正常。活动时喘息减轻，可从事一般体力劳动，但过劳时仍觉气短喘息。为巩固疗效，后继服香砂六君子汤合金匮肾气汤加蛤蚧、杜仲、贝母、桔梗、淫羊藿制成水泛丸，继服1年。

1年后各种症状均消失。随访至今，病情未见复发。

【体会】　本例患者为年高之体，因长期吸烟，使肺系受损；复因外感，痰浊遏肺，发为咳喘。病久，肺肾两虚为主要病因。故症见喘促气短，呼多吸少，动则喘甚，气不得续，自汗畏风，尿后余沥。肺与大肠相表里，肺主肃降，肺气的正常宣肃，有助于大肠传导功能的发挥；大肠传导功能正常，则有助于肺的肃降，肺气不降，津液不能下达故见大便秘结。本次发作，入院之初，以痰热壅肺为主，故方首选麻杏石甘汤合小青龙汤加大黄、川朴、枳实主治，取其清热化痰、宣肺平喘、通腑泄热之效，使肺与大肠之气相通，从而可平息急性期之喘咳。喘咳平息后，又因病久累及肺脾肾，使三脏俱虚，故见呼多吸少，方选人参蛤蚧散加减。方中蛤蚧咸平，归肺肾二经，功能补肺益肾，定喘止咳；人参大补元气，而益脾肺；茯苓渗湿健脾，以杜绝生痰之源；杏仁、桑白皮肃降肺气，以定喘止咳；知母、贝母清热润肺，化痰止咳；甘草调和诸药。服药半个月后，症状大减。但因本病日久，正气虚损甚，难以速愈，故再配服六君子汤加味补益脾肾之气。取得疗效后以六君子汤合金匮肾气汤制成水泛丸续服1年，取其纳肾气、补脾肺、扶正固本为主，以巩固疗效。故最终使本病获得痊愈。

案2

一般情况　费某，女，41岁，农民，汉族。2003年8月16日就诊。

主诉　咳嗽、气喘10个月，加重2个月。

病史　患者于2002年10月初自觉胸闷，活动后呼吸喘促，时有咳嗽，于某医院诊断为"双肺结核"，给口服抗痨药治疗2个月，病情加重，并见发热，遂予青霉素800万U静脉滴注1周，病情缓解，仍有闷气喘促、咳吐白黏痰，时轻时重。2003年1月于某医院再服抗痨药2日，胸闷再度加重，后再度停用抗痨药，予青霉素静脉滴注后缓解，继而服用一般消炎药及对症治疗维持，病情一直未能好转（具体用药不详）。2003年1月16日因剧烈咳嗽而突发闷气，经某医院诊断为"双肺结核并发左侧气胸"，住院治疗40余日，行胸腔闭式引流术等，气胸未能完全吸收（其间曾给抗结核治疗 3 日导致闷气加重）。发病以来患者无胸痛、咯血等，现症见呼多吸少，气不得续，语声低怯，动则尤其，乏力汗出，腰膝酸软，喘甚则遗尿。

检查 体温 36.8℃，心率 116 次/分，呼吸 32 次/分，血压 110/75mmHg，神志清，精神差，痛苦病容，端坐位，呼吸气促，胸廓对称，呼吸运动急促，双肺闻及弥漫性干湿啰音，心律齐，无杂音，舌质淡，苔白，脉沉弱。

胸部 X 线：双侧中下肺野见大片状密度增高的结节状阴影（边缘模糊、密度不均）。

胸部 CT：双侧中下肺野弥漫性长片状结节影。

血常规：白细胞计数 $20.1×10^9/L$。

中医诊断 喘证（肺肾两虚）。

西医诊断 间质性肺炎合并感染。

治则 益肺养阴，补肾纳气。

处方 人参(先煎)、蛤蚧、茯苓、苏子、杜仲、五味子、紫菀、桑白皮、麦冬各 15g，黄芪 40g，熟地 20g，白术 12g。5 剂。

医嘱 忌烟酒，避寒凉，勿食辛辣、油腻之品。中药每日 1 剂，分 2 次水煎服。

二诊 8 月 22 日，患者近日活动时才有喘促气短，安静时呼吸基本平稳，自汗、遗尿消失。查：体温 36.5℃，心率 106 次/分，呼吸 28 次/分，血压 110/75mmHg，病情好转，继服原方加炙甘草 30g，陈皮、半夏各 15g，5 剂。

三诊 8 月 27 日，患者近日自觉良好，稍显咳嗽，心率 90 次/分，呼吸 24 次/分，血压 110/75mmHg，双肺呼吸音粗，干湿啰音消失。胸透示：双肺纹理增粗，提示肺部感染。血常规：白细胞计数 $11.5×10^9/L$。继服原方 5 剂。

四诊 9 月 2 日，气喘短气消失，偶有咳嗽，食欲好转，继服原方 5 剂。

五诊 9 月 7 日，患者自觉诸症消失，饮食、睡眠、大小便均正常，心率 80 次/分，呼吸 21 次/分，血压 120/80mmHg，双肺呼吸音清，舌淡，苔薄白，脉有力，血常规正常。口服香砂六君子丸以固其效，嘱其注意保暖，预防感冒。

【体会】 喘证的病位主要在肺、肾二脏，与肝、脾二脏有关，病甚可累及心。病理性质有虚、实之分。实喘在肺，为外邪、痰浊、肝郁气逆、邪壅肺气，宣降不利；本例患者，咳嗽、气喘日久，两肺闻及干、湿啰音，呼吸短促难续，气急声低，脉象微弱，为虚喘。久病肺虚及肾，气失摄纳，故喘促呼多吸少，气不得续，动则尤其；下元亏损，根本不固，故腰膝酸软，倦怠乏力，甚则喘而遗尿；肾气既虚，不能充养于外，卫外不固，故汗出；舌脉之象均为肾虚之征。治疗采用人参、黄芪补肺益气；蛤蚧补肺益肾，纳气归根；五味子敛肺气；白术、茯苓健脾渗湿，以杜绝生痰之源；苏子、桑白皮、紫菀化痰清肺；熟地、麦冬补阴。诸药合用，共奏补益肺肾、养阴纳气之功，收效显著。

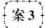
案3

一般情况 陈某，男，67 岁。1997 年 5 月 2 日就诊。

主诉 反复咳嗽气喘 17 年，加重 1 个月。

病史 患者于 1980 年初春因受寒引起咳嗽、气喘，经用中西药治疗而好转，以后每年深秋至冬季即出现气喘、咳嗽、四肢乏力、自汗畏风，经 X 线胸透提示支气管炎。自 1996 年冬季以来，咳喘加剧，经常服氨茶碱、复方氯喘片、泼尼松等药而缓解，停药后症状如故。1997 年 4 月以后，随着气温的增高，咳喘不减，伴胸闷憋气，不得平卧，动则加剧，经当地医疗室治疗症状时轻时重，未能根治。症见喘促气短，咳嗽，咳少量泡沫痰液，胸闷憋气，不得平卧，动则加重，自汗出，伴纳减、食入难化、畏寒肢冷、大便溏薄、小便清长。

检查 体温36.4℃，心率94次/分，呼吸24次/分，血压105/65mmHg，神志清，精神差，舌质淡，苔白厚，脉沉细数。口唇稍绀，双肺呼吸表浅，肋间隙增宽，双肺布满细湿啰音，尤以肺门部为甚，心脏听诊：心律齐，未闻及病理性杂音，肝、脾触诊不满意，余（-）。

胸透提示：①轻度肺气肿；②慢性支气管炎。

血常规：血红蛋白135g/L，白细胞计数11.3×10⁹/L，中性粒细胞0.74，淋巴细胞0.226。

心电图提示：正常心电图。

中医诊断 喘证（肺脾肾俱虚）。

西医诊断 慢性阻塞性肺气肿。

治则 健脾益肾，培土生金，益气宣肺。

处方 黄芪、云苓、菟丝子各30g，潞参20g，桂枝、附片各6g，陈皮、甘草各10g，半夏15g，杏仁、桔梗、白术各12g。5剂。

医嘱 避寒湿及刺激性气味，饮食宜清淡，勿过劳。中药每日1剂，分2次水煎服。

二诊 5月7日，气喘渐平，咳痰减少，饮食增加，四肢转温，自汗除，但每因气候变凉，上症复发。方药投症，守上方10剂。

三诊 5月17日，喘咳已除，唯有纳差、腹胀，舌质淡，苔白，脉沉细，遂以健脾和胃为法，兼以宣肺益肾。处方：半夏、山萸肉、白术各12g，云苓30g，杏仁9g，贝母、山药、潞参、菟丝子各15g，陈皮、甘草各10g。上方服用20余剂，诸症全除。

【体会】 本案病例，乃脾土虚衰，土不生金，肺气虚馁，加之痰湿内阻，气失宣降，故咳嗽、气喘、呼吸困难、咳吐痰涎；肺虚卫外不固而自汗出；肺病日久，母病及子，伤及于肾，故见小便清长及呼多吸少等纳摄无权的病症。由此可见，本病是经历了脾—肺—肾的病理演变过程，症状之标在肺，病机的根本在脾肾。故其治疗宜标本兼治，即在化痰除湿、宣肺利气的同时，着重于益气健脾、培土生金、温阳益肾，从而使子旺母实，本而标之。其病虽然迁延日久，但只要辨证求本，治法切中病机，方药运用合理，临床疗效一定显著。

四、心　悸

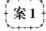

一般情况 张某，男，61岁，干部。1996年10月25日凌晨4时急诊入院。

主诉 突发心悸胸闷、喘息气促、烦躁不安，伴四肢逆冷、大汗淋漓1小时。

病史 家属代述：患者今晨3时睡眠中突发心悸胸闷、喘息气促、烦躁不安，继而阵发性咳嗽，咳吐粉红色泡沫痰，伴四肢逆冷、大汗淋漓、口唇紫绀。急诊入院。

检查 体温36℃，心率120次/分，呼吸35次/分，血压90/70mmHg。神志尚清，精神差，端坐位，呼吸困难，口唇紫绀，发育正常，营养一般。头颅无畸形，瞳孔等大等圆，对光反射灵敏，双侧颈静脉怒张，搏动明显，颈软无抵抗，咽腔不充血，胸廓对称、无畸形，双肺呼吸音粗，肺底可听到大量湿啰音及水泡音，心尖搏动向左下移位，心律齐，肺动脉瓣区第二心音亢进，心尖部可听到舒张期奔马律，腹软平，肝脾不肿大，双肾区无压痛、叩击痛，双下肢轻度浮肿，神经系统生理反射存在，未引出病理反射。舌暗苔白滑，脉沉细无力。素有心悸（冠心病）7年。

胸透示：双肺纹理增粗、模糊，心脏呈靴形，无气胸征。

急诊心电图：①窦性心过动速，心率 120 次/分；②左心室肥大伴劳损；③ST 段呈缺血型改变。

中医诊断　心悸伴亡阳（水饮凌心）。

西医诊断　①急性左心衰竭；②急性肺水肿。

治则　回阳救逆，温通心脉，补养心气，化瘀利水。

处方　茯苓 60g，制附子、红参、丹参各 30g，干姜 15g，川芎 24g，泽泻 40g，红花 20g，炙甘草 10g。

上药由医院制剂室制成每瓶 500ml 的无菌口服液存急诊科备用。上液加温至 38.0℃ 左右，每次 50ml，每 5 ~ 10min 服 1 次，频频口服。立即给予高流量吸氧、镇静、输液等支持疗法，参附针静脉滴注。用药 1 小时后，咳泡沫痰减少，呼吸困难缓解，患者尿量开始增多，四肢转温。2 小时后，呼吸困难明显缓解，喘息气促明显减轻，尿量大增，口唇转红，咳吐泡沫痰消失。上方改为每 2 小时 1 次，每次 250ml 温服。2 日后症状完全消失。测体温 37.0℃，心率 96 次/分，呼吸 20 次/分，血压 120/80mmHg。神清，精神好，不烦躁。双肺呼吸音清，未闻及干湿啰音。心律齐，各瓣膜听诊区未闻及明显病理性杂音。继续住院 3 日，观察病情。5 日后心力衰竭完全纠正，带药出院。

医嘱　嘱其注意休息，保持情绪稳定，避免惊恐刺激及忧思恼怒等，避免剧烈活动，进食低盐、营养丰富且易消化吸收的食物，慎生活起居。

【体会】　本病心悸，相当于西医的急性心功能不全。究其病机，系由各种致病因素导致心阳虚衰，血脉瘀滞，水气凌心，从而变生诸症。本患者久患心悸，心阳不足，心肺同居上焦，恰逢夜间阳气虚衰，阳气不足，水凌心肺，故见喘息气促、胸闷心悸、烦躁不安、咳吐粉红色泡沫痰；心脉瘀阻，则口唇紫绀；阳虚不达于四末，且有外脱之象，故见四肢逆冷、大汗淋漓；舌暗苔白滑，脉沉细无力均为阳气虚衰，水饮内盛之征。治疗急宜回阳救逆，益气固脱，化瘀利水为第一要义。附片、干姜、红参皆阳刚之品，回阳固脱；茯苓、泽泻导上逆之水下行，利水消肿；丹参、川芎、红花入血分而活血化瘀，畅流血行；干姜与附子，两者相须为用，助阳散寒之功尤大，故有"附子无姜不热"之说；炙甘草益气调药，且可缓姜、附燥烈辛散之性，使其破阴复阳而无暴散之弊。诸药合用，量大功专，回阳救逆，温通心脉，补养心气，化瘀利水，同时配合应用参附针静脉滴注，内外兼施，实为一治心力衰竭抢救之良方。

案 2

一般情况　高某，男，45 岁。1997 年 6 月 22 日就诊。

主诉　心慌、胸闷不适 3 个月，加重 5 日。

病史　患者于 1997 年 3 月不慎感冒，经治疗鼻塞、流涕、发热症状消失，从此经常心慌、胸闷不适，每因劳动诱发。查心电图示：频发室性期前收缩。经西药（输液，具体用药、用量、用法不详）治疗，病情未能控制。现症见近 5 日来患者心慌、胸闷不适症状加重，精神不振，形体肥胖，乏力倦怠，头晕，食欲不振，睡眠欠佳，腹软，二便自调。

检查　体温 36.6℃，心率 80 次/分，呼吸 18 次/分，血压 120/75mmHg，舌质紫暗，苔腻花剥，脉代。神清，精神差，形体肥胖，双肺呼吸音清晰，未闻及干湿啰音；心律不规则，各瓣膜听诊区未闻及明显病理性杂音，腹软，肝脾不肿大。

心电图报告：①窦性心律；②频发室性期前收缩。

中医诊断 心悸（气阴双亏兼痰瘀阻滞）。

西医诊断 ①病毒性心肌炎；②频发室性期前收缩。

治则 益气养阴，化痰通络。

处方 红参、麦冬、炙五味子、丹参各15g，黄芪30g，当归10g，檀香、砂仁各6g，川芎、半夏各12g，郁金、全瓜蒌20g。10剂。

医嘱 保持心情愉快，精神乐观，心胸豁达。忌食生冷、辛辣肥甘类食物。适度锻炼，预防感冒。中药每日1剂，分2次水煎服。

二诊 6月25日，患者诉心慌症状减轻，仍觉精神不振，倦怠乏力，头晕，食欲不振，睡眠欠佳，舌质紫暗，苔腻，脉代。血压120/70mmHg。心率82次/分，节律不规则，各瓣膜听诊区未闻及明显病理性杂音。上方加桂枝10g，炙甘草30g以温通心阳，加枳实12g以下气行痰，继服6剂。

三诊 7月1日，患者自诉心慌症状基本消失，头晕症状消失，胸闷不适，睡眠欠佳症状好转，仍倦怠乏力、食欲不振，舌质暗，苔薄白，脉缓。体温36.5℃，心率72次/分，呼吸18次/分，血压105/70mmHg。心跳每分钟有一两次期前收缩出现。上方去丹参、檀香、砂仁加白术、云苓各18g，山楂30g以健脾消食，6剂。

四诊 继服6剂后，患者精神畅快，诸症消失。复查心电图：正常心电图。

追访半年，未见复发。

【体会】 本病以心慌、胸闷、形体肥胖、舌质紫暗、苔腻花剥、脉代为临床特点，由调护不慎，感受外邪，内舍于心，日久耗损心气、心阴，致气血运行不畅，心神失养，发为心慌；病程日久，气滞血瘀，与体内痰浊互相搏结，痰瘀阻滞，气血运行愈加不畅，心慌症状加重；舌脉为内有痰瘀之象。故治以益气养阴，化痰通络为大法。处方选红参、黄芪补肺益气生津；麦冬养阴清热生津；五味子敛肺生津；当归、丹参、川芎活血通络；全瓜蒌、半夏、郁金化痰通络；桂枝、甘草温通心阳；枳实下气行痰，共奏益气养阴、化痰通络之功，从而获得满意的疗效。

案3

一般情况 刘某，男，52岁，农民。1990年9月27日就诊。

主诉 心中悸动不安1个月。

病史 患高血压6年，一般在150/110mmHg，最高220/110mmHg。现症见胸闷，心悸，怕冷，手足无力，夜不安寐，近来更觉心中懊恼，惴惴不安，时而烦热汗出，头晕目眩。

检查 体温36.4℃，心率81次/分，呼吸21次/分，血压150/110mmHg，发育正常，营养一般，意识清楚，心界向左下扩大。舌淡，苔白腻，脉弦。

心电图示：左室高电压。

实验室检查：总胆固醇9.6mmol/L，肝肾功能正常。

中医诊断 心悸（心阳虚）。

西医诊断 高心病。

治则 温通心阳。

处方 桂枝、炙甘草各6g，赤芍2g，煅龙骨、煅牡蛎各30g，陈皮、姜半夏、郁金各9g，茯苓12g。5剂。

医嘱 坚持服用降压药，忌烟酒、熬夜、恼怒、油腻及动物内脏，注意锻炼。中药每日1剂，分2次水煎服。

二诊　10月14日，症如上述，有时多思多虑，渐觉遍体燥热。再予前法进治。处方：桂枝、炙甘草各6g，浮小麦10g，煅龙骨、煅牡蛎各30g，郁金、陈皮、姜半夏各9g，茯苓、赤药各12g，佛手4.5g。6剂。

三诊　10月11日，药后诸症减轻，仍守原意。处方：桂枝、炙甘草各6g，煅龙骨、煅牡蛎、浮小麦各30g，郁金、陈皮、淫羊藿、姜半夏各9g，茯苓、赤白芍各12g，佛手4.5g。

五诊　10月25日，服药共20余剂，胸闷、多思多虑、燥热汗泄渐减，心悸、懊侬、畏寒等时轻时重。舌质淡，苔薄白腻，左脉弦，治以前法。处方：桂枝、炙甘草各6g，浮小麦、煅龙骨、煅牡蛎各30g，淫羊藿、赤白芍、陈皮各9g，茯苓12g，炙远志4.5g，黄芪片（吞服）3g。

七诊　11月18日，诸症减轻，燥热已少，汗止，夜寐欠安。再予前法。处方：桂枝、炙甘草各6g，浮小麦、煅龙骨、煅牡蛎各30g，淫羊藿、赤白芍、陈皮各9g，朱茯苓12g，炙远志4.5g，黄芪片（吞服）3g。

十一诊　12月6日，症情一度减轻，今肝阳又亢，午后潮热阵阵，汗出不多，心慌懊侬，时见头晕，睡眠仍差，舌质淡，苔中薄白，脉弦。前方再加平肝潜阳安神之品。处方：桂枝、炙甘草各6g，浮小麦、煅龙骨、首乌藤、珍珠母各30g，郁金、朱茯苓、赤白芍各9g。

十五诊　1991年1月2日，服前方1个月，症情时轻时重，脾运不健，大便时溏，近来胸中阵阵烦躁，懊侬，难以名状，头目眩晕，睡眠易醒，舌淡，脉弦。仍予前法。处方：桂枝、炙甘草各6g，煅龙骨、煅牡蛎、首乌藤、珍珠母各30g，郁金、朱茯苓、莲子肉各9g，炒六曲12g，炙远志4.5g。

十七诊　1月17日，近来燥热已少，心烦、懊侬均减，目前自觉脉跳不匀，胸闷，胁助窜痛，脉弦。前方加活血利气之品。处方：桂枝、炙甘草、降香各6g，煅龙骨、煅牡蛎各30g，紫石英15g，莲子肉、朱茯苓、郁金、延胡索、旋覆梗各9g。

此后以上方为基础，又续服50余剂，除1月下旬略有反复外，诸症日趋减轻，血压平稳，在140/90mmHg左右。目前仅偶有烦躁，余如胸闷、心悸、心慌、懊侬等症均已消失，有时胁肋窜气作痛，大便不实，小腹作胀，苔薄白腻，舌带青，脉弦。乃属肝旺脾虚之象，仍予前方加减。处方：桂枝6g，煅龙骨、煅牡蛎各30g，郁金、川楝子、延胡索、大腹皮、炒六曲、茯苓各9g，紫石英15g，降香4.5g。7剂（隔日服1剂）。

【体会】　本例为高血压患者，初诊时主诉近2个月来始见胸闷、心悸怕冷，前医治以辛温通阳之剂，用瓜蒌薤白汤加味，胸闷减轻，复见头晕、燥热汗出。乃改用平肝潜阳之法，又进生地、麦冬滋养阴血，龙骨、牡蛎重镇安神，服药后反觉心中懊侬，惴惴不安。患者胸中烦闷，心悸畏寒，手足无力，舌质淡青，系属心阳不振，阳气不能输布；而头晕目眩，烘热汗出，脉弦，又为阴血亏虚，肝阳上扰之症。病情复杂，寒热交错，立方必须适当兼顾，用药既不应清凉滋腻反增胸闷怕冷，又不宜辛燥助阳引起燥热不安。故初诊即用桂枝加龙骨牡蛎汤加减，用桂枝、甘草以振心阳，配芍药以和营血，加龙骨、牡蛎以镇心神，兼有平肝潜阳的作用。鉴于患者形体丰盛，舌苔白腻，方中加入二陈汤化痰湿以利气机，以此方为基础，随症加减，缓缓图治。经过几个月的治疗，诸症日见减轻，病情得趋稳定，嘱其今后还须避免情绪过于波动及进食辛辣刺激之物，以防复发。

五、胸　痹

案1

一般情况　张某，男，65 岁。1985 年 11 月 8 日就诊。

主诉　心悸、动则左胸疼痛如刺 10 日，加重 2 日。

病史　患者于 10 日前出现心悸、气短、动则左胸疼痛如针刺，休息或服冠心苏合香丸、速效救心丸类药物疼痛缓解，在当地诊治，诊断、用药不详，病情未能控制。伴见精神不振，乏力，面色萎黄，纳差，胃脘饱胀，泛酸嗳气，便溏，四肢不温，动则汗出，小便自调。

检查　体温 36.6℃，心率 98 次/分，呼吸 20 次/分，血压 115/75mmHg。神清，精神差，舌质淡，苔白滑，脉滑数无力。双肺呼吸音清晰，未闻及干湿啰音；心律齐，心音低纯；腹软，肝脾不肿大。

心电图报告：ST 段下降，心肌供血不足。

中医诊断　胸痹（心阳不足，痰浊痹阻）。

西医诊断　冠心病。

治则　温补心脾，化痰理气。

处方　茯苓 30g，白术、干姜、川芎各 18g，附片、枳壳、瓜蒌皮、红参各 12g，薤白 15g，细辛 9g，黄连 3g，延胡索 20g，木香、炙甘草各 10g。4 剂。

医嘱　畅情志，避免情志波动。宜低盐、低脂饮食，忌食生冷、肥甘、刺激之品。合理休息，劳逸结合，避免寒冷刺激。中药每日 1 剂，分 2 次水煎服。

二诊　11 月 12 日，患者精神好转，心悸、气短、动则左胸疼痛症状减轻，四肢转温，便溏次数减少，舌质淡，苔白滑，脉滑数无力。续服上方 4 剂。

三诊　11 月 16 日，患者精神畅，饮食增加，诸症消失，出现咽干、心烦症状，上方去黄连，加麦冬 10g，以养阴清热除烦，继服 10 剂后患者精神愉快，未诉不适，饮食如常，二便自调。复查心电图示：正常心电图。

【体会】　胸痹一证，属于现代医学"冠心病（心绞痛）"范畴，临床上必须依据脉症，辨证准确，用药得法，方能获取较好的临床效果。本案患者，乃本虚标实之证，心阳不足为本，痰湿阻滞为标，故以温补心阳、健脾除湿、化痰理气是治疗此患的关键。方中参、姜、术、草取理中汤之意，加附片、茯苓取茯苓四逆汤之意，心脾阳气得补，则血脉流畅，胸痹诸症随之缓解；更加川芎、薤白、瓜蒌皮、细辛、枳壳、木香、延胡索温阳理气、活血止痛，标本同治，安有不愈之理？加黄连一味，起反佐上药温燥之蔽，临证须加重视。

案2

一般情况　张某，女，49 岁，干部。1999 年 3 月 20 初诊。

主诉　胸痛、胸闷气短 2 个月。

病史　患者自述 2 个月前无明显诱因而突发心前区剧烈疼痛，且伴头晕乏力、胸闷气短，在某医院诊治，做心电图检查：下壁心肌梗死，而后收入院，治疗 1 个月出院（具体住院、用药不详）。出院后仍感胸闷气短，自汗乏力，每日胸痛两三次。现症见胸痛，胸闷气短，自汗乏力，

检查　舌质淡，苔薄白，脉沉细无力。

心电图示：Ⅰ、Ⅱ可见梗死 Q 波及冠状 T 波。

中医诊断　胸痹（阴阳两虚）。

西医诊断　①冠心病；②心肌梗死。

治则　益气养阴，活血通络。

处方　人参、丹参各 20g，黄芪、白术、茯苓、麦冬、远志、三七、地黄各 15g，甘草、当归、郁金各 10g，白芍、五味子各 12g，附子（先煎）6g。3 剂。

医嘱　忌肥甘之品，保持大便通畅，注意适当休息，动静结合，保证充足的睡眠。中药每日 1 剂，分 2 次水煎服。

二诊　5 月 14 日，胸痛每日发作次数为 1 次，胸闷及气短减轻，自汗乏力也好转，舌质淡，苔薄白，脉沉细无力。治宜益气养阴，通阳活血为主，上方附子改为 9g，6 剂。

三诊　5 月 20 日，胸痛、胸闷气短消失，但不能活动量过大，舌质淡，苔薄白，脉沉细。治法仍是益气养阴，活血通络，减附子量为 5g，5 剂。

四诊　5 月 25 日，患者服上方 5 剂后，诸症皆消失，饮食、睡眠正常，已能适应一些轻体力劳动。

【体会】　胸痹以 40 岁以上年龄发病较为多见，其病因与寒邪内侵、饮食不当、情志失调、年迈体虚有关，其病位在心，但与脾肾有关。本证的病机是本虚标实，本虚是阴阳气血虚；标实为阴寒、痰浊、血瘀交互为患。辨证时尤要分清标本虚实，才可取得较好的疗效。本方用附子通阳止痛活络，而现代药理研究表明，附子有扩张冠状动脉和改善微循环的作用。本病自始至终都用附子，其目的不外乎防止厥证发生（本证若发厥证即为虚证），也体现了中医既病防变的理论。

案 3

一般情况　周某，男，53 岁。1999 年 5 月 25 日初诊。

主诉　发作性左胸部憋闷疼痛，向背部放射 2 年余，每次持续约 10min。

病史　患者于 1997 年春开始每因劳累及体力活动时即出现胸闷憋气、心前区不适感，休息片刻缓解，按"冠心病"治疗，曾口服硝酸酯类药物，因引起剧烈头痛而不能耐受治疗，后长期服用中药及中成药治疗，但未能控制病情发展，左胸部发作性疼痛程度渐加重，持续时间长。1998 年年底，赴省某医院就诊，心内科医生建议做介入治疗，因费用高昂而不能承受。现症见发作性左侧胸部及心前区憋闷不适，时有疼痛，痛有定处，疼甚则心痛彻背，背痛彻心，每次持续 10～20min，伴头晕、气短、倦怠乏力、少气懒言、易汗出。

检查　体温 36.6℃，心率 101 次/分，呼吸 18 次/分，血压 130/85mmHg。神志清，精神差，自动体位，查体合作，发育正常，营养中等。头颅无畸形，双侧瞳孔等大等圆，对光反射灵敏，胸廓对称、无畸形，双肺呼吸音清，心界不大，心律齐，二尖瓣区可闻Ⅲ级收缩期吹风样杂音，腹软平，肝脾不大，神经系统生理反射存在，病理反射未引出，舌质暗，边有齿痕，脉滑涩，细而无力。

心电图示：V_5、V_6、aVL、Ⅰ导联 ST 段轻度压低。

血脂：三酰甘油 2.70mmol/L，总胆固醇 4.50mmol/L。血糖 5.20mmol/L。

中医诊断　胸痹心痛（瘀血阻滞，阴寒凝滞，痰浊闭阻）。

西医诊断　冠心病心绞痛。

治则　活血化瘀，豁痰开结，温阳通脉。

处方 桃仁、红花、枳实、桔梗、牛膝、甘草、生地各12g，当归、川芎、桂枝、薤白、瓜蒌仁各15g，丹参、延胡索各20g。3剂。

医嘱 饮食宜清淡，食勿过饱，忌肥甘之品，戒烟酒，多吃水果蔬菜，保持大便通畅，注意适当休息，动静结合，保证充足的睡眠。中药每日1剂，分2次水煎服。

二诊 5月29日，心前区疼痛症状无明显改善，仍有发作性胸痛，痛甚时心痛彻背，伴身寒手足不温、气短、喘息、脉沉无力。此为阴寒内盛，胸阳痹阻之证。上方加用川乌6g，赤石脂20g，以助温通心阳，10剂。

三诊 6月9日，疼痛症状较前改善，发作时疼痛轻微，持续时间短，手足不温好转，但偶有痰多、气短、倦怠乏力、脉滑细缓之症状，此仍为痰瘀夹有气虚之象，上方加贝母、桔梗、土元、水蛭各12g，石菖蒲20g，人参18g，黄芪45g，以增加补益心气、化痰活瘀之功，继用上方10剂。

四诊 6月19日，患者服上方后，精神好转，胸疼发作次数明显减少，发作时疼痛轻微，时有不思饮食、困倦症状，上方加白术15g，薏苡仁30g，扁豆20g，以健脾益气和胃，继用10剂，

五诊 6月30日，疼痛明显减轻，发作时仅胸闷，稍憋气，能从事轻体力活动，但不易持久，活动后易疲倦乏力，伴头晕，此症状为病久气虚下陷之象，上方加升麻18g，柴胡15g以升举阳气，继用20剂。

六诊 7月21日，患者各种症状基本消失，可从事一般体力劳动，饮食及睡眠正常，但易感到疲劳乏力，此为瘀血已去大半，但心脾气虚未复之象，以归脾汤合瓜蒌薤白桂枝汤继用30剂。

七诊 8月21日，疼痛完全消失，能从事常规体力活动，精神好，饮食及睡眠正常，复查心电图，心肌缺血情况较前明显改善。上方加三七参、丹参、红花、赤芍、降香制成水泛丸，继服1年以巩固疗效，不适随诊。

随访至今未发作。

【体会】 该病的发生，以心气虚衰，心阳不足，致痰浊、瘀血痹阻于心，心脉不通为主要病机，其病位在心。心脉痹阻，不通则痛，故见心胸憋闷疼痛；心气虚则气短乏力，倦怠懒言；阳衰不能温煦故见手足不温；痰浊内盛故痰多；阴寒凝滞，瘀血内停，血行不畅故疼痛剧烈、舌暗脉涩。背部为手少阴心经循行之部位，故痛甚则胸痛彻背，背痛彻胸。本证为本虚标实之证，治宜活血化瘀，理气化痰，通脉止痛，益气温阳。方中桃仁、红花、丹参、川芎活血化瘀；当归、延胡索活血止痛；桔梗与牛膝、枳实相配，一升一降，调畅气机，行气和血；桂枝、薤白、瓜蒌仁化痰通阳理气止痛；甘草调和诸药，初服疼痛不减，一为药力尚未发挥功效，二为阴寒内盛之象，故二诊时上方加川乌、赤石脂以增加温阳散寒之力，服后疼痛缓解。后仍有倦怠乏力，故三诊时方中加人参、黄芪以大补心气；土元、水蛭、石菖蒲、桔梗、贝母破血逐瘀，理气开痹，待疼痛控制后，改用归脾汤合枳实薤白桂枝汤加味，补气、养心、健脾与宽胸豁痰理气并用，标本兼治。最后以归脾汤合瓜蒌薤白桂枝汤加味制成水泛丸，坚持服用1年，以巩固疗效，终获治痊愈。

一般情况 王某，女，54岁，农民。2002年8月13日就诊。

主诉 胸闷不适、心前区隐痛5年，加重3日。

病史 患者于1997年出现胸闷不适症状，未引起注意。之后经常出现胸闷不适，心前区隐作痛，持续时间几秒钟到几分钟不等，常在饮食后发作，曾多方诊治，均诊断为"冠心病"，经

服中西药无数（用药不详），病证始终难易消除。近3日来患者胸闷不适，心前区隐痛症状发作频频，有时1日多达四五次，持续时间长的七八分钟，伴见精神委靡，乏力，倦怠，面色㿠白，食欲不振，食后腹胀，多梦，痰少，大便微溏，每日一两次，小便自调。患者年轻时暴饮暴食，饮食不节，损伤脾胃，否认有药物过敏史。

检查　体温36.4℃，心率82次/分，呼吸18次/分，血压120/70mmHg，舌质暗，苔白，脉弦细，神清，精神差，双肺呼吸音清晰，未闻及干湿啰音及哮鸣音，胸骨无压痛，心律规则，心音低钝，腹软，肝脾不大。

心电图报告：①窦性心律；②心肌供血不足。

实验室检查：空腹血糖及血脂均正常。

中医诊断　胸痹（脾虚湿困）。

西医诊断　冠心病。

治则　健脾燥湿，益气通脉。

处方　潞党参、云苓、焦术各18g，陈皮、半夏各15g，木香12g，砂仁、石菖蒲、郁金、葛根各20g，炙五味子、生姜各10g，甘草6g，大枣5枚。5剂。

医嘱　注意饮食调节，宜清淡饮食，勿食过饱。保持精神舒畅，避免精神刺激劳逸结合，寒温适宜。中药每日1剂，分2次水煎服。

二诊　8月18日，心前区隐痛发作频率减慢。患者精神较前好转，倦怠乏力症状减轻，饮食增加，仍觉多梦，腹胀，大便微溏症状消失，小便自调，舌质暗，苔白，脉弦细。体温36.4℃，心率80次/分，呼吸18次/分，血压105/75mmHg，心脏听诊：心律规则，心音低钝。上方加枣仁15g以宁心安神，加川朴、佛手各12g以理气消胀，继服10剂。

三诊　8月28日，患者精神愉快，7日来心前区隐痛、胸闷不适病痛一直未发作。心电图报告：①窦性心律；②心肌供血不足。予香砂养胃丸6g，每日2次，以巩固疗效。

随访2年未再复发。

【体会】　本病以胸闷不适，心前区隐痛，舌质暗，苔白，脉弦细为临床特点，因患者素体脾胃损伤，不能正常输布水谷之精微，不能正常运化水湿，导致湿困络脉，络脉失养，故见胸闷不适、心前区隐隐作痛；脾胃损伤，运化失职，气机不利，升降失常，故见食欲不振、腹胀、大便微溏；脾主四肢，脾虚不能输布精微则见倦怠乏力；脾虚气血化源不足，导致气血亏虚，不能上荣，则见面色㿠白、多梦等症状。故采用健脾燥湿，益气通脉大法，处方用潞党参、云苓、白术、甘草以健脾益气燥湿；木香、砂仁、陈皮、半夏、郁金、石菖蒲以理气化痰；葛根以柔筋通络，共奏健脾燥湿、益气通脉之功，从而收到满意的疗效。

案5

一般情况　李某，男，45岁。1996年9月2日初诊。

主诉　胸闷、胸痛5年，加重1周。

病史　患者5年来常感胸闷、胸痛，休息或含服速效救心丸可缓解，稍受累即可发作。常口服硝酸异山梨酯、复方丹参片等。查心电图示：心肌供血不足。确诊为"冠心病"。患者病痛始终未能解除，故求助中医治疗。现症见胸部憋闷，阵发性胸痛，心悸频发，偶伴头晕头痛，整夜不眠，二便正常。

检查　查心电图示：窦性心动过速，频发室性期前收缩，广泛ST段压低，T波倒置，心率106次/分，血压135/70mmHg，舌质红，苔黄腻，脉细数。

中医诊断　心悸（心气不足，痰热结聚）。

西医诊断　①稳定型心绞痛；②频发室性期前收缩。

治则　益气强心，清热化痰，宣通胸阳。

处方　太子参、生地、枳壳各12g，麦冬、桔梗各10g，附子4g，桂枝6g，云苓25g，炒枣仁20g，阿胶、五味子各9g，黄芩30g，全瓜蒌、炙甘草各15g。6剂。

医嘱　畅情志，节饮食，起居有常。病程较长，应坚持治疗。中药每日1剂，分2次水煎服。

二诊　9月8日，上方服6剂，经各方面调整治疗，现心率下降至86次/分，期前收缩仍频发，胸闷、胸痛基本不再发作，睡眠好转，舌质红，苔黄，脉结代。处方：麦冬、五味子、炙甘草各10g，云苓20g，炒枣仁、甘松各15g，太子参、全瓜蒌、半夏各12g，沉香3g，生龙牡、苦参各30g，砂仁6g。5剂。

三诊　9月13日，今日查看患者，心情转佳，活动后胸闷、胸痛未见发作，二便可。复查心电图：心肌缺血改善，室性期前收缩减少，上方效果明显，故方药不变续服10余剂。患者用药后查体，心率82次/分，律齐，期前收缩搏基本听不到，血压130/75mmHg，能干轻活，临床痊愈。

【体会】　本案因操劳过度致心脏受损，心气不足，鼓动无力，心失所养故心悸频作、彻夜难眠；心气不足，心血痹阻，故心前区疼痛；苔黄腻乃痰热之征；痰热交蒸，结于清脏之区，使胸阳不展，气机不畅，心脉闭阻，可加重心痛，且呈闷痛之势。其病机之关键一为心气不足，二为痰热内瘟，故方选生脉饮合炙甘草汤化裁，以达益气养心、清化热痰之目的。方中再加以苦参、甘松两药，有抗心律失常、利尿的作用，能使心率变慢，传导延长，心肌兴奋灶降低，在室性期前收缩时加两药效果显著。

六、不　寐

案1

一般情况　王某，女，48岁。1996年3月19日就诊。

主诉　夜间难以入睡10年，加重10日。

病史　患者于1986年出现夜间入睡困难症状，在当地诊治，诊断不详，给予西药（艾司唑仑、地西泮等药物）治疗；患者夜间能睡五六个小时，一旦停用抗焦虑镇静类药物，患者即难以入睡，严重时彻夜不寐。日久思想压力增大，心神交瘁，导致常常彻夜难以入睡，每因情绪烦躁而加重，多年来虽经多方诊治，服用中西药（具体用药、用量、用法不详）治疗，难以获效。近10日来患者几乎整夜难以入睡，伴见情绪不宁、头痛、头晕、目赤、耳鸣、口苦、心烦、大便干结、小便黄赤。

检查　体温36.8℃，心率94次/分，呼吸20次/分，血压120/70mmHg，舌质暗红，有瘀斑，脉弦，神清，精神差。双肺呼吸音清晰，未闻及干湿啰音；心律齐，各瓣膜听诊区未闻及病理性杂音；腹软，肝脾不大。

心电图报告：正常。

中医诊断　不寐（瘀血阻滞）。

西医诊断　心神经官能症。

治则　活血化瘀，通络安神，佐以清肝火之品。

处方　桃仁、红花、栀子各10g，炒枳壳、赤芍、当归、川芎各12g，黄芩、龙胆草各6g，牛膝、枣仁各15g，柴胡20g，生龙牡各30g，甘草6g。6剂。

医嘱　调畅情志，保持平和心态。睡前忌吸烟、浓茶，避免从事紧张和兴奋活动，努力排除影响睡眠的外在因素，养成定时睡眠的习惯。适度从事体育锻炼或体力活动，增强体质，促进身心健康。中药每日1剂，分2次水煎服。

二诊　3月25日，患者诉服药6剂后，夜间能入睡约2小时，头痛、头晕、心烦、口苦症状减轻，仍大便干结、小便黄赤，舌质暗红，有瘀斑，脉象弦。上方加地龙12g，路路通15g以清热通络宁神，10剂。

三诊　4月4日，患者精神较前明显好转，每晚能入睡约4小时，头痛、头晕症状轻微，心烦、口苦减轻，唯大便干结、小便黄赤症状改善不明显，舌质暗红，脉略弦。上方加生地15g以养阴清热润肠，通草6g以清利膀胱之热，再服20剂。

四诊　4月24日，患者诸症消失，夜间睡眠时间保持在5.5~7小时，嘱其调节情志，不要在睡前吸烟、喝浓茶，避免从事紧张和兴奋活动。

追访2年，未再复发。

【体会】　本病以夜眠难以入睡日久，舌质暗红，有瘀斑，脉弦为临床特征。因病程日久，为病痛所困扰，思虑郁结，日久气机运行不畅，气滞则血瘀，瘀血留滞，络脉阻滞不通，心脉失养所致。故治以活血化瘀，通络安神为主，选用桃仁、红花、赤芍、当归、川芎活血化瘀；柴胡、枳壳疏肝理气；黄芩、栀子、龙胆草清肝火；枣仁、生龙牡以安神，共奏活血化瘀、通络安神之力，后加路路通、地龙以清热通络宁神，从而收到了理想的疗效。

案2

一般情况　张某，女，36岁，农民。2006年9月23日初诊。

主诉　入睡困难1年余。

病史　患者于1年前因情绪激动后出现不能入睡，睡则多梦，每日睡眠不足4小时，遇事转则即忘，症状日趋加重，渐至生活不能自理，需专人照料，中西医治疗无效（具体用药不详）。现症见欲睡而不能，健忘，月经1年余未能来潮，小腹两侧有压痛，心烦易怒，口干咽燥。

检查　体温37.2℃，心率77次/分，呼吸17次/分，血压120/75mmHg，舌质黯红，苔白，脉弦。双肺呼吸音清，未闻及干湿啰音，心界不大，心律齐，各瓣膜听诊区未闻及杂音，腹软平坦，肝脾肋下未触及，腹无压痛、反跳痛，神经系统未引出阳性体征。

脑电图正常。

中医诊断　不寐（瘀阻于内，日久化热）。

西医诊断　神经官能症。

治则　化瘀通经，活血清热。

处方　桂枝10g，云苓、丹皮、桃仁各18g，赤芍15g，白芍、酒大黄各9g，云南白药（分次冲服）3g。5剂。

医嘱　畅情志，慎起居，避风寒，勿生气。中药每日1剂，分2次水煎服。

二诊　服上药3剂后，月经豁然而来，下大量紫黑血块及污血，色紫黯，当夜即可入睡，至次日方醒，共睡眠13小时，后睡眠正常，健忘亦明显改善，原方再进5剂。

三诊　共用桂枝茯苓丸10剂，下大量恶血而失眠、健忘悉除。

【体会】　不寐一证虚者居多，实证为少。但无论何因终归阴阳不能相接而发病。本例因生气后月经停止，乃肝失疏泄，气机不畅而致，瘀血内蓄，日久化热，使阴阳之气不得相接而发为不寐。"蓄血者健忘"，阴阳失调心无所主，故时有健忘，乃是神识被蒙，心主神志之职所失而致。纵观本方，桂枝宣通经络；云苓、丹皮、桃仁、赤芍扶正清热化瘀；白芍养阴；酒大黄、云南白药以化瘀见长。用桂枝茯苓丸后，月经来潮，恶血尽下而眠可，健忘亦随之消除，乃瘀去而热无所依，热散而阴阳之气相交接，心神得养故而康复。

案 3

一般情况　李某，男，55 岁，干部。1998 年 10 月 28 日初诊。

主诉　失眠多梦、易醒 3 年，加重半个月。

病史　患者于 3 年前因受惊吓出现入睡困难，入睡后多梦易醒，伴心悸、自汗、倦怠乏力，曾去多家医院诊治，诊断为"神经官能症"，给予镇静剂等治疗，用药时减轻，停药后即复发且加重。半个月前患者因情志刺激导致上述症状加重。症见心悸不寐，寐中多梦，触事易惊。

检查　舌质淡，苔薄白，脉弦细。

心电图检查正常。

中医诊断　不寐（心胆气虚）。

西医诊断　神经官能症。

治则　益气镇静，定志安神。

处方　人参、茯苓、茯神、酸枣仁各 15g，龙齿、川芎各 12g，石菖蒲 10g，知母 9g。6 剂。

医嘱　保持心情愉快，睡前尽量避免胡思乱想，忌烟酒。中药每日 1 剂，分 2 次水煎服。

二诊　11 月 4 日，患者服上方 6 剂后，入睡好转，多梦易醒亦好转。心悸、自汗、乏力明显减轻。上方不变，继服 10 剂，水煎服，日 1 剂。嘱其放松心态，生活要有规律。

三诊　11 月 14 日，患者服上方 10 剂后，入睡尚可，每晚已能睡 6 小时左右，多梦、易醒已轻微，无心悸、自汗、乏力等症状。上方不变，继服 10 剂。

四诊　11 月 24 日，患者服上方 10 剂，睡眠正常，无多梦、易醒，无心悸，患者已基本痊愈。随访半年未再复发。

【体会】　心神不安，心虚胆怯，决断无权，遇事易惊，而导致虚烦不得眠。如《类证治裁·不寐》说："惊恐伤神，心虚不安，不论因虚，因惊二者又往往互为因果。"本证心虚则心神不安，胆虚则善惊，故多梦、易醒、心悸善惊、气短倦怠、自汗乏力；舌质淡，脉弦细，均为气血不足之象。方中人参益气；龙齿镇惊为主；配茯苓、石菖蒲以补气益胆安神；配酸枣仁以安神养肝为主；川芎调血养心；知母清胆宁神。诸药共用，镇惊定志，益气安神。

七、狂　　证

案 1

一般情况　刘某，男，25 岁。1999 年 5 月 5 日初诊。

主诉　精神失常 10 年，近 2 个月因情志不遂复发。

病史　患者于 10 年前因与家人生气致精神失常，时好时坏。1989 年病情加重，某精神病院诊为"精神分裂症"，经异丙嗪、氯丙嗪等治疗，一度好转。现症见狂言乱语，奔走呼嚎，彻夜不眠，饮食无时，骂詈不休，不避亲疏，口干喜饮，溲黄，大便数日未行，舌质红，苔黄燥，脉滑数。

中医诊断　狂证（肝郁气乱，痰火交蒸，心窍被蒙，神明逆乱）。

西医诊断　精神分裂症。

治则　清肝泄火，涤痰醒神。

处方　铁落50g，胆南星9g，钩藤、贝母、橘红、茯苓、石菖蒲、远志、茯神各10g，朱砂（冲服）1g，天冬、麦冬、玄参、连翘、丹参各15g。3剂。

医嘱　饮食宜清淡，保持环境安静，避免惊恐及情志过激，防止发生意外。中药每日1剂，分2次水煎服。

二诊　5月8日，服上药3剂，每日泻下两三次，泄物臭秽，随之狂躁减轻，效不更方继进10剂。

三诊　5月18日，狂躁明显好转，言语有序，能辨认六亲，唯心烦口渴、神疲乏力、精神抑郁、眠差梦多，舌质红，苔薄黄，脉弦细数。证属余热扰心，阴伤痰蒙。治宜清热化痰为主，兼以养阴安神，活血化瘀。处方：栀子、胆南星各9g，麦冬、淡豆豉、丹参各15g，枳实、石菖蒲、生甘草各10g，郁金20g，茯苓、炒枣仁、生龙齿各30g，淡竹叶3g。15剂。

四诊　6月5日，诸症消失。

后以生脉散、逍遥散、丹参饮化裁，调理10余月恢复正常工作。

【体会】　狂证多由七情所伤或先天因素，致使痰火暴亢，闭塞心窍，神机失司而成，病在心脑，主要是心脑主神机的功能失调，与肝胆脾的关系密切。临床上以精神亢奋，狂躁不安，骂詈毁物，动而多怒，甚至持刀杀人为特征。降火、豁痰、活血、开窍以治其标，调整阴阳，恢复神机以治其本是为大法。同时移情易性，加强保健和护理工作，防止意外，实属重要，也是除药物治疗以外不可缺少的一环。本病主要分为痰火扰神、痰结血瘀、瘀血阻窍、火盛伤阴、心肾失调五个证型，以清泄肝火、涤痰醒神、豁痰化瘀开窍、活血化瘀、通络开窍、滋阴降火、安神定志、育阴潜阳、交通心肾为主要治法。

案2

一般情况　杨某，男，39岁。2005年7月20日入院。

主诉　酗酒史近10年，戒断后狂躁不安、意识模糊，伴四肢震颤10余日。

病史　患者于10年前赴新疆打工后养成饮酒嗜好，长期大量饮酒。近期返家后，家人强制其戒酒而出现不思饮食、神志昏蒙，继而发狂。刻下症见神志昏蒙，狂躁不安，毁物骂人，时有幻觉，震颤，面红目赤，大便干结，小便黄赤，大汗不止。

检查　体温37.2℃，心率92次/分，呼吸19次/分，血压130/80mmHg。发育正常，营养差，神志不清，狂躁不安，头颅无畸形，双侧瞳孔等大等圆，反射灵敏，巩膜无黄染，结膜充血，双肺呼吸音清，心律齐，腹软平坦，肝肋缘下2cm，稍硬，脾不大，肠鸣音每分钟一两次，四肢活动正常，肌张力稍高，腱反射亢进，神经系统生理反射存在，未引出病理反射。舌质红绛，苔燥，六脉弦数有力。

血常规：白细胞计数14.5×10^9/L，红细胞计数5.2×10^{12}/L，血红蛋白112g/L。肝功能：谷丙转氨酶108U/L，谷草转氨酶60U/L，总胆红素28μmol/L，白蛋白33g/L，总蛋白53g/L。血脂、血糖及肾功能正常。

脑电地形图：轻度异常。

B 超示：弥漫性肝实质损伤。

中医诊断　狂证（痰火扰神）。

西医诊断　①酒精戒断综合征；②酒精性肝损害。

治疗经过　患者入院后给予吸氧、镇静、保肝、营养支持及维持水电解质平衡方法，并用中药进行鼻饲。

处方　生铁落（先煎取水，以水煎药）500g，钩藤（后下）15g，胆星、贝母、橘红、石菖蒲、远志、大黄（后下）各15g，茯神30g，天冬、麦冬各20g，朱砂（研末冲服）0.5g。2剂。

医嘱　嘱其清淡饮食，保持环境安静，避免惊恐及情志过激，防止意外发生。中药每日1剂，分3次口服。

二诊　7月23日，2日后患者神志渐清，大便通畅，仍有烦躁，查体尚合作，自述全身乏力、头晕头痛、纳呆，测体温37.0℃，心率90次/分，呼吸18次/分，血压130/80mmHg。减少西药镇静之品及补液量，清淡饮食，狂躁虽减但痰热仍盛，中药继用上方。2剂。

三诊　7月26日，续服2剂后，患者精神转好，烦躁明显减轻，神志清晰，纳少，全身乏力减轻，仍有头晕头痛，舌苔黄腻。此时热象已祛大半，但仍有湿邪阻滞之象。停用西药输液。处方：川连12g，葛花20g，半夏、陈皮、茯苓、枳实、竹茹各15g，砂仁、白术、木香各10g，健曲各24g，白蔻8g，朱砂（研末冲服）0.5g，生姜9g，大枣5枚。3剂。

四诊　7月30日，服用上述中药后，患者症状明显好转，精神好，纳食及睡眠可，烦躁消失，但仍有口苦咽干、身倦乏力，舌质红，苔黄腻。此乃湿邪困阻，肝胆余热未清，以小柴胡汤合三仁汤加减。5剂。

五诊　8月5日，服上药5剂后，上述症状减轻但胃纳仍少，脘腹稍胀，给予香砂六君子汤调理脾胃治疗2周。

六诊　8月20日，各种症状均消失，停药复查各项指标均在正常范围。

随访至今滴酒未沾。

【体会】　祖国医学认为，酒性大热，入心、肝、肺、胃经。少饮能通血脉，御寒气，行药势；长期饮酒则伤神耗血，损胃伤肝，生痰动火。湿热内酝，久郁而化热，痰随火冲，热扰心神，蒙蔽心窍，神明失聪而发为狂证。肝脏受损则四肢筋脉失养，则筋惕肉瞤、四肢震颤。湿热阻滞使脾失运化，胃失受纳而乏力、纳差、大便干、小便黄。治疗当以清热降火，涤痰开窍为主。方中生铁落有平肝重镇，降逆泄火之功效；钩藤味甘微寒，除心热，息肝风而泄火；胆南星、贝母、橘红涤痰化浊；大黄，通便泻火；石菖蒲、远志、茯神、朱砂开窍，宁心安神；天冬、麦冬、玄参、连翘清热化痰解毒。诸药合用，共奏清肝泄火、涤痰醒神之功。痰火祛后仍有余热及湿邪困阻，给予黄连温胆汤加味，黄连苦寒，清热泻火，葛花，味甘，解酒醒神；半夏与竹茹相配以清胆和胃；枳实与茯苓、陈皮相配以健脾利湿化痰；砂仁、白蔻、白术性皆温，健脾强胃，兼祛痰痞；云苓、猪苓、泽泻味淡咸苦，渗湿利窍通水道，使邪有所去。痰热已祛，余邪未清，胆经热盛，症见口苦咽干，以小柴胡汤入少阳，三仁汤以能利三焦湿热，故用小柴胡汤合三仁汤以调整善后，最后以香砂六君子汤调脾胃，使气血生化有源，则五脏各得所养，则机体逐渐康复。本例患者治疗中应用生铁落饮、黄连温胆汤、小柴胡汤合三仁汤及香砂六君子汤等数个方剂，可见审因辨证的重要性。

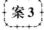

一般情况　程某，男，53岁，教师。1973年8月12日诊治。

病史 患者头痛、眩晕已 10 余年，血压经常持续在 100～175/70～90mmHg，头痛恶热，得凉稍减，久服清热祛风、潜阳养阴之剂，病情时轻时重。因炎夏感受暑热，加之情志不舒而晕倒，昏不知人，住院服中西药治疗无效。现症见昏不知人，骂詈不休，少腹硬满，疼痛拒按，大便不通。

检查 形体肥胖，面色晦暗，舌黄少津，质有瘀斑，脉象沉弦。血压 165/80mmHg。

中医诊断 狂证（热与血结，瘀血攻心）。

治则 通瘀破结，泻热通便。

处方 酒大黄(后下)、桃仁、白芍各 15g，水蛭 12g，虻虫 4.5g。2 剂。

医嘱 注意监护，防止伤人和自伤，禁烟酒及辛辣食物。每日 1 剂，日 2 次水煎服。

二诊 8 月 12 日，上方服后，泻下硬而黑晦如煤之便，腹痛减轻，神志清醒。续服 2 剂。

三诊 8 月 15 日，又泻下 4 次，血压降至 140/70mmHg，诸症好转，继以它药调治而愈。

【体会】 本病证乃血行不畅，热与血结，瘀血攻心，又值暑热内侵，加之情志不舒，遂入血分所引起，故见面色晦暗或红赤，神识昏迷，骂詈不休，少腹硬满，疼痛拒按，大便不通，舌苔黄而少津，舌质紫绛或有瘀斑，脉多沉涩等症。治宜通瘀破结，泻热通便。药用酒大黄(后下)、桃仁、白芍、水蛭、虻虫，共奏通瘀破结、泻热通便、安神止狂之功，其效显著。

八、胃　痛

案1

一般情况 张某，男，35 岁，农民。2002 年 10 月 8 日就诊。

主诉 上腹部隐痛、饱胀，伴纳差、消瘦、不适 3 年余。

病史 患者有 3 年饮酒嗜好史，常常饮酒后进食较少，自觉上腹部疼痛、嗳气，后发展至上腹持续疼痛，靠饮酒获得暂时缓解。2 个月前在家人的劝导下戒掉酒癖，进食量仍少，身、目、小便色黄且伴消瘦乏力，上腹饱胀不适。B 超示：中度脂肪肝。肝功能：谷丙转氨酶 198U/L，总胆红素 34μmol/L，直接胆红素 7.5μmol/L，碱性磷酸酶 320U/L，r 谷氨酰转肽酶 80U/L。乙肝五项：HBsAg（-），抗 HBsAg（+），住院期间给予保肝降酶、降黄及维持水电解质平衡治疗，中药茵陈蒿汤加味治疗 4 周，患者身、目、小便黄消失，再次复查肝功能转氨酶正常，好转出院。但仍上腹部隐痛、纳差，再次到我院就诊。现症见上腹部疼痛加重，痛时持久，食后加剧，入夜尤甚，神疲纳呆，大便溏薄，身体消瘦。饮酒史 3 年（已戒），无外伤手术史，无结核、肝炎传染病史，无药物过敏史。

检查 体温 36.7℃，心率 72 次/分，呼吸 18 次/分，血压 120/80mmHg。发育正常，营养差，面色稍黄，查体合作，头颅无畸形，巩膜黄染，结膜无充血，全身皮肤黏膜无出血，浅表淋巴结不大，无肝掌蜘蛛痣，腹软平，肝肋下可触及，质软，无压痛，脾不大，上腹部深压痛明显，无反跳痛，舌淡，苔白，脉涩虚弱。

肝功能：谷丙转氨酶 44U/L，直接胆红素 3.7μmol/L，总胆红素 17.2μmol/L。

B 超：轻度脂肪肝。

电子胃镜显示：慢性萎缩性胃炎；幽门螺杆菌检测：（+）。

中医诊断 胃痛（脾胃虚寒，瘀血停滞）。

西医诊断 慢性萎缩性胃炎。

治则　活血化瘀，温中健脾，和胃止痛。

处方　五灵脂、蒲黄（包）、丹参、桂枝、芍药、枳壳、延胡索、白术各15g，檀香、砂仁、木香、甘草、郁金各12g，黄芪45g。10剂。

医嘱　进食清淡、易消化食物，忌辛辣、刺激性食物，禁酒。中药每日1剂，分2次水煎温服。

二诊　10月19日，上腹疼痛减轻，进食量稍增多，但仍饱胀。上方加内金、神曲、麦芽各20g以消食开胃，续服10剂。

三诊　10月30日，偶感进食后疼痛，食欲良好，精神正常，大便日一两次，仍稍稀，睡眠正常，上方加党参、白扁豆各20g，云苓15g，以增强健脾之功，续服上方15剂。

四诊　11月15日，疼痛消失，食欲好，食量接近正常，精神好，睡眠正常，效不更方继服上方30剂。

五诊　12月16日，各种症状均消失，精神好，饮食正常，营养好，大便日1次。上方加工制成水泛丸，每日3次，每次9g，继服半年。

半年后患者精神好，营养正常，睡眠好，二便自调，无不适感，复查胃镜正常。嘱其慎起居，调饮食，戒烟酒，注意锻炼，不适随诊。

随访至今未见复发。

【体会】　患者嗜酒过度，损伤脾胃，致运化功能失职，湿浊内生，郁而化热，熏蒸肝胆，阻滞气机，影响胆汁疏泄，胆汁外溢，浸淫肌肤而发黄，而成黄疸。经住院服用茵陈蒿汤治疗后，湿热祛，而黄疸愈。但饮酒日久，损伤脾胃，加之茵陈蒿汤为苦寒清利之品，易损脾阳。脾不运化，故纳差、消瘦；脾胃虚寒，失于温煦，故胃痛隐隐；脾主肌肉，而健运四旁，中阳不振，则健运无权，肌肉、筋脉失其温养，故四肢欠温、神疲乏力；清浊不分则大便溏薄；气滞日久，致瘀血内滞，故痛有定处；络脉损伤，食与瘀并，故食后痛甚；入夜阳虚则疼痛加重。综合上述症状，本证以脾胃虚寒加瘀血停滞为主要病机。方中五灵脂甘温，善入肝经血分，能通利血脉而散瘀血，用于治疗瘀血疼痛；蒲黄甘平，入肝经血分，有活血止血的作用；蒲黄与五灵脂相须为用，活血散结、祛瘀止痛作用增强；丹参味苦微寒，活血化瘀止痛而不伤气血；配檀香、砂仁以温中行气止痛；芍药养阴而缓肝急；桂枝温阳而祛寒；黄芪补中益气。综合方义，治以活血化瘀，温中健脾，和胃止痛为法。后改汤为丸久服。脾胃健，瘀血祛而诸症自除，终获痊愈。

案2

一般情况　李某，女，28岁。1998年6月15日初诊。

主诉　发作性上腹部疼痛、不适2年，加重10日。

病史　患者于2年前因食生冷食物而突发上腹部疼痛、不适。在当地卫生所诊治，诊断及用药不详。以后病情反复发作，在某医院做电子胃镜确诊为"十二指肠溃疡"。曾因病情反复发作，在某医院住院治疗两次，具体用药不详，病情好转出院。10日前患者因食凉粉而诱发上腹部疼痛不适，在当地卫生所诊治，诊断为"消化性溃疡"，具体用药不详。现症见形体消瘦，面色萎黄，胃脘胀满疼痛，叩之如鼓，痛处喜按，按之则减，呕吐清水。

检查　舌质淡红，苔薄白，脉沉细而弱。

腹部X线：未见异常。

中医诊断　胃痛（脾胃虚寒）。

西医诊断 十二指肠溃疡。

治则 补脾健中，散寒止痛。

处方 黄芪15g，党参、白术、陈皮各12g，干姜、炙甘草、当归、桂枝(后下)各10g，吴茱萸、白胡椒各9g。3剂。

医嘱 忌食生冷、刺激性食物。中药每日1剂，分2次水煎服。

二诊 6月18日，患者上腹疼痛减轻，食量增加，但仍胀满且肋部撑胀尤甚，诊其脉不再沉细而弱，左脉稍虚弦。此证乃为脾胃虚寒兼肝有余，气不舒之象。上方加柴胡、延胡索各15g。6剂。

三诊 6月24日，患者上腹疼痛基本消失，饮食尚可，但吃生、冷、寒凉食物仍感上腹部不舒。上方去柴胡，10剂。

四诊 7月4日，患者无上腹部疼痛，饮食正常，亦能吃生冷食物。嘱其服桂附理中丸以巩固疗效。

随访半年未再复发。

【体会】 胃痛之证，有阳虚胃寒、阴虚胃热之分，此证病程较久。《医学真传·心腹痛》曰："痛有之部，有气血阴阳，寒热之不同，岂能概以行气消导为治，但通之之法各有不同，调气以和血，调血以和气，通也；下逆者使之上行，中结者使之旁达通也，虚者助之使通，寒者温之使通，无非也是通之之法也。"本病胃痛隐隐，喜温喜按，泛吐清水，脉沉细而弱，舌质淡，苔薄白，确属阳虚胃寒。治以参、术、甘、姜温胃化寒，方中桂枝后下取其通阳止痛之功。

案3

一般情况 张某，男，38岁。2002年3月16日就诊。

主诉 上腹部阵发性疼痛3年，加重5日。

病史 患者于1999年出现上腹部胀满、疼痛症状，在当地诊治，诊断不详，给予西药（具体用药、用量、用法不详）治疗，病情好转。近3年来患者上腹部胀满、疼痛症状时作时止，呈阵发性发作，以餐前及入夜后上腹部疼痛明显严重，自服氢氧化铝、复方铝酸铋片、甲氰米呱等药物缓解。5日来患者上腹部疼痛症状明显加重，伴见精神不振、上腹部胀满、大便干结、小便黄。患者长期在外务工，饮食无规律，无肝炎、胆囊炎病史。

检查 体温36.8℃，心率92次/分，呼吸20次/分，血压120/70mmHg，舌质红，苔黄少津，脉弦细，神清，精神差，双肺呼吸音清晰，未闻及干湿啰音及哮鸣音；心律齐，各瓣膜所诊区未闻及病理性杂音，腹软，肝脾不大，腹部无压痛、反跳痛。

心电图报告：正常。

胃镜报告：十二指肠球部溃疡。

中医诊断 胃痛（阴虚）。

西医诊断 十二指肠球部溃疡。

治则 养阴益胃，和中止痛。

处方 沙参、麦冬、白芍各15g，生地、杞果、当归、玉竹、石斛各12g，焦栀子10g，炙甘草6g，牡蛎30g。3剂。

医嘱 保持乐观情绪。合理饮食，避免暴饮暴食或饥饱不节。慎用西医抗风湿、解热镇痛类药物。中药每日1剂，分2次水煎服。

二诊 3月19日，患者精神好转，上腹部胀满、疼痛、口干、心中烦热、大便干结症状减轻，仍觉倦怠乏力、食欲不振、嘈杂、睡眠欠佳、小便黄，舌质红，苔黄少津，脉弦细。体温 36.9℃，心率 88 次/分，呼吸 18 次/分，血压 120/70mmHg。上方加左金丸以辛开苦降，黄连 6g，苦寒清火，稍佐吴茱萸 3g，辛以散郁，郁散则火随之得泄。3 剂。

三诊　3 月 22 日，患者精神畅快，饮食增加，睡眠佳，上腹部疼痛、嘈杂、心中烦热、大便干结、小便黄症状消失，仍觉上腹部胀满不适，舌质淡红，苔微黄，脉弦。兼有气滞，上方加佛手、厚朴各 12g，3 剂。

四诊　3 月 25 日，继服 3 剂，诸症消失。

随访 1 年未见复发。

【体会】　本病以上腹部阵发性疼痛，餐前及入夜后疼痛明显加重，大便干结，舌红，苔黄少津，脉弦细为临床特点。因患者长期在外务工，饮食无规律，导致情志郁闷，日久郁而化热，热郁不解，耗伤胃阴，脉络失养，拘急而痛；消瘦、嘈杂、心中烦热、睡眠欠佳、大便干结、小便黄及舌脉表现均为阴虚有热之征象。治以养阴益胃，和中止痛为大法。方选一贯煎加减治疗，沙参、生地、麦冬、杞果、玉竹、石斛养阴益胃；焦栀子清三焦之热；当归活血养血；白芍、甘草缓急止痛；牡蛎制酸，共奏养阴益胃、和中止痛之功，收到良效。

案 4

一般情况　许某，男，23 岁。1974 年 10 月 21 日诊治。

主诉　胃痛 10 年，加重 2 日。

病史　患胃痛 10 年，多处求治无效。近日来胃痛加重，大便下血，色呈暗紫，以清热解毒中药合并服西药胃疡平等，病情仍无转机。症见胃中冷痛，遇寒加重，口吐酸水，食纳欠佳，二便清利，大便下血，手足厥冷，便色紫暗。

检查　面色黧黑，形体消瘦，舌淡苔白，脉沉迟无力。

钡餐透视报告：十二指肠溃疡。

血常规：白细胞计数 14.8×10⁹/L，中性粒细胞 0.82，淋巴细胞 0.18，血红蛋白 90g/L。大便潜血（++）。

中医诊断　胃痛（脾胃虚弱，中阳不足）。

西医诊断　十二指肠溃疡。

治则　温中健脾，益气摄血。

处方　黄芪、干姜各 30g，白术、潞参、当归、元肉、茯苓各 15g，枣仁 12g，远志、木香各 6g，灶心黄土 60g，甘草 30g。4 剂。

医嘱　禁烟酒及辛辣食物。中药每日 1 剂，分 2 次水煎服。

二诊　药服 4 剂，胃疼减轻，大便下血减少，上方加半夏、陈皮各 15g。

三诊　11 月 21 日，上方服 30 余剂诸症基本消失。

【体会】　此胃痛乃胃阳不足，阴寒凝结所致。症见不思饮食，遇寒加重，口吐涎沫，大便溏薄，色呈暗紫，舌淡，苔白多津，脉沉迟。我们常以本方加灶心黄土治疗胃痛、便血亦取得满意效果，《伤寒论》中此方为阳虚阴盛，阴阳格拒而设，《金匮要略》则为治肺痿而用，仲景既辨病又辨证，症状虽异，病机则同，辨证属阳虚阴盛，津不上承之四肢厥冷、烦躁吐逆、肺痿、遗尿之症，均可以此方加减施治。

干姜味辛性燥，温中燥湿，为祛寒助阳之佳品，凡脾胃虚寒、中气下陷可医，肺虚咳嗽、胃寒呕血可治。温中须生，止血须炮。仲景方中干姜每用一二两，亦用至 4 两，虽燥烈而属无毒之品。有干姜之燥，方能祛湿健脾，中阳得补也。对阳虚阴盛者，每用15g，亦可用至30g，未见任何不适。

甘草味辛性平，临床用甘草时，考仲景《伤寒论》、《金匮要略》250余方中，用甘草有120方之多，很多方剂以甘草为君，焉只起调和诸药之功能。可知此药只要用之得当，建功非浅，仲景方中以此药为君，用至4两，为我们大剂运用此药开创了先河。我们在临床中大量运用此药，个别患者服后面目虚浮、尿少者，停药即消。掌握药物的加减，乃是提高疗效的关键，临床中肺虚咳嗽者加五味子；吐血呕血者加青柏叶、半夏；大便下血者加灶心黄土；肺痿者重用甘草；脾虚者重用干姜。但尚须掌握脉数，舌红绛，苔黄燥，发热等热证，在禁忌之列。

九、腹　　痛

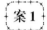

一般情况　王某，男，26岁。1998年4月11日就诊。

主诉　术后腹痛1个月。

病史　患者1个月前行阑尾炎手术，术后至今一直间断腹痛，在某医院输液治疗，效不明显，做X线示：不完全性肠梗阻。现症见腹痛拒按，痛势较剧，大便不畅，舌苔黄腻，脉滑数。

检查　患者表情痛苦，面色发白。

复查X线示：术后不完全性肠梗阻。

血常规：白细胞计数10.2×10^9/L。

中医诊断　腹痛（气滞血瘀型）。

西医诊断　不完全性肠梗阻。

治则　行气通腑。

处方　大承气汤。大黄（后下）、芒硝（冲服）、黄连、木香、槟榔各10g，厚朴、枳实各15g，莱菔子20g。2剂，频服。

医嘱　饮食宜清淡，多食粗纤维食物，忌辛甘厚味。

二诊　4月13日，腹痛未见明显减轻，食差，大便日行两次，思大便既通，何腹痛仍不减，细查患者，虽舌苔黄腻，但见舌下脉络青紫之色，脉象虽数但间有细象，考虑腹痛日久，不通则痛，腹气不通，气血不畅，日久成瘀，故只通不化瘀，虽腹气通，但气血未畅，故腹通而痛未减。思之，改为桃仁承气汤以化裁。处方：桃仁10g，大黄8g，桂枝、红花各12g，丹参30g，赤芍25g，延胡索20g，川芎15g，三七粉（冲服）、甘草各6g。3剂，每日1剂，分2次水煎服。

三诊　4月16日，服上药3剂，腹痛大减，大便次数较多，原方去大黄、桂枝，加芍药20g，3剂，水煎服。药液服完，腹部基本不痛，精神大悦，饮食大增，故在原方的基础上稍加改动，继服5剂，以巩固疗效。处方：桃仁、黄连各10g，红花8g，丹参、赤芍、延胡索各20g，川芎、枳壳各12g，芍药30g，甘草6g。

【体会】　"痛者不通也"，腹以通为顺，以和为降，所以在审因论治的基础上，辅以理气通导之品，"久痛入络"，气血不畅，久而成瘀，故应加入辛润活血之品。本案患者在治疗上，开始有一定的误区，单以通为用，用药后虽肠已通，但血未通，故腹痛未减，加上活血化瘀药后，使气血通，则腹痛减，久痛者加入辛润活血之剂尤为必要。

案2

一般情况　姚某，男，30岁，农民。1999年3月12日初诊。

主诉　反复腹痛2年，加重1周。

病史　患者于2年前出现不明原因的腹痛，时轻时重，时发时止。各项检查均无异常，曾多次给予阿莫西林胶囊、654-2片、玄胡止痛片等消炎、解痉、活血化瘀止痛之剂皆无明显效果。现症见腹部疼痛加重，以下腹为著，发无定时，夜间加重，常从睡眠中痛醒，伴头晕、乏力、恶心、食欲减退，大便稀，小便清长。

检查　形体消瘦，面色黧黑，表情痛苦，腹部柔软，重按胀痛，舌质红暗，苔薄黄，根部厚腻，脉沉弦滞涩。血压125/65mmHg，心率82次/分，体温36.8℃。

血常规、尿常规均正常。

腹部B超示：肝脾不大，胆囊壁光滑，无增厚、粗糙，胆囊内无结石，双肾、输尿管均无异常。

消化道气钡造影：胃黏膜皱襞增粗，未见龛影，胃窦可见不规律痉挛性收缩。

胃镜检查：胃黏膜轻度充血。

中医诊断　腹痛（脾胃阳虚，气滞血瘀）。

西医诊断　局限性肠炎。

治则　益气健脾，温中散寒，行气化瘀。

处方　桂枝12g，芍药30g，延胡索25g，肉桂6g，木香、干姜各8g，吴茱萸、云苓、白术、山药、黄芪各15g，炒麦芽20g，大枣3枚，生姜3片。3剂。

医嘱　食宜温补，忌食寒凉，注意必要的体育锻炼。中药每日1剂，分2次水煎服。

二诊　3月15日，患者服上药3剂后，头晕、乏力、腹痛较前好转，大便稀，小便清长，舌质暗，苔薄白、根部厚腻，脉沉弦滞涩。上方加入炮附子12g，炒扁豆15g，继服3剂。

三诊　3月18日，服药后肠鸣、矢气频作、腹痛，稍按则急于登厕，1日排黑色溏便3次，随之，腹痛豁然而消失，夜眠能安，精神转佳，舌根腻苔已化，六脉已转和缓。为巩固疗效，继以香砂六君子汤调理善后。处方：木香、砂仁各8g，云苓、潞党参、白术、炒山药各15g，半夏、陈皮各12g，生姜3片，大枣3枚。

【体会】　《诸病源候论·久腹痛》曰："久腹痛者，脏腑虚而有寒，客于腹内，连滞不歇，发作有时；发则肠鸣而腹绞痛，谓之寒中。"本案久痛必虚，当责之于脾，入夜痛甚，邪居阴分。治疗应抓住脾虚、血瘀的特征，药用黄芪、白术、山药、炒扁豆等益气健脾；附子、肉桂温中以散腹内之虚寒；延胡索活血行气；木香导滞行气畅中，瘀血行腹痛愈矣。

案3

一般情况　辛某，男，34岁，农民。1986年7月31日就诊。

主诉　反复腹痛6个月。

病史　患者自述于今年农历正月初四同房以后，次日晨下田劳动，天寒受冻，突感脐中疼痛转剧，饮酒3次以驱寒止痛，而疼痛反甚。半年来曾服温中止痛之剂百余剂，病情未见好转。现症见现进食后脐周即痛，如吃硬物痛势尤其，伴见精神不振，乏力，纳差，睡眠一般，矢气频频，大便溏薄而夹有不消化食物，日行 2 次。

检查 体温 36.5℃，心率 72 次/分，呼吸 18 次/分，血压 105/60mmHg，神志清，精神差，舌质淡，苔白腻，脉沉细迟。心肺查体（-），肝脾不大。

胃镜：胃溃疡。

中医诊断 腹痛（阴寒内盛）。

西医诊断 胃溃疡。

治则 温阳散寒，蠲化瘀浊。

处方 熟附子(先煎)、小茴香、白术各 9g、炮姜、炙甘草、蜀椒、桂枝各 4.5g、失笑散(包) 12g。6 剂。

医嘱 食宜温补，忌烟酒及辛辣刺激食品，注意调情志。中药每日 1 剂，分 2 次水煎服。

二诊 8 月 7 日，服药后大便每日 1 次，成形，脐中疼痛大减，晚饭后尚有隐痛，平卧则较舒，略觉口干欲饮（过去不知口干）。阴寒凝滞，渐见疏通，再守原法。原方加木香 9g，6 剂。

三诊 8 月 14 日，前天中午吃猪头肉后，脐腹疼痛又作，食停肠中，气滞作痛，得矢气则舒，舌脉如前，原方加入消导之品。处方：熟附子(先煎)、炙甘草、槟榔、枳实、蜀椒、小茴香、炙鸡内金各 9g、炮姜、桂枝各 4.5g，6 剂。

四诊 8 月 21 日，上周腹痛未发，食后脘腹作胀如塞，胃纳香，苔根薄腻，脉虚弦而迟，守法不变。原方加炒谷芽 12g，6 剂。

五诊 8 月 28 日，病情稳定，大便较细，有不消化食物，下午脐腹滞胀不舒。再拟温散寒邪，消食化滞。处方：炮姜、桂枝、蜀椒、炙甘草各 4.5g，槟榔、小茴香、白术、木香各 9g，炙鸡内金 6g，6 剂。

六诊 9 月 4 日，大便已成形，无不消化食物，但腹部仍觉隐隐作胀，胃纳较佳，苔脉如前。仍守原意。原方加茯苓 9g，6 剂。

七诊 9 月 25 日，右下肢烫伤后，少腹隐痛又作，舌脉基本如前。再宗原方出入。处方：当归、陈皮、赤芍、大腹皮各 9g，广木香 6g，白术、焦六曲各 12g，炙甘草、炙鸡内金各 4.5g，6 剂。

八诊 10 月 9 日，小腹痛未发，唯觉脐下如有物阻，晨起肠鸣，胃纳甚香，苔薄腻，舌质偏淡，脉虚弦。治疗以后，病情续见好转，已有痊愈之机。再拟前法续进，以巩固疗效。原方加炮姜 4.5g，6 剂。

【体会】 本例同房之后，复感寒邪，瘀浊败精凝聚少阴厥阴两经，而瘀浊寒湿之邪，黏滞难化。患者绕脐疼痛，痛处不移，当有瘀浊内停。因此，除用附子理中汤（未用党参）以温中散寒外，重点用失笑散、桂枝活血化瘀，通阳行痹，以后又用当归、赤芍，使瘀浊败精得以蠲化，阳气得以宣通，以达到止痛之目的。其中蜀椒、小茴香具有辛温疏通之性，为疏泄厥阴、驱除阴寒、治疗寒疝腹痛之要药，服药 6 剂后，腹痛大减。在治疗过程中，因饮食不节和右下肢烫伤，疗效受到一定影响，但终于在治疗 2 个多月，服药 40 余剂后，取得了较好的疗效。方中曾先后用鸡内金、谷芽、六曲、陈皮等消导之品，主要由于患者发病在春节酒食过量之时，之后又吃油腻不消化食物，故消食和中之法，亦不可少。在此之前，曾服大量温中止痛之剂，之所以未能奏效，主要在于没有抓住活血化瘀这一要点，以致影响治疗效果。

十、泄　泻

案1

一般情况　程某，男，47岁，干部。2005年9月20日初诊。

主诉　腹泻反复发作月余，加重3日。

病史　患者于1个月前开始无明显诱因出现腹泻，3~5次/日，便时腹痛，泄后即安，自觉少腹畏寒，口服药物治疗（具体不详），效果不明显。后于某医院大便培养未见致病菌。肠镜示：慢性结肠炎，镜检未见恶性病变。3日前因受凉后腹泻、腹痛加剧。现症见面色㿠白，畏寒肢凉，便次增多，水样便，脘腹时有冷痛，口干纳呆，小便淡黄。

检查　舌淡，苔白，脉细。体温36.0℃，心率68次/分，呼吸19次/分，血压90/60mmHg，双肺呼吸音清，未闻及干湿啰音，心界不大，心律齐，各瓣膜听诊区未闻及杂音，腹软平坦，肝脾肋下未触及，下腹部有按压痛，肠鸣音亢进，神经系统检查未引出阳性体征。实验室检查未做。

中医诊断　泄泻（脾肾阳衰，湿邪下注）。

西医诊断　慢性结肠炎。

治则　温补脾肾，利湿止泻，升气固中。

处方　党参、补骨脂、淫羊藿、杜仲、车前子(包)各30g，白术、陈皮、木香、肉蔻、川朴、白芍各12g，延胡索15g，黄连6g，甘草10g。10剂。

医嘱　慎起居，避风寒，调饮食，勿食寒凉之品。中药每日1剂，分2次水煎服。

二诊　9月30日，腹泻减轻至日一两次，畏寒、肢冷症状有所改善，但不慎食用辛辣之品，当日腹泻加重，3~5次/日，肛门灼热，水样便，有里急后重感。脾胃本弱，又生湿热，脾虚为本，湿热为标，"急则治其标"，上方去淫羊藿、补骨脂、肉豆蔻，加入白头翁、秦皮、升麻各20g。3剂。

三诊　10月3日，药后腹泻停止，无腹痛、里急后重、肛门灼热等症状，下腹部无按压痛，肠鸣音正常，舌质淡，苔白，脉沉细，守一诊之方调理月余而愈。

【体会】　本病之治疗分三个阶段，首先在于扶脾肾之阳、升固下脱之液，故用补中益气汤加温热之品而获效。二诊之变因贪食助湿化热之味，因运化无力，湿热反生，此当在补脾益肾之基础上加用清利湿热之白头翁、秦皮；用升麻以加强升固津液之作用。第三诊则守第一诊之补中益气汤加味治疗。纵观本案，一诊、三诊针对本病之根本原因，二诊是治疗过程中的变数，但用药过程中，始终抓住补脾益肾，维护正气使气液得固不能下脱，故能收全效。可见在治疗疾病中要知常达变，方可随证用药，达到治疗之目的。

案2

一般情况　刘某，男，19岁，学生。1998年9月20日初诊。

主诉　腹痛、腹泻1日。

病史　患者于昨天因进食冷饮及大量瓜果后出现腹疼，腹泻，大便呈水样，每日8次左右，无黏液脓血便，伴有纳差，无里急后重，在当地卫生所诊治，诊断为"肠炎"，给予土霉素、黄连素治疗，症状无明显好转。现症见腹痛，腹泻，肠鸣，脘闷食少，大便清稀。过食生冷，脾失健远，升降失调，清浊不分，传导失司故腹泻、大便清稀；寒湿内盛，肠胃气机受阻，则腹疼肠鸣；脾失健远，则脘闷食少；舌质淡，苔薄白，脉濡缓均为寒湿内盛之象。

检查 舌质淡，苔薄白，脉濡缓。

实验室检查：白细胞计数 $10.2 \times 10^9/L$，淋巴细胞 0.2，中性粒细胞 0.8；便常规示白细胞（+），未见脓细胞。

中医诊断 泄泻（寒湿困脾）。

西医诊断 急性肠炎。

治则 解表散寒，化湿止泻。

处方 半夏、白芷、紫苏、大腹皮、云苓各 12g，陈皮、白术、川朴、藿香各 15g。2 剂。

医嘱 忌食生冷食物，注意腹部保暖，饮食以清淡易消化为宜。中药每日 1 剂，分 2 次水煎服。

二诊 9 月 22 日，患者自觉腹痛、腹泻消失，脘闷食少减轻。患者病情基本痊愈，给予三甲散口服以善后。

【体会】 本证为内伤湿滞，脾胃运化失常。方中藿香辛温解表，芳香化湿，和胃止呕，为君药；紫苏、白芷辛温发散，助藿香解表化湿为臣药；半夏曲、陈皮、白术、云苓燥湿和胃，健脾祛湿，大腹皮、厚朴、桔梗、白芍行气化湿，畅中消胀共为佐药；甘草调和诸药为使药。诸药共用使脾胃调和，气机通畅，传导正常。

案 3

一般情况 张某，女，18 岁，农民。2004 年 6 月 15 日初诊。

主诉 腹痛、腹泻 2 年，加重 1 周。

病史 患者于去年 11 月因工作劳累，加之饮酒过多，出现腹痛、腹泻，日久不愈。肠镜检查诊断为"慢性结肠炎"。近 1 周来因贪凉冷饮病情加剧。现症见患者每日腹泻三四次，尤以黎明泄泻为重，早上 5 点准时登厕，大便稀如酱，夹带黏液及不消化食物，泻后头晕、神疲，甚则欲仆，伴小腹坠痛、恶风、不能久立，受风则腹泻，久立则脱肛。平日里畏寒肢冷，易感冒。

检查 体温 36.5℃，心率 80 次/分，呼吸 22 次/分，血压 95/65mmHg，舌质淡红，苔薄白，脉沉微弱。面色苍白，形体偏瘦，精神委靡，音低声怯，按之腹部柔软，下腹稍有触痛。

血常规：白细胞计数 $6 \times 10^9/L$，红细胞计数 $4.6 \times 10^{12}/L$，血红蛋白 110g/L。便常规提示正常。

结肠镜检查：慢性结肠炎。

中医诊断 泄泻（脾肾阳虚，清气下陷，卫表不固）。

西医诊断 慢性结肠炎。

治则 温肾固涩，健脾升清止泻，兼以调营固卫。

处方 附子 8g，补骨脂、吴茱萸、煨肉豆蔻、五味子、炮姜、党参、白术、升麻、防风各 15g，黄芪 30g，炒扁豆 10g，3 剂。

医嘱 加强锻炼，提高机体免疫力。畅情志，起居有常，饮食有节。中药每日 1 剂，分 2 次水煎服。

二诊 6 月 18 日，腹痛减轻，大便成形，每日一两次，时间后移，恶风亦明显好转，舌质红，苔薄黄，脉沉无力。效不更方，续服上方另加鸡内金 15g，白芍 30g。

三诊 6 月 25 日，患者服上方 1 周后，自感腹痛消失，大便成形，大便每日 1 次，腹泻消失，饮食大增，精神大振，睡眠欠佳，舌暗红，苔白，脉沉弦。治以健脾为主，兼以养心安神，处方：太子参、半夏、远志、炒扁豆、炒山药、陈皮各 15g，白术 18g，云苓、炒枣仁各 30g，木香、砂仁各8g，炙甘草12g，肉豆蔻10g，10剂。之后停药观察2个月未再复发，病告痊愈。

【体会】 慢性腹泻，多属虚寒。多由长期饮食不节、饥饱失调，使胃肠功能减退，不能受纳水谷，也不能运化精微，反聚水成湿，积谷为滞，致脾胃失降失司，清浊不分，混杂而下遂成泄泻。如《景岳全书·泄泻》曰："泄泻之本无不由于脾胃。"泄泻日久脾虚及肾，致使肾阴虚弱，故而黎明之前脐腹作痛，小腹疼痛，形寒肢冷，腰膝酸软。纵观本病病于脾而本于肾，其治始终以温肾阳为主的同时健脾助运、温中化湿、升清涩敛、理气和胃，药证相符，疗效显著。

案4

一般情况 李某，男，41岁，农民。1976年4月29日就诊。

主诉 腹泻4个月余。

病史 患者9年来腹泻与便秘交替出现，体重由75kg降至63kg。1968年1月在某医院摄片检查并诊断为：①降结肠炎；②末端回肠炎。同年4月1日做剖腹探查，发现整个肠系膜充满黄豆及核桃大小的淋巴结，诊断为"肠系膜淋巴结炎"，经中西医治疗多年，至今未愈。1976年起腹泻每日三四次。现症见大便每日2次，腹痛以少腹两侧为甚，便解不畅，夹有黏冻，时时嗳气，如吃青菜即肠中作鸣。

检查 体温36.4℃，心率90次/分，呼吸22次/分，血压90/60mmHg，发育正常，营养差，面色黧黑，形体消瘦，声音低怯，肠鸣音亢进，下腹部压痛，无反跳痛，舌质红，苔腻，脉弦滑。

中医诊断 泄泻（脾虚湿阻）。

西医诊断 慢性结肠炎。

治则 健运脾胃，渗湿化瘀。

处方 焦白术、焦六曲、大腹皮、枳实、广木香、夏枯草各9g，秦皮、茯苓、海藻、失笑散（包）各12g。7剂。

医嘱 淡质流食，忌辛辣、油腻之品。中药每日1剂，分2次水煎服。

二诊 5月6日，服药后一度大便日行五六次，质稀如水，但不畅爽，夹有黏冻，时时腹胀，有时剧痛，舌红少苔，脉仍弦滑，再守原意。前方去夏枯草，加焦白芍18g，炙甘草6g，炒吴茱萸3g。

三诊 5月15日，本周大便每日2次，阵发腹痛，痛剧则大便次数增加，腹常作胀，得矢气则舒（未注射止痛针），舌质红，少苔，脉弦。仍拟健脾和胃，调气化瘀之法。处方：焦白术、广木香、香附、焦六曲、失笑散（包）各9g，白芍18g，炙甘草6g，秦皮12g，炙乌梅3g。7剂。

四诊 5月22日，近日大便每日三四次，黏液多，腹痛减，少腹胀，自觉肠鸣，舌质红无苔，脉细弦，治宗前法。前方去制香附、失笑散，加炒诃子9g，炮姜8g，乌药9g。14剂。

五诊 6月5日，上周以来大便溏而不畅，黏冻增多，不能吃青菜及肉类，少腹觉冷，平时腹痛隐隐，午后胀痛加剧，入夜更甚，晨起轻，得矢气或大便后较舒，疼痛亦减，知饥欲食而食后腹胀难忍，舌偏红少苔，脉弦。前法中加重调气清肠之品。处方：南沙参、白头翁各12g，炒白芍15g，秦皮、炙甘草各4.5g，焦白术、广木香、槟榔、炒枳实、焦神曲、焦山楂、失笑散（包）各9g，炮姜3g。7剂。

六诊 6月12日，大便日行四五次，不成形，伴黏冻，仍有腹痛，但泄后则痛减，神疲乏力，舌红，脉弦带数，再拟前方出入。处方：陈皮、炒白术、炒防风、木香、大腹皮、煨肉果各9g，秦皮、南沙参各12g，红藤30g，炮姜3g，炒白芍15g。7剂。

七诊 6月19日，服前方较舒，大便每日2次，质烂有黏冻，神疲无力，腹胀不痛，舌红，脉细弦，再予前法、前方 7 剂。

八诊 病情稳定，方同前。

十五诊 8 月 7 日，腹痛 3 周未发作，腹胀亦轻，有矢气则松，肠中有时仍感发酵样，大便稀，夹黏冻，每日多则 2 次，胃中泛酸作嘈，舌质红，脉细。再拟前法进步。处方：党参、南沙参、白术、秦皮、煨肉果各 12g，木香、炒扁豆、焦神曲、焦山楂各 9g，红藤 30g，炮姜 3g，炙甘草 6g，合欢皮、白芍各 15g。有泛酸嘈杂时再加煅瓦楞子 30g。

十六诊 饮食渐增，体力逐步恢复，守方不变。

三十二诊 11 月 13 日，肠中作胀已减，大便较多，质溏，胃中仍有隐痛泛酸，舌苔薄腻，脉细弦，再予前法。处方：炙甘草、广木香各 6g，煅瓦楞子 18g，炮姜 3g，焦山楂、白术、沉香曲、青陈皮各 9g，炒谷芽、党参各 12g。7 剂。

【体会】 本例为肠系膜淋巴结炎，在临床上较为少见。症状以少腹胀痛、大便稀夹有黏冻为主，病情较慢性结肠炎为重。初诊时鉴于患者形体消瘦，舌红脉弦滑，证属脾胃已伤，阴液亏耗，肝旺克脾，故腹疼其剧。在健脾和中，调气化瘀方中，重用芍药、甘草、乌梅以缓肝止痛。四诊以后，痛已减轻，大便次数较多时加诃子、炮姜为温涩之法。六诊后再加南沙参、红藤以养肺气而清肠热，使黏冻逐渐减少。此方应用较久，病情得以稳定。在治疗 6 个月以来，症状大为减轻，饮食增加，形体渐见丰润，病有向愈之机。由此可见，健脾温中、化瘀止痛与抑肝清肠同用，对慢性腹泻，病情复杂者，确能起到一定的作用。

案 5

一般情况 龙某，男。1981 年 5 月 17 日就诊。

主诉 腹泻 2 周。

病史 患者早年从事汽车运输工作，生活没有规律。1975 年以来，出现每日黎明时分（约 5 点左右）即出现腹痛入厕，泄后痛安，白天大便 2 ~ 4 次，便溏，曾口服中西药无效。1979 年 6 月经做纤维肠镜检查示：慢性结肠炎。近 2 周来因贪凉饮冷引起病情加重。症见每日腹泻 3 ~ 5 次，尤以黎明时分为甚，便溏，泄后出现四肢困倦、头晕、小腹下坠。

检查 体温 36.5℃，心率 88 次/分，呼吸 20 次/分，血压 100/65mmHg，发育正常，营养差，肢体不温，面色萎黄，语声低怯，肠鸣音偏亢，下腹部压痛，舌质淡，苔薄白，脉沉细。

中医诊断 泄泻（脾肾阳虚）。

西医诊断 慢性结肠炎。

治则 温肾固涩，健脾升清。

处方 生姜、陈皮、肉蔻各 10g，甘草、吴茱萸、苏叶、炮姜各 6g，木瓜、槟榔、补骨脂各 12g，桂枝、桔梗各 9g，苡米 15g。10 剂。

医嘱 服用温补之品，忌生冷、辛辣。中药每日 1 剂，分 2 次水煎服。

二诊 5 月 30 日，服上方 10 剂，腹痛消失，大便成形，食量大增，四肢有力，面色渐转红润，方药投症，后继以香砂六君子汤加减变化调理 2 个月而痊愈。

2 年后随访未见复发。

【体会】 泄泻是指大便次数增多，粪质溏薄或完谷不化，甚至泄出如水样的一种疾病，它与现代医学腹泻的含义相同，可见于多种疾病。凡因消化器官发生功能性或器质性病变而导致的腹泻，如急慢性肠炎、肠结核、肠功能紊乱、结肠过敏等，均可依据中医理论辨证施治。

泄泻一证，首载于《内经》。《素问·气交变大论》中记载有"鹜溏"、"飧泄"、"濡泄"、

"注下"等名称。《素问·阴阳应象大论》说："湿盛则濡泄。"可见，用泄泻统称本病，是以《内经》作为理论基础的。继《内经》之后，《难经·五十七难》提出了五泄的病名和症状，谓："泄凡有五，其名不同，有胃泄、脾泄、有大肠泄、有小肠泄、有大瘕泄，名曰后重。胃泄者，饮食不化色黄；脾泄者，腹胀满，泄注，食即吐逆；大肠泄者，食已窘迫，大便色白，肠鸣切痛；小肠泄者，溲而便脓血，少腹痛，大瘕泄者，里急后重，数至圊便，茎中痛。此为五泄之要法也。"《难经》提到的五泄，是从脏腑角度提出的，虽然小肠泄与大瘕泄可能属于痢疾，但其余三泄多属于泄泻的范畴。汉代的张仲景、晋代的王叔和、宋代的陈无择、元代的朱丹溪虽然对泄泻的病因、病机、治则、方药有所论述，但是以明代的张景岳和李中梓论述较为详细。如《景岳全书·泄泻》说："泄泻之本，无不由于脾胃"，"泄泻之因，惟水火土三气为最"。张氏认为泄泻之病，多见于水火不利，若水谷分利，则泻自止，所以认为利水是上策。但张氏更认识到，分利之法，亦不是所有患者都适应，他指出"有寒泄而小便不利者……有命门火衰作泻而小便不利者"，然分利之法，"唯暴注新病者可利，形气虚弱者不利，口干非渴而不喜冷者不利"。张氏的这种辨证明确、持论平正的观点，特别是能够从正反两方面论述可利与不可利的关系，是值得效法的。李中梓对泄泻的治法作出了进一步的概括，提出了著名的治泻九法，为后世医者所推崇。《医宗必读·泄泻》篇说："治法有九：一曰淡渗……一曰升提……一曰清凉……一曰疏利……一曰甘缓……一曰酸收……一曰燥脾……一曰温肾……一曰固涩……"，认为"夫此九者，治泻之大法，业无遗蕴，至如先后缓急之权，岂能预设，须临证之顷，圆机灵变"。其论述系统之全面，是泄泻治疗学上的一个发展，其实用价值亦为临床所证实。

泄泻的病因病机，现在中医内科本科教材总结为：其病因有感受外邪、饮食所伤、情志所伤、脾胃虚弱、命门火衰诸方面；其病机方面主要在于脾胃与大小肠的病变，而脾虚湿胜是导致本病的重要因素。外因与湿邪的关系最大，湿邪浸入，损伤脾胃，运化失常。《素问·阴阳应象大论》谓："湿胜则濡泄。"内因与脾虚的关系最为密切，脾虚失运，水谷不化精微，湿浊内生，混杂而下，发生泄泻。《景岳全书·泄泻》篇谓："泄泻之本，无不由于脾胃。"肝肾所引起的泄泻，也多在脾虚的基础之上发生。脾虚失运，可引起湿胜，而湿胜又可影响脾的运化，故脾虚和湿胜是相互影响、互为因果的。

本案的病因病机是脾肾阳虚。故应以温补脾肾，行气化湿，温化寒湿，固涩收敛为法，方选鸡鸣散加减。鸡鸣散意在要求五更鸡鸣时候服药，一则阳升阴注，使寒湿之阴邪随阳气之升发而散；一则是取空腹服药，使药物吸收较易，尤其易于达到泻下以除寒湿的目的。鸡鸣散原本治脚气病而见的是胫重无力，行动不便，或麻木冷痛，或挛急上冲，甚至胸闷泛恶，以及风湿流注，发热恶寒，脚足痛不可忍，筋脉浮肿者。本案在此应用的本意是本方有开上、导下、疏中、温宣、降浊之功，更加上温肾固涩之补骨脂、肉蔻、桂枝透肌调节营卫，佐以炮姜、苡米温中利湿，共奏温肾健脾补中、固涩、调营卫之功，药投病机，痼疾可获速效。

十一、痢　疾

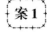

一般情况　宋某，男，36 岁，农民。2004 年 11 月 10 日初诊。

主诉　便下脓血、里急后重 3 日。

病史　患者素嗜辛辣厚味。3 日前因劳累后在外饮酒进食，入夜即腹泻、呕吐大作，第二日晨开始便带脓血，赤多白少，里急后重，肛门灼热，入厕频频。在当地以"痢疾"为诊断治疗无效（用药不详）。

检查 自觉发热时有汗出，入厕频频，小腹坠痛，里急后重，便下脓血，肛门灼热，口干喜饮，小便短赤，舌红，苔黄，脉滑数。体温38.0℃，心率78次/分，呼吸18次/分，血压145/75mmHg，颈柔无抵抗，双肺呼吸音清，未闻及干湿啰音，心界不大，心律齐，各瓣膜听诊区未闻及杂音，腹软平坦，肝脾肋下未触及，下腹部有压痛，神经系统检查无阳性体征引出。

实验室检查：便常规示白细胞（+++）、脓细胞（+++）、红细胞（++）。

中医诊断 痢疾（湿热下注）。

西医诊断 急性肠道感染。

治则 隔离；清热利湿。

处方 白头翁18g，金银花、茯苓各30g，黄连12g，大黄6g，赤芍、白芍各20g，秦皮、柴胡、桔梗、枳实各15g，甘草10g。3剂，水煎服。

医嘱 畅情志，慎起居，避风寒，勿食辛辣之品。

二诊 服上药3剂后，腹痛、腹胀症状减轻，肛门不甚灼热，入厕次数减少，大便稍溏，无脓血，舌红，苔黄，脉滑，体温37.0℃，守法再进3剂。

三诊 上药服完，无腹痛、里急后重、肛门灼热之症状。便常规：正常。自觉神疲，时有汗出，舌质红，苔薄黄，脉细，乃泻下伤阴，以生脉散合连梅汤3剂而愈。

【体会】 此证由湿热蕴积下焦，暴迫下注而致，且偏于血分热盛，故以白头翁汤主之。"行气则腹痛自止，调血而便脓自愈"，纵观本案，调气行血，清热利湿，始终贯穿治疗前后，金银花、白头翁、黄连、秦皮、大黄清热去湿，茯苓、赤白芍养阴利湿，柴胡、枳实、桔梗调理气机，甘草调和诸药。"暴迫下注，皆属于湿"，湿蕴于内而生热毒，湿为关键之病邪，湿去则热不能独存，热去则血无所伤，故诸药合用，则腹痛、便血、里急后重等症皆愈。

案2

一般情况 李某，男，30岁，农民。2004年7月3日初诊。

主诉 腹痛、里急后重、泻下黏液脓血便，时发时止3年余。

病史 3年前，患者因饮食不当引起腹胀，腹痛，腹泻，泻下赤白黏液，泻后腹痛减轻，自服诺氟沙星、泻痢停3日后症状好转，自行停药。后每遇进食生冷或辛辣食物即引起泄泻，伴有黏液便、腹痛隐隐、里急后重。口服抗生素后可改善症状。其后下利时作时止，缠绵不愈。

1年前饮酒后再次引起泄泻，泄下赤白黏液，里急后重，伴腹痛、恶心、厌食等，症状加重。在我市某医院就诊，按"溃疡性结肠炎"治疗，静脉滴注氢化可的松及抗生素、维持电解质平衡、解痉止痛及对症处理。用药3周后症状好转。之后长期口服泼尼松及柳氮磺吡啶治疗。用上述药物近半年病情一度好转。患者逐渐出现食欲不振、恶心、呕吐、头痛等症状。化验肝功能，提示肝损害。停用上述药物进行保肝治疗，并改服中药治疗本病。曾服参苓白术散、白头翁汤等处方，治疗3个月余仍不愈。

现症见腹痛喜温喜按，泻下黏液或黏液脓血便，一两个小时1次，便后痛减，里急后重，伴口苦咽干，纳呆，小腹坠胀，消瘦，手足不温，体倦乏力，时发时止。

检查 体温36.8℃，心率90次/分，呼吸20次/分，血压120/80mmHg。患者神志清，精神差，发育正常，营养差，头颅无畸形，咽腔不充血，胸廓对称，双肺呼吸音清，心律齐，无杂音，腹软平，左中下腹可触及条索状物，质软，压痛明显，双肾区无叩击痛，神经系统生理反射存在，病理反射未引出，舌红，苔白腻，脉弦滑。

血常规：白细胞计数 12.1×10⁹/L，中性粒细胞 0.662，淋巴细胞 0.169，嗜酸性粒细胞 0.147，血红蛋白 90g/L。

粪常规：黏液脓血便；镜检见红细胞、巨噬细胞及脓细胞。

粪便培养：致病菌（−），无溶组织阿米巴滋养体及包囊，无血吸虫卵。

电子结肠镜检查：结肠黏膜粗糙呈细颗粒状，弥漫性充血水肿，血管纹理模糊，质脆出血，有脓性分泌物；病变处见多发性糜烂及浅溃疡。

中医诊断　休息痢（寒热错杂）。

西医诊断　慢性溃疡性结肠炎。

治则　温清并用，调气行血。

处方　乌梅30g，补骨脂、当归、五味子、白术、白芍各15g，细辛、吴茱萸各6g，干姜、木香、枳实、甘草各12g，黄连、黄柏、附子、人参各10g，川椒8g。7 剂。

用法　上药加水 500ml，煎40min，取汁300ml，再加水400ml煎取汁300ml，两煎相合，分3次口服，日1剂。

医嘱　嘱患者注意休息，饮食宜少渣、易消化食物，忌食生冷油腻、辛辣刺激食物。

二诊　7月10日，服用上药7剂后，患者症状减轻，饮食好，腹痛明显缓解。大便日三四次，夹有赤白脓血，稍有里急后重，余无不适。续服10剂。

三诊　7月20日，服用上药10剂后，患者精神好，饮食正常，口苦咽干等症消失，大便日两三次，夹少量赤白脓血，但仍有手足不温、体倦乏力，余无不适。上方中加桂枝12g，黄芪40g以加强温阳补虚之力。续服15剂。

四诊　8月5日，服上药15剂后，患者精神佳，饮食、睡眠均正常，大便日一两次，偶见少许白黏冻但无脓血，余无不适，续服三诊处方15剂。

五诊　8月20日，服上药15剂后，精神佳，饮食、睡眠正常，大便日一二次，无黏液及脓血，舌淡苔白，脉虚弱。肠中湿热已祛，目前症状以脾虚湿盛为主，改以参苓白术散加味：山药、薏苡仁、扁豆各20g，白芍、陈皮、白术、砂仁、桔梗、赤石脂各15g，人参10g，黄芪40g，茯苓、莲子心、甘草各12g。续服1个月后，各种症状均消失。再服参苓白术散合理中丸3个月，以巩固疗效。嘱其注意保暖，不适随诊。

随访至今病情无复发。

【体会】　本患者初因饮食不节而积滞于大肠，以致气血壅滞肠道，传化失司，脂膜血络损伤，腐败化为脓血而成痢疾。初始未彻底治愈，致下利日久。复因服西药损伤正气，致正虚邪恋，胃肠传导失司，故缠绵难愈，时发时止；阳虚生寒，则小腹坠胀、喜温喜按、手足不温。湿热留滞不去，病根未除，故感受外邪或饮食不当而诱发，发则便下脓血，里急后重，腹部疼痛，形成寒热错杂之久痢。故治以温清并用，调气行血，消补兼施之法，扶正祛邪。方中重用乌梅以涩肠止泻；黄连、黄柏清热燥湿而止痢；附子、干姜、川椒、细辛温肾暖脾；人参、当归补气行血；木香、枳实调气行滞；五味子酸温，固肾益气，涩精止泻；吴茱萸辛苦大热，温暖脾肾以散阴寒；补骨脂温肾暖脾，固涩止泻；白术健脾燥湿；白芍柔肝理脾，调和气血，而止泻痢腹痛；甘草甘平，益胃和中，调和诸药，与芍药相配，又能缓急而止腹痛。诸药相合，温中补虚，清热燥湿止痢。方中调气和血与柔肝理脾合用，"调气则后重自除，行血则便脓自愈"。肝脾调和则腹痛得平。同时合四神丸以增强温阳止痢的功效，待病情好转后，又服参苓白术散以巩固疗效。最终获得痊愈。

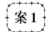 **案 3**

一般情况 王某，女，52 岁。1981 年 4 月 21 日诊治。

主诉 腹部冷痛，大便日 10 余行，泻痢白色脓样黏冻。

病史 久有慢性肠炎病史，经常大便溏薄，腹痛绵绵。1981 年农历正月初四因食油腻，下利不止，如水倾泻。服土霉素、氯霉素、呋喃唑酮等药后泻痢稍减，但便出白色脓样黏冻，腹部冷痛，久治不愈。症见面色青黄，精神委靡，腹部冷痛，气短声微，四肢发凉，小便不利，大便日 10 余行，泻痢白色脓样黏冻，口淡不渴，舌淡，苔白多津，脉沉细无力。

中医诊断 虚寒痢（脾肾阳虚，阴寒内盛）。

治则 温补脾肾，收涩固脱。

处方 人参、白术、干姜各 15g，白芍、木香、诃子各 10g，赤石脂 30g，粳米 60g，肉桂 6g。3 剂。

医嘱 注意保暖，忌生冷、辛辣食物。中药每日 1 剂，分 2 次水煎服。

二诊 4 月 23 日，服药 2 剂，腹部冷痛减轻，便次减少，上方继服 3 剂。

三诊 4 月 27 日，腹痛消失，大便已转正常。

【体会】 本痢疾谓虚寒痢，属脾肾阳虚，阴寒内盛，下元失固所致。加之病久而见面色青黄，精神委靡，腹部冷痛，气短声微，四肢发凉，小便不利，大便日 10 余行，泻痢白色脓样粘冻，口淡不渴，舌淡，苔白多津，脉沉细无力。故治宜温补脾肾，收涩固脱，方用桃花汤加减治疗而获满意效果。本方加减治疗脾肾阳衰，阴寒内盛，下利不止引起的腹痛、痢疾多能收效。气虚者酌加黄芪、人参、云苓；阳虚甚者加附子，其效更佳。桃花汤仲景于"少阴篇"为治疗虚寒滑脱下利而设，《金匮要略》用本方治疗便脓血之证，以证此方运用范围之广。仲景论述虽简，但从药物的协同分析来看，其治证尤为广泛，能疗中焦脾胃虚衰之吐血，更医下焦不固之便脓血，亦能温中止痛。中焦虚寒，下元失固，泻利不止，滑脱不禁是此方的辨证要点。本方三药均为无毒之品，不但能治虚寒滑脱下利，只要辨其中焦虚寒之病机，亦能治大便下血、痔疮下血、脱肛下血。我们在临床中不受中西医各种病名之限，对西医诊断的菌痢辨其下元失固者多合白头翁汤，痔疮下血者加地榆、槐角；五更泄泻者加白术、云苓；脱肛者加黄芪、升麻；中焦虚寒吐血者重用干姜；下焦失固下利不止者重用赤石脂。

十二、便 秘

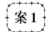 **案 1**

一般情况 王某，女，37 岁，农民。2004 年 10 月 11 日初诊。

主诉 腹胀、腰痛、大便燥结不畅 10 余日。

病史 患者于 10 日前在本院行胆囊摘除术，术后即觉腹胀、腰痛，大便一直未行，经治无效（用药不详）。症见腹胀，腰痛，腹拒按，小便短赤，

检查 神志恍惚不清，表情痛苦，舌红，苔黄腻，脉弦数。体温 39.0℃，心率 78 次/分，呼吸 19 次/分，血压 125/75mmHg，双肺呼吸音清，未闻及干湿啰音，心界不大，心律齐，各瓣膜听诊区未闻及杂音，腹胀拒按，肝脾肋下未触及，叩诊呈鼓音，肠鸣音减弱，神经系统检查未引出阳性体征，实验室检查未做。

中医诊断　便秘（气血瘀滞，腑气不通）。

西医诊断　术后腹胀。

治则　行气养血，佐以通下。

处方　大黄、川朴、枳实、赤芍、金银花、柴胡各15g，芒硝(冲服)、木香各10g，当归20g。1剂。

医嘱　慎起居，避风寒，调饮食。西医以支持疗法对症处理，中药每日1剂，分2次水煎服。

二诊　上药服后，矢气转通，便下燥屎，神志转清，无腹胀、腰痛，身凉，舌红，苔黄，脉弦。上方去大黄、芒硝，加黄芪20g。3剂。

三诊　药后大便恢复正常，无发热、神昏之象，舌质红，苔白，脉弦，病告痊愈。

【体会】　术后腹胀是腹部外科手术的一个常见并发症，其因在于术中损伤络脉，气血运行失畅，胃肠无以濡养而发病。燥粪结于内而生热，热耗津液而使胃肠功能更加受损。腑气不通之表面原因在于燥粪内结，根本原因在于气血耗伤。遵急则治其标，缓则治其本之原则，攻下腑实，佐以养血。肠得血养而生津，实邪受攻而下，故疾去人安。纵观全方，当归补血活血、养血以扶正，大黄、芒硝、川朴、枳实荡涤有形之实邪，木香调气，赤芍、金银花、柴胡清里热。术后胃肠功能紊乱之患者一般用本方两三剂后可加快肠管蠕动，促使早日排气，从而上下通和，有利于加速伤口愈合，缩短住院时间。

案2

一般情况　宋某，男，68岁。2002年3月2日初诊。

主诉　大便干结，排便困难3个月。

病史　患者于2001年12月因患急性胃穿孔做手术治疗。术中失血过多，术后10日大便干结，排便困难，面色无华，心悸气短，口唇色淡，头晕目眩，乏力。曾多次服用通便导泻药，如果导片、番泻叶、三黄片等，便秘逐渐加重，粪便成弹石状，须用手挖出。现症见大便干结，排便困难，面色无华，心悸气短，口唇色淡，头晕目眩，乏力。

检查　脉细无力，血压100/65mmHg，心率70次/分，律齐。

心电图示：心肌供血不足。

血常规：白细胞计数8×10^9/L，血红蛋白95g/L，中性粒细胞0.6，淋巴细胞0.3，血小板计数242×10^9/L。尿常规正常。便常规：大便质硬，呈棕黄色，镜下未发现红细胞、脓细胞。

中医诊断　便秘（血虚肠燥）。

西医诊断　肠易激综合征。

治则　养血润肠通便。

处方　生当归、生赤芍各9g，生首乌、火麻仁、生地黄、白芍各15g。3剂。

医嘱　饮食应多食富含粗纤维的食物，如蔬菜、水果等，忌食辛辣燥火之品。中药每日1剂，分2次水煎服。

二诊　3月5日，患者大便从粒状变为条状，面色萎黄无华，乏力，偶有心悸、气短，口唇色淡红，纳可，小便正常，舌质淡，苔白，脉沉细无力。血常规：白细胞计数8.5×10^9/L，血红蛋白105g/L，血小板计数220×10^9/L。治宜益气养血润肠。处方：生当归、生赤芍各9g，生首乌、白芍、火麻仁、生地、党参、黄精各15g，黄芪20g。3剂。

三诊　3月8日，患者大便呈条状、质软，2日一行，面色转红润，唇色淡红，饮食正常，小便正常，仍有心悸，睡眠差，舌质淡，苔白，脉细。血常规：血红蛋白120g/L，恢复正常。患者心悸、睡眠差仍因血虚日久，导致心阴亏虚，故于上方中加入滋阴养心、安神之品：柏子仁15g，枣仁30g、玉竹12g。5剂。

【体会】 血虚肠燥形成的便秘，一般病程长，体质多衰，病情多复杂。在复杂的脏腑同病的情况下，宜先从腑治。因为脏病难治、腑疾易疗，本着先易后难的法则，犹如剥茧抽丝一样，抓住血虚肠燥便秘这个头，予养血润肠法以解除便秘问题。大便通润后，食欲每会增进，睡眠也会好转。中州脾胃有了生化之机，营血和津液的亏耗也会逐渐兴复，即所谓六腑"以通为补"、"得谷则昌"的道理。本证血虚肠燥便秘，便秘是疾病的现象，血虚肠液干枯是疾病的本质，一般导下用单味大黄、番泻叶等，适应于肠胃燥热的大便秘结，导泻的作用较强，但久服后大便更为燥结。因此，对血虚肠燥而致的便秘，非养血润燥不为功，故用生地、生首乌、生当归等以养血润肠，增液行舟。

十三、痞　满

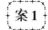

一般情况　李某，女，49岁，农民。2004年9月23日初诊。

主诉　上腹部饱胀满闷，时轻时重，伴胸胁胀满、纳差2年余。

病史　患者于2年前停经。常因琐事致情志郁结，引起上腹部饱胀、心烦易怒，伴胸胁满闷、嗳气、纳差、泛酸，在我院门诊以"慢性胃炎"、"更年期综合征"治疗，口服疏肝健胃丸、多潘立酮等药物后症状缓解。之后，每因情绪波动而诱发上腹部饱胀满闷。自购理气类中成药服后即见好转。半年前因暴怒再次诱发上腹饱满，纳差，口苦咽干，大便秘结，心烦易怒，呃逆不畅，又到我院门诊就诊。即仍以原证论治，处以龙胆泻肝汤合三黄泻心汤加味。服药1周后，症状明显好转。其后患者上述症状发作即自服龙胆泻肝丸或三黄片，用药后症状可减轻。1个月前进食油腻难消化食物后，饱胀复作，服保和丸、三黄片后不缓解，即加倍用药量，开始泻下后饱胀满闷减轻，后继续服药大便泄下如水，但饱胀满闷如故。现症见脘腹痞闷，时缓时急，喜温喜按，纳呆，饥不欲食，身倦乏力，四肢不温，大便溏薄。

检查　体温37.0℃，心率70次/分，呼吸20次/分，血压120/80mmHg。神志清，精神差，发育正常，营养一般，形体消瘦，自动体位，查体合作。心肺正常，腹软，肝脾未及，上腹部及脐周轻度压痛，无包块触及，双肾区无叩击痛，神经系统生理反射存在，病理反射未引出。舌淡，苔白，脉沉细弱。

B超：肝、胆、脾、胰未见异常。

肝功能正常，乙肝三系：抗HBsAg（+）。

电子胃镜：慢性浅表性胃炎。

幽门螺杆菌检测：（-）。

中医诊断　痞满（脾胃阳虚）。

西医诊断　①慢性浅表性胃炎；②功能性消化不良。

治则　补气健脾，温阳散寒。

处方　当归、柴胡、白术、茯苓、陈皮、川朴、桂枝各15g，黄芪45g，升麻、党参、白芍、甘草各12g。5剂。

医嘱　嘱患者清淡饮食，多食易消化食物，忌辛辣、油腻、生冷等刺激性食物，保持心情舒畅，避免情志刺激，注意保暖。中药每日1剂，分2次水煎服。

二诊　9月28日，患者精神佳，自觉病情好转，脘腹痞满、纳呆明显改善，但仍有四肢不温、大便溏薄。上方加吴茱萸6g，干姜12g以增强温阳之功。续服5剂。

三诊　10月3日，患者来就诊，诉服药5剂后病情基本好转，痞满明显减轻，精神好，饮食、睡眠均正常，大便日1次成形。为巩固疗效再服上方5剂。嘱患者调情志，慎饮食起居。

随访至今，病情未见复发。

【体会】　本患者初因情志失和，导致中焦气机不利，升降失司，痞塞不畅而发为胃痞。胃痞以中焦气机阻滞为本，又因情志失和导致肝气郁结，初服疏肝健胃丸，以理气通导之法可获明显疗效。后因暴怒，肝火暴涨，发展为肝胆湿热，服龙胆泻肝丸及三黄泻心汤，可获良好疗效。但该药苦寒，长期服用易损伤脾阳，加之饮食不当，损伤脾胃，致脾胃虚弱，阳气不足，阳虚生寒，则中焦受纳腐熟功能减退，故见脘腹痞闷，时缓时急，纳呆，饥不欲食等症状。患者因饱胀，又自服泻下之品反使症状加重，就诊后改用健脾补气温阳之法。方中黄芪、白术、党参、甘草补中益气；白芍、桂枝温脾散寒，和中止痛；柴胡与升麻配伍升举阳气；当归、陈皮理气化滞；茯苓、川朴健脾，柴胡与白芍相配敛阴和阳。诸药配伍，乃"塞因塞用"之法，使脾气得复，阳气得升，气机得顺，虚痞自除，而获显效。此例患者虽患痞满证，但在三个不同阶段的病因、病机、理法处方确迥然不同，可供临床参考。

案2

一般情况　高某，女，职工。1993年4月29日就诊。

主诉　右上腹胀满、多梦1个月。

病史　患者于4年前曾患急性肝炎，经治痊愈。今年年初复发，3月份因谷丙转氨酶109U/L入院治疗，之后下降至正常范围而出院。1个月来患者右上腹胀满，多梦，经多方治疗，获效甚微。伴见精神不振，乏力，鼻腔热痛，纳差，睡眠差，平素月经愆期，二便自调。

检查　舌质偏红，苔薄腻，脉弦细数。体温36.7℃，心率86次/分，呼吸20次/分，血压110/70mmHg，神清，精神差，心肺检查（−），肝脏：剑突下2cm，肋下未触及，脾脏不大，谷丙转氨酶26U/L。

中医诊断　痞满（肝郁化热）。

西医诊断　神经官能症。

治则　疏肝柔肝，养阴清热。

处方　柴胡、广郁金、延胡索、丹皮、黄芩各9g，知母、地骨皮、生地、白芍各12g，蒲公英30g。7剂。

医嘱　调情志，适寒温，忌辛甘厚味。中药每日1剂，分2次水煎服。

二诊　5月6日，右上腹时胀，鼻中呼气觉热，稍碰即易衄血，经水愆期未行，睡眠较安，苔薄腻，舌边尖红，脉弦细数。再予疏肝清热为主。处方：柴胡、黄芩、广郁金、川楝子、丹皮、菊花、金银花、青皮各9g，白茅根15g，茺蔚子12g。5剂。

三诊　5月10日，服上方后鼻腔发热消失，鼻衄未发，右上腹仍胀，月经过期1个月未行，脉弦细数，舌质红。硫酸锌浊度试验15单位。再守原意。处方：柴胡、广郁金、川楝子、白芍、木香、黄芩、桃仁各9g，红花4.5g，桑椹子12g。7剂。

四诊　6月14日，鼻腔热痛消失已将10日，鼻衄亦除，经行已净，口干，脉细弦数，苔薄，舌质红。再予养血柔肝，滋阴清热。处方：柴胡、川楝子、当归、黄芩、丹参、赤白芍各9g，玄参12g，桑椹子15g。7剂。

五诊 6月18日，鼻热衄血未发，右上腹胀满减而未除，口干好转，硫酸锌浊度降至13单位，脉弦细，舌质红。原方7剂。

六诊 7月1日，症如前述，曾患感冒，鼻塞流涕，再守原意。处方：川楝子、制香附、当归、赤白药、苍耳子各9g，丹参、延胡索各12g，防风6g。7剂。

七诊 7月8日，右上腹略有不舒，鼻塞已除，舌红，脉弦细。再守原意。原方去苍耳子、防风，加玄参12g。7剂。

八诊 7月29日，右上腹胀满消失，鼻热衄血未见复发，最近复查肝功能，均在正常范围，苔脉如前。阴虚渐复，内热渐清，肝郁气滞之象，亦渐疏通，再守养血柔肝之法。处方：川楝子、延胡索、丹参、当归、玄参、北沙参、赤白芍各9g，红花6g。7剂。

【体会】 患者患慢性肝炎已有4年，又有反复，以致肝阴亏虚，肝失条达，阴虚内热，气滞血瘀，虽见右上腹胀满、鼻热、舌红、脉弦细带数等肝火旺盛之症，未投龙胆泻肝汤，恐其苦寒太过，伤伐肝体。故用柴胡、郁金、延胡索以疏肝理气；丹参、白芍、桑椹子、当归以柔肝养血；知母、黄芩、玄参以滋阴清热。使肝气疏通，肝体柔和，阴血渐复，内热渐清，而诸症得以改善。经过3个月的调治，鼻热、衄血、右上腹胀满等主要症状亦已消失，月经也较调顺，可见本病在阴虚内热阶段，是用苦寒伐肝，还是用养血柔肝的方法，确实可以得到不同的结果。

十四、胁　　痛

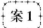

一般情况 李某，男，26岁。1986年10月6日就诊。

主诉 右胁疼痛，胃脘饱胀1年。

病史 患者于1年前出现右胁疼痛、胃脘饱胀症状，在当地诊治，诊断、用药不详，病情未能控制。伴见精神不振，乏力，口苦咽干，纳差，时有恶心，厌食油腻，睡眠欠佳，大便溏，日两三次，小便自调。

检查 体温36.6℃，心率82次/分，呼吸18次/分，血压105/60mmHg。神清，精神差，舌质暗红，苔白腻微黄，脉弦滑数。肝肋下3cm，剑突下3cm，心肺查体（-）。

肝功能：谷丙转氨酶（赖氏法0～25U/L为正常值）56U/L，黄疸指数12U，HBsAg（+）。

中医诊断 胁痛（湿热内蕴，气阴两伤）。

西医诊断 慢性乙肝。

治则 温中健脾，活血理气，清肝利胆，益气养阴。

处方 黄芪、山楂各30g，白术、杞果、木灵芝、茵陈、枳壳各15g，桂枝18g，丹参、板蓝根、郁金、败酱草、山豆根各20g，甘草10g。14剂。

医嘱 合理休息，调畅情志，忌食生冷、肥厚、油腻及辛辣刺激之品。中药每日1剂，分2次水煎服。

二诊 10月20日，服药2周后，患者精神较好，饮食增加，右胁疼痛、胃脘饱胀、口苦、恶心、厌食油腻症状减轻，大便日1次，不成形、色黄，小便自调。舌质红，苔白微黄腻，脉滑数。查肝功能：谷丙转氨酶42U/L，黄疸指数9U，HBsAg（+），守上方继服14剂。

三诊 11月3日，服上药2周后，患者精神一般，饮食一般，右胁部位微不适，口苦、恶心、厌油腻症状消失，大便日1次，质软、色黄，小便自调，舌质偏红，苔白微黄腻，脉滑。守上方继服 14 剂。

四诊 11 月 17 日，服上药 2 周后，患者诸症消失。查肝功能：谷丙转氨酶 36U/L，黄疸指数 8U，HBsAg（+），守方继服。

4 个月后，复查肝功能：谷丙转氨酶 16U/L，黄疸指数 4U，HBsAg（+）。随访 2 年，未再复发。

【体会】 乙肝是临床上的一种常见病，它与中医的"胁痛"、"黄疸"等病类似。由于此病病程多迁延日久，或因失治误治等因素影响，治疗非常棘手。余在临床中，依据中医培本扶正之法，参合健脾舒肝、活血理气、清热除湿诸法，取得了较好的效果。方中黄芪、白术、桂枝温中益气健脾；郁金、枳壳舒肝解郁；板蓝根、败酱草、山豆根清热解毒；杞果养阴；其中，丹参一味功同四物汤，改善肝脏血液循环；木灵芝提高机体免疫力，从而收到了满意的疗效。

案 2

一般情况 王某，女，38 岁，农民。1997 年 9 月 18 日初诊。

主诉 两胁胀痛半个月余。

病史 患者于半个月前因与人争吵后，突发两胁胀痛不适，在当地卫生所诊治，诊断及用药不详，病情未见好转，且伴有口苦、咽干、纳差、厌油、恶心、呕吐、呕吐黄色液体。后到某医院诊治，做 B 超示：胆囊炎，具体用药不详。病情未见明显好转。

检查 舌质红，苔薄黄，脉弦数。体温 36.3℃，心率 78 次/分，呼吸 18 次/分，血压 110/75mmHg。一般情况尚可，腹部平坦，肝脾未及，胆囊触痛试验（+）。尿便常规正常。血常规：白细胞计数 $10.3×10^9$/L，中性粒细胞 0.7，淋巴细胞 0.29。

B 超检查：急性胆囊炎。

中医诊断 胁痛（肝郁气滞夹湿）。

西医诊断 急性胆囊炎。

治则 疏肝理气，清热利湿。

处方 柴胡 15g，枳壳、郁金、白芍、香附、陈皮各 12g，川芎、黄柏各 10g，甘草 9g。5 剂。

医嘱 畅情志，慎起居。中药每日 1 剂，分 2 次水煎服。

二诊 9 月 23 日，自诉两胁痛明显减轻，恶心、呕吐明显好转，饮食好转，舌质红，苔薄白稍黄，脉弦。治法仍以疏肝解郁为主，兼以清热利湿。上方加半夏 12g，云苓 15g。6 剂。

三诊 9 月 29 日，自述胁胀痛、恶心、呕吐消失，饮食正常，仍有轻微厌油腻，舌质淡，苔薄白，脉和缓，左关稍弦。患者已基本痊愈，嘱其服鸡骨草丸和消炎利湿片善后。

【体会】 胁痛一证，其病位主要在肝、胆。形成胁痛的原因也较多，临床辨证应结合兼症，分清气血虚实。气滞、血瘀、湿热而致的胁痛，一般为实证，在辨证时应分清主次，根据中医"通而不痛"的理论，治疗上以通为主。本证肝郁气滞夹湿，故宜疏肝、理气、清热、利湿。方中柴胡疏肝，配香附、枳壳、陈皮以理气，川芎活血，芍药、甘草缓急止痛，郁金、黄柏清热利湿。诸药合用，共奏疏肝理气、清热利湿之功。

案 3

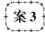

一般情况 孙某，女，71 岁，农民。2004 年 11 月 2 日初诊。

主诉 右胁下胀痛反复发作 3 年，目黄、身黄、小便黄 2 个月。

病史 患者于3年前开始觉右胁下隐痛胀闷，向右肩放射，时常口苦。2个月前胀痛感加重，同时伴见身黄、目黄、小便黄，在当地治疗无效（具体诊断、用药不详）。现症见面色晦黄，目睛黄染，右胁胀痛，向右肩放射，口苦咽干，大便干结，小便短黄。

检查 神志清，舌质红，苔薄黄，脉沉细无力。体温37.2℃，心率77次/分，呼吸17次/分，血压125/75mmHg，双肺呼吸音清，未闻及干湿啰音，心界不大，心律齐，各瓣膜听诊区未闻及杂音；腹软、平坦，肝脾肋下未触及，右胁下有叩击痛，墨菲征（+），神经系统未引出阳性体征。

B超示：①总胆管结石；②充填性胆囊结石；③慢性胆囊炎。

中医诊断 胁痛（中气亏虚，运化无力）。

西医诊断 慢性胆囊炎；胆囊及胆总管结石。

治则 补中益气，利胆排石。

处方 党参、白术、陈皮、甘草、郁金各15g，黄芪、金钱草、内金、海金沙各30g，升麻8g。5剂。

医嘱 畅情志，慎起居，避风寒，药后注意淘洗大便。中药每日1剂，分2次水煎服。

二诊 11月17日，用药后淘洗大便时见黄豆大小的结石7粒、米粒大小的结石50粒左右，胁痛顿减，口苦、咽干减轻，原方加茵陈15g，生大黄10g，再进5剂。

三诊 11月23日，无腹胁胀痛、口苦咽干，小便色清，目睛、皮肤均无黄染，右胁下无叩击痛，墨菲征（+），舌淡，苔白，脉细。病告痊愈。以香砂六君子汤再进15剂以善后。后经B超复查：①胆囊炎；②余无异常发现。

【体会】 此案之结石而致黄疸，是为实证，但中气不足，水谷运化无权，故治疗中予扶正祛邪相结合。药用补中益气汤以提升中气，黄芪、党参、白术、升麻益气升中，陈皮、郁金理气开郁，甘草调和诸药，促使中焦运化有力；加用内金、海金沙、金钱草以排石利胆。诸药合用，补中益气，利胆排石。药后效果明显，是因为充分抓住了"正气存内，邪不可干"的内涵，人以正气为本，正气充沛则邪自去。笔者在临床中体会到，不能一见结石等有形之邪就认为全为实证而妄用攻法；只有在辨证论治的总体基础上，分清虚实，结合实际情况用药才能有效。

案4

一般情况 陈某，女，68岁。1999年4月20日初诊。

主诉 阵发性上腹部绞痛20余年，加重1周。

病史 患者于20年前曾出现上腹部绞痛，痛时伴有黄疸，小便亦黄，未予诊治。以后每年发作一两次，伴恶心呕吐、小便茶红色、背部酸强困痛，发作时间不定，长短不一，多半是吃油腻食品之后不久即发作。1周前上症发作，症状如前，伴有高热纳减，大便稀，日两三次，小便浓茶色。症见上腹胀痛，伴有腹胀纳差，恶心呕吐，口苦口黏干，小便浓茶色。

检查 舌质红，苔黄腻，脉弦滑。血压130/90mmHg，心率80次/分，律齐。巩膜明显黄染，肝区叩痛不明显，胆囊部位压痛。心电图示：窦性心律，正常心电图。

胆囊造影：少量结石。

血常规：白细胞计数14×10^9/L。肝功能：黄疸指数60U，转氨酶（GPT）140U/L。

中医诊断 胁痛（肝胆湿热）。

西医诊断 ①慢性胆囊炎；②胆石症。

治则 疏泄肝郁，利湿清热排石。

处方　柴胡 18g，炒白芍、黄芩、川朴、制半夏各 15g，赤苓、泽泻、生薏苡仁各 20g，茵陈 30g，陈皮 12g，广木香 10g。15 剂。

医嘱　平素畅情志，节饮食。发病时宜食用水果、蔬菜及豆制品。中药每日 1 剂，分 2 次水煎服。

二诊　5 月 6 日，患者服上方 15 剂后，皮肤黏膜黄染均除，二便亦趋正常，只感肢倦乏力，黄疸已去，舌质红，苔厚腻，边有瘀斑。上方加党参、白术、香附、五加皮各 15g，并以金钱草 120g、内金 60g 煎汤代水饮。

三诊　5 月 21 日，现精神振，纳谷馨，体力日复，上述诸症渐消。复查肝功能正常，B 超检查胆囊结石少量，以后改以四川金钱草膏每日服 2 匙，冲水饮，以资巩固。

【体会】　《内经》说："胆胀者，胁下胀痛，口中苦，善太息。"以上这些描述，与胆囊炎、胆石症颇为相似。本例是由于肝失疏泄，胆失通降，湿浊壅阻所致。故用柴胡疏肝理气；茵陈、金钱草、泽泻、黄芩清热利湿而退黄；半夏、陈皮、木香疏肝和胃，理气止痛；赤苓、生薏苡仁化瘀健脾而除湿；内金排石。总之，本例乃胆腑为病，六腑以通为用，故用药忌黏滞而贵灵动。

案 5

一般情况　张某，女，42 岁，工人。2001 年 4 月 10 日初诊。

主诉　右胁部疼痛 3 个月。

病史　患者于 3 个月前出现右胁肋疼痛，向后背放射，遂于当地医院查上腹部 B 超示：胆囊壁水肿，内见数枚黄豆大结石影；胃镜示：慢性浅表萎缩性胃炎，胆汁反流性胃炎，十二指肠球部溃疡；上腹部 CT 示：慢性胆囊炎，胆石症（泥沙样），胆总管扩张。口服西药，症状改善不明显。现症见患者时觉右胁肋疼痛，向后背放射，不敢进油腻食物，伴嗳气，恶心，晨起口苦口黏，有异味，纳差，眠可，大便不爽。

检查　体温 36.5℃，心率 88 次/分，呼吸 18 次/分，血压 125/80mmHg。心肺查体（-），腹软，肝脾不大，墨菲征（+）。舌质暗滞，苔薄腻，微黄，脉沉弦小滑。

中医诊断　胁痛（肝胃不和）。

西医诊断　①慢性胆囊炎；②胆石症。

治则　疏肝利胆，和胃降逆。

处方　柴胡、炒枳壳各 12g，姜半夏 9g，谷芽、麦芽各 20g，醋香附、旋覆花、内金、郁金、当归各 10g，炒白芍 15g，生甘草 6g。

用生薏苡仁 20g，赤小豆、乌贼骨各 10g，绿萼梅、玫瑰花各 15g，生甘草 6g，水煎，代茶饮。

医嘱　调节情志，节制饮食。戒烟酒，宜食用清淡之品，忌食辛辣、肥甘之品。

二诊　6 月 19 日，上方随症加减服用 2 个月，右胁痛、恶心基本消失，唯觉口中黏腻，有异味，大便不爽，舌暗，苔薄黄，脉细滑。治以芳香化浊，疏肝和中。处方：藿香、佩兰、郁金、姜半夏各 10g，黄连 3g，炒枣仁 9g，茵陈、柴胡各 12g，炒薏苡仁、云苓、车前草各 15g。

三诊　7 月 19 日，患者药后 1 个月，B 超复查肝内回声增强，未见结石及胆管扩张；胃镜示慢性萎缩性胃炎，十二指肠球部黏膜明显好转。

【体会】　本案患者有胆囊炎、胆石症、胃炎、消化性溃疡多种疾病，西医多采用手术治疗。中医诊治此类疾患往往取效较好，具体到本案例，辨证为肝胃不和，治以疏肝利胆、和胃降逆、清热化湿为原则，以柴胡疏肝散加减。柴胡、枳壳、香附、郁金疏肝理气解郁；当归、白芍养血柔肝；甘草和中缓急，半夏、旋覆花和胃降逆。诸药合用，使其肝气得疏，胃气得降，诸症自然缓解。更佐以玫瑰花、绿萼梅等芳香之品以利肺脏，益肝胆；赤小豆以消热毒，除胀满；薏苡仁以开胃通气。诸药合用使肝气疏，胆胃和。

案6

一般情况　姚某，男，46岁，农民。1998年10月20日初诊。

主诉　右胁胀满疼痛、纳差3年余，加重2周。

病史　患者于3年前，因进食油腻食物和大量饮酒后出现右胁胀满疼痛并放射至右肩背部，口苦咽干，心胸烦热，嗳气频作，大便秘结，小便短赤，即在当地卫生院就诊，经B超检查及血常规化验后确诊为"急性胆囊炎"，给予抗生素、解痉利胆、维持电解质平衡等药物治疗3周后，症状消失，痊愈出院。其后，每因进食油腻食物后，即可诱发右腹胀痛、嗳气不适等症状，自服消炎、解痉剂，症状可缓解。2周前因劳累加之饱食，诱发右上腹剧烈疼痛，向后背部放射，伴纳差、恶心、呕吐、大便秘结等症状。现症见右胁部剧疼向右肩背部放射，口苦咽干，胸闷气短，大便秘结。

检查　体温37.6℃，心率88次/分，呼吸20次/分，血压120/80mmHg。急性痛苦面容，神清，自动体位，查体合作。发育正常，营养中等。头颅无畸形，巩膜无黄染，结膜无充血，双侧瞳孔等大等圆，对光反射灵敏。咽腔轻度充血，扁桃体不大。颈软无抵抗，双侧对称。胸部对称无畸形，双肺呼吸音清，心前区无隆起，心尖搏动无异常，心浊音界正常，心率88次/分，律齐，各瓣膜听诊区未闻及病理性杂音。腹部平坦，右上腹压痛明显，腹肌紧张，墨菲征（+）。肠鸣音正常。双肾区无叩击痛，脊柱四肢正常，神经系统生理反射存在，病理反射未引出。舌红，苔黄腻，脉弦滑有力。

血常规：白细胞计数$16.0×10^9$/L，中性粒细胞0.41，淋巴细胞0.434，嗜酸性粒细胞0.102，便、尿常规正常。

B超示：急性胆囊炎；胆囊结石（泥砂型）。

中医诊断　胆胀（胆腑郁热）。

西医诊断　急性胆囊炎伴胆囊结石（泥砂型）。

治则　清泻肝胆之火，理气解郁止痛。

处方　柴胡、半夏、白芍、蒲公英各15g，大黄(后下)10g，黄芩、生姜各12g，大枣10枚，枳实、川楝子、延胡索各9g，木香6g。5剂。

医嘱　嘱其忌食膏粱厚味，戒酒，调养心神，卧床休息，保持愉快的心情。中药每日1剂，分2次水煎服。

二诊　10月25日，服上方5剂后，疼痛明显减轻，大便通畅，身热已退，但B超复查显示胆囊内仍有泥沙样结石。于上方加金钱草、皂刺各15g，海金沙(包)、鸡内金各30g，三棱、莪术各6g，穿山甲(研末冲服)10g等以疏肝利胆，排石止痛，继服5剂，以增强排石之效。

三诊　10月30日，诸症皆轻，但仍有胸胁部隐隐胀痛，时作时止。服胆道排石汤加川朴、白蔻仁、白芍各15g，焦三仙各20g等药物，5剂。

四诊　11月4日，患者临床症状基本消失，未诉特殊不适，复查B超显示胆囊炎痊愈，胆囊内有少量泥砂样结石，嘱患者出院后，按上方继服3个月，以巩固排石之效。

半年后复查B超显示：结石完全排出。疼痛消失，精神、饮食均正常，病情未再复发。

【体会】　本病起始因患者饮食不节，嗜食肥甘，影响脾胃之运化，而使气机壅塞，升降失常；土壅木郁，使肝胆疏泄失职；又因病程长，迁延难愈，使正气渐虚，邪恋不去，内生痰浊湿热，久酿成石。症见右胁部剧痛并向右肩背部放射，口苦咽干，胸闷气短，大便秘结，舌红苔黄腻，脉弦滑有力。方中柴胡、黄芩、半夏有和解少阳，和胃降浊之功；生姜、大枣调补脾胃；枳实、大黄内泻热结之效；白芍和脾敛阴，柔肝利胆。诸药配伍，使肝胆之热得以清泻，肝胆之气随之亦通利，从而使疼痛缓解。后改用清热利湿，利胆排石，攻逐破瘀之排石汤治疗。方中三棱、莪术破瘀攻逐；海金沙、金钱草排石；皂刺、穿山甲软坚散结。用药后疼痛消失，但结石未完全排出，服上方继续调治 2 个月余，以清热利湿，疏肝解郁，利胆排石。本病治疗本着"急则治其标，缓则治其本"的原则，但始终以通利胆腑使之承顺下行为治疗重点。利胆离不开疏肝，肝胆升降相依则和，故终使本病痊愈。

十五、头　痛

一般情况　洪某，男，48 岁，农民。2004 年 7 月 8 日初诊。

主诉　头痛时作 5 年余。

病史　患者于 5 年前因外伤后头痛时作，间断性发作，发则刺痛难忍，以手捧头苦不堪言，多方医治效果不明显，长期服用西药止痛（具体用药不详），但发作不能控制。近日病情加重。现症见头痛剧烈，上午轻，下午重，入夜则甚，痛甚则嚎叫难忍，呻吟声不止，以手捧头，大便正常，小便清长。

检查　神清，精神烦躁，舌质黯有瘀斑，苔薄白，脉弦涩。体温 37.0℃，心率 75 次/分，呼吸 17 次/分，血压 140/82mmHg，双肺呼吸音清，未闻及干湿啰音，心界不大，心率 75 次/分，律齐，各瓣膜听诊区未闻及杂音，腹软平坦，肝脾肋下未触及，腹无压痛、反跳痛，神经系统查体（－）。

头颅 CT、脑电图均正常。

中医诊断　头痛（瘀阻脉络）。

西医诊断　血管神经性头痛。

治则　通窍活血。

处方　麝香(分次冲服)0.15g，牛膝、桃仁、红花、赤芍各 15g，川芎、当归各 20g，生姜 10g，大枣 5 枚，葱白 4 节。3 剂。

医嘱　慎起居，畅情志，避风寒。中药每日 1 剂，分 2 次水煎服。

二诊　7 月 11 日，头痛减轻尚可耐受，效不更方继进 3 剂。

三诊　7 月 14 日，诸症减轻，继服上方 6 剂。

四诊　7 月 20 日，无头痛症状，唯自觉头晕，舌质淡红，苔薄白，脉细，考虑其久病伤正，现症乃伤阴所致，嘱其常服六味地黄丸以巩固疗效。

【体会】　头痛是一自觉症状，可单独出现，亦可伴见于其他疾患中，但总的来讲，不外外感和内伤两大类。笔者在临床实践中，凡见日久头痛，而有气血瘀滞之症如舌黯、有瘀斑，脉弦涩，自觉刺痛者，均以通窍活血汤加味治疗。纵观全方，麝香走经通络，宣通阳气；桃仁、红花、川芎、赤芍入血化瘀；当归活血；牛膝引血下行；姜、枣顾护脾胃正气。叶天士云："初病在络，久病入经，以经主气，络主血，则可知其治气治血之当然也。"有瘀血之临床症状，则用祛瘀之剂，方可早祛病邪，收事半功倍之效。

案2

一般情况　宁某，女，58岁，农民。2003年8月27日初诊。

主诉　头痛反复发作8年，加重10日。

病史　患者于8年前因受寒后出现头痛，反复发作，经某医院诊为"血管神经性头痛"，平时自服脑清片、布洛芬，但只能缓解症状，不能控制发作，且发无定时。10日前因淋雨后左侧头痛如刀割火灼，吐涎沫，服脑清片、布洛芬、安乃近等解热镇痛药无效（具体用法、剂量不详）。现症见左侧头痛甚，以手捧头，呻吟不止，几不可忍，时吐清涎，咽干而不欲饮，二便正常。

检查　神清，表情痛苦，舌质淡，苔厚腻，脉沉细。体温36.7℃，心率75次/分，呼吸17次/分，血压135/75mmHg，颈柔无抵抗，双肺呼吸音清，未闻及干湿啰音，心界不大，心率75次/分，律齐，各瓣膜听诊区未闻及杂音，腹软平坦，肝脾肋下未触及，腹无压痛、反跳痛，神经系统查体（－）。

头颅CT、脑电图均无异常。

中医诊断　头痛（风寒客络，痰湿内阻）。

西医诊断　血管神经性头痛。

治则　祛风散寒，祛痰通络。

处方　半夏、天麻、白附子、白芷、防风、羌活各15g，川芎12g，当归20g，蜈蚣2条，全蝎、地龙各6g，延胡索、白术、甘草各10g。5剂。

医嘱　畅情志，慎起居，避风寒。中药每日1剂，分2次水煎服。

二诊　9月2日，药后头痛发作次数减少，疼痛程度可忍受，吐清涎已止，自觉咽干不欲饮明显，舌淡红，苔薄白，脉沉细。考虑其阳不足以气化，水津不能上承而致咽干，加用附片15g，桔梗12g以蒸腾气化津液。守方再进5剂。

三诊　9月7日，无呕吐清涎、头痛头晕症状，停药观察。

1年后随访，患者头痛未再复发。

【体会】　头风、偏头痛属于现代医学"血管神经性头痛"范畴，无实质性病变，但发则痛苦不堪，令人难以忍受。本证之头痛，先受风寒，寒邪入络，久而生痰阻络，寒痰郁结于头部而发为头痛。头为诸阳之会，一身之阳气上汇于头面，寒痰阻遏，阳气不得散布，故头痛绵缠难愈。《临证指南》云："阳虚浊邪阻塞，气血瘀痹而为头痛者，用虫蚁以搜逐血络，宣通阳气为主。"故以半夏白术天麻汤除痰湿，加羌活、防风以散风寒，加全蝎、蜈蚣、土元以搜络。痰湿除，风寒散，经络通，阳气得布，头痛之疾自愈。笔者体会到，治疗头痛，关键在一个"通"字，"痛则不通，通则不痛"，只有抓住这个"通"字才能有的放矢，药到病愈。

案3

一般情况　刘某，男，54岁，干部。2003年7月7日就诊。

主诉　头痛半个月。

病史　患者半个月来由于工作繁忙，夜晚加班，渐觉头胀痛。到附近诊所先后按"感冒"及"神经性头痛"等治疗，服用复方阿司匹林、脑清片、盐酸氟桂利嗪等，服药时疗效尚可，但停药后仍头痛发作，过劳或熬夜加重，症见头胀痛、跳痛，甚至有时出现掣痛，视物昏花不清，耳鸣，心情烦躁，易恼怒，夜寐不宁，面红目赤，口苦。父辈、兄妹有高血压病史。

　　检查　体温36.5℃，心率76次/分，呼吸21次/分，血压170/110mmHg，发育正常，营养一般，意识清楚，自动体位。面红目赤，舌红，苔薄黄，脉弦。五官端正，颈软无抵抗。

　　头部MRI报告：未见异常。

　　脑电图报告：无异常。

　　血脂、血糖正常，心电图正常，小便常规正常，血常规正常。

　　中医诊断　头痛（肝阳头痛）。

　　西医诊断　原发性高血压。

　　治则　平肝潜阳。

　　处方　天麻、川牛膝、桑寄生、杜仲、益母草、朱茯苓各15g，钩藤（后下）、生石决明、首乌藤各20g，山栀、黄芩、龙胆草各12g。6剂。

　　医嘱　忌烟酒、熬夜、恼怒。忌食辛辣厚味。适量活动，勿过劳。中药每日1剂，分2次水煎服。

　　二诊　7月14日，心烦消失，头痛减轻，唯觉两侧隐疼，目赤消失，仍有口苦，大便不稀，小便稍赤，睡眠仍欠佳，饮食正常，舌质红，苔薄黄，脉弦。血压140/95mmHg，7月7日方加龟板、知母各15g。6剂。

　　三诊　7月20日，头痛、目赤、口苦、小便黄均已消失，睡眠一般，近2日大便稀溏，日三四行，食欲欠佳，胃脘胀满。7月7日方减黄芩、龙胆草、生石决明，加茯苓15g，白术、陈皮各12g。6剂。

　　四诊　7月26日，主要症状消失，嘱其坚持规律服用降压药。忌烟、酒、熬夜、脑怒。

　　随访半年，血压125～140/95mmHg，劳动正常。

　　【体会】　头痛的病因有外感、内伤两类。外感以风邪为主；内伤则与肝、脾、肾有关。头痛日久，久痛入络，病位在脑，涉及肝、脾、肾三脏，病性本虚标实。本虚为肝、肾阴虚；标实以风、热、痰为主。此例患者有反复发作史，因劳累或熬夜而诱发。临床以头痛为主症，呈胀痛、跳痛，甚则掣痛，符合头痛的表现。"诸风掉眩，皆属于肝"。肝性刚劲，主动易升，若失条达，则郁而化火，致亢盛之阳循经上逆，清窍受扰，则头痛、耳鸣、目赤；肝阳上逆，必带动心火，致烦躁、口苦；舌红、苔黄、脉弦，均为肝阳亢盛之征。本病的主要病机为肝阳上亢，清窍受扰致痛，以胀痛、烦怒、脉弦为主要审证要点。治疗采用益母草、桑寄生、杜仲、白芍补益肝肾；天麻、钩藤、石决明平肝潜阳；黄芩、牛膝、山栀、龙胆草清火通络；朱茯苓、首乌藤清火安神。诸药合用平肝潜阳，泻火通络，治疗本病疗效满意。

案4

　　一般情况　王某，女，25岁。2005年11月3日就诊。

　　主诉　发作性一侧头痛2年余，痛止如常人。

　　病史　患者于2年前因情志刺激而突发右侧搏动性头痛，痛势剧烈，连及眼、齿，伴恶心呕吐，经休息及应用止痛药半天后症状缓解。其后多因劳作失眠及情志因素而诱发头痛，痛势急暴，或左或右，开始数月发作1次，每次发作仅数小时至1日，后发展为稍劳即发，且疼势较前加剧，持续时间长，疼痛难忍，口服布洛芬、对乙酰氨基酚不能缓解。于2004年11月20日到某医院就诊，诊断为"偏头痛"，给予酒石酸麦角胺、维生素B$_1$、谷维素口服及对症处理，症状得以缓解。随后每次复发均口服上述药物而缓解。近几个月因劳累且情志不畅，出现剧烈头痛，恶心，呕吐，口服麦角胺、谷维素效果不明显。现症见右侧剧烈头痛，疼痛呈搏动性，动则加剧，入夜尤甚，痛如针刺，伴头晕、恶心，烦躁易怒，面红目赤。

检查 体温37.2℃，心率85次/分，呼吸16次/分，血压140/90mmHg。急性痛苦面容，精神差，自动体位，查体尚合作。头颅大小形态正常，无畸形。右侧颞部和眶周疼痛拒按，右侧球结膜充血，颈软，双肺呼吸音清，心率85次/分，节律齐，心脏各瓣膜听诊区未闻及病理性杂音，腹软平坦，肝脾未触及，双肾区无叩击痛，四肢关节无畸形，神经系统生理反射存在，病理反射未引出。舌质红，苔薄黄，脉弦滑。

血常规、红细胞沉降率各项指标正常，发作期脑电图有尖波，颅脑MR无异常发现，血脂、血糖正常。

中医诊断 偏头风（肝阳上扰）。

西医诊断 偏头痛（普通型）。

治则 急则治其标，先用毫针针刺止痛，取百会、风池、列缺、太冲、太溪、合谷，手法用泻法；待疼痛缓解后，采用平肝潜阳、活血化瘀、通络止痛之法，治病求本。

处方 天麻、钩藤（后下）、杜仲、柴胡、茯神、首乌藤、半夏各15g，石决明（先煎）、延胡索、丹参各20g，桑寄生、栀子、益母草、僵蚕、甘草各12g，桃仁10g，蜈蚣（冲服）2条，全蝎（冲服）6g。5剂。

医嘱 充分休息，避免精神刺激和劳累，忌辛辣、刺激性食物，饮食清淡。中药每日1剂，分2次水煎服。

二诊 11月9日，疼痛明显减轻，服药中曾因情绪波动诱发头痛，中药汤剂煎服后疼痛缓解，上方有效，续用10剂。

三诊 11月20日，患者服药期间，头痛发作2次，症状较前减轻，头痛持续时间较前缩短，轻微呕吐，近几日出现咽干口渴症状，舌红，苔少，脉弦细。此为肝阳上亢，热盛伤津之象，以上方加沙参、麦冬以增强益气养阴之功。20剂。

四诊 12月11日，精神好，头痛未复发，仅伴口燥咽干，夜晚失眠、乏力。此乃肝火已去，余热未清，热盛津伤之象。予以一贯煎加炒枣仁20g，柏子仁12g，琥珀（冲服）、全蝎（冲服）、三七参（冲服）各6g，蜈蚣（冲服）3条以滋肝阴，安心神。30剂，服药后头痛完全消失。

随访至今未见复发，精神良好。

【体会】 劳累、情志刺激、失眠等原因皆可致肝肾阴虚、肝阳偏亢，邪热循经上扰清窍故发头痛、头晕；肝火内盛热扰心神，引起心烦易怒、面红目赤；肝阳扰动，络有宿瘀，故痛如针刺，入夜尤甚；据五行生克关系，肝火炽盛易乘脾胃，肝火夹胃气上逆而致头痛发作时伴恶心、呕吐等症状。据"急则治其标，缓则治其本"之理，先采用针刺疗法，以缓其痛。随之选用平肝降逆之剂——天麻钩藤饮加味调之，以天麻、钩藤、石决明平肝祛风降逆为主，辅以清降之山栀、黄芩，活血之牛膝，滋肝肾之桑寄生、杜仲等，滋肾以平肝之逆，并辅首乌藤、茯神以养血安神；佐以丹参、全蝎、蜈蚣、僵蚕、桃仁以加强活血通络作用。肝阳上升易耗气伤阴，出现口干、口渴症状，随方加沙参、麦冬以益气养阴。疼痛缓解之后，余热未清，热盛伤津出现口燥咽干，夜晚失眠、神疲乏力，故随诊改用一贯煎加炒枣仁、全蝎、蜈蚣、三七参等以滋肝肾阴，养血安神，活瘀通络，善后调理最终痊愈。纵观本案针对病因，随症施治，选药精良，组方全面是取效之关键。

十六、眩　晕

案1

一般情况　李某，男，65岁，教师。2003年10月18日就诊。

主诉　眩晕、头胀痛1个月余。

病史　患者1个月来由于工作繁忙，脑力劳动过重，夜晚睡眠时间不足，渐觉头晕、头疼，在某乡卫生院先后按"感冒"及"神经性头痛"等治疗，服用安乃近、脑清片、复方丹参片，药后症状可以缓解，但数小时后仍头晕、头痛。现症见眩晕，视物昏花，耳鸣，头痛目胀，每因烦劳或脑怒而头晕、头痛剧烈，急躁易怒，面红耳赤，睡眠差而且多梦，口苦，小便赤，大便秘结。兄妹四人中有两人患高血压。

体查　体温36.6℃，心率76次/分，呼吸20次/分，血压180/105mmHg，舌质红，苔腻，脉弦。意识清楚，发育正常，营养一般，自动体位。面红耳赤，五官端正，颈软无抵抗。双肺呼吸音清，心率76次/分，律齐，各瓣膜听诊区未闻及病理性杂音，腹软无压痛、反跳痛，肝脾未及，肾区无叩击痛，四肢关节无畸形，生理性反射存在，病理性反射未引出。

心电图正常，血常规、血脂、血糖均正常，尿常规正常，脑电图无异常，头部MRI未见异常。

中医诊断　眩晕（肝阳上亢）。

西医诊断　原发性高血压。

治则　平肝潜阳，补益肝肾。

处方　天麻、川牛膝、桑寄生、木通、泽泻、杜仲、朱茯神各15g，钩藤（后下）、生石决明、首乌藤各20g，山栀、黄芩、龙胆草各12g，益母草18g。5剂。

医嘱　调节情志，忌烟酒、熬夜。中药每日1剂，分2次水煎服。

二诊　10月23日，血压170/105mmHg，患者头痛消失，眩晕减轻，无胀痛不适感，仍有昏沉感，视物不清，面红消失，睡眠较前改善，仍多梦、目赤口苦，尿黄消失，大便稀软，舌红苔黄，脉弦。10月18日方减龙胆草、木通，加生地20g，龟板、知母各15g。5剂。

三诊　10月29日，患者近日眩晕、目赤、口苦均已消失，自觉头脑不清，多梦，脉弦，血压170/105mmHg。拟清热泻火，平肝潜阳之剂。处方：天麻、牛膝、桑寄生、朱茯神、生地各15g，益母草、山药、泽泻各20g，山萸肉、丹皮各10g，钩藤30g，知母12g，黄柏8g。5剂。嘱其坚持服用降压药及软化血管药，忌烟、酒。

随访半年，血压135～140/80～90mmHg，眩晕未再发生，劳动正常。

【体会】　眩晕以内伤为主，多为虚证。其病位在清窍，但与肝脾肾三脏相关，其中尤以肝为主。病理因素有风、火、痰、瘀、虚之别，每可兼夹为患。此例患者眩晕反复发作，每因劳伤过度、思虑太过、情绪刺激等诱发，临床见眩晕、视物昏花、晕胀不适，符合眩晕的发病。肝为刚脏，体阴而用阳；肝阴不足，阴不制阳，肝阳升发太过，血随气逆，亢扰于上，故见头晕耳鸣、头痛且胀、烦劳恼怒；肝阳亢盛，则头晕、头痛加剧；阳升则面红目赤、急躁易怒；火动则扰乱心神，故少寐多梦；口苦、舌红、苔黄、脉弦皆为肝阳上亢之征。治疗采用益母草、桑寄生、杜仲、泽泻补益肝肾，滋阴生津；天麻、钩藤、生决明平肝潜阳；山栀、黄芩、龙胆草、木通、牛膝清热泻火通络；朱茯苓、首乌藤清头安神。诸药合用平肝潜阳，补益肝肾，治疗本病效果显著。

案2

一般情况 邓某，58 岁，工人。1999 年 10 月 2 日初诊。

主诉 头晕、头痛 2 年，加重 1 个月。

病史 患者于 1997 年 10 月 2 日突发头痛，头晕，急躁易怒，口苦面红，在当地卫生所测血压 185/95mmHg，按"高血压"处理后好转，此后病情反复发作。曾在某医院确诊为"高血压"，反复用降压药，具体药物及用量不详。现症见头晕，急躁易怒，失眠多梦。

检查 舌质红，苔黄，脉象弦数而细。血压 185/95mmHg，心率 72 次/分，律齐，各瓣膜听诊区未闻及病理性杂音，双肺呼吸音清，生理反射存在，未引出病理反射。

实验室检查：三酰甘油 2.60mmol/L，胆固醇 6.70mmol/L，血糖 6.20mmol/L。

中医诊断 眩晕（肝阳上亢）。

西医诊断 高血压Ⅲ期。

治则 滋养肝肾，平肝潜阳。

处方 天麻、首乌藤各 30g，钩藤 20g，生石决明、川牛膝、桑寄生、杞果、猪苓各 15g，栀子、黄芩、杜仲、龟板各 12g，益母草 13g。5 剂。

医嘱 注意调节情志，忌恼怒，保持心情畅快。中药每日 1 剂，分 2 次水煎服。

二诊 10 月 7 日，头痛、头晕减轻，失眠多梦好转，舌质淡红，苔薄黄，脉弦细。上方去生石决明，加九月、葛根各 12g，首乌 10g。10 剂。

三诊 10 月 17 日，患者头痛、头晕基本消失，饮食、睡眠尚可，血压维持在 120/80mmHg。实验室检查：胆固醇 4.00mmol，三酰甘油 1.40mmol。上方再服 2 剂以巩固疗效。

【体会】 眩晕一证，病属肝肾阴阳失调。《临证指南医案·眩晕》篇华岫云曰："经云诸风掉眩，皆属于肝，头为六阳之首，耳目口鼻及清空之窍，故患眩晕者，非外来之邪，及肝胆之风阳上冒也，其则有昏厥跌仆之虞。其症有挟痰、挟火、中虚、下虚、治胆、治胃、治肝之分。下虚者，必从肝治，补肾滋肝，育阴潜阳，镇摄之治是也；至于天麻、钩藤、菊花之属，皆系熄风之品，可随症加入。此症之原，本之肝风，当与肝风、中风、头风合而参之。"故本证治疗上不外乎平肝、潜阳、息风，尤其是钩藤，味甘微寒，归肝、心包经，功能清热平肝、息风镇惊。现代药理研究其含有钩藤碱，能抑制血管运动中枢，扩张周围血管。

案3

一般情况 桂某，女，51 岁。1983 年 4 月 2 日诊治。

主诉 头晕、恶心、呕吐 2 日。

病史 自诉患头目眩晕、恶心、呕吐之症已 3 年，被诊为"梅尼埃病"，每次发病少则三五天，多则半个月，多方治疗症状时重时轻。2 日前眩晕又作。症见卧床不起，头晕目眩，双目紧闭，睁眼或一活动则如天翻地覆，恶心呕吐，身倦乏力，少气懒言，声低气短，常自汗出，四肢不温，舌质淡，苔净，脉沉细。

中医诊断 眩晕（脾胃虚寒，肾阳衰微）。

西医诊断 梅尼埃病。

治则 温肾健脾，益气复阳。

处方 潞党参、焦术各 15g，干姜、炮附片、甘草、砂仁各 10g，竹茹、陈皮、半夏、生姜各 12g。

医嘱　卧床休息。中药每日1剂，浓煎频服。

二诊　4月4日，第1剂药服后即呕吐，但仍频服，从第2剂开始，呕吐渐减，头晕目眩亦有减轻，继用原方。

三诊　4月20日，上方共服18剂，头晕目眩、呕吐均已消失，四肢觉温，临床治愈。

半年后追访未见复发。

【体会】　本案为脾胃虚寒，肾阳衰微所致的头目晕眩，少气懒言，卧床不起，稍一转动便如天翻地覆，恶心呕吐，闭目则症状稍减，常自汗出，四肢不温，舌质淡，苔薄白，或光亮无苔。方用理中丸加减，脉弦细，呕吐甚者，加竹茹、陈皮、半夏、砂仁；厥逆者加炮附片；腹中痞满者加枳壳。

本方药虽四味，但功专力宏，仲景论中虽只言"寒多不用水者，理中丸主之"，"大病差后，喜唾，久不了了，胸上有寒，当以丸药温之，宜理中丸"。但本方剂的实际功能远不止于此，凡脾胃虚寒、脾阳不振、寒湿内郁之证皆可以本方加减施治。现代医学诊断的肝炎、胃炎、胃溃疡、慢性结肠炎等病，凡有脾阳不运、脾胃虚寒之症，用之多效。盖方中人参健脾补气，有增强和调节胃肠的作用；干姜温中祛寒，健胃止呕；焦术健脾燥湿；甘草缓急止痛。全方配伍，立旨于健脾益气、温中祛寒。我们在临床中常加炮附子，其温阳之力更著，临床可收到更好的效果。

案4

一般情况　刘某，女，54岁，干部。1992年4月21日初诊。

主诉　眩晕3个月。

病史　3个月来，头晕目眩，视物旋转，不能平视与仰视，动则天旋地转，难以站立，卧则减轻，起则仆地，需人扶持而行，食纳尚可，二便调畅。两次脑CT检查，未见异常。脑血流检查示：脑动脉轻度硬化。经扩张血管、营养脑细胞等西药治疗无效。现症见头晕目眩，平视则物体晃动，仰视则天倾屋旋，站立而欲仆，转颈时诸症尤甚，纳食尚可，二便正常。

检查　体温36.5℃，心率102次/分，呼吸20次/分，血压125/80mmHg，低头闭目，痛苦病容，形肥体胖，面色苍白。心肺查体（-），颈软无抵抗，神经系统检查生理反射存在，病理反射未引出。舌质红，苔薄黄，根部厚腻，脉弦滑无力。

中医诊断　眩晕（肾水不足，肝阳上亢）。

西医诊断　脑动脉硬化症。

治则　滋肾平肝息风。

处方　龟板30g，丹参、川芎各9g，当归、菊花、钩藤各10g，蒸首乌、杞果、白芍药、天麻各15g，霜桑叶3g。

医嘱　卧床休息。畅情志，节饮食，避免劳倦过度，戒烟酒。中药每日1剂，分2次水煎服。

二诊　5月20日，上方增减继服30剂，病情无明显好转。仔细从问诊中得知，眩晕系搬家劳累过度而诱发，加之中年形体异常肥胖，辨证为脾不运化，湿痰上泛所致，治宜健脾化痰为主，兼以补肾平肝。处方：陈皮、半夏各10g，天麻、菊花、杞果、白术、云苓各15g，泽泻120g，仙鹤草30g，生姜3片。3剂。

三诊　5月23日，进上药3剂，头晕明显减轻，亦能起床缓行，效不更方，守方继进3剂。

四诊　5月26日，上方共进6剂，诸症消失，恢复工作。

半年后随访，眩晕未再发作。

【体会】　风、火、痰均可致眩，临证尤当详辨。本案初期偏于西医诊断，重视了辨病，忽视了辨证，久治不效。吾详询病因，既重辨病又重辨证，认为本病虽有肝肾不足，但主因脾虚制水无权，痰湿上泛所致，当以祛湿化痰为主，兼顾养肝息风治之。重用泽泻120g，利水祛湿，湿邪祛则脾气得伸，痰无内生；仙鹤草补虚养肝息风，善治眩晕。由于辨证准确，选药精妙，故取得了较好的疗效。

案5

一般情况 张某，女，56岁，退休工人。2001年10月6日初诊。

主诉 眩晕反复发作3年，加重1周。

病史 患者近3年来经常头晕，常因工作紧张、劳累后发生头晕，伴恶心，烦躁失眠，头昏乏力，耳鸣，纳差，大便不爽，经多方治疗，疗效不佳。现症见头晕呈旋转性，伴恶心、烦躁、纳差，呕吐痰涎，失眠多梦，大便不爽，小便自调。

检查 面唇紫暗，舌质暗淡，苔白，脉弦细。血压125/80mmHg，心率70次/分。

颈椎X线提示：颈椎轻度增生。

经头颅多普勒（TCD）检查提示：双侧椎基底动脉供血不足；脑动脉硬化。

中医诊断 眩晕（肝郁脾虚，痰凝血瘀）。

西医诊断 ①颈椎轻度增生；②椎基底动脉供血不足。

治则 疏肝健脾养血，化痰通络。

处方 柴胡、茯苓、芍药、白术、半夏、石菖蒲、石决明（另）各15g，桃仁、红花、当归各10g，黄芪30g，甘草6g。3剂。

医嘱 卧床休息。畅情志，节饮食，避免劳倦过度，避免高空作业。中药每日1剂，分2次水煎服。

二诊 10月10日，患者眩晕减轻，仍烦躁、纳差，舌质暗淡，苔白，脉弦细。处方：柴胡、云苓、石决明（另）、芍药、白术各15g，半夏、桃仁、红花、石菖蒲、当归、天麻、僵蚕各10g，黄芪30g，甘草6g。上方加减调服30剂，临床症状消失。

【体会】 眩晕多具有反复发作或时发时止的特征，多由郁怒、思虑太过，或饮食不节所致。肝郁脾虚，气滞湿阻，痰凝血瘀，清阳不升，浊阴不降，则眩晕作矣。《素问·至真要大论》曰："诸风掉眩，皆属于肝。"《丹溪心法》曰："无痰不作眩。"可见眩晕多由肝脾功能失调，肝失疏泄，气逆于上，上冲清窍而致。临床上多表现为本虚标实，虚实夹杂，主张标本兼治。柴胡、芍药、当归疏肝养血；云苓、白术、甘草健脾益气；半夏、石菖蒲、僵蚕化痰通络；天麻、石决明平息肝阳；桃仁、红花活血通络。诸药同用，共奏疏肝健脾养血、化痰通络之功，切中病机，收效甚好。

十七、中　风

案1

一般情况 姚某，女，48岁，农民。2003年6月12日就诊。

主诉 突然头痛、恶心、呕吐10日。

病史 患者常年在南方打工，长期加班，睡眠时间不足，平素常偏头痛，每遇劳累、熬夜或生气而诱发，自服头疼粉缓解。6月2日上午在车间突然发生头部掣痛，枕部为重，继而出现恶心、呕吐，呈喷射状，呕吐食物残渣及黏液，继而黄色黏液，苦味重。即刻送往当地医院。脑 CT 报告：蛛网膜下腔出血，住院治疗 10 日，静脉滴注甘露醇等药物，头痛仍很剧烈，阵发刺痛，恶心，呕吐。又见小便赤，大便干且 3 日未解。

检查　体温37.0℃，心率80 次/分，呼吸20 次/分，血压 125/90mmHg，舌质红，苔黄燥，脉弦紧。意识清楚，发育正常，营养中等，自动体位，查体合作。头颅正常，双目瞳孔等大等圆，对光反射灵敏，目赤面红，五官端正。项强抵抗，胸廓扁平对称，双肺呼吸音清，心率80 次/分，律齐，各瓣膜听诊区未闻及病理性杂音，腹软，无压痛、反跳痛，肝脾未及，肾区无叩击痛，四肢关节无畸形，生理反射存在，病理反射未引出。

脑 CT 报告：蛛网膜下腔出血。

心电图正常。

血常规正常，尿常规正常，血脂、血糖、肝、肾功能、电解质均正常。

中医诊断　中风中经络（肝阳暴亢，风火上扰）。

西医诊断　蛛网膜下腔出血。

治则　平肝泻火通络。

处方　天麻、茯苓、黄芩、杜仲、川牛膝、桑寄生各15g，钩藤(后下)、生石决明、山栀、益母草、首乌藤、大黄(后下)、白芍各20g，丹皮8g。3 剂。

医嘱　绝对卧床。流质淡质饮食。保持安静，室内空气流通，勿情绪激动。中药每日 1 剂，分 2 次水煎服。

二诊　6月15日，大便已解，日 2 次，不稀，头痛，但无阵发性掣痛感，仍有口苦，面红目赤，耳鸣，心烦，舌质红，苔黄，脉弦，血压 120/80mmHg。6月12日方去大黄加龙胆草15g，菊花12g。5 剂。

三诊　6月20日，近日饮食、睡眠、大便均正常，仍有头痛、耳鸣、心烦、口苦、尿赤，血压 120/80mmHg，继服6月15日方5 剂。

四诊　6月25日，近日头蒙，头枕后隐痛，颈部活动灵活，无恶心感，食欲增加，口苦、耳鸣、面红目赤均已消失，偶有心烦，大小便均正常。6月12日方去大黄、黄芩、丹皮、山栀。5 剂。

五诊　7月2日，近日病情稳定，头蒙，偶见心烦，舌淡，苔薄白，脉弦，继服6月25方10 剂。

六诊　7月12日，头蒙、心烦均已消失，精神佳，无特殊不适，继服6月25日方10 剂。嘱其适量下床活动，勿过劳、情绪激动、便干等。

随访 1 年，未见复发，劳动能力正常。

【体会】　中风的病因病机比较复杂，但归纳起来主要有虚、火、风、痰、气、血六端，以肝肾阴虚、气血衰少为本；风火相煽、痰湿壅盛、瘀血阻滞、气血逆乱为标，具有本虚标实，上盛下虚的特点。本例患者平素常发生偏头痛，因劳伤、性情急躁而诱发。本次发病突然，掣痛，伴见剧烈的恶心、呕吐，符合中风病的发病规律。无意识障碍，故为中经络。长期睡眠不足，暗耗阴液，肝肾阴虚，再加情志不遂，肝郁化火，阳化风动，风火上扰，上犯于脑，血溢脑脉之外，故突发头部掣痛、面红目赤；肝性失柔，则心烦易怒；热迫胆汁上逆，则口苦、吐出黄水；火邪灼津，故尿赤便干；舌质红，苔黄燥，脉弦紧皆为肝经实火内盛之象。本证的主要病机为肝阳暴亢，风火上扰。方药采用益母草、桑寄生、杜仲、白芍补益肝肾，天麻、钩藤、石决明平肝潜阳；大黄、牛膝、山栀、丹皮、黄芩清火通络；茯苓、首乌藤清火安神。诸药合用达平肝泻火，通便之功，效果满意。

案2

一般情况 张某，男，54 岁，农民，汉族。2003 年 10 月 8 日就诊。

主诉 突发左半身不遂、头痛 3 日。

病史 有高血压病史 3 年，平素服用降压药不规律，唯觉头痛时才服用。家族父辈有高血压病史，素嗜烟酒。患者于 10 月 5 日下午下地劳动时，突发头痛，右侧为甚，左半身麻木，软弱无力，行动不便，即刻被家人送至附近诊所，测血压 200/120mmHg，诊断为"中风"，予降压、降颅压等处理（具体用药不详），次日，头痛减轻，但左半身瘫痪。症见头蒙，右侧头痛，大便干，腹胀，口臭，语言不利，口歪。

检查 体温 36.7℃，心率 80 次/分，呼吸 21 次/分，血压 200/120mmHg，舌质暗红，苔黄腻，脉弦滑。意识清楚，发育正常，体胖，平卧于床，查体合作不理想。双目瞳孔等大等圆，口角向右歪，伸舌舌体偏向左侧，右侧鼻唇沟多浅，心率 80 次/分，律齐，主动脉瓣听诊区第二心音亢进，心界向左下扩大，腹胀，左侧上下肢肌力 0 级，巴氏征左（+），戈氏征左（+），腱反射亢进。

脑 CT 报告：右侧丘脑 3cm×2cm×2cm 高密度影，周围低密度影，提示：右侧丘脑出血。

心电图报告：左心室肥大。

血常规正常，尿常规正常。

中医诊断 中风中经络（痰热腑实，风痰上扰）。

西医诊断 ①脑出血；②高心病。

治则 化痰通腑，清肝潜阳。

处方 胆南星、全瓜蒌、芒硝(冲)各 15g，黄芪、山栀、菊花各 12g，决明子、赤芍、代赭石、生牡蛎各 20g，丹皮、大黄(后下)各 10g。3 剂。

医嘱 绝对卧床休息。忌烟酒、恼怒。注意翻身，防止褥疮形成。中药每日 1 剂，分 2 次水煎服。

二诊 10 月 11 日，患者头痛消失，仍有头蒙，腑气已通，大便软，仍觉口苦，左半身不遂，麻木不仁，血压 155/95mmHg，舌质暗，苔薄黄，脉弦滑。拟清热泻火，潜阳息风之剂。处方：生龙骨 30g，怀牛膝、白芍、钩藤(后下)、玄参、夏枯草各 15g，代赭石、生牡蛎各 20g，决明子、杞果、菊花、麦冬、黄芩、赤芍各 12g。5 剂。

三诊 10 月 16 日，近日患者头痛、头蒙、口苦均消失，仍有左半身不遂，麻木不仁，口歪，语言不利，食欲欠佳，舌质暗，苔薄白，脉弦。10 月 11 日方减玄参、黄芩、赤芍、菊花，加陈皮 10g，半夏 12g，焦三仙各 10g。5 剂。

四诊 10 月 21 日，患者左侧肢体感觉功能有恢复，上下肢肌力 Ⅰ 级，口歪减轻，仍语言不利，血压 180/90mmHg，饮食、睡眠、大小便均正常，继服 10 月 16 日方 5 剂。

五诊 10 月 26 日，近日病情稳定，无明显变化，舌质暗，苔薄白，脉弦。拟活血化瘀，息风通络之剂。处方：当归、川芎、赤芍、红花各 12g，熟地 20g，木瓜、鸡血藤、僵蚕各 15g，水蛭 18g，土元、桃仁各 10g，蜈蚣 3 条，5 剂。

六诊 11 月 2 日，左侧肢体功能进一步恢复，感觉功能正常，上下肢肌力 Ⅲ 级，血压 140/90mmHg，舌质暗，苔薄白，脉弦。继服 10 月 26 日方 7 剂。

七诊 11 月 9 日，左侧上下肢肌力 Ⅲ⁺级，大小便均正常，唯觉乏力，血压 140/90mmHg，舌质暗，苔薄白，脉沉。11 月 2 日方加黄芪 40g，7 剂。嘱进行适当的功能锻炼。

八诊 11 月 18 日，近日搀扶行走，左侧肢体软弱无力，余无异常，继服 11 月 2 日方加黄芪

60g，7 剂。嘱其加强功能锻炼。

九诊 11 月 28 日，患者自立行走，左侧肢体稍不便，血压 125/75mmHg，余无异常。11 月 18 日方黄芪加至 120g，7 剂。嘱其坚持服用降压药及软化血管药。

随访半年，病情稳定，劳动时左侧肢体稍显不便，生活自立。

【体会】 此例患者年老，素嗜烟酒，体胖，有高血压病史，常有头痛发作。发病时，突然头痛，半身不遂，口歪，语言不利，符合中风病的发病规律。无意识障碍，故为中经络，肝郁化火，炼津成痰，痰浊携风阳之邪，窜扰经脉，故半身不遂、口舌歪斜、言语不利、偏身麻木；素体肝旺，乘伐脾土，脾运不及，痰浊内生，郁而化热，痰热互结，腑气不通，则腹胀；热结，则便干；风痰上扰清窍，则头痛、头蒙；舌质暗红，苔黄腻，脉弦滑皆为痰热之征。本病的主要病机为痰热腑实，风痰上扰；治疗采用大黄、芒硝、全瓜蒌通腑泄热；胆南星化痰清热；黄芩、菊花、丹皮、赤芍、栀子清热泻火；决明子、赭石、生牡蛎平肝潜阳。诸药共奏化痰通腑、清肝潜阳之效，取得了满意的效果。

案3

一般情况 刘某，女，65 岁。2004 年 10 月 8 日初诊。

主诉 中风 10 日后，喉间呃逆频频，不能自制，伴恶心、饮食不下。

病史 患者于 10 日前起床时，被家人发现昏睡，不省人事，左侧肢体无力，伴口舌歪斜，被急救车接入我院。给予平肝息风、活血通络、醒神开窍治疗，中药以镇肝熄风汤加味及安宫牛黄丸鼻饲，治疗 10 日，患者神志逐渐清醒，左侧肢体无力改善。去鼻饲管，让其多食清淡、易消化食物。第 12 日起，患者出现呃逆之证，呃声频频，声沉而缓，不能自制，遂按呃逆辨证，考虑为中风之始，过服寒凉之品，致寒邪阻遏，脾胃之气失降，膈气不舒，胃气上逆所致。即以温中散寒，降逆止呃之法，投丁香散加味治疗，服药 3 剂呃逆不减，又加用温阳祛寒之吴茱萸、肉桂，降逆之代赭石、旋覆花，同时配合针灸治疗，针刺内关、膈俞穴，针药并用。针刺后呃逆减轻，但拔针后呃逆又发作，即又用阿托品、艾司唑仑，呃逆仍不减，患者痛苦不堪。现症见呃声频频，胃脘不舒，得热则减，时有恶心，饮食不下，胁肋胀闷，口淡不渴。

检查 体温 36.7℃，心率 78 次/分，呼吸 19 次/分，血压 140/125mmHg。舌质紫暗，有瘀斑，舌苔白，脉迟涩。神志昏迷，发育正常，营养中等，头颅无畸形，口角向右斜，巩膜无黄染，双瞳孔对光反射存在，浅表淋巴结无肿大，脊椎无畸形，左侧上下肢肌力弱Ⅱ级，肌张力减弱，巴氏征左侧（+）。

颅脑 MRI 示：右侧基底节区脑梗死。

中医诊断 中风伴呃逆（寒邪客胃、痰瘀互结）。

西医诊断 ①脑梗死；②中枢性呃逆。

治则 温中祛寒，活血通窍，化痰止呃。

处方 赤芍、川芎、枳实各15g，桃仁、红花、半夏、竹茹、陈皮、茯苓、甘草各12g，麝香（冲服)0.1g，丁香、吴茱萸各6g，柿蒂9g，高良姜10g。2 剂。

医嘱 绝对卧床休息。忌烟酒、恼怒。中药每日 1 剂，分 2 次水煎服，

二诊 10 月 11 日，服完上药后，呃逆明显好转，睡眠好，大小便正常，为巩固疗效，继服上方 2 剂。

三诊 10 月 14 日，服完上药后，呃逆治愈，继服活血化瘀、平肝降逆之剂治疗中风。

【体会】 患者之呃逆，乃寒凉滞胃与痰瘀阻滞相互影响之后而发生。中风之始，过服寒凉之

品，致寒邪阻滞，脾胃之气失降失职，膈气不舒，胃气上逆，则发为呃逆。本例呃逆在治疗的同时，应兼顾寒凝、痰浊、瘀血三者并治的原则。治宜温中散寒，活血通窍，化痰止呃。方中赤芍、川芎、桃仁、红花活血祛瘀；麝香开窍醒神活血；丁香温中降逆散寒；柿蒂降逆止呃；高良姜、吴茱萸辛温散寒，温中止呕；半夏燥湿化痰，降逆和胃；竹茹清胆和胃，止呕；枳实、陈皮理气化痰，使气顺则痰消；茯苓健脾利湿，湿去则痰不生；甘草益脾和中，调和诸药。诸药合方，共奏温中散寒、活血通窍、化痰止呃之功。

案4

一般情况 张某，男，48岁。1984年3月24日初诊。

主诉 右侧肢体瘫痪2周。

病史 患者于2周前从高处跌下，头部外伤，当即昏迷，不知人事，大小便失禁，诊断为"脑外伤颅内出血"。48小时之后，神识朦胧，略有知觉，但呼之不能应，目睛呆滞，平卧不能转侧。数日后，左手足能够举动，大小便已有知觉，但仍失语，呼之不能应答，右半身瘫痪，感觉运动完全丧失，皮肤按之较左半身凉。又数日后，瘫痪依然，而上下肢抚之冰冷，皮肤上出现一层白霜样附着物，洗之不能去，病情危急。伴见面容忧戚，神识似清非清，以左手击头，以示头痛。

检查 体温36.0℃，心率86次/分，呼吸18次/分，血压135/80mmHg。意识障碍，舌色偏暗，苔白腻，脉右细涩，左弦。双瞳孔等大等圆，光反射存在，巩膜无黄染，颈部轻度抵抗，肌肤温度低，弹性一般，皮肤黏膜无黄染及出血点，浅表淋巴结不肿大。双肺呼吸音清，未闻及干湿啰音，心率86次/分，节律规则，腹软，肝脾不肿大。右上肢肌力0级，右下肢肌力Ⅰ级，右侧肢体痛觉、温觉丧失。神经系统检查：右侧巴氏征（+）。

脑CT示：脑出血。

血常规：血红蛋白115g/L，白细胞计数15.6×10⁹/L，中性粒细胞0.826。

中医诊断 中风（血脉瘀阻）。

西医诊断 脑出血。

治则 温通血脉，化瘀消滞，和营活络。

处方 桂枝、桃仁、苏木、郁金各9g，川芎、乳没各6g，怀牛膝、赤白芍、天花粉各12g，红花4.5g。7剂。

医嘱 勿劳累，慎起居。中药每日1剂，分2次水煎服。

二诊 3月31日，药后右半身肌肤抚之冰冷感觉减轻，白霜样附着物也见减少，余症同前，原方再进。原方加黄芪12g，7剂。

三诊 4月7日，白霜样附着物逐渐减退而至消失，右半身肌肤冰凉感觉又减，有转温暖之机，指头偶能活动，手臂刺之稍有疼痛感觉，下肢仍无痛觉，失语，脉舌同前。处方：桂枝、桃仁、泽兰各9g，川芎、乳没各6g，黄芪、天花粉、当归、赤白芍各12g，7剂。

四诊 4月15日，神识已清，能发单语，右半身肌肤抚之冰冷感已消失，与左半身温度逐渐趋于相近，病侧上肢已有麻木疼痛感，能勉强移动、抬高，下肢仍差。仍从原法，佐参三七以加强化瘀之力。原方加参三七末（吞）3g，7剂。

五诊 4月22日，迭投温通血脉，化瘀消滞，和营活络之药后，病情明显好转，神色转佳，两侧皮肤温度已无多大差别，右上肢恢复活动较快，下肢亦有疼痛感觉，能够移动、抬高，但幅度还小，可说简单语言。脉弦细，苔薄，治疗仍宜化瘀活络。处方：桂枝、桃仁、柴胡、郁金各

9g，川芎6g，天花粉、当归、赤白芍各12g，甘草4.5g，参三七末（吞）3g，7剂。

六诊 4月29日，病侧下肢麻木疼痛感觉渐减，活动也有明显好转，话语渐多。此瘀结渐化，佐养经络之品。原方加桑寄生12g，茯苓9g，14剂。

七诊 5月13日，近日来在家属的帮助下起床，扶着床桌能慢行几步，精神舒畅，语言基本流利，诉头部有时作牵引样疼痛。拟加平肝之药。原方加菊花9g，钩藤12g，7剂。

八诊 5月20日，服药已近60剂，病情大有好转，右上肢活动基本恢复，下肢感觉疼痛酸楚，行动迟缓。治宜化瘀活络，加强健筋骨之品。处方：桂枝、茯苓、千年健、钻地风各9g，赤白芍、当归、川断、桑寄生各12g，川芎6g，红花、甘草各4.5g，参三七末（吞）3g，21剂。

【体会】 本例脑外伤颅内出血导致右侧半身瘫痪，上下肢运动感觉完全丧失，肌肤冰冷，有白霜样的附着物，并伴严重失语，与脑血管意外如脑出血、脑血管血栓形成所致之瘫痪的病机基本相同，故用温通血脉、化瘀消滞、和营活络之法取得了良好的疗效。

桂枝、当归、芍药在化瘀活血、和营通络之剂中起着主导作用。桂枝温通经络，和营化瘀，与甘温而润、性味辛香善于行血和血的当归相合，为治疗瘀血阻滞的要药；白芍长于和营血，与桂枝配伍，又起调和营卫之效；赤芍长于散瘀，与桂枝相配对于促进肢体功能的恢复起很好的作用，桂芍同用，还有刚柔相济、阴阳并调之义，虽长期应用桂枝而无辛燥之弊。方中其他药物相须相使，协同主药以提高疗效。本例共治疗6个月，服药180剂，健康恢复。

十八、水　　肿

一般情况　邵某，男，27岁，农民。2003年4月9日初诊。

主诉　全身浮肿1个月。

病史　患者于1个月前因颜面浮肿在某医院被确诊为"慢性肾小球肾炎"，经中西药治疗（具体用药不详），病情未能控制，颜面、四肢渐次浮肿，以双下肢为甚。现症见面色㿠白，颜面及四肢浮肿，腹胀大，小便量少，大便溏，形寒肢冷。

检查　神清，精神差，舌质淡，苔薄白，脉沉细。体温35.7℃，心率72次/分，呼吸17次/分，血压120/65mmHg，双肺呼吸音清，未闻及干湿啰音，心界不大，心率72次/分，律齐，各瓣膜听诊区未闻及杂音，腹部膨隆，肝脾肋下未触及，腹无压痛、反跳痛，腹部叩诊移动性浊音，双下肢呈指凹性水肿，神经系统未引出阳性体征。

尿常规：蛋白（+++），红细胞0～3，白细胞（++）。血脂：胆固醇4.32mmol/L，三酰甘油1.18mmol/L。

中医诊断　水肿阴水（脾肾阳衰）。

西医诊断　慢性肾小球肾炎。

治则　温运脾阳，开鬼门洁净府。

处方　大腹皮、赤小豆、车前子、茯苓各30g，杏仁、连翘、干姜各15g，麻黄8g，5剂。

医嘱　慎起居，避风寒，勿食生冷之品。中药每日1剂，分2次水煎服。

二诊 4月15日，尿量少，时值春天但患者自诉畏寒怕冷，身着冬衣，恍悟其阳气衰微虽欲开鬼门洁净府，但气化无力，亦不能达到效果，遂予助阳解表之法，以麻黄附子细辛汤加味：细辛6g，白术、干姜、附子各15g，茯苓、猪苓、车前子(另包)各30g，生姜10g，麻黄8g。5剂。

　　三诊　4月20日，全身微温，汗出溱溱，小便量大增，日出小便量3000～5000ml，效不更方，连用上方20余剂后全身浮肿消退，无畏寒、肢冷症状，继进温补脾肾之剂，调理月余而愈，复查尿常规正常。

　　【体会】　阴水一证，以温运脾阳为主法。本案一诊中虽应用开鬼门洁净府之法，但温阳之力不足故药收效甚微，气化无力，不能达邪使之从小便、汗而出；在二诊中考虑到了这个问题，以麻黄附子细辛汤主之，脾肾之阳得振，气化有力，则助阳解表利尿之作用十分明显。"益火之源以消阴翳"正是本案二诊中的实际应用。一诊、二诊均以发汗利尿为目的，麻黄开表逐邪，细辛、附子、干姜温里助阳以驱邪；白术、生姜扶脾；茯苓、猪苓、车前子利水。药入肺脾肾三脏，发汗利小便为诸药所用之目的。但补阳是否充分则起决定性的作用。可见辨清虚实之相对轻重的重要性，只有阳气充正气足，才能达到开鬼门洁净府之目的。

案2

　　一般情况　李某，男，37岁。2001年6月15日初诊。

　　主诉　颜面浮肿、尿少、脘腹胀痛12日，加重2日。

　　病史　患者于半个月前因淋雨后出现发热、咳嗽等症，自服抗感冒药治疗症状不缓解，逐渐出现纳差、恶心、呕吐、腹胀等症。在附近诊所给予抗生素静脉滴注，治疗10日，症状不减轻。近2日渐出现小便减少，表情淡漠，面部浮肿。现症见腹胀，颜面浮肿，尿少，低热，纳差，恶心，疲乏无力，表情淡漠，口苦咽干，大便秘结。否认肝炎及结核病，无家族遗传病史。

　　检查　体温37.8℃，心率85次/分，呼吸18次/分，血压150/95mmHg。舌红苔黄，脉弦滑。呈水肿面容，神清，精神差，发育正常，营养中等，查体合作。头颅无畸形，咽腔稍充血。颈软无抵抗，气管居中，双肺呼吸音稍粗，心率85次/分，律齐，无杂音，腹软平，肝脾不大，双下肢轻度水肿，四肢关节无畸形，神经系统生理反射存在，未引出病理反射。

　　胸部X线示：双肺纹理增粗、稍紊乱。

　　肾功能：尿素氮10.2mmol/L，肌酐205mmol/L，尿酸407mmol/L。血脂、血糖：三酰甘油1.9mmol/L，总胆固醇5.70mmol/L，血糖5.30mmol/L。血常规：白细胞计数12.0×10⁹/L，中性粒细胞0.75，淋巴细胞0.25，血红蛋白145g/L。无机元素：钾6.2×10⁹mmol/L，钠141mmol/L，钙5.0mmol/L，氯197mmol/L。尿常规：尿蛋白（＋＋），潜血（＋＋），白细胞（＋＋），颗粒管型（＋＋）。

　　中医诊断　①水肿；②关格（风水泛滥，湿邪蕴结）。

　　西医诊断　急性肾小球肾炎伴急性肾功能不全（轻度氮质血症）。

　　治则　疏风解表，宣肺行水，分利湿热。

　　处方　柴胡、半夏、人参、茯苓皮、黄芩、赤小豆各15g，泽泻、大腹皮各12g，商陆、通草各15g，羌活、秦艽、槟榔、葶苈子各9g。3剂。

　　医嘱　嘱其低盐饮食，忌食辛辣、烟酒等刺激性物品。中药每日1剂，分2次煎温服。

　　二诊　6月19日，体温降至正常，尿量较前明显增多，水肿开始消退，但仍有纳差及脘腹胀满，大便不畅，上方加大黄（后下）20g，3剂。

　　三诊　6月23日，水肿已大部分消失，尿量增多，大便通畅，但仍有颜面浮肿，纳差，恶心，胸闷，身困重，脘腹胀满，舌苔白腻，脉沉缓。因表证已去，大便通畅，此症状为水湿浸渍，脾不健运所致。故治以健脾利湿，宣肺行水之法，方以五苓散合五皮饮加黄芩、茯苓、猪苓、薏苡仁继用5剂。

四诊　6月29日，患者水肿完全消失，尿量正常，精神好，饮食佳。化验尿蛋白（++），余正常，再服上方5剂。

五诊　7月5日，患者精神好，各种症状均消失。化验：尿蛋白（+）。后以参苓白术散加味调理，嘱其忌食辛辣之品，戒烟酒，避免疲劳。用药2个月后各种症状均消失，化验肾功能及尿常规正常。

【体会】　该患者系淋雨受寒，感受外邪，邪侵入肺，使肺失宣肃，则肺失通调水道功能，水液不能通调，下输膀胱，外溢皮毛及腠理而出现小便不利、尿少、水肿等症状；水湿困阻，脾失健运，湿聚中焦则见脘腹胀满不舒、恶心、纳差等症状；邪入少阳，经气不利，郁而化热，胆火上炎而致口苦咽干、发热；胆热犯胃，胃失和降，气逆于上，而见呕吐；热灼津液而见大便秘结；舌脉之象均为湿热内蕴之征。故以疏风解表，宣肺行水，分利湿热之法治之，方中柴胡，性苦平，入肝胆经，透达与清解少阳之邪，并能疏泄气机之郁滞，使少阳之邪得以疏散，佐以黄芩，性苦寒，清泄少阳之热。柴胡之升散，得黄芩之降泄，两者配伍，以达和解少阳之目的。胆气犯胃，胃失和降，佐以半夏、生姜和胃降逆止呕。水湿壅盛，泛溢表里，表里俱病，故见浮肿。水壅于里，三焦气闭，肺气不降，腑气不通则二便不利，投以商陆，性苦寒，以泻下逐水，通利二便，槟榔、大腹皮行气导水；茯苓皮、泽泻、通草、赤小豆利水祛湿配以大黄通腑泻下，使在里之水自二便而泄。羌活、秦艽疏风发表，使在表之水从肌肤而去。邪已去，则病机转为水湿浸渍，脾失健运，治疗以健脾利湿为主，投五苓散合五皮饮加味以利水渗湿、理气健脾，后期再投以参苓白术散以祛邪扶正则可获全效。纵观全方，先以祛邪为主，再投以利水渗湿，最后以补气健脾，标本兼治之法，则本病可愈。

案3

一般情况　王某，男，23岁，工人。1975年11月19日来我院就诊。

主诉　腰痛浮肿半年，呕吐、尿闭10余日。

病史　患者于半年前因感受风寒而患急性肾炎合并尿毒症，经抢救好转，自此后时轻时重，尿蛋白经常在（+++）至（++++），经多方治疗亦无效果，后因服泻下药物，病情加重，尿闭，全身浮肿，气喘无力。症见腰背凉痛，全身浮肿，四肢厥冷，恶心呕吐，饮食不进，小便每日约200ml。

检查　面白少华，结膜苍白，精神委靡，舌质淡，苔白多津，脉沉细无力。血压155/90mmHg。

尿常规：蛋白（++++），红细胞（+++），白细胞（+），颗粒管型2～3个。

中医诊断　水肿（肾阳衰微，水气不化）。

西医诊断　肾小球肾炎。

治则　温阳利水。

处方　白芍、白术、云苓、炮附片、生姜、大腹皮、葫芦各30g，桂枝、干姜、半夏各15g。4剂。

医嘱　注意保暖，预防感冒，禁烟酒及辛辣食物，低盐饮食。每日1剂，分2次水煎服。

二诊　11月23日，服后呕吐减轻，肢冷好转，小便通利，继服10剂。

三诊　12月3日，服上方10剂，水肿等诸症状消失。继服上方30剂。

四诊　1976年1月2日，服上方30剂后化验尿蛋白（-），血压130/70mmHg，尿量每日在2000ml以上。但出现口渴、脉大等热象，改服真武汤加清热化瘀药而治愈，参加工作。

追访 2 年未见复发。

【体会】 此案临床表现高度浮肿，四肢厥冷，面白少华，脉象沉细，舌白多津。一派脾湿肾寒，阳气衰微之象。仲景在《金匮要略·水气病》中说："大气一转，其气乃散"，水得阳气的温煦则化为气，气得阴则化为水。今阳气衰微不能蒸化水气，留滞而为水肿，故用真武汤温阳利水为主，加燥湿温中之干姜和渗利之品，组成了一个大剂温热方剂，服后肿消而血压降，尿蛋白亦很快消失。四肢厥冷，脉象沉细，是由于外周血流灌注欠佳所引起的，高血压由于肾素的分泌致外周小血管收缩所形成。服温热药有效的机制可能是扩张了外周血管，促进了循环，抑制了肾素的分泌。外周血管扩张，血管的压力相继减低，所以使血压下降了。当肾小球有炎症时，血管受炎症的浸润，以及血管的痉挛，导致血栓形成是肾炎的重要机制，所以炎症的修复、痉挛的解除、血栓的溶化是治疗的关键。真武汤加减治疗而获效，可能是使肾小球血管的痉挛解除，促进血液循环的同时也促进了肾脏侧支循环的建立。由于温热药能使血流量和血流速度增加，使血栓溶化再通，物质沉浊随着循环的改善而吸收。由于肾小球功能恢复，血管通透性好转，故尿蛋白亦随之消失。血液循环的好转，肾小球内压力相对减低，使滤过恢复而水肿消退。通过大量的临床实践证明，真武汤对现代医学的炎症有较好的治疗效果。

仲景真武汤为壮元阳以消阴翳，逐留垢以清水源而设，实能镇伏肾水，挽回阳气。临床运用，不仅限于内科，亦可广泛运用于各科。主要着重于肾阳衰微和水气为患，如症见面色青黄或黧黑，舌质淡，苔白或无苔但多津，腰膝凉痛，四肢欠温，小便清长或不利，或大便溏薄，恶寒发热，但寒多热少，以及阴寒水肿，脉沉弦或浮大而虚等一派阴寒水盛之证，详细辨证，随证加减，可收异病同治之效。

仲景对真武汤的运用既原则又灵活，为后世的方剂运用树立了典范，临床运用时不受病种的限制，只要有真武汤的适应证，就应以证为主大胆运用，如中医的疗毒和西医的炎症病变，往往施以"疗用清热，炎用寒凉"的治疗法则。今从其不同病种的不同表现辨证均属肾寒水泛，以真武汤治疗，收到了较好的疗效。

一般情况 刘某，男，47 岁。1978 年 11 月 7 日诊治。

主诉 全身微肿，腰以下较甚，伴恶寒无汗、发热。

病史 1966 年患急性肾炎，经中西医治疗好转，但余留面目微肿，时轻时重，给服健脾祛湿，化气利水之中药肿势稍减，继服无效，又服西药利尿之品，其效亦不明显，每至冬季和感寒常发作。近日由于衣着不慎，感寒发热，病情加重，肿喘发作。现症见全身微肿，腰以下较甚，腰痛酸重，小便不利，伴恶寒无汗，发热而喘，胸闷不舒，四肢厥冷，神疲乏力。

检查 面色㿠白，口唇色淡，舌质淡胖，苔白，脉沉细。

尿常规：蛋白（+++），红细胞（+），白细胞（+）。

中医诊断 水肿（阴盛阳衰，复感于寒，水湿横溢）。

西医诊断 慢性肾炎。

治则 解表散寒，温阳利水。

处方 炮附子 24g，麻黄、细辛各 15g，白术 30g，杏仁 12g。3 剂。

医嘱 注意保暖，预防外感，低盐饮食。中药每日 1 剂，水煎频服。

二诊 11 月 10 日，服药 3 剂汗出热解，水肿亦减。继服上方 3 剂。

三诊 11 月 13 日，诸症基本消失，继服温阳益肾、健脾利湿之剂以善后。

四诊 12月28日，诸症消失，化验尿蛋白（−），临床治愈。

2年来只在气候交替时服药预防，已参加工作。

【体会】 阳气得复，寒水得化，小便得利而水肿消失。水肿乃体内水液潴留，全身浮肿之证。水肿乃本虚标实，病机为肾阳虚衰，阴盛于下，膀胱气化无权，水道不利所致；又复感寒邪，寒水相搏，使肿势转甚。故见全身微肿，腰痛酸重，小便量减，四肢酸冷，恶寒无汗，发热嗜眠，神疲委靡，口淡不渴，舌质淡胖，苔白，脉沉细等症。治宜发表散寒，温阳利水，内外分消，水肿自去。方用麻黄细辛附子汤加减，我们常以此方加减治疗现代医学诊断的急慢性肾炎、心脏病所致的水肿，尤以立冬节气交替和气候骤变加重的病例而伴发热、恶寒、无汗者多能获效。但附子须用15～30g，细辛以9～15g为宜，夹喘者加杏仁；肺有热者酌加石膏，并根据"少阴负趺阳为顺"之理，每于方中加白术30g，健脾利水，其效更佳。麻黄细辛附子汤为温阳发表峻剂，由于仲景论述简要，加之药物峻猛，运用若只从两感入手，就局限了运用范围，细审仲景冠"少阴病"三字有着深远的意义，临床中必从方证病机和药物的协同分析予以推敲，才能扩大此方的运用范围。从脏腑关系来看，少阴统括心肾，兼水火二气，水能克火，故易从寒化，若肾阳素虚，盛受外邪，则表现本虚标实之证。故辨证为肾阳不足，寒邪外袭之证皆可以此方加减施治。仲景虽指出"脉沉"、"发热"之症，仅是此方治症之一。在临床中，往往出现有脉沉，无发热，或有发热，无脉沉者，或脉迟，或浮大无力等，甚至无此二症者，只要辨其为本虚标实之证，不受中西医各种病名所限，投之可收异病同治之效。

不同的药物配伍及煎服法，可起到不同的作用，三药均为峻烈之品，有"有汗不得用麻黄"之说，"细辛不过钱"之论，细审仲景之论，"汗出而喘，无大热者"用麻杏石甘汤治疗，实乃有汗用麻黄之例。此说不能作凭要以临证病机为主。考仲景细辛用量，常用二三两，计算合现在12～15g。我们在临床中观察，少用有温经散寒之功，多则有下通肾气、内化寒饮之效。入煎剂内从未出现过中毒的表现。虽大剂用麻黄，仅为微汗出，对于四肢病变，则有通其经、温四肢、直达病所之功。

要提高疗效，尚须注意药物的煎服法，论中云："以水一斗先煮麻黄，减二升，去上沫，内诸药，煮取三升，去滓，温服一升，日三服。"仲景谓之"去上沫"者，乃谓其所浮之沫发散过烈。我们认为麻黄之性，全在初煎之沫上，若去其沫则效用减矣。在临床中常嘱患者三药合煎，不去其沫，三煎合于一起，多次频服，其效更佳。

案5

一般情况 赵某，男，14岁，学生。1999年7月16日初诊。

主诉 两眼睑持续浮肿10日。

病史 患者于2周前曾患感冒发热、口干、咽部疼痛，在当地卫生所诊断为"风热感冒"，经服用对乙酰氨基酚、伤风胶囊、阿莫西林、北豆根、冬凌草药物治疗好转。10日来两眼睑持续浮肿，伴腰酸痛、小便带血。伴见两眼睑浮肿如卧蚕状，纳呆，乏力，腰部酸痛，进行性少尿，小便黄，大便稀。

检查 舌质红，苔薄黄，脉沉无力。肾功能进行性损害。心肺查体（−），肝脾不大。

尿蛋白（+++），红细胞（+++）。

中医诊断 水肿（脾肾两虚）。

西医诊断 急性肾小球肾炎。

治则 健脾益气，补肾固精，清热利水。

处方　干姜、陈皮、云苓、木瓜、大腹皮、猪苓、菟丝子、金钱草、车前草、白芍、赤小豆各15g，山萸肉10g，白术18g。3剂。

医嘱　避风，注意保暖。低盐饮食。中药每日1剂，分2次水煎服。

二诊　7月19日，患者尿量增加，眼睑浮肿稍减轻，仍腰痛、乏力，舌质红，苔薄黄，脉沉弦。查尿蛋白（+++），红细胞（+++）。血压165/100mmHg。处方：陈皮、云苓、泽泻、猪苓、菟丝子、杜仲、白芍、金钱草各15g，肉桂、木通各8g，赤小豆、蝉衣各10g，3剂。

三诊　7月22日，患者眼睑浮肿完全消退，腰痛消失，体力倍增，精神转佳，二便转调。尿常规检查各项均正常。血压130/85mmHg。处方：黄芪、白芍各30g，防风、白术、云苓、杜仲、川断、菟丝子、鸡内金、益母草、萆薢各15g，僵蚕、蝉衣各10g，桂枝9g。续服4剂以巩固疗效。

四诊　7月30日，患者因感冒而诱发眼睑浮肿、腰部隐痛，小便黄，大便稀。尿蛋白（++），红细胞（+），血压145/95mmHg。处方：生黄芪45g，桂枝、白芍、白术、赤小豆、菟丝子、杜仲、益母草各15g，白茅根30g，连翘、蝉衣各10g，10剂。临床痊愈。

【体会】　急性肾小球肾炎表现为本虚标实，气虚及脾，脾肾两虚为本。本案因感受风邪、疮毒湿热诸邪，导致肺失宣降通调，脾失健运而成，病久脾肾亏虚，气化不利，病程较长。关于水肿的治疗，《素问·汤液醪醴论》提出"去菀陈莝"、"开鬼门"、"洁净府"三条基本原则。张仲景宗《内经》之意，在《金匮要略·水气病》中提出"诸有水者，腰以下肿，当利小便；腰以上肿，当发汗乃愈"。故方中用桂枝、黄芪、猪苓等"开鬼门"、"洁净府"以发汗利小便。恢复期主要为余邪未尽，正气虽有耗损，但临床表现虚证不明显，故治疗仍以祛邪为主。

案6

一般情况　华某，男，58岁。2000年3月22日就诊。

主诉　全身浮肿2个月，加重2周。

病史　患者有慢性肾小球肾炎病史7年，时常口服泼尼松、利尿剂及免疫抑制剂等药而得以控制。2个月以前因劳累而加重，小便量明显减少，形寒怕冷，全身浮肿，期间曾在某医院查肾功能，尿素氮、肌酐明显增高，诊断为"慢性肾小球肾炎合并肾功能不全"。2周前出现无尿，经每周一次血液透析而小便量增，服药罔效，遂求助于中医。伴见精神差，口淡乏味，恶心欲呕，纳减腹胀，身体沉重，小便点滴未出，大便溏薄如粥。

检查　面色青瘦，周身浮肿，尤以双下肢为甚，压之呈凹陷性水肿，舌质淡红，苔白滑，脉沉细微。尿常规：蛋白（++）。肾功能：尿素氮17mmol/L，肌酐492mmol/L。

中医诊断　水肿（肾阳衰微，水气内停）。

西医诊断　慢性肾小球肾炎合并肾功能不全。

治则　温阳化气，健脾行水。

处方　制附子、泽泻、桂枝、红参各12g，茯苓30g，白术、猪苓、白芍各15g，大枣7枚，川芎6g。2剂。

医嘱　避风，避免继发感染。注意保暖，调畅情志。记录液体出入量。中药每日1剂，分2次水煎服。

二诊　3月24日，患者服上方1剂以后即生尿意，2剂服毕，尿量骤增，自述昨晚一夜解小便10余次，每次都在150ml以上，上半身水肿已消，下半身水肿亦减轻，考虑附子、桂枝、红参温燥，上方合二至丸加山萸肉以防化燥伤阴，即上方加女贞子、旱莲草各15g，山萸肉9g，减附子、桂枝用量各为6g，3剂。

三诊　3月27日，精神渐佳，小便通利，大便如常，舌质淡，苔白厚，脉濡细。肾阳已复，依据中医脾肾的水土关系及先天、后天关系，宜用益气健脾，佐以淡渗利湿，以缓图之。方选四君子汤合五苓散加减：潞参20g，云苓15g，白术、猪苓、泽泻各12g，黄芪30g，生姜10g，大枣5枚。

患者于2000年4月20日出院，依据三诊处方加减变化，共服120余剂，症状消失，肾功能恢复正常。

1年以后随访，患者已能从事轻体力劳动，未见复发。

【体会】　水肿一证，在明确诊断的前提下，首先必须注意辨证的要点，即辨外感内伤、辨病性、辨病位、辨兼夹症、辨病势及预后。结合本案病例，由于病史长，故多内伤，依据其兼症可知其属阳虚水泛，病位在肾，兼有脾虚症状，病势较凶险，预后较差。用真武汤能获较好的疗效，真武汤源自《伤寒论》。其中《伤寒论·少阴病》中曰："少阴病，二三日不已，至四五日，腹痛，小便不利，四肢沉重疼痛，自下利者，此为有水气。其人或咳，或小便不利，或下利，或呕者，真武汤主之。"因本方具有温肾利水之功，其效类似于民间传说之司水火的"真武"神，故取类比象将本方命名为"真武"。正如《医方集解》云："真武北方之神，一龟一蛇，司水火者也，肾命象之，北方济火而不利，故以名焉。"又如《医宗金鉴》云："真武者，北方司水之神也，以之名汤者，赖以镇水之义也。"

真武汤治疗本病，要从患者入院时的症状来分析。由于人体水液代谢与许多脏腑功能的正常与否有关，且尤以脾肾最为密切，"肾者水脏，主泄液"，今肾阳虚，气化失常，开合失司，故见小便量少，甚至尿闭，正如《素问·水热穴论》曰："肾者，胃之关也，关门不利，故聚水而从其类也，上下溢于皮肤，故为浮肿。浮肿者，聚水而生病也。"肾阳为一身阳气之根，温煦生化各脏腑组织器官，今肾阳虚衰，必致脾阳不足；脾主运化水湿，脾阳虚致使水液停聚潴留而为诸患。水湿外溢于肌肤，故见全身水肿且身体沉重；水湿流走于肠间，"湿胜则濡泄"，故见大便溏薄如粥；脾虚运化失常，胃纳运亦失常，故见口淡无味、恶心欲吐、纳差腹胀；阳气亏虚，筋脉失养，经脉四肢不得阳气温煦，失其所主，故见形寒怕冷；其舌脉二象亦是由于肾阳不足导致脾阳亦虚，水湿不运内聚而生，肾阳虚是"本"，脾阳虚水湿内停为"标"。

本方证的治疗重在温化肾阳而治其"本"，故用大辛大热的附子为主药，使肾阳得复，气化得行。水为阴邪，"阴得阳助则化"即"壮元阳以消阴翳"。主水虽在肾，然制水在脾，故在治本的基础上又当配用健脾利水湿之品以治水湿内停之"标"。生姜辛而微温，走而不守，宣肺温胃，又能助附子行散溢于肌肤之表湿。白术甘苦而温，能燥湿健脾，正合"脾喜燥恶湿"、"得阳始运"之性，使之在元阳温煦的基础上，脾阳得复。茯苓甘淡平，入脾肾诸经，一方面助姜、术健脾之力，一方面渗利水湿，使已停于体内的湿邪得从小便排出，以助附子消阴翳之能。姜、术、苓三药合泽泻、猪苓培土制水，在附子温补肾阳"釜底加薪"的基础上各发挥其长，使散者散、利者利、建者建，已停湿邪得以排出，未停之饮无以来由，气化水，水化气，水道通利，共同完成水液代谢在体内的运转功能。加桂枝、红参以加强温阳益气之功，川芎为血分中的气药，用以增强气血的复元。正如《素问·经脉别论》云："饮入于胃，游溢精气，上输于脾，脾气散精，上归于肺，通调水通，下输膀胱。水精四布，五经并行。"

现代医学认为，本例患者是由"慢性肾小球肾炎合并肾功能不全"而进一步演变为"慢性肾衰竭"。由于本病例的临床表现十分复杂，分为肾功能代偿期、氮质血症期、肾衰竭期——尿毒症早期及肾衰竭终末期——尿毒症晚期，因此应注意各种代谢障碍，即水代谢，钾、钠、钙、镁等代谢，注意勤查电解质（无机元素），各系统症状，如胃肠道、精神神经系统、血液系统、心血管系统、呼吸系统的变化，一有变症及时对症处理。

案7

一般情况　陈某，男，22岁。1994年10月18日初诊。

主诉　颜面及全身浮肿2周。

病史　患者于3个月前反复感冒发热、咽喉部肿痛，经口服及静脉滴注抗生素发热止，咽喉肿痛消失。2周前出现眼睑及面部浮肿，伴腰痛、小便量少，曾在我市某医院化验尿常规提示：蛋白（+++），白细胞（++），红细胞（+++），诊断为"急性肾小球肾炎"，经用中西药（用药、用法不详）治疗2周无效。伴全身水肿，气短懒言，四肢困倦，纳减，面色萎黄，腰部发凉疼痛，小便量少，大便溏薄。

检查　颜面及眼睑高度浮肿。舌质淡，苔白滑，脉沉细无力。

尿常规：蛋白（+++），白细胞（++），红细胞（+++）。

中医诊断　水肿（脾肾阳虚，水湿停聚）。

西医诊断　急性肾小球肾炎。

治则　温运脾肾，兼以利湿消肿。

处方　云苓、苡米、赤小豆各30g，白术、猪苓各15g，泽泻20g，黄芪45g，防己、桂枝、半夏各12g，陈皮10g。5剂。

医嘱　避风，注意保暖，避免继发感染。无盐饮食，忌刺激之品。记录液体出入量。中药每日1剂，分2次水煎服。

二诊　10月25日，服药后尿量大增，饮食增加，眼睑、面部水肿明显消退，但腰部凉疼无明显改善，此乃肾阳亏虚较重引起的，舌脉同前，守上方加巴戟天15g，菟丝子30g，5剂。

三诊　11月2日，颜面及四肢水肿完全消失，腰疼止，四肢有力，饮食及二便正常。尿常规各项指标均获正常。守二诊处方10剂，以固其效。

1年后随访，症情未见复发。

【体会】　水肿一证，多由感受外邪，或饮食失调，而使气化不利，津液输布失常，导致水液潴留，泛溢于肌肤，引起以头面、眼睑、四肢、腹背甚至全身浮肿等为特征的病证。关于本病的病因、病理、临床表现及治疗，《内经》中早有论述。如病因方面，《素问·水热穴论》曰："勇而劳甚，则肾汗出，肾汗出逢于风，内不得入于脏腑，外不得越于皮肤，客于玄府，传为浮肿，本之于肾……"在病理方面指出"肾者，胃之关也，关门不利，故聚水而从其类也"。《灵枢·水胀》篇则对水肿的临床表现，作了具体描述，说："水始起也，目窠上微肿，如新卧起之状，其颈脉动，时咳，阴股间寒，足胫肿，腹乃大，其水已成矣。以手按其腹，随手而起，如裹水之状，此其候也。"关于水肿的治疗，《素问·汤液醪醴论》提出了"去菀陈莝……开鬼门，洁净府"的治疗法则。后世医家张仲景、巢元方、孙思邈、朱丹溪、张景岳等对本病的症、因、脉、治均作了详细论述，但总的理论俱宗《内经》，补充发展于《金匮要略》和《诸病源候论》，具体的治法分药，补充发展于《金匮要略》和唐代的《备急千金要方》。唐宋以后，历代名家，对水肿的理论和治法，从各种不同的侧面作了补充和发展，为我们现代治疗水肿积累了丰富的理论知识和治疗经验。

五苓散源于《伤寒论》，分别在"太阳病"、"阴阳病"，"霍乱病"中共8次应用本方。本方由五味药组成，以"令"行水，故名"五苓散"。本病是由外感引起的，属于太阳经证，表证未解，内传太阳膀胱之腑，水蓄下焦，形成"太阳经腑同病"。正如《灵枢·灵兰秘典论》云："膀胱者，州都之官，津液藏焉，气化则能出矣。"又《素问·至真要大论》云："诸湿肿满，皆属于脾。"脾虚，土不运水，水湿溢于肌肤经脉，而成水肿，水湿不化，故小便不利。本方具有利水渗湿、温阳化气之功，因此应用本方加上益气、健脾、除湿之剂，属标本兼顾，对于恢复正气，提高免疫力，消除尿蛋白有较好的疗效。通过本案例，我们可以看出，治疗现代医学所谓的"急慢性肾炎"，只要抓住主症，同时不忘兼症，辨证准确，焉有治之不获效之理？

十九、淋 证

案1

一般情况 藏某，男，38岁，干部。1999年2月5日初诊。

主诉 腰痛，伴肉眼血尿3小时。

病史 患者于3小时前，无明显诱因出现腰腹部绞痛，呈阵发性加剧，伴有肉眼血尿。现症见患者腰痛向会阴部放射，小便艰涩淋漓，尿道窘迫疼痛，尿色鲜红。

检查 舌红，苔薄黄，脉弦。体温36.3℃，心率82次/分，血压105/75mmHg，一般情况尚可，腹部平坦，未触及包块，膀胱区压痛，右肋腰点、肋脊点压痛，肝脾肋下未及，墨菲征（-），双肾区明显叩击痛，移动性浊音（-），除此之外，无其他明显的阳性体征。

实验室检查：血、便常规正常；尿常规：红细胞（+++）。

B超示：右肾多发性结石，其他结果无异常。

中医诊断 淋证（石淋）。

西医诊断 肾结石。

治则 清热利湿，通淋排石。

处方 石韦、金钱草、鸡内金各20g，瞿麦、车前子(包)、海金沙(包)、白芍各15g，甘草10g，滑石12g。6剂。

医嘱 忌食辛辣、油腻，多饮开水，多活动。中药每日1剂，分2次水煎服。

二诊 2月11日，上方服6剂后，患者自诉腰痛减轻，小便艰涩淋漓，尿道窘迫疼痛减轻，尿色暗红、舌红、苔薄黄，脉弦，上方不变，遵上方继服10剂。

三诊 2月21日，上方服10剂后，患者腰痛基本消失，偶有腰酸、小便艰涩淋漓及尿道窘迫减轻明显，舌红，苔薄黄，脉弦，遵原方不变，继服4剂。

四诊 2月25日，上方服4剂后，患者自诉身体无不适。B超查：右肾、输尿管、膀胱未见结石。尿常规正常。

【体会】 淋证是指小便艰涩频数，欲出未尽，痛引腰腹的病证。病机多以膀胱湿热为主，病位在肾与膀胱，其初起为邪实之证，久病则由实转虚。临床表现有两类；一类是膀胱失司引起的，一类是各种淋证的特殊症状。本病是湿热下注，煎熬尿液结为砂石，故称为石淋。方中石韦、滑石、瞿麦、车前子清热利湿，通淋排石；并加金钱草、海金沙、鸡内金以加强溶石、排石、消坚之功；加芍药、甘草以缓急止痛。

案2

一般情况 王某，男，48岁，农民。2003年8月15日初诊。

主诉 小便色淡红，尿时刺痛，尿流中断3个月。

病史 患者于3个月前出现小便色淡红，尿时刺痛，尿流中断，即于某卫生院摄腹平片示：

膀胱区内相当于第 3 尾椎骨高度显示一 0.5cm×1.0cm 密度增高影；边缘清晰并与尾椎重叠。在当地卫生院以"膀胱结石"治疗（具体用药不详），病情未能控制，时有发作。现症见小便色淡红，尿时刺痛，尿流中断，伴尿频、尿急、尿少，发病以来大便干。

检查 神清，舌质红，苔黄，脉沉。体温 36.5℃，心率 75 次/分，呼吸 17 次/分，血压 120/75mmHg。双肺呼吸音清，未闻及干湿啰音，心界不大，心率 75 次/分，律齐，各瓣膜听诊区未闻及杂音，腹软平坦，肝脾肋下未触及，下腹部有压痛，膀胱区有叩击痛，神经系统无阳性体征引出。

尿常规：蛋白（-），红细胞（+++），脓细胞（+++）。

B 超：膀胱结石。

中医诊断 石淋（湿热蕴结）。

西医诊断 膀胱结石合并尿路感染。

治则 清热，利湿，通淋。

处方 车前子(包)、扁蓄、滑石、瞿麦、内金、海金沙各 30g，大黄、灯心草、栀子各 15g，桃仁、红花各 10g。15 剂。

医嘱 多饮水，慎起居，避风寒。中药每日 1 剂，分 2 次水煎服。

二诊 8 月 30 日，患者服上药后，尿色转清，尿频、尿急症状消除，但尿时刺痛、尿流中断仍存在，且渐觉阴囊湿冷，肚腹胀满疼痛，阳事不举，大便溏薄，舌质红，苔薄白，脉滑。腹平片示：膀胱结石。综合临床资料，考虑一诊用药寒凉太过，反伤阳气，气化无力，故结石未能排出。今用滋阴温阳利水排石法：猪苓、茯苓、山药、鸡内金、海金沙、黄芪各 30g，泽泻、天花粉各 20g，阿胶(烊化)、杞果、附片各 15g，肉桂 6g，15 剂。

三诊 9 月 15 日，患者用上药后尿流通畅，一次小便中尿道大痛，顿时排出一物，尿道疼痛大减，无阴冷潮湿，阳事渐兴。上方加郁金 15g，乌药 30g，10 剂，水煎服。

四诊 9 月 25 日，患者服药后，尿色转清，尿流通畅，尿道无疼痛不适感。B 超示：正常。腹平片示：无异常发现。尿常规正常，病告痊愈。再服金匮肾气丸 2 盒，按说明服用以巩固疗效。

【体会】 石淋一证，多为湿热蕴结下焦，治以清热利湿之法，自当无误，但一诊中因寒凉太过，反伐阳气，气化不及，症状未能缓解；二诊中以滋阴温阳排石法治之，妙在温运肾阳，"阴得阳助则运化无穷，阳得阴助则生生不息"，阴阳协调，气化有力，而石淋得愈。纵观全方：猪苓、茯苓、泽泻利湿，山药健脾以运湿邪；天花粉、阿胶、杞果养阴补肾；鸡内金、海金沙、滑石、附片、肉桂温肾中之阳，黄芪扶肺脾之气。可见在临床用药中，须要顾护正气，勿伐太过，方可达到"正气充沛，病邪自去"的治疗目的。

案3

一般情况 贾某，男，50 岁。2005 年 5 月 28 日初诊。

主诉 尿少，小便不利，尿呈脓血样夹有砂石伴腰痛，进行性加重 2 个月余。

病史 患者于 2 个月前因尿少、小便呈脓血样，伴腰痛、低热、乏力、厌食在某医院住院治疗，诊断为"双肾多发性结石；尿路梗阻合并感染；中度肾积水（积脓）；肾衰竭"。遂通过介入疗法将输尿管支架放入两侧输尿管内以缓解症状，并给予抗生素和利尿剂。经治疗 2 个月余症状无改善，病情逐渐加重并伴有全身浮肿、面色萎黄、少尿、恶心、呕吐、厌食，院方告之病危并劝其出院，家属遂放弃治疗，自动出院。现症见少尿，小便呈脓血样，偶有砂石排出，腰腹部疼痛，伴恶心、呕吐、厌食、全身浮肿、面色萎黄、乏力。平素饮酒较多，喜食辛辣之品。

检查 体温37.3℃，心率88次/分，呼吸19次/分，血压150/110mmHg。舌红少苔，脉细数。呈尿毒症面容，神清，表情痛苦，反应迟钝，呼出口气中有尿味。全身皮肤黏膜色深、萎黄，轻度水肿，双下肢呈指凹性水肿，皮下无出血点。浅表淋巴结无肿大，头颅无畸形，巩膜无黄染。眼睑稍浮肿，双侧瞳孔等大等圆。颈软无抵抗。胸廓对称无畸形，双肺底可闻及少量干湿啰音。心率88次/分，律齐，二尖瓣听诊区可闻及Ⅲ级收缩期粗糙吹风样杂音。双腰部可扪及稍隆起之包块，触诊有波动感，叩击痛明显。神经系统生理反射存在，未引出病理反射。

血常规：白细胞计数 $11.7×10^9$/L，血红蛋白85g/L。尿常规：尿液呈脓样浑浊，镜检示脓细胞（++++）、红细胞（++）、尿比重1.010、白细胞（+++）。

肾功能：尿素氮24.8mmol/L，肌酐961.2μmol/L，尿酸186.90μmol/L，CO_2CP20.6mmol/L。

肝功能：总蛋白68.2g/L，白蛋白33.4g/L，球蛋白34.8g/L，白/球比例0.95，谷丙转氨酶32U/L，谷草转氨酶27U/L，总胆红素15.7μmol/L，r-谷氨酸转肽酶40.2U/L，碱性磷酸酶108.5U/L。

血脂、血糖：三酰甘油2.30mmol/L，胆固醇5.70mmol/L，血糖4.90mmol/L。

B超：双肾体积增大；双肾内多发性结石；右侧输尿管结石；中度肾积水（积脓）；尿路梗阻。

中医诊断 石淋伴尿浊、关格（湿热内蕴，阳虚水泛）。

西医诊断 ①双肾多发性结石；②泌尿系感染；③尿路梗阻；④慢性肾功能不全。

治则 清热利湿，通淋排石兼补肾泄浊。

处方 石韦、瞿麦、滑石、车前子、杜仲、云苓、川朴、枳实、甘草各15g，萹蓄、鸡内金、王不留行、海金沙（包）、大黄（后下）各30g，薏苡仁、鳖甲、穿山甲（冲）各20g，金钱草45g，黄芪60g，附片12g。5剂。

医嘱 嘱其多饮水，清淡饮食，忌肥腻香燥、辛辣之品，注意适当休息，戒烟酒。中药每日1剂，分2次水煎温服。

二诊 6月2日，自述服上方后第二日起出现泄泻，大便日三四次。第三日起尿量大增，每日尿中排出脓血及坏死组织3000～4000ml。精神好转，腰痛减轻，仍有头晕、稍恶心、乏力，但可进食，每日食量约0.25kg，效不更方。因久病体虚恐泄下伤正，遂于上方加西洋参20g，继服5剂。

三诊 6月7日，腰痛症状明显减轻，每日从尿中排出脓血及坏死组织，日3000余毫升，偶见砂石排出，自感身体轻松，精神好。恶心、厌食、头痛、乏力症状均明显好转。复查：体温36.8℃，心率72次/分，呼吸18次/分，血压120/80mmHg，血常规：白细胞计数 $9.0×10^9$/L，血红蛋白90g/L。尿常规：白细胞（++），红细胞（++），脓细胞（++）。肾功能：肌酐242.3μmol/L，尿素氮15.7mmol/L。邪已去大半，将上方大黄量减为10g，继用5剂。

四诊 6月12日，尿色转为淡黄色，自感身体非常轻松，精神好，恶心、厌食、乏力症状基本消失。复查：体温36.5℃，心率90次/分，呼吸18次/分，血压110/80mmHg。此为湿热已除，但余邪未清。以金匮肾气汤合石韦散加西洋参、杜仲，继用10剂。

五诊 6月22日，患者精神佳，尿量日2000余毫升，呈淡黄色透明尿，无尿急、尿痛，唯活动后仍感腰酸，饮食如常，舌淡苔白，脉细。复查：肝功能、肾功能、血常规均正常，B超示：双肾多发性结石；右侧输尿管结石已排出；双肾积水及积脓消失。继服上方10剂。

六诊 7月2日，精神好，各种症状均消失。复查：肾功能正常。尿常规：白细胞（+），红细胞（+）。为防病情复发，巩固疗效，于上方中加火硝、琥珀、冬葵子制成丸剂，继服半年，并嘱其忌辛辣刺激性食物，忌劳累、戒烟酒，适当休息，多饮水。

七诊 2006年1月2日，B超示：右肾下极见花生粒大小的结石，左肾可见数枚黄豆粒大小的结石，以排石汤再制成水泛丸继服半年。

八诊 2006年7月2日，B超示：双肾结石均已排出。患者精神好，身健如常人。

【体会】 该患者平素嗜好烟酒及辛辣食物，损伤脾胃，致脾胃运化失司，湿邪内生，且酒性大热，又喜食辛辣致湿热内生，蕴结于下焦，气化不利，煎熬日久夹瘀而成砂石。湿热蕴结，结石留于体内久而未去，影响气血运行，气血瘀阻不通，"不通则痛"，故可见局部疼痛症状。结石滞于体内，加之湿热内蕴，日久则致热盛肉腐成脓，损伤脉络而见尿中有砂石及脓血尿。病久损及肾脏，导致肾气虚衰则津液的产生、输布和排泄不利。水湿邪毒留滞体内，水湿壅盛，阻滞气机，气化不利，致邪浊内陷而出现水肿及小便不利与呕吐并见的关格症状。治宜清热利湿，通淋排石兼补肾泄浊。故投以三金排石汤加味以清热利湿排石，方以海金沙、鳖甲、金钱草、鸡内金为主以加强排石消坚的作用；佐以石韦、瞿麦、滑石、车前子、薏苡仁以清热利湿，穿山甲与王不留行相配以疏通气血。给予萹蓄、云苓、枳实、大黄、川朴以通二便，使邪随便去。恐病久正虚则不任攻伐，故二诊中加西洋参以扶正气，结合杜仲、黄芪、附片以增强疗效。后期则以扶正为主兼排石，给予肾气丸合石韦散加味制成丸剂续服1年以巩固疗效。故使本病终获痊愈。

案4

一般情况 张某，男，25岁，农民。1998年7月13日初诊。

主诉 腰痛反复发作4年，加重6日。

病史 4年来，经常腰痛，时轻时重，劳累后加重，在当地卫生院误诊为"腰肌劳损"，给予壮肾健肾丸、六味地黄丸等治疗。6日前患者无明显诱因，腰部疼痛急剧发作，剧痛难忍，持续1日，经用止痛剂逐渐缓解，未出现小便中断及肉眼血尿情况。伴见精神差，睡眠欠佳，小便频数不利，肢软乏力。

检查 脉沉弦缓，两尺弱，舌质红苔白。血压120/80mmHg，心率74次/分，律齐，心脏各瓣膜听诊区无病理性杂音，双肺呼吸音清，右侧肾区叩击痛明显。

B超检查：右肾集合系统分离，内有一液性暗区。直径1.3cm，内可见1.0cm×0.9cm的强光团回声，其后伴声影。提示：右肾结石伴肾盂积水。

中医诊断 淋证（肾气亏虚）。

西医诊断 ①肾结石；②肾积水。

治则 益气温肾，利湿排石。

处方 炮附子9g，云苓、炒山药、海金沙各15g，车前子（包）20g，山萸肉、熟地各12g，肉桂3g，川牛膝、白术各10g，金钱草30g。4剂。

医嘱 饮食宜清淡，忌肥腻、辛辣、酒醇之品。多喝水，禁房事，注意休息，调畅情志。中药每日1剂，分2次水煎服。

二诊 7月17日，患者服4剂后，腰腹疼痛明显减轻，但仍小便不利。治宜益气温肾，利湿排石。处方：上方去云苓，加猪苓、扁蓄、泽泻各15g。7剂。

三诊 7月24日，患者自述7月23日排尿时，先觉一阵刺痛，痛不可忍，突然尿量猛增，畅利无比，自觉诸症皆失。遂嘱其B超复查，经查：未见阳性结石影像。

【体会】 泌尿系结石，多属中医"淋证"范畴。其病理机制由于肾虚，气化无力，水液代谢失常，水湿停留，日久化热，尿液受煎，其杂质日渐沉积，形成结石。可见肾虚乃结石形成之本。本病属于本虚标实之证，标实在于石阻气机，本虚在于肾气虚衰，阳不化气。因此，对本病的治疗，一方面用大剂量清利之品，旨在利尿排石，治病之标；另一方面，必须适当注意温阳使命火旺盛，蒸腾有力，水液代谢自可复常。同时，注意避免久服清利苦寒之品，损阳伤正之弊。

在本病的治疗过程中，除重用清利之品以外，同时嘱患者大量饮用茶水，充分憋尿，尿前跳跃，排尿时憋气用力，以加速结石排出。

案 5

一般情况　窦某，男，28 岁。1999 年 9 月 4 日就诊。

主诉　小便频数涩痛 3 个月。

病史　2 年以来，自觉会阴部胀疼不适，小便频数涩痛，尿后余淋白色精液，曾在某医院泌尿性病专科治疗，用药见效，停药如故。3 个月以来上症加重，服龙胆泻肝丸、知柏地黄丸及输先锋霉素无效，同时伴性功能下降。现症见后骶部酸困，会阴部胀痛，小便频数涩痛，小便后带白色精液，性功能虽有，但阳事难举，勃而不坚，触阴即泄，无法圆满完成性交。

检查　体温 36.7℃，心率 82 次/分，呼吸 20 次/分，血压 110/70mmHg。舌质暗，苔薄白，脉弦滑。

直肠指检发现前列腺明显增大，触之疼痛，其质不硬，表面无结节。取前列腺液化验：红细胞（+），白细胞（+++），脓细胞少量。

中医诊断　淋证（浊淋）。

西医诊断　慢性前列腺炎。

治则　温肾利湿，化浊分清。

处方　萆薢 18g，台片、石菖蒲、血参、王不留行各 15g，桃仁 10g，当归 9g，赤芍、益智仁各 12g。

医嘱　避寒凉，忌酒、辛辣，注意阴部卫生。中药每日 1 剂，分 2 次水煎服。

以上方加减变化共服 60 余剂，尿后不见白色黏液，会阴及后骶部疼痛消失，但阳事仍不能圆满完成，伴气短、乏力、神疲，舌质淡红，苔白，脉细数无力。标证已减，兼治其本，治宜清热利湿，兼以益气补肾。处方：萆薢、益智仁、石菖蒲、淫羊藿各 15g，黄芪 30g，当归 9g，知母、台片各 12g，黄柏 10g，蜈蚣 3 条，水煎服。

以上方为宗，继服 30 余剂，诸症均除，性功能恢复正常，前列腺肛门指检不增大，无压痛，前列腺液化验正常。

随访 1 年未见复发。

【体会】　慢性前列腺炎属于中医"遗精"范畴。但是本病有小便频数、涩痛症状，故把其化分入"淋证"范畴。临床上分为"细菌性前列腺炎"和"前列腺病"两种，前者前列腺液培养有效病菌；后者培养无致病菌，前者按中医辨证多为实证，后者辨证多为虚证，前者治宜清泄，后者治宜固摄。两者均可加入活血化瘀药，其目的就是增进前列腺的血液循环，促使炎症的吸收和消退，从而取得较好的临床效果。结合本案，其治疗原则是攻补兼施，标本兼治。

中医认为，肾为先天之本，藏肾阴、肾阳，其中，肾阳又是人体阳气的根本，对各脏腑组织起着温煦、生化作用。肾主水，全赖肾的气化作用，肾的气化正常，则开阖有度，肾的功能失调，故开阖不利，就会引起水液代谢障碍，以致水寒内停，湿浊下注，进一步阻碍肾的气化功能，导致一系列病证。肾虚往往反应在两个方面：一则肾为封藏之本，肾气虚弱，不能分清泄浊以致小便白浊，混浊不清，状如凝白如油，稠土膏糊；二则肾与膀胱相表里，肾虚则气化失权，膀胱不能约束，小便频数等。李中梓云："白为肾虚有寒，因嗜欲而得……总之心动于欲，肾伤于色，或强行房事，或多服淫方，则精气流溢，乃为白浊。"巢氏《诸病源候论》云："白浊者，由劳伤肾，肾虚故也。"

程氏萆薢分清饮主要为膏淋、白浊而设。其病在下焦，是由肾气虚，湿浊下浊所致。故治宜温肾利湿，分清祛浊之法。方中萆薢利湿分清化浊为主药。《药品化义》云："萆薢性味淡薄。长于渗湿，带芳亦能降下，主治风寒湿痹，男子白浊。"《本草纲目》云："益智仁，能分清祛浊。"辅以益智仁温肾缩小便。《本草拾遗》云："益智仁，治遗精虚漏，小便余沥，益气安神，补不足，利三焦，调诸气。"两药合用，则使肾气恢复，以增强分清祛浊之力。因肾虚水停，阻滞下焦，方中佐以台片温肾行气，使气行则水亦行。石菖蒲平温化浊，又能通窍为使药。活血化瘀之当归、血参、王不留行、桃仁、赤芍等可增进前列腺的血液循环，起到促进炎症吸收和消退的作用。诸药合用，使清者清，浊者降，补泻结合，药投病机，故治疗可获速效。

二十、癃　闭

一般情况　景某，男，42岁，司机。2002年3月4日初诊。

主诉　小便频数，排尿困难，点滴不畅，尿有余沥4年，加重3个月。

病史　患者因职业因素，经常久坐少动，熬夜机会较多，饮食饥饱失常，逐渐出现小便频数，尿时有点滴而下，尿有余沥现象。此间曾服用前列康等药治疗，未见好转。近3个月上述症状加重。现症见小便频数，排尿费力，点滴不畅，尿有余沥，小腹坠胀疼痛，喜暖喜按。

检查　体温36.7℃，心率83次/分，呼吸19次/分，血压120/80mmHg。舌质暗淡，苔白腻，脉沉涩。发育正常，精神可，神清，查体合作。头颅无畸形，双瞳孔等大等圆，对光反射灵敏，胸廓对称，双肺呼吸音清，心率83次/分，律齐，无杂音，腹软平，肝脾未及，四肢关节无畸形，神经系统生理反射存在，无病理反射。

前列腺指诊：前列腺位于膀胱下方，直肠前方，耻骨联合后约1.5cm，距肛门约3cm，指诊正中沟消失，表面平滑，无压痛。

血常规：白细胞计数9.1×10^9/L，红细胞计数4.8×10^{12}/L。尿常规：白细胞（+）。肾功能正常。尿流率：最大尿流率13ml/s。

B超示：前列腺增生（横径为5cm，纵径为3.5cm，厚径为3cm）。

中医诊断　癃闭（肾阳虚弱，脾气不升，痰瘀互结）。

西医诊断　前列腺增生。

治则　温肾健脾，升清降浊，化痰散瘀。

处方　附子、泽泻、甘草各12g，肉桂、白术、人参、升麻、山药、山茱萸、茯苓、皂刺、杞果各15g，三棱、莪术各8g，黄芪45g，丹参、王不留行各20g，熟地黄、穿山甲各18g。10剂。

医嘱　避免久坐、熬夜过劳。慎起居，避风寒，忌饮酒、浓茶及辛辣刺激性食物。保持大便通畅，忌憋尿。房事适度，避免纵欲。中药每日1剂，分2次水煎服。

二诊　3月15日，服上方后小腹坠胀、疼痛感减轻，但小便时仍点滴而下，欲出未尽，尿有余沥。上方有效，续用10剂。

三诊　3月26日，小腹坠痛感明显减轻，小便较前稍通畅、次数减少。仍以上方续用20剂。

四诊　4月16日，患者精神好转，排尿费力症状减轻，身感畏寒，尿后寒战，小便仍有余沥。上方加桂枝、车前子各15g，以加强温阳利水作用，20剂。

五诊　5月5日，患者服药后各种症状基本消失，排尿通畅。仍以健脾补肾，活血散结，升清降浊为综合治法，脾主升清，肾主二便，上方加用淫羊藿、巴戟天、白扁豆、薏苡仁、鸡内金各 20g，以增强补肾健脾功能，20 剂。

六诊 5 月 26 日，服用上处方共 80 剂后，做 B 超复查前列腺示：前列腺轻度增生，横径为 4.1cm，纵径为 3cm，厚径为 2cm。为巩固疗效，以上方加工制成水泛丸剂，长期服用。每次 6~8g，日 3 次服用。

服用 1 年后，各种症状全部消失。随访至今未见复发。

【体会】 本例患者久坐少动，加之经常熬夜、饥饱失常，使肾虚不能固摄，痰瘀阻于膀胱，而致小便点滴而下；脾运化不畅，则中气下陷，排尿费力，小腹坠胀不适；日久气虚则血行不畅，瘀血停滞，肾气亏虚，不能温煦膀胱，膀胱气化失司，故小便不畅，欲出未尽，尿有余沥。小便频数，喜暖按，此为阳虚之表现。方中附子、肉桂助命门之火以温阳化气；人参、黄芪、白术、白扁豆、薏苡仁、鸡内金为益气健脾运湿之品；穿山甲、王不留行、丹参、红花、皂刺、三棱、莪术为活血化瘀、祛痰破气、行气消积之要药；肾为先天之本，肾阳虚则三焦气化无权，故加用淫羊藿、巴戟天、山茱萸、山药、熟地、杞果、茯苓、泽泻以温补肾阳，化气利尿。全方共用，取得了良好的效果。

二十一、郁　证

案1

一般情况　沈某，女，47 岁，农民。1998 年 4 月 23 日初诊。

主诉　咽部不适，伴胸闷、胀痛 2 个月余。

病史　患者于 2 月中旬，因受情志刺激后，自觉咽喉部不适，常感如物梗阻咽中，如有炙脔咽之不下，咳之不出，伴胸部胀闷、疼痛、胁痛、口苦，自服消炎药（药名不详）半个月余，症状未减轻。现症见咽部梗阻不适，伴胸闷、胀痛、口苦。

检查　舌质红，苔白腻，脉弦滑。

血尿便三大常规正常。

X 线：食管及胃钡餐透视未见异常。

中医诊断　郁证（气滞痰郁）。

西医诊断　癔症。

治则　疏肝解郁，化痰利气。

处方　半夏 20g，厚朴 18g，茯苓、制香附、枳壳各 15g，佛手、紫苏各 12g，旋覆花、代赭石、郁金各 10g。5 剂。

医嘱　保持心情舒畅，忌食辛辣食物。中药每日 1 剂，分 2 次水煎服。

二诊　4 月 28 日，患者服上方 5 剂后，咽中梗阻症状明显减轻，胸部胀闷、胁痛、口苦也好转，舌质淡，苔厚，脉弦滑，上方加白术 12g，5 剂。

三诊　5 月 3 日，患者服上方 5 剂稍有咽部梗阻感，胸部胀闷及胁痛口苦已消失，舌质淡，苔白，脉弦，上方不变，继服 5 剂。

四诊　5 月 8 日，患者自觉服上方 5 剂后，已无大碍，咽中已无梗阻，舌淡，苔薄白，脉缓，患者已经痊愈。嘱其注意调节情绪。

随访 1 年未再复发。

【体会】 郁证初起，属情志所伤，气分郁结，其临床表现不外乎抑郁不畅、精神不振、胸闷、胁痛等症，《素问·六元正纪大论》明确指出它的治法——"木郁达之"，实证配以行血、化痰利湿之剂，虚证配以益气扶正为法。本病证属肝郁夹痰湿，法当疏肝解郁、利气化痰，方中半夏、厚朴、茯苓降逆化痰，紫苏、生姜利气散结，方中疏肝解郁药少，配制香附、枳壳、佛手等以增加疏肝解郁之功效，如有其他兼症，可加减使用。

【案2】

一般情况 张某，女，45岁，农民。1999年9月21日初诊。

主诉 精神抑郁2年。

病史 2年前因与邻居纠纷致精神失常，间断发作，病发前先觉口苦，咽干，头痛，目胀，继之心烦欲呕，头晕目眩，须臾牙关紧闭，两手紧握，四肢逆冷，啼哭，经心理安慰数分钟后，病情逐渐缓解。现症见神情呆痴，多疑善虑，心烦急躁，眠差多梦，头晕目眩，口苦便干，小便短赤，月经量少，色黑，经期错后。

检查 体温36.6℃，心率88次/分，呼吸18次/分，血压105/70mmHg，心肺查体（-），肝脾不大。舌质红，边有齿印，舌苔中部略黄厚腻，脉弦数。

中医诊断 郁证（肝郁化火，扰及心神，肝阳上亢，清窍被蒙）。

西医诊断 癔症。

治则 清心透热，平肝潜阳，化痰宣窍。

处方 生栀子、石菖蒲、广郁金各10g，淡竹叶3g，炒枣仁、白芍、钩藤各30g，淡豆豉、生龙骨各15g，生甘草6g。

医嘱 正确对待事物，避免忧思郁怒，防止情志内伤。中药每日1剂，分2次水煎服。

服药7剂，发病次数减少，又服25剂，诸症皆瘥。

【体会】 郁证的病因是情志内伤，其病理变化与心、肝、脾有密切的关系。初病多实，以六郁见症为主，其中以气郁为病变的基础，病久则由实转虚，引起心、肝、脾气血阴精的亏损，而成为虚证类型。临床上虚实互见的类型较为多见。郁证的主要临床表现为心情抑郁，情绪不宁，胸胁胀满疼痛，或咽中有异物梗塞，或时作悲伤哭泣。

本案因情志不遂，肝郁化火，火热扰心，神明逆乱，故神志失常；肝阳上亢，扰及清宫，故头痛头晕、目胀目眩。药选生龟板、杭菊花、白芍、钩藤、生龙骨、夏枯草平肝潜阳降火；生山栀子、淡豆豉、麦冬、淡竹叶清心透热；石菖蒲、广郁金化痰宣窍；炒枣仁宁心安神。药切病机，病获速愈。郁证的预后一般良好，结合心理治疗及解除致病原因，对促进痊愈具有重要作用。

二十二、血 证

【案1】

一般情况 沈某，男，29岁，农民。2005年3月9日初诊。

主诉 鼻出血反复发作2年余，加重3个月。

病史 患者于2年前开始无明显诱因鼻出血，尤以情绪激动时为甚，发无定时，血量有多有少，时作时止。近3个月来发作次数频繁，1日数次或数日1次，发作时常伴头晕，血压一直维持于155～135/105～90mmHg，多方治疗无效（用药不详）。现症见今晨鼻出血鲜红10～20ml，头晕胀，心烦不安，口干不欲饮，大便正常，小便黄。

检查　体温37.2℃，心率80次/分，呼吸18次/分，血压165/95mmHg，舌红而有裂纹，苔白，脉弦数。双肺呼吸音清，未闻及干湿啰音，心界不大，心率80次/分，律齐，各瓣膜听诊区未闻及杂音，腹软平坦，肝脾肋下未触及，腹无压痛、反跳痛，神经系统未引出阳性体征。

五官科协诊：鼻镜示后鼻腔见毛细血管破裂。

中医诊断　血证（肝火上逆）。

西医诊断　鼻出血原因待查。

治则　清肝降火，滋阴止血。

处方　生牡蛎、白茅根各30g，山栀、白芍、当归、丹皮各20g，夏枯草、旱莲草、川楝子各18g，龙胆草、桑叶、甘草各10g。5剂。

医嘱　畅情志，调饮食，避风寒，多饮水。中药每日1剂，分2次水煎服。

二诊　3月14日，服药后头晕头胀大为减轻，大便稍溏，小便黄，舌质淡红，苔白，脉细，血压135/95mmHg，无鼻出血症状，守法再用5剂。

三诊　3月19日，药后鼻衄未再发作，停药观察。

1年后随访，鼻无出血症状，血压135～90/80～60mmHg，病已痊愈。

【体会】　肝之经脉循喉而入鼻，若肝火上逆，必致血随气逆而上涌。纵观全方，白茅根、山栀、丹皮、夏枯草、龙胆草清肝热；桑叶、旱莲草、白芍、当归滋养阴血；生牡蛎、川楝子降逆下气；甘草调和诸药。本案有一明显特点，血压升高则鼻出血发作，血压维持正常后鼻出血未再发作。可见平肝潜阳降逆之法乃是本方之治疗特点，肝火清而气不上逆，气不上逆而血亦安，血安则不妄行，鼻衄遂愈。

案2

一般情况　张某，男，42岁。1999年4月20日初诊。

主诉　胃脘疼痛8年，加重7日。

病史　患者于8年前无明显诱因出现胃脘疼痛，时轻时重，发作多与饮食不节有关。4年前因自服药物（用药不详）诱发加重，并出现柏油样便，经卫生院诊断为"上消化道出血"经西药治疗好转出院。从此，常大便下血，时断时续，曾多次服用果胶铋、CO胃友、奥美拉唑等病情时好时坏。7日前因情志不遂，致胃脘灼痛如割，大便下血，数日不止。现症见胃上脘灼热疼痛，时而绞痛如割，饿时尤剧，进食稍可缓解，伴神疲肢倦，时时泛酸，口干且苦，大便色黑光亮。

检查　舌质红，边有紫条，苔薄黄，六脉沉滞。血压140/90mmHg，心率80次/分，律齐。

心电图示：窦性心律，正常心电图。

内镜示：十二指肠球部溃疡。

大便潜血（+++）。

血常规：白细胞计数$14×10^9$/L，血红蛋白98g/L。

中医诊断　血证（肝郁化热）。

西医诊断　上消化道出血。

治则　疏肝清热，理气和胃，化瘀止血。

处方　柴胡、云苓各18g，白芍、藕节各30g，黄芩25g，白术、黑地榆、赤石脂各15g，黄连7g，吴茱萸、三七各5g，炙甘草9g，生姜3片。3剂。

医嘱　饮食有节，起居有常，劳逸适度。避免情志过极，合理休息。中药每日1剂，分2次水煎服。

二诊 4月24日，患者便血渐止，由黑转黄，胃脘灼痛明显减轻，昨日因故停药，胃痛复作，伴乏力、神疲、大便溏。查体：舌质暗红、边有瘀斑、体胖，少苔，脉沉无力。证属脾虚胃弱，气血化源不足为主。治宜益气生血，健脾和胃。处方：黄芪、白芍各30g，白术、陈皮、潞党参、赤石脂各15g，黑地榆、阿胶各10g，砂仁、炙甘草各8g，生姜引，5剂。

三诊 4月29日，胃脘由灼痛转为隐痛，喜暖喜按，能食而不敢多食，口黏，便溏。查体：舌体胖大、边不齐，舌边有少量瘀点，苔白，脉沉弦。虚象渐露，中气不足尤为突出。停用西药，治宜益气补中为主，兼以化瘀制酸。处方：黄芪45g，木香、桂枝各8g，郁金、白术、海螵蛸、黑地榆各15g，牡蛎20g，大黄5g，炙甘草10g，大枣3枚，5剂。

四诊 5月6日，上方连服5剂后，胃痛明显减轻，饮食增加，吐酸减少，大便色黄质软，查体：六脉沉迟，舌质红、边有瘀点，苔白。中气得补，胃气渐复。当以化瘀制酸为主，兼以健脾和胃。处方：丹参、刘寄奴各20g，赤芍、苏木、牡蛎、山药、白术各15g，海螵蛸25g，黑地榆、炙甘草各10g，沉香8g。服药后患者胃痛基本消失，精神良好，大便转调。胃镜复查证实：溃疡面红肿消失。

【体会】 十二指肠球部溃疡，其证属本虚标实，寒热交错，病程迁延，缠绵难愈。其病位在胃，实与肝关系密切。如《杂病源流犀烛·胃病源流》云："胃痛，邪干胃脘病也……惟肝气相乘为尤甚，以木性暴，且正克也。"肝气不舒，郁而化热，热移于胃，耗伤胃阴，胃失润降，则灼热疼痛、口干且苦；肝火犯胃，灼伤胃之脉络，则呕血、便血；肝气侮脾，运化失职，湿浊内生或湿浊化热，湿热上泛，则泛吐酸水。因此，治疗本病，应从肝入手。重用白芍，配柴胡以柔肝清热；黑地榆具有行瘀止痛，凉血止血之功；炙甘草、白术、木香健脾理气和中。

案3

一般情况 王某，女，50岁，工人。1996年10月21日初诊。

主诉 自月经初期起，一直量多如崩。

病史 患者自月经初期起，一直量多如崩，重则口鼻俱出。1985年至今查血小板计数（40～60）×10⁹/L，下肢瘀斑，目前长期服用泼尼松，每日12片，但仍经期量多，周期尚准，五六日净，口鼻、目睛俱有出血，量不多。现症见面色萎黄不华，皮肤黏膜有少量出血，口干口臭，饮水不多，身半以上发热，腿足发冷。

检查 舌苔薄腻，舌质淡偏暗，脉细弱。双下肢对称性出血点，心肺查体（-），查血小板计数62×10⁹/L。

中医诊断 血证（崩漏，衄血）。（气阴两虚，阴阳俱损，瘀热伤络，冲任不固）

西医诊断 原发性血小板减少症。

治则 益气养阴，固摄冲任。

处方 党参、旱莲草各15g，鹿角霜、炙龟板（另煎）、阿胶（冲）、赤芍、丹皮、血余炭各10g，杞果、水牛角片（先煎）、生地各12g。

医嘱 起居有常，节制饮食，忌辛辣香燥、油腻炙煿之品。中药每日1剂，分2次水煎服。

二诊 11月10日，药后3周复诊，月经来潮，血量较多，妇科用激素控制，心慌、恶心、头晕头昏，口干，舌质暗，舌苔黄薄腻，脉细数。查血：血红蛋白70g/L，血小板计数60×10⁹/L。此为血热妄行，冲任失约，血虚阴伤。故治宜清热凉血，止血。处方：水牛角片（先煎）12g，赤芍、丹皮、血余炭、黑山栀、阿胶（冲）、茜草炭各10g，生地、旱莲草、龟板（另煎）各15g，大黄炭6g，7剂。

三诊　11月17日，鼻衄1次，血量不多，头昏发胀，手足冰冷，食纳尚可，二便亦调，舌苔黄薄腻，脉细。崩漏久病，络热血瘀，气血耗伤，阴阳并损。治宜阴阳并调，凉血化瘀。处方：党参、炙龟板（另煎）、生地、旱莲草、海螵蛸各15g，水牛角片（先煎）、杞果、赤芍各12g，鹿角霜、丹皮、茜草炭、阿胶（冲）各10g，大黄炭6g。

上方连续服用3个月余，月经基本如期来潮，血量中等，精神转佳，面色红润，食纳正常，偶见肢麻，舌苔薄黄，舌质暗红，脉细。复查血常规：白细胞计数4.5×10⁹/L，血红蛋白85g/L，血小板计数171×10⁹/L，泼尼松已由每日12片减至半片。病情稳步好转。仍应补益肝肾，凉血化瘀，以求巩固疗效。处方：水牛角片（先煎）、生地、龟板（另煎）、旱莲草各15g，丹皮、茜草炭、阿胶（冲）、女贞子、山萸肉各10g，大黄炭6g，怀山药、赤芍各12g。患者坚持服用上方3个月，病情未见反复，多年病疴告愈。

【体会】　血小板减少症的表现隶属中医"血证"范畴，其治疗或从实证，投以清热泻火、凉血化瘀之药；或从虚证，处以益气摄血、补益肝肾、养阴清热、温阳固涩等方。在长期临床实践中观察到，某些血证病例的病机本质在于瘀热阻络，正是由于络中瘀热阻滞，致使血液无法循于常道，溢于脉外而出于九窍，溢于皮下肌肤，停于脏腑，故治疗必当以凉血化瘀为基本大法，同时兼顾本虚及其兼夹证情。就本例患者而言，络中瘀热不清为其病理关键，血证30余年，崩漏下血，目睛出血，鼻衄，齿衄屡伤阴血，本虚标实，虚实夹杂，故治当凉血化瘀以澄其源，补肝肾、益阴血以复其旧，固冲任、摄溢血以澄其流。全方标本兼顾，虚实同治，用药对证，虽服药数月，数10年顽证竟除。

二十三、痰　　饮

一般情况　段某，女，72岁。1990年11月10日。

主诉　咳嗽20年。

病史　痰饮20年，反复发作，逐年加剧，咳喘几无宁日。经多方治疗，效果不佳。现症见胸闷咳嗽气急，痰多色白，清稀不稠，夜不成寐，怯寒肢冷，神色委靡，面目浮肿，纳谷不香。

检查　体温36.7℃，心率92次/分，呼吸20次/分，血压110/75mmHg，双肺呼吸音粗，闻及散在干湿啰音，心率92次/分，律齐，各瓣膜听诊区未闻及明显病理性杂音，腹软，肝脾不大。脉弦滑，舌胖润，苔白腻。

中医诊断　咳嗽（阳虚湿阻）。

西医诊断　慢性支气管炎。

治则　培补元阳，温化痰饮。

处方　附片、茯苓、炒白术、半夏各9g，党参、白芍各12g，干姜、五味子、细辛各3g，甘草4.5g。3剂。

医嘱　避风寒，勿劳累。中药每日1剂，分2次水煎服。

二诊　11月13日，药后咳痰均有显著减轻，获从未有过的酣睡，神色转佳，纳食有味，治从前意。原方加坎脐1条，5剂。

三诊　11月16日，祛寒减轻，四肢转温，气急除，咳痰续减，病去大半，拟温补元阳，巩固疗效。处方：附片、半夏各9g，党参、茯苓、炒白术、白芍各12g，五味子3g，炙甘草4.5g，肉苁蓉6g，坎脐1条，7剂。

【体会】 本例痰饮痼疾，病经 20 年，患者颇感苦闷，辨证属肾阳虚衰，水湿不化，聚痰成饮，故用温补肾阳、温化痰饮之剂，病即迅速好转，随访数年，情况良好。

二十四、消　渴

案1

一般情况　李某，男，42 岁。1986 年 10 月 6 日初诊。

主诉　烦渴、多饮、多尿 2 周。

病史　患者于 2 周前因高热在某医院治疗（诊断、用药不详），热退出院，出院后烦渴引饮，日进水约 12 000ml，尿频，量多，饮一溲一，在当地诊治，诊断、用药不详，疗效不佳。伴见精神不振，神疲乏力，头晕，气短，汗出，饮食增加，睡眠欠佳，大便成形、色黄、日 1 次。

检查　体温 36.4℃，心率 76 次/分，呼吸 18 次/分，血压 110/80mmHg，神清，精神差，舌质红，苔薄黄而燥，脉细数无力。心肺检查无异常，尿常规（-），尿糖（-），尿比重 1.000，蝶鞍片（-）。

中医诊断　消渴（肺胃阴虚）。

治则　养阴清热，益肾缩尿。

处方　益智仁、黄芪各 60g，生石膏 45g，麦冬、生山药、天花粉、草石斛、五味子各 30g，台片、红参各 30g，知母、巴戟各 20g，甘草 10g，陈皮 12g，黄连 9g。6 剂。

医嘱　忌食辛热、刺激之品。中药每日 1 剂，分 2 次水煎服。

二诊　10 月 12 日，患者服此药 6 剂后烦渴，多饮、多尿症状明显减轻，昼夜饮水约 3500ml，饮食尚可，神疲乏力，头晕、气短、汗出等症状明显好转，舌质略红，苔薄黄，脉弦细数、较前有力，药已中病，8 剂。

三诊　继服上方 8 剂诸症消失。

随访未见复发，身体健康。

【体会】 中医的"消渴"与现代医学所谓的"糖尿病"有一定区别。本案患者系高热病愈后出现的尿频、量多、饮一溲一等症。大凡此类疾患多为热盛伤气、伤阴，故治疗的关键是以益气养阴为主，又肾司二便，肾气功能的强弱在此病的治疗当中，不容忽视。故治疗以补为主，兼以清热，方用生脉散合白虎汤、缩泉丸加减而获效。

案2

一般情况　程某，男，46 岁，干部。1998 年 11 月 10 日初诊。

主诉　头晕乏力，口干舌燥，小便量、次明显增多近 1 个月，多饮 2 日。

病史　患者于 1 个月前，自觉头晕乏力，同时口干舌燥，随饮随渴，大便干；小便量、次明显增多，未引起重视。之后症状越来越明显，在本地卫生所诊治，诊断、用药不详，效果不好，口渴仍不减。

检查　舌边尖红，苔薄黄，脉弦数。体温 36.5℃，心率 86 次/分，呼吸 16 次/分，血压 110/75mmHg，形体肥胖，查体未见明显的阳性体征。

实验室检查： 空腹血糖 13.00mmol/L；尿糖（+++）。

B 超：中度脂肪肝。

中医诊断　消渴（上消　肺热津伤）。

西医诊断　2 型糖尿病。

治则　清热润肺，生津止渴。

处方　天花粉 20g，生地黄、葛根各 15g，川连、知母、藕汁、麦冬、潞党参各 12g，白术、云苓各 10g，甘草 9g。5 剂。

医嘱　禁辛辣之品，保持心情舒畅，避免劳累。中药每日 1 剂，分 2 次水煎服。

二诊　11 月 15 日，患者头晕乏力，多饮，口干舌燥，小便量、次均好转，舌边尖红，苔薄黄，脉弦数，上方不变，继服 6 剂。

三诊　11 月 21 日，自觉头晕乏力，口干舌燥明显好转，多饮，小便量、次数多也明显减轻，舌红，苔薄黄，脉弦。治法仍以清热润肺，生津止渴为主，上方去白术、云苓，10 剂。

四诊　12 月 1 日，自觉症状基本消失，舌淡，苔薄白，脉缓。实验室检查：空腹血糖 4.30mmol/L，尿糖（－）。患者已基本痊愈，嘱其饮食控制而善其后。

随访 1 年未再复发。

【体会】　消渴是以多饮多食、多尿、消瘦为特征的病证。饮食失节，情志失调，劳欲过度为其主要原因。阴虚燥热为其主要病机。在治疗上除以滋阴治本，清热治标外，其他情况亦需兼顾。《景岳全书·三消干渴》曰："上消渴证也，随饮随渴，以上焦之津液枯涸，古云其病在肺，而不知心脾阳明之火，皆能薰、炙而然，故又谓之膈消也。"《医学心悟·三消》曰："三消之证，皆燥热结聚也。大法治上消者，宜润其肺，兼清其胃。"方中天花粉重用为君生津清热，佐黄连清热降火，生地黄、藕节养阴增液，加葛根、麦冬以加强生津止渴之功。

案 3

一般情况　薛某，男，28 岁，农民。2004 年 8 月 31 日初诊。

主诉　外感热病后烦渴多饮，尿频量多、气短乏力、形寒肢冷 4 周余。

病史　患者自述于 2004 年 7 月中旬，外感后出现发热、咳嗽、畏寒、头痛，伴口干、咽痛等症状。在当地诊所以"感冒"治疗，口服维 C 银翘片、双黄连口服液、柴胡口服液及头孢氨苄等药。用药 1 周后，上述症状减轻，但仍觉头痛隐隐、恶心、纳差、神疲，当地村医按"脑炎"治疗，静脉滴注抗生素、甘露醇及脑细胞营养药，1 周后头痛逐渐消失。4 周前不明原因出现烦渴多饮，小便频量多，每日尿量达 10 余升，多食易饥，咽干口燥，神疲乏力，大便干燥等症状。前往某医院就诊，经住院全面检查后确诊为"尿崩症"，肌肉注射鞣酸加压素 0.2ml，2 日 1 次。用药 1 周后尿量恢复正常，好转出院。其后 2 周按医嘱用药，尿量正常。1 周前因劳累后引起上述症状再次出现，鞣酸加压素改为 0.2ml，每日 1 次，肌肉注射后好转，为避免每日注射之麻烦，前来就诊。现症见口渴多饮，尿频量多，神疲乏力，气短，腰膝酸软，皮肤干燥，口干咽燥，大便秘结。

检查　体温 37℃，心率 75 次/分，呼吸 20 次/分，血压 120/75mmHg。舌淡红，苔白而干，脉细数无力。神志清，精神差，发育正常，营养一般，形体消瘦，自动体位，查体合作。头颅无畸形，咽腔不充血，巩膜无黄染。胸廓对称，双肺呼吸音清，听诊无啰音，心率 75 次/分，节律齐，无杂音。腹软平，肝脾不大，双肾区无叩击痛，神经系统生理反射存在，病理反射未引出。

血常规正常。尿常规：尿比重 1.002，蛋白（－），潜血（－），尿检（－），尿色淡如清水，尿渗透压 155mOsm/L。

中医诊断　消渴（肾阴亏虚）。

西医诊断 尿崩症（感染所致）。

治则 清养肺胃，润燥生津，滋阴补肾。

处方 沙参、麦冬、玉竹、知母、桑叶、芡实各15g，扁豆、桑螵蛸、火麻仁各20g，天花粉、桂枝、牛膝、甘草各12g，黄芪45g。10剂。

上方加水500ml，煎40min后，取汁300ml，再加水400ml，煎后取汁300ml，两药相兑，分3次口服，日1剂。

医嘱 嘱其节制饮食，禁辛辣之品，保持心情舒畅，慎生活起居，避免劳累。

二诊 9月10日，患者精神佳，咽干口燥等症状减轻，大便不干，小便频数改善，余症状均好转，但仍感神疲乏力、头晕。上方加党参、益智仁、杜仲、五味子、山茱萸各15g以加强益气补肾之力，再服10剂，同时鞣酸加压素改为每周注射2次，每次0.2ml，以观疗效。

三诊 9月20日，患者自觉精神好，日尿量2000ml，稍感口干咽燥，饮食睡眠正常，大便不干，效不更方，续服上方10剂，以巩固治疗，同时试停用鞣酸加压素。

四诊 9月30日，患者来述，虽停用鞣酸加压素，但尿量不多，且各种症状均完全消失，精神好，饮食、睡眠好，二便正常。为巩固疗效，续服中药麦味地黄汤加味。处方：麦冬、五味子、熟地、山药、山茱萸、益智仁、桑螵蛸、芡实各15g，泽泻、丹皮、茯苓各9g，黄芪30g，太子参20g，甘草12g，15剂。

五诊 10月15日，患者精神好，饮食、睡眠均正常，二便自调，已能从事体力劳动，嘱其再服金匮肾气丸3个月。

随访至今，病情未见复发。

【体会】 该患者初为外感，服用解表之剂后好转，但数日后见头痛、恶心、纳差等症状，为表证未愈，入里化热之象。静脉滴注甘露醇等脱水之剂致阴津亏耗，肺胃热盛，燥热伤津，失于滋润。以阴虚为本，燥热为标。阴津既损又耗伤肾气，使肾不固摄，膀胱气化失常，则见口渴多饮、小便频数；燥热伤津，则皮肤干燥、口燥咽干；肾精亏虚，脑髓不充，则神疲乏力、腰膝酸软。故治以滋养肺胃，润燥生津为主，佐以补肾固摄。方中沙参、麦冬甘寒生津，清养肺胃；玉竹助其生津，养阴润燥；火麻仁滋养补虚，润肠通便；天花粉清肺润燥，养胃生津；扁豆甘平和中，培土生金；桑叶轻清宣透，以散燥热；知母清热泻火，滋阴润燥；黄芪、牛膝益气补肾；桑螵蛸、芡实固精缩尿，补益肾气，更于方中加桂枝，此意正如《景岳全书·新方八略》所说："善补阳者，必于阴中求阳，则阳得阴助，而生化无穷；善补阴者，必于阳中求阴，则阴得阳升而泉源不竭。"甘草益气补中，调和诸药。诸药配伍清养肺胃，润燥生津，滋阴补肾。使阴津得复，肾气固摄，则症状逐步消失，后见神疲乏力、头晕，则方中加党参、五味子、杜仲、山茱萸等以加强益气固摄之力，又以金匮肾气丸久服调理，终获痊愈。

案4

一般情况 刘某，男，59岁，农民。2003年4月5日初诊。

主诉 烦渴多饮15年，四肢浮肿6个月余。

病史 患者于15年前在某医院确诊为"2型糖尿病"，坚持服用降糖药（如消渴丸、格列本脲等均服用，但用法、剂量未能具体提供），血糖时高时正常。8个月前因尿路感染后，烦渴多饮加重。6个月前四肢、颜面渐出现指凹性水肿，在某医院以"糖尿病合并肾损害"治疗（具体用药不详），病情时轻时重。现症见颜面黧黑、浮肿，消瘦，四肢尤以腰以下肿甚，自诉日饮水量达3000～5000ml，多饮少尿，尿色混浊如膏脂，气味臊臭，腹痛时作，晨起即泄。

检查　体温 36.5℃，心率 92 次/分，呼吸 20 次/分，血压 110/75mmHg，舌质紫，苔黄厚，脉细数无力。双肺呼吸音清，未闻及干湿啰音，心界不大，心率 92 次/分，心音弱，律齐，各瓣膜听诊区未闻及杂音，腹软平坦，肝脾肋下未触及，腹无压痛及反跳痛，双下肢呈指凹性水肿，神经系统未引出阳性体征。

实验室检查：空腹血糖 15.00mmol/L，尿糖（+++），尿蛋白（+++），脓细胞（++）；肾功能：尿素氮 7.8mmol/L，肌酐 126μmmol/L。

B 超示：肝、胆、脾、胰未见明显异常。

中医诊断　①消渴（阴阳俱虚）；②水肿（水湿壅滞）。

西医诊断　①2 型糖尿病合并肾损害；②尿路感染。

治则　滋阴补阳，分泌清浊。

处方　天花粉、茯苓、泽泻、山药、黄芪、扁豆、滑石各 30g，阿胶（烊化）、瞿麦、附子、桃仁各 15g，红花 10g，猪苓、石菖蒲各 20g，肉桂、麻黄各 6g。15 剂。

医嘱　慎起居，避风寒，调饮食，勿食过咸之品。中药每日 1 剂，分 2 次水煎服。

二诊　4 月 20 日，烦渴减轻，小便量大增，水肿减半，腹泻、晨起即泄症状仍存，舌淡紫，苔黄，脉细。效不更方，守方再进 15 剂。

三诊　5 月 5 日，烦渴、水肿大减，腹泻亦有所减轻，舌淡紫，苔黄，脉细数。上方加知母 20g，生蒲黄（包）15g，10 剂。

四诊　5 月 15 日，口渴、心烦症状基本消除，小便色清、量多，颜面及四肢水肿消退，腹痛、晨起即泄症状消失，舌质淡红，苔白，脉细。实验室检查：空腹血糖 8.00mmol/L，尿常规：正常，尿素氮 6mmol/L。嘱其规范控制血糖以防止病情反复。加服六味地黄丸 6 盒，按照说明服用，以巩固疗效。

【体会】　消渴常并发多种脏器损害，影响十分严重，控制血糖是其关键。本案患者血糖控制不理想，忽高忽低，后又因尿路感染，加重病情，终至损伤于肾；肾中之阴阳乃各脏之阴阳；肾中阳气衰弱，气化无权，故小便不能出；脾阳亦为之不振，水湿不运反而泛于颜面、四肢，故发为水肿。辨证为阴阳俱虚，浊邪壅滞，泛于肌肤，可治以"开鬼门洁净府"之法，使湿邪而出。但关键在于滋阴补阳，分利浊邪，使气化有力，推动水液代谢。纵观全方，天花粉、阿胶滋阴生津；黄芪、山药、扁豆健脾益气；茯苓、泽泻、猪苓、瞿麦利水渗湿；石菖蒲化浊。诸药合用共奏滋阴补阳，分泌清浊之功。方中加用桃仁、红花、生蒲黄、麻黄，既可化瘀逐邪，又可宜肺开表，启水之上源，通水行之道路。

案 5

一般情况　张某，女，50 岁。1998 年 2 月 3 日初诊。

主诉　口渴喜饮、尿量增多伴神疲乏力 1 年，加重 1 周。

病史　患者于 1997 年 2 月出现口渴喜饮、尿量增多，在当地卫生院查尿糖（++++），诊为"糖尿病"。给予六味地黄丸、消渴丸等药治疗，病情未能控制。近 1 周因劳累后出现乏力。伴见精神不振，神疲，多汗，肢体酸软，手足心热，口干欲饮，小便量多。

检查　舌质红，苔薄黄，六脉弦数无力。血压 140/90mmHg，心率 84 次/分，律齐，心脏各瓣膜听诊区无病理性杂音，双肺呼吸音清。

尿糖（++++），空腹血糖 12.48mmol/L。

中医诊断　消渴（肾阴亏虚）。

西医诊断 糖尿病。

治则 滋肾益气，养阴清热，生津止渴。

处方 生地、天花粉各30g，山药20g，山茱萸12g，泽泻、丹皮各6g，云苓、潞党参各10g，麦冬、知母、党参、玄参各15g，地骨皮、乌梅各9g。5剂。

医嘱 注意生活调摄。戒烟酒及浓茶。畅情志，起居有节。中药每日1剂，分2次水煎服。

二诊 2月8日，患者口渴减轻，空腹血糖降至7.38mmol/L，上方加杞果20g，阿胶15g，鸡子黄3个，10剂。

三诊 2月18日，患者口渴消失，乏力、神疲、多汗、肢体酸软、手足心热均消失，食量中等，血糖降至5.13mmol/L，唯觉下肢沉困，尿少色黄，大便溏，舌质红，苔薄黄，脉沉微。治宜益气清热，健脾补肾。处方：生黄芪30g，白术、山萸肉各10g，山药、黄精、鸡内金、杞果各15g，黄连、阿胶各9g，鸡子黄3个，10剂。

药服完后，症状皆除，体重增加2kg，全身较前有力，小便较前清亮，血糖降至5mmol/L，尿糖转阴。

【体会】 糖尿病以50岁以上年龄者多见。此期，人体生理上处于"天癸竭"、"肾脏衰"的阶段，而肾为先天之本，主藏精，寓元阴、元阳。肾为真阴之脏，为一身阴液之根本，"五脏之阴非此不能滋"。若肾阳虚衰，气化无力，津液不布，则多饮、多尿随之而起。此证肾气亏虚为本，伤津耗气为标。治以注重滋肾水、益真元，治其本；养阴生津润燥以治其标。

二十五、盗　汗

一般情况 徐某，女，32岁，职工。2003年11月9日初诊。

主诉 术后低热、盗汗8日。

病史 患者于8日前行子宫肌瘤切除术，后即出现低热不退（体温37.5~38.0℃）、盗汗不止，应用多种抗生素无效（具体不详）。现症见自觉低热不适，睡则汗出湿衣，醒而即止，头重，胸闷，身痛，肌肤触之热而不扬，纳呆，口觉黏腻，咽干不欲饮，大便2日一行、干燥难出，小便短黄。

检查 舌质红苔白腻，脉滑数。体温37.8℃，心率75次/分，呼吸18次/分，血压135/75mmHg，双肺呼吸音清，未闻及干湿啰音，心界不大，心率75次/分，律齐，各瓣膜听诊区未闻及杂音，腹软平坦，肝脾肋下未触及，腹无压痛、反跳痛，神经系统检查未引出阳性体征。实验室检查未做。

中医诊断 盗汗（湿热内蕴，迫津外泄）。

西医诊断 术后发热待查。

治则 清热利湿。

处方 郁金、茯苓、藿香各15g，石菖蒲、黄芩、连翘、木瓜各10g，杏仁6g，半夏9g，青蒿、六一散(冲)、生牡蛎各12g。3剂。

医嘱 慎起居，畅情志，避风寒。中药每日1剂，分2次水煎服。

二诊 上药服后体温37.3℃，盗汗亦减轻，大便稍溏，小便黄，舌红，苔腻，脉沉细，以上方再进3剂。

三诊 药后热退汗止，精神好转，无头重、胸闷、身痛自觉症状，但时有头晕乏力，动则气短，舌淡红，苔白，脉细。此为体力未复，湿邪伤及脾胃，以香砂六君子汤加味5剂而愈。

【体会】 "阴虚则盗汗"，故临床所见盗汗大都令人不自主地想到了阴虚，在实践中多用滋阴生津之味，而本案之盗汗乃湿热内蕴迫津外泄所致。结合临床实际以清热利湿之甘露消毒饮主之，石菖蒲、茯苓、藿香、木瓜、半夏、六一散可除湿邪；黄芩、连翘、青蒿清热邪；妙加杏仁启水之上源；郁金调理气机以行湿邪，待湿热分消，津液不受煎熬，阴津归于内则不外泄，阴阳相谐而盗汗、发热皆除。

二十六、内伤发热

一般情况　张某，男，52岁，农民。1997年7月18日初诊。

主诉　劳累后发热2年，加重1个月。

病史　患者近2年每因劳累后便发热，热势时轻时重，常在休息后好转，伴倦怠乏力、气短懒言、自汗、食少便溏，曾在当地诊所输液后有所好转。1个月来因农活忙，劳累过度而致上症加重，用药后症不见减轻，故求助于中医治疗。现症见发热，乏力，气短懒言，食少便溏。

检查　体形较瘦，舌质淡，苔薄白，脉细弱。体温37.3℃，心率96次/分，呼吸20次/分，血压95/60mmHg。

血常规：白细胞计数 $9.2 \times 10^9/L$，中性粒细胞0.56。尿常规正常。

结核菌试验（－）。

肺部X线未见异常，肝胆脾肾B超未见异常。

中医诊断　内伤发热（中气不足）。

西医诊断　功能性低热？

治则　益气健脾，甘温除热。

处方　党参、云苓、炒白术各15g，当归、陈皮各12g，升麻、柴胡各10g，砂仁（后下）8g，黄芪20g，甘草6g。3剂。

医嘱　预防外感，勿过劳。中药每日1剂，分2次水煎服。

二诊　7月21日，患者症状稍有好转，但进食少，汗出较多，故在原方的基础上变方为：党参、黄芪、云苓、芍药、神曲各15g，炒白术、陈皮各12g，升麻10g，柴胡8g，砂仁（后下）8g，浮小麦25g，牡蛎20g，甘草6g，4剂。

三诊　7月25日，体温37.0℃，乏力好转，食欲尚可，出汗减少，苔白腻，质淡。上方去柴胡、芍药，加厚朴，处方为：党参、云苓、神曲各15g，黄芪、牡蛎各20g，炒白术、陈皮、厚朴各12g，升麻10g，浮小麦25g，砂仁（后下）8g，甘草6g，4剂。

四诊　7月29日，各症状都有所好转，饮食增加，身体也有力，自汗消失，舌质淡，苔薄白，效不更方，上方继续服用，共服30余剂，倦怠乏力，气短自汗消失，食量可，大便日行1次，成形，发热也消失，体温36.2℃。患者病虚日久，再以丸药继服，以巩固疗效，并嘱患者多加休息，增加营养。

【体会】　《医学入门·发热》曰："内伤劳役发热，脉虚而弱，倦怠无力，不恶寒，乃胃中真阳下陷，内生虚热，宜补中益气汤。"甘温除大热治疗真寒假热论，不论体温表上是否显示发热，必须抓住气虚或阳虚这一疾病本质。患者病症典型，以发热为主，常因劳累加剧，伴以气虚之证，故用以甘温之法，效即明显。

二十七、痹　证

案1

一般情况　王某，男，46 岁，农民。1989 年 10 月 26 日就诊。

主诉　四肢关节疼痛 5 年，加重 1 个月。

病史　患者于 1985 年夏天因贪凉露宿后出现四肢关节疼痛，当初因年轻未引起注意。于 1987 年患者自觉疼痛难忍，到某医院检查，诊断为"风湿性关节炎"，给予西药（具体用药、用量、用法不详）治疗，疼痛症状缓解。后四肢关节疼痛时常服吲哚美辛、吡罗昔康、布络芬、APC 等药物治疗，以缓解痛苦。近 1 个月来患者四肢关节疼痛加重，服用中西药（具体用药、用量、用法不详）治疗，病情不能有效控制。伴见精神不振、神疲乏力，头晕，面色㿠白，食欲不振，多梦，便溏 2 次/日，四肢关节疼有定处，活动受限，得热痛缓，遇寒疼痛加重，小便自调。患者否认有结核病病史，无外伤手术、中毒、输血史，否认有药物过敏史。

检查　体温 36.5℃，心率 86 次/分，呼吸 18 次/分，血压 120/70mmHg，舌质淡，苔白，脉弦细，神清，精神差，痛苦面容。双肺呼吸音清晰，未闻及干湿啰音，心率 86 次/分，节律规则，各瓣膜听诊区未闻及明显病理性杂音，腹软，肝脾不大。四肢关节无畸形，活动受限。

红细胞沉降率 43mm/h，抗"O"726U。

中医诊断　痹证　痛痹（寒凝阻络，气血亏虚）。

西医诊断　风湿性关节炎。

治则　散寒通络，佐以益气健脾。

处方　制川乌、制草乌各 9g，白芍、丹参、黄芪、鸡血藤、秦艽各 30g，当归、川芎各 12g，潞党参、云苓、白术各 18g，桂枝 10g，木瓜 15g。6 剂。

医嘱　应注意季节变化，注意保暖，切勿当风贪凉。注意生活调摄，加强锻炼，增强抗病能力。中药每日 1 剂，分 2 次水煎服。

二诊　11 月 1 日，服药 6 剂后，四肢关节疼痛症状减轻，仍四肢关节活动受限，余症同前。在上方白芍缓急止痛、川草乌温经散寒止痛的基础上，再加全蝎 3g，蜈蚣 2 条，水蛭 15g，以搜风通络止痛，增强药物功效，10 剂。

三诊　11 月 11 日，患者服药 10 日后，神疲乏力、头晕、纳差、睡眠、便溏等症状明显好转，继服上方 10 剂。

四诊　11 月 22 日，服上方 10 剂后，除四肢关节疼痛轻微外，其他诸症基本消失，继服 10 剂。

1 个月后追访，已能从事一般体力劳动。

【体会】　本病以四肢关节疼痛，痛有定处，遇寒加重，得热痛缓为临床特点。因患者调护失宜，贪凉露宿，感受风寒湿邪，三气杂至，乘虚侵袭，流走脉络，导致气血运行不畅，发为痹证。寒为阴邪，其性凝滞，寒邪偏盛，则表现为四肢关节疼痛，痛有定处；气血受凝滞之邪，阻抑更甚，运行更为不畅，故疼痛更加剧烈；寒主收引，故见关节活动受限；得热则血行较为通畅，故其痛减；遇寒则益凝涩，故痛更加剧；病程日久，正气亏损，气血不足，故见神疲乏力、头晕、面色㿠白、多梦；患者长期服用解热镇痛、抗风湿类西药，损伤脾胃功能，运化失职，清阳不升，故见便溏；舌脉为寒盛兼气血亏虚的表现。故方选制川乌、制草乌以温经散寒，通络止痛；白芍以缓急止痛；桂枝以温经散寒，通脉止痛；丹参、当归、川芎以养血活血通脉；秦艽、木瓜以舒筋通络；潞党参、黄芪、云苓、白术以健脾益气祛湿；全蝎、蜈蚣、水蛭以搜风通络止痛，共奏散寒除风止痛、益气健脾之力，从而获得良效。

案2

一般情况 张某，女，28 岁，农民。2004 年 9 月 20 日初诊。

主诉 双手小关节麻木、肿痛 2 年，加重半年。

病史 患者于 2002 年 8 月份足月顺产一男婴。当时因气候炎热，常以凉水擦洗，且久居空调间内避暑。2 个月后逐渐出现双手麻木，近端指间关节隐痛，症状轻微，加之年轻身健，当时未引起重视。后每因受寒或触冷，上述症状即出现，并呈进行性加重。近半年来，双手关节肿胀疼痛，遇寒加重，得温稍减，重着不移，关节不利，晨起僵硬，活动不便。确诊为"类风湿性关节炎"。服用来氟米特、芍药总苷、雷公藤总苷等药物治疗。用药 1 个月余症状明显缓解，但因药物不良反应较大，加之药费较贵，患者经济有限，无法持续治疗，自行停药。停药后双手指关节肿胀、疼痛加重，屈伸不利，影响劳动及睡眠。现症见双手近端指间关节沉重酸困，绵绵而痛，麻木尤甚，关节肿胀，重着不移，屈伸不利，晨起僵硬，遇寒加重，得温稍减，时见心悸、纳呆、乏力。

检查 体温 37.1℃，心率 65 次/分，呼吸 18 次/分，血压 120/80mmHg。神志清，精神差，发育正常，营养一般，自动体位，查体合作。头颅无畸形，胸廓对称，双肺呼吸音清。心率 65 次/分，节律齐，无杂音。腹软平，肝脾不大，双手关节对称性肿胀，手腕、掌指、近端指间关节有压痛，受累关节的皮肤出现褐色色素沉着。神经系统生理反射存在，病理反射未引出。舌质淡红，苔白厚而腻，脉沉而缓。

实验室检查： 白细胞计数 $5.6×10^9$/L，红细胞计数 $4.5×10^{12}$/L，血红蛋白 90g/L，血小板计数 $450×10^9$/L，红细胞沉降率 30mm/h。抗"O"（-），RF（+），ANA（+）。

X 线： 双手掌指、指指关节腔骨质疏松，关节间隙狭窄。

中医诊断 痹证（气虚血亏，寒湿痹阻）。

西医诊断 类风湿性关节炎（活动期）。

治则 益气养血，祛湿散寒，佐以除风活络。

处方 黄芪45g，白术、肉桂、羌活、菟丝子、木瓜、独活、当归、寄生、鸡血藤、姜黄、桑枝、乌梢蛇各15g，丹参20g，全蝎(冲)6g，蜈蚣(冲)2 条，甘草12g。7 剂。

上药加水500ml，煎40min，取汁300ml，再加水400ml，煎40min，取药汁300ml，两煎相合，分3次温服。日1剂。

医嘱 嘱患者注意患肢保暖，暂时减少患肢活动。进食清淡、营养丰富、易消化食物，增强体质，保持心情舒畅。

二诊 9 月 27 日，服用上药 7 剂后，双手指关节疼痛减轻，仍有肿胀、双手重着酸困，精神稍好，纳呆消失，余症状无改善。上方加附片15g，以加重温阳之功，续服 7 剂。

三诊 10 月 4 日，服用上方 7 剂后，患者精神好，双手指关节疼痛较前又减轻，晨起仍感酸沉、麻木、僵硬，饮食尚好，睡眠改善，心悸好转，余症状均改善，效不更方，续服上方 15 剂。

四诊 10 月 20 日，服用上方 15 剂后，患者感觉关节疼痛、僵硬明显减轻，肿胀基本消失，精神好，颜面红润，饮食及睡眠好，唯感口干、口渴，大便稍干，为阳复太过之象。方中附片改为 10g，加肉苁蓉15g，续服 15 剂。

五诊 11 月 5 日，服用上药 15 剂后，患者面色红润有光泽，关节肿胀、疼痛完全消失，饮食及睡眠正常，二便自如。症状完全消失。化验 RF（-），ANA（-），嘱其加强锻炼，避免受寒，同时以上方加减制成水泛丸，连服 1 年，以巩固疗效。

随访至今，上述症状无复发现象。

【体会】 本案患者因产后百脉空虚，营血不足，腠理不密，卫表不固，又感寒湿，外邪乘虚而入，留滞于关节经络，使气机郁遏，不得疏泄，影响气血运行，发为本病。寒为阴邪，湿性重浊凝滞，故关节疼痛重着、沉重酸困、痛有定处；凝滞之邪善于闭阻，致气血运行不畅，故遇寒加重、得温稍减；湿邪留滞，闭塞气血，经络失和，故麻木不仁、活动不便；早上在阴阳转化过程中，阳长阴消，阴气由盛转弱，故晨起关节僵硬明显；舌、脉均为寒湿气虚血亏之象。治宜益气养血，祛湿散寒为主，佐以除风通络之品。方中白术、当归、黄芪益气补血而荣筋；羌活、独活、木瓜散寒祛湿；全蝎、蜈蚣、乌梢蛇祛风通络止痛；寄生、菟丝子补肝肾，强筋骨，暖腰膝；肉桂补火助阳，散寒止痛，温经通脉；桑枝利关节，为上肢引经药，载药上行；甘草益脾和中，调和诸药。诸药配伍，益气补血，散寒祛湿，温阳通络。风寒湿之邪祛，经络通利，气血得补。筋荣经通，诸病痛缓解。再以水泛丸连服 1 年，使本病最终达到痊愈。

案3

一般情况 宋某，女，47 岁，干部。1997 年 9 月 20 日初诊。

主诉 四肢小关节疼痛 2 年，加重伴关节畸形、肌肉萎缩、时有晨僵现象、关节活动受限 1 年。

病史 2 年前患者居住地过潮湿，后逐渐出现四肢小关节疼痛、肿胀未做治疗。1 年前患者除四肢关节疼痛、肿胀外，伴有关节畸形、肌肉萎缩、四肢小关节活动受限。在某医院诊断为"类风湿性关节炎"。给予激素及其他治疗 3 个月无明显疗效，且病情逐渐加重，生活自理也受到了严重影响。

检查 四肢小关节肿胀疼痛、畸形而僵硬、活动受限、肌肉萎缩，关节已变形，舌质淡白，脉沉弱。

实验室检查：RF（+）。

中医诊断 痹证（肝肾气血亏损）。

西医诊断 类风湿性关节炎。

治则 补益肝肾，益气养血，兼以活血化瘀。

处方 桑寄生 20g，杜仲、当归、牛膝各 15g，细辛 6g，秦艽、茯苓、肉桂、防风、川芎、人参、川连、芍药各 12g，甘草 9g，干地黄 10g。5 剂。

医嘱 注意保持室内干燥，避免受凉。中药每日 1 剂，分 2 次水煎服。

二诊 9 月 25 日，上方服用 5 剂后，四肢关节疼痛、肿胀减轻。四肢关节活动受限也略有改善，舌质淡白，脉沉弱。守原方不变，继服 10 剂。

三诊 10 月 5 日，继服 10 剂后，四肢关节疼痛、肿胀基本消失，但仍有晨僵现象，四肢关节活动受限也略有改善，舌质淡，苔薄白，脉沉细。上方不变。

四诊 10 月 15 日，上方继服 10 剂后，四肢关于疼痛、肿胀基本消失，晨僵也消失，生活已基本能自理。

后以壮骨关节丸、海风藤散加减调治，半年后恢复正常。

【体会】 本病的发生，主要是由于感受外邪或素体虚弱复感外邪所致，如《素问·痹论》云："风寒湿三气杂至合而为痹也。"又如《金匮要略·中风历节病》云："寸口脉沉而弱，沉即主骨，弱即主筋，沉即为肾，弱即为肝，汗出入水中。故曰历节。"在急性期，常以热邪偏盛，或湿热蕴蒸为主，是外邪入里化热或热为邪郁所致。若热邪久留不去，损气耗阴，则出现气阴两虚的证候；若病邪郁于肌肤筋脉，则出现皮下结节，侵入营血，侵袭经络关节，则关节疼痛，不能屈伸；若病邪继续发展，袭于脏腑，则出现心悸、烦躁等症状；痹证日久，肝肾亏损，筋骨失濡养，痰湿凝结以致关节僵硬、畸形。本证属于虚性类风湿性关节炎，故补肾是极为重要的一环。方中，杜仲、桑寄生、肉桂、干地黄、牛膝补益肝肾；人参、当归、芍药益气养血；川芎、细辛、秦艽活血化瘀；更配茯苓、防风散风寒。诸药合用，终获全功。

案4

一般情况　张某，女，46岁，农民。1975年8月16日初诊。

主诉　四肢关节酸痛2年。

病史　患者于2年前出现四肢关节酸痛症状，手甚于足，以末端为主，经多方治疗，未能取效。伴见精神不振，两手麻木疼痛，尤以手指肿胀、肥大为甚，难以握拳持物，食欲不振，夜寐不安，胃脘部疼痛，下肢不耐久立，大便干燥。患者既往无特殊病史可查。

检查　体温36.5℃，心率86次/分，呼吸20次/分，血压120/80mmHg。神清，精神差，舌质瘀紫，脉细弦。心肺查体（-），肝脾不大。

实验室检查：RF（+）。

中医诊断　痹证　痛痹。

西医诊断　类风湿性关节炎。

治则　祛风散寒化湿，活血化瘀通络。

处方　桂枝、红花各6g，赤芍、生地各15g，知母12g，延胡索、炙甘草、当归、桃仁、制川乌（先煎）各9g。6剂。

医嘱　避免过多接触寒冷湿地，勿操作劳累。中药每日1剂，分2次水煎服。

二诊　8月22日，原方续服6剂。

三诊　8月29日，今四肢关节酸痛略减，两手依然麻木、疼痛，手指肿胀、肥大、僵硬，胃脘疼痛未除，近日唇燥舌痛，舌质瘀紫，脉细弦。再拟前法加减。处方：当归、生地、赤芍、威灵仙各12g，桃仁、炙甘草、延胡索、制香附各9g，红花6g，6剂。

四至七诊　续服前方。

八诊　10月4日，两手麻木、疼痛渐渐减轻，肿胀、肥大亦逐步消退，傍晚下肢作胀，大便不畅，舌质偏红、边瘀紫，苔薄，脉细弦。仍守原意。处方：当归、生薏苡仁、威灵仙、赤芍各12g，桃仁、制川乌（先煎）各9g，红花6g，桂枝4.5g，6剂。

九诊　10月11日，腰酸，腹胀，月经过期未行，原方加茺蔚子12g，续服6剂。

十诊　10月18日，两手已能握物，四肢关节疼痛消失，有时略有手麻。胃脘常觉隐痛，近日又有咳嗽。月经已行，量少色紫黑。苔脉如前，前法加入治咳化痰之品。处方：当归、桃仁、延胡索、炙紫菀、炙百部、陈皮各9g，赤芍、威灵仙各12g，木瓜4.5g，6剂。

【体会】　患者原来从事农业生产劳动，经常汗出，卫外之阳不固，风寒湿之邪乘隙而入，气血痹阻，以致肢体关节肌肉酸痛、麻木，手指肿胀、肥大，屈伸不利。舌质瘀紫，是久痛入络，宿瘀凝滞之故。初诊用桂枝芍药知母汤合桃红四物汤加减，以祛风活血通络为主，加川乌辛温散寒，增强镇痛作用。服药之后，四肢关节酸痛略减，但因患者素体阴虚，渐见唇燥舌痛，故于三诊起渐去桂枝、川乌等辛温之品。鉴于患者两手酸痛、麻木，手指肿胀、肥大甚为突出，辨证为经络阻塞，气血凝滞所致，因此始终以活血祛瘀、通络止痛为主要治法，服药60余剂，取得了比较满意的疗效。

本病内因气血不足，营卫不固，外因与气候、生活环境有很大的关系。本例患者因入冬之后过多接触冷水，复加操作劳累，右手一度又见麻木、关节疼痛、握拳不便，仍以前法调治而愈。

案5

一般情况 高某，女，49岁，农民。1988年10月20日就诊。

主诉 右下肢疼痛6年余，加重7日。

病史 患者自述于6年前出现右下肢疼痛症状，多方诊治，均诊断为"坐骨神经痛"，经应用中西药（用药不详）治疗，收效甚微。近7日来患者右下肢疼痛症状加重。伴见精神差、乏力、纳差、睡眠欠佳、少腹冷，时冷气随矢气而出，右下肢酸重疼痛，或麻木不仁，或抽筋拘急，步履艰难，大便溏，小便自调。

检查 体温36.2℃，心率72次/分，呼吸18次/分，血压110/65mmHg。神清，精神差，痛苦面容，舌淡，苔白腻而润，脉沉细。自腰臀髀区，循经络，抵右大腿后侧，下小腿后外侧，经外踝骨，至趾尖部均有压痛，尤以环跳穴、腘窝穴、丰隆穴压痛明显，右下肢抬高试验（+）。

中医诊断 痹证（脾肾阳虚，寒湿内阻）。

西医诊断 坐骨神经痛。

治则 健脾化湿，温阳通络。

处方 桂枝、苍白术、炮姜炭、羌独活、陈皮、炒防风各4.5g，熟附块3g，茯苓9g，海风藤12g。6剂。

医嘱 避免过多接触寒冷湿地，勿操作劳累。中药每日1剂，分2次水煎服。

二诊 10月27日，前方服后，初诊腰髀及下肢酸重、疼痛，稍有减轻，麻木、拘急依然存在，便溏，纳少，脉沉细，苔白腻，拟温中散寒，舒筋活络。处方：熟附块3g，制半夏、茯苓、威灵仙各9g，桂枝、羌独活、炮姜炭、炒防风各4.5g，大砂仁（后下）2.4g，6剂。

三诊 11月2日，服温阳化湿祛寒之剂，便溏已止，胃纳渐增，而髀区之酸痛、麻木未已，风寒湿浊之邪，深入筋骨之间，痹而不通，痹者闭也，病程愈久，正气愈衰，脾肾阳虚，不能托邪外出，湿化为痰，血寒成瘀，留于经络，气血流行窒塞，故麻木掣痛也，欲除根株，必须温通阳气，祛瘀化痰，以通络痹。处方：桂枝、制川乌、制南星、杜红花、炙乳没、羌独活各4.5g，炒牛膝、制半夏、伸筋草各9g，熟附块3g，桑寄生12g，7剂。

四诊 11月9日，服药后，酸痛、麻木、拘急均有好转，筋骨之间，得阳气之熏蒸，而寒湿渐化，痰瘀除，络道通，气血行，而麻木得减，舒筋活血，血流通而拘急可除，药既应手，前方出入。处方：熟附块3g，炙豹胫骨12g，桂枝、川草乌、全当归、怀牛膝、炙甲片、炙乳没各4.5g，淫羊藿、巴戟肉、鹿角霜各9g，6剂。

外治方：熟附块、制川乌、川椒目、制南星、明雄黄、樟脑、公丁香、淡干姜，上药各6g共制为细末加生姜汁1匙，和药末搅匀，再加食盐90g放入锅内炒热，布包，温熨患处，上下移动，冷则再炒再熨，每日1次（或加麝香0.15g，以助药力）。

五诊 11月16日，进温补肾阳，养血活络之剂，结合外治温熨法，阳气得伸，气血流通，寒湿默化，络痹已通，佳兆也，原方加减。处方：炒当归、炒牛膝、豨莶草、炒川断、伸筋草、淫羊藿、巴戟肉各9g，桑寄生12g，炒川芎4.5g，川独活6g，6剂。

【体会】 坐骨神经痛，祖国医学属"痹证"范畴。关节疼痛酸重，痛有定处而不移动，得热则舒，遇寒则剧，《素问·痹论》说："风寒湿三气杂至合而为痹也。其风气胜者为行痹，寒气胜者为痛痹，湿气胜者为著痹也。"本例，属于痛痹。痹初起，正气未衰，邪气未盛，痛在肌肤，病浅，易治；痛在筋骨者病深，难治。病延日久，正气已衰，脾肾阳虚，以致便溏纳减，寒湿留于经络，久则湿化为痰，寒凝成瘀，阻塞阳气，不能通四肢，浊阴下降，故下肢酸重掣痛、麻木不仁、筋脉拘急、行动不便。治疗方法：首先，着重脾肾阳气，兼治寒湿；其次，纳便正常后，温通阳气以除寒湿，化凝固之顽痰瘀血，以通络痹，结合外治温熨法，以通络脉；最后，用温补脾肾，养血和络以善其后，同时以温熨外治配合自觉气流随温熨上下移动，温暖舒适。但温熨法适用于寒湿痛痹，热痹不可用，孕妇忌用。本例五诊后，仍根据原方出入调理半个月余而痊愈。

二十八、痿　　证

一般情况　蒋某，女，25岁，农民。2005年2月27日初诊。

主诉　手足麻木瘫软3个月。

病史　患者于3个月前顺产一女婴，产后出血量较多，后血止，但渐觉头晕乏力，疲劳感明显，自觉发热，自汗出，手足麻木瘫软，几为不用，经多方医治无效（具体用药不详）。现症见手足麻木瘫软，需人搀行，大便干结，小便清长。

检查　神志清，精神一般，舌淡红，苔薄白，脉沉细无力。体温37.8℃，心率75次/分，呼吸17次/分，血压120/60mmHg，双肺呼吸音清，未闻及干湿啰音，心界不大，心率75次/分，律齐，各瓣膜听诊区未闻及杂音，腹软平坦，肝脾肋下未触及，腹无压痛、反跳痛，四肢肌张力减弱，四肢远端手套、袜套样感觉障碍，双侧腱反射消失。

脑脊液检查：蛋白定性试验（+），蛋白定量0.59g/L，细胞数$6×10^6$/L。

血常规：白细胞计数$10.8×10^9$/L，中性粒细胞0.76。

中医诊断　痿证（中气不足，气血亏损）。

西医诊断　多发性神经炎。

治则　益气养血，濡润肌肤。

处方　黄芪60g，当归20g，党参、丹参、茯苓各30g，薏苡仁、牛膝、桂枝、白术、赤芍各15g，陈皮6g，甘草10g。10剂。

医嘱　进食丰富营养，慎起居，避风寒，勿劳累。中药每日1剂，分2次水煎服。

二诊　3月9日，服上药后症状大减，手足稍觉有力，但仍觉麻木，大便已行，效不更方，守方再进10剂。

三诊　3月19日，症状明显减轻，自觉手足有力，麻木已减，舌淡苔白，脉细无力，上方加淫羊藿15g，巴戟天10g，10剂。

四诊　3月29日，无手足麻木瘫软，四肢活动自如，头晕乏力感消失，体温正常。嘱其服用补中益气丸、八珍丸以善其后。

1年后随访，患者病情未再复发。

【体会】　本证为典型的产后血虚证。"气为血之帅，血为气之母"，血虚累及气，气虚则易发热自汗；血虚则肌肤无以濡养；经脉失养，故手足麻木不用。本案以益气活血养血为法，大补元气，补血养血，使中气得充，以运四末；气血充沛得以濡润四肢。补中益气汤合黄芪桂枝五物汤，使气充血旺流通四末，故能收功。纵观本案，以补气为主，黄芪、党参、白术、茯苓、薏苡仁补脾益气；当归、赤芍、丹参活血化瘀；牛膝引血下行；陈皮调气；桂枝宣通经络；甘草和中。"有形之血不能速生，无形之气所当急顾"，气生则血自生，正是本案之成功运用。"治痿者独取阳明"，顾护中焦，使精微得以运达四肢，故手足麻木瘫软可愈。

案2

一般情况 范某，男，60岁，干部。1998年11月20日初诊。

主诉 两腿麻木无力、感觉丧失4年。

病史 患者因行胃部切除术，术后长期消化不良，食量减少，加之居住地是新建，比较潮湿，久而久之，湿热浸淫，因而经常两腿发凉发麻、疼痛，后逐渐发展到两腿如着袜套，感觉丧失（用热水泡脚知热），且走路无力，时有跌倒。经某医院中西医结合治疗效果不显著。现症见两腿麻而无力，腰脊酸软，膝以上感觉不灵敏，头重如裹，两目如蒙，头晕目眩，走路需柱拐，尿频数，一日10余次，身体消瘦，夜寐不安。

检查 血压135/85mmHg，步行柱拐，呈阔步状。颅神经检查（−），双下肢肌力Ⅲ级，肌张力略低，肱二、三头肌腱反射略低。两下肢深浅感觉均差，且皮肤发凉、干燥起裂，舌质淡，苔白厚腻，脉象沉细。

中医诊断 痿证（肝肾亏损，脾失健运）。

西医诊断 ①多发性神经炎；②脑动脉硬化症。

治则 补益肝肾，健脾利湿。

处方 熟地黄、山药、龙骨各18g，淫羊藿20g，附子（先煎）、天麻、白术、茯苓、猪苓、桂枝各15g，杜仲、巴戟天各12g。20剂。

医嘱 注意下肢保暖，加强下肢功能锻炼，经常按摩双下肢。中药每日1剂，分2次水煎服。

二诊 12月10日，两腿有力，站立平稳，食欲增加，两足麻木减轻，尿频好转，仅下肢发凉，腰酸乏力，口干，舌质淡，苔薄白，脉象弦细，两足无力，此系湿祛本虚，更显肝肾亏损之象，宜加重温补肝肾。处方：熟地黄、天麻、淫羊藿、茯苓各20g，巴戟天、附子（先煎）、山萸肉、鸡血藤各15g，龙骨（先煎）18g，白术26g，肉苁蓉9g，杜仲、麦冬、石斛各12g，川连3g，肉桂6g，30剂。

三诊 1999年1月10日，上方服30剂后，患者自觉双腿恢复正常，不用柱拐，步行来复诊，肌力Ⅴ级，膝腱、跟腱反射均存在，深浅感觉亦正常。

随访1年未再复发。

【体会】 本病证属筋、骨痿。细问病史，是手术后脏腑气血亏损，加之居住地过于潮湿，湿邪浸淫伤筋，体虚久病也是本病发生的一个重要因素。《临证指南医案·痿》邹滋九按："夫痿症之旨，不外乎肝肾肺胃四经之病。盖肝主筋，肝伤则四肢不为人用而筋骨拘挛。肾藏精，精血相生，精虚则不能灌溉诸末，血虚则不能营养筋骨。肺主气，为清高之脏，肺虚则高源化绝，化绝则水涸，水涸则不能濡润筋骨。阳明为宗筋之长，阳明虚则宗筋纵，宗筋纵则不能束筋骨以流利关节。此不能步履痿弱筋缩之症作矣，故治痿，无一定之法，用方亦无独执之见"，可为精辟。本病以肝肾亏损为本，脾虚湿胜为标。治当补益肝肾，以地黄饮子合五苓散加减应用。地黄饮子温而不燥，实为补肝肾之良方。后湿邪去显本虚，着重于温补肝肾，故增肉苁蓉、山萸肉等填精益肾之品，以取全功。

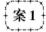

一般情况 随某，男，37岁。1995年7月7日初诊。

主诉 左下足痿软无力，逐渐加重2个月。

病史 患者2个月前感到左下足痿软无力，曾到某医院神经科检查，未给予明确诊断。近来不能跑步，行走困难。伴见精神不振，乏力，咽干，睡眠欠佳，小便黄。

检查 患者左足痿软酸楚，走路困难，舌苔黄腻，脉细左沉。

中医诊断 痿证（湿热下注）。

西医诊断 结缔组织病。

治则 养阴化湿清热，补肝肾，强筋骨。

处方 北沙参、川黄柏、杜仲、酒炒丝瓜络、晚蚕沙各15g，川牛膝30g，生薏苡仁、木瓜各20g，桑寄生12g。5剂。

医嘱 避居湿地，防御外邪侵袭。注意精神饮食调养。中药每日1剂，分2次水煎服。

二诊 7月12日，患者左足痿软酸楚，不便步行见减轻，仍咽干，小便黄赤已清，舌苔黄腻，脉象沉细。仍拟养阴化湿清热，强筋骨。处方：麦冬12g，川牛膝30g，木瓜20g，威灵仙10g，晚蚕沙、川黄柏、北沙参、杜仲、桑寄生各15g，6剂。

三诊 7月18日，患者诉，上药服后左足痿软酸楚，不便步履症状基本消失，其欣慰，遂用上方加减，以资巩固。处方：北沙参、麦冬、炒杜仲、晚蚕沙各15g，制川柏、威灵仙各10g，川牛膝30g，木瓜、桑寄生各20g，7剂。

【体会】 《内经》云："阳明虚则宗筋纵，带脉不引，故足痿不用也。"宗筋属肝肾，本案肺胃阴虚，即失"肺朝百脉"和阳明主润宗筋的功能；而肝肾阴虚，则精血不足，筋骨亦失其濡养；加以湿热流于下，浸淫于骨，筋骨纵弛而不能用，所以成为痿躄。

治疗痿证，《内经》以"独取阳明"为主要治则，因为"阳明者，五藏六府之海，主闰宗筋，宗筋主束骨而利机关也"。本案即是以润阳明、补肝肾、强筋骨、化湿热的治法取效的。

二十九、腰　　痛

案1

一般情况 申某，女，20岁，学生。1997年3月10日初诊。

主诉 腰骶疼痛，痛处觉热，两股间汗出湿衣2个月，加重半个月。

病史 患者2个月前因住处过于潮湿而出现腰骶部疼痛，阴雨天加重，活动不便，晨起时腰部僵硬，且呈上行发展。有时也出现下肢疼痛、两踝部关节肿胀，曾诊断为"强直性脊柱炎"，给予抗风湿药物，病情稍有缓解，但病情极不稳定，呈反复发作。近期患者无明显诱因而加重。

检查 两踝关节红肿，口干，汗多，舌红，苔黄腻，脉滑数。

实验室检查：白细胞计数$12×10^9/L$，淋巴细胞0.22，中性粒细胞0.78，红细胞沉降率56mm/h，抗"0"800U。

骶髂关节X线：骶髂关节炎（部分融合）。

中医诊断 腰痛（湿热腰痛）。

西医诊断 强直性脊柱炎。

治则 清热利湿，舒筋止痛。

处方 苍术、薏苡仁、木瓜各 20g，黄柏 15g，牛膝 12g，忍冬藤 18g，栀子、泽泻各 10g。5 剂。

医嘱 保持室内干燥通风，睡硬板床，加强腰部锻炼。中药每日 1 剂，分 2 次水煎服。

二诊 3 月 15 日，患者服上方 5 剂后，自诉腰骶部疼痛减轻，能俯卧仰，两踝部关节肿胀减退。遵上方，继服 5 剂。

三诊 3 月 20 日，患者服药后，腰骶部疼痛基本消失，两踝部关节肿胀也消失，上方去栀子、泽泻，增女贞子 12g，旱莲草 12g，6 剂。

四诊 3 月 26 日，上方服 6 剂后，患者自诉，腰部已无不适，关节无肿胀，舌质淡，苔薄白，脉弦。病情已痊愈，嘱其加强腰部锻炼。

随访 1 年未再复发。

【体会】 腰为肾之府，腰痛一证，外感、内伤皆可发生。外感风寒湿热，且湿热之邪黏滞，更易痹着腰部，筋脉驰缓，经气不通，故腰部疼痛伴有灼热感；湿热下注，故两踝部关节肿胀，热天或雨天热重；湿增，故疼痛加重；湿热滞下焦不得从小便排出，则泛溢肌肤，故两股间汗出湿衣；活动后气机舒展，湿滞减轻，故痛减。方中苍术苦温燥湿，黄柏苦寒清下焦之热共为主药，配薏苡仁清利湿热，再配以牛膝通和筋脉，引药下行兼能强壮腰膝。诸药共用则湿热得清，腰筋得壮，疼痛可止，临证配木瓜、忍冬藤以加强舒筋活络止痛之功，更佐以栀子、泽泻以加清利湿热之功。

案 2

一般情况 黑某，女，38 岁。1997 年 4 月 6 日就诊。

主诉 左侧腰部疼痛 3 年，加重 1 周。

病史 患者 3 年以来自觉腰部左侧胀痛，每劳累或感冒以后加重，常服天麻杜仲丸、壮腰健脾丸仅获暂时疗效。1 周前腰痛加剧，转侧不安，曾在某医院肌肉注射哌替啶 50mg 后疼痛缓解，查双肾、输尿管、膀胱 B 超提示左肾集合系统分离，内有一液性暗区，直径约 2cm，内可见 0.8cm×0.9cm 的强光回声，后伴声影，诊断结论为"左侧肾结石伴肾盂积水"。尿常规未发现异常。现症见左侧腰部胀痛，小便频数不利，形寒肢冷，面色青暗，查左肾区叩击痛。

检查 体温 36.2℃，心率 86 次/分，呼吸 20 次/分，血压 120/80mmHg，左肾区叩击痛。舌质淡白，苔白滑，脉沉弦无力，两尺脉较弱。

B 超提示：左侧肾结石伴肾盂积水。

中医诊断 腰痛（肾阳不足，水湿停聚）。

西医诊断 左侧肾结石伴肾盂积水。

治则 温补肾阳，利湿排石。

处方 桂枝 4g，熟地、黄芪各 30g，山萸肉 9g，海金沙（包）、附片、石韦、滑石各 12g，山药、云苓、金钱草、泽泻各 15g，鸡内金、丹皮各 10g，甘草 6g。

医嘱 嘱患者每日在饮水以后倒立两三次，每次 20min。中药每日 1 剂，分 2 次水煎服。

以上方稍事加减，连服 20 余剂，腰疼明显减轻，但小便仍觉不利，自述某一天，排尿时突觉尿道刺痛，少腹胀满，2min 后尿量猛增，感觉有一石块排出，以后 2 日小便发红，3 日以后小便排泄正常，腰痛症状消失，经 B 超及泌尿系造影未见左肾结石，肾盂不再积水。

【体会】 本案之腰痛，是由肾脏本身疾病引起的。腰为肾之府，肾虚腰髓不充故疼痛；肾与膀胱相表里，肾阳亏虚，气化不利而见小便频数不利；肾阳为人体阳气之根本，肾阳虚甚则形寒肢冷、面色青暗；其舌、脉二象亦为阳虚内寒之象。故其治疗以温补肾阳以治其本，利湿排石以治其标，从而达到命门火旺盛，蒸腾有力，水液代谢复常，加速溶石、排石。在此基础之上，配合体位的改变，更有利于结石的排出，从而使肾积水之症消失。

从方药组成上分析，肾阳不足，治宜温补肾阳。本方的立法依据是以《素问·三部九侯论》"虚则补之"、"实则泻之"及《素问·阴阳应象大论》"少火生气"理论为指导的，其具体治则是"益火之源以消阴翳"，即通过温补肾阳，以消除阴寒之气，同时配合利湿排石之品以祛其结石，从而达到标本兼治的目的。方中熟地甘温滋阴补肾为主药，《本草经疏》曰："干地黄，乃补肾家之要药，益阴血之上品。"《神农本草经百种录》曰："地黄，色与质皆类血，故入人身专为补血，血补则阴气得和，而无枯燥拘牵之疾矣。古方只有干地黄、生地黄，从无用熟地黄。熟地黄乃唐以后制法，以之加入温补肾经药中，颇为得宜。"辅以山萸肉、山药补肝益脾，以补充精血。山萸肉酸微温，补肝肾，涩精气。《药品化义》曰："山茱萸滋阴益血。"《本草逢源》曰："仲景八味丸用之，盖肾气受益，则封藏有度，肝阴得养，则疏泄无虞，乙癸同源也。"山药甘平健脾，固肾益精。《本草正》曰："山药，能健脾补虚，滋精固肾，治诸虚百损，疗五劳七伤。"李东垣曰："仲景八味丸用干山药，以其凉能补也。"三药合用，补肾阴，养肝血，益脾阴。熟地用量较大，故合用之而达到补肾填精的目的，使精气得充。精能化气，肾精所化之气乃为"肾气"。再配以附片、桂枝温肾助阳，化气行水。附子辛甘热，回阳补火，散寒除湿。《本草正义》曰："附子，本是辛温大热其性善走，故为通行十二经纯阳之要药，外达皮毛而除表寒，里则达下元而温固冷，彻内彻外，凡三焦经络，诸脏诸腑，果有真寒，无不可治。"张元素曰："益火之源，以消阴翳，则便溺有节，多附是也。"桂枝，《本经疏证》曰："凡药须充其体用。桂枝能利关节，温经通脉，此其体也。"《素问·阴阳应象大论》曰："味厚则泄，气厚则发热，辛以散结，甘可补虚。故能调和腠理，下气散逆，止痛除烦，此其用也。盖其用之之道有五：曰和营，曰利水，曰下气，曰行瘀，曰补中。"两药相须为用，以达温化肾气的目的。佐以泽泻通调水通，云苓健脾渗湿，丹皮清泄肝火，三药合用，协调肾肝脾三脏。与熟地、山药、山萸肉相辅相成，补中有泻，以泻助补，如《医方集解》谓："八味丸用泽泻，寇宗奭谓其接引桂附，归就肾经。"李时珍曰："非接引也。茯苓、泽泻皆取其泄膀胱之邪气也。古人用补药必兼泻邪，邪祛则补药得力。一阖一辟，此乃玄妙。后世不知此理，专一于补，内致偏胜之害矣。"在八味丸的基础上，加黄芪益气，"三金二石"以助利湿排石，此乃本案方药之意也。

三十、厌　食

一般情况　王某，女，18岁，学生。2003年8月17日初诊。

主诉　纳呆厌食、食欲不振、面色苍白、进行性消瘦、神疲乏力半年，加重2个月。

病史　患者身高1.63m，体重60kg。自觉身体肥胖于半年前开始节食，最初进食量减为平时的60%。3个月后体重减至58kg，仍嫌体重下降慢，开始拒食肉类及高能量食物，只吃素食，再后拒食面食及米饭，体重降至40kg，最后只喝少许菜汤、水果汁及奶制品，后因身体极度虚弱，无法上学。家长陪其到某医院就诊治疗，经检查肝功、肾功能、血脂、血糖、T3、

T4、TSH 结果均正常。给予静脉补充营养和助消化治疗，患者精神好转，身体状况改善。2 个月前因情志刺激，再次出现厌食，进食量极少，神疲乏力，在当地诊所给予促进胃动力及助消化药治疗无效。靠静脉输液维持营养。近阶段病情加重。现症见纳呆厌食，食欲不振，身体消瘦，面色苍白，精神恍惚，自觉腹胀，胃中有振水音，大便秘结数日未解，已停经 4 个月。

检查 体温 36.5℃，心率 72 次/分，呼吸 17 次/分，血压 80/60mmHg。身高 1.63m，体重 36.5kg。舌淡，苔白，脉细弱无力，发育正常，营养差，精神恍惚，自动体位，查体合作。心肺正常，腹部呈舟状，柔软无压痛，肝脾未触及，神经系统检查生理反射存在，病理反射未引出。

血常规：白细胞计数 7.0×10^9/L，红细胞计数 6.2×10^{12}/L，血红蛋白 80g/L。

B 超：肝胆脾胰未见异常。

中医诊断 ①厌食；②虚劳（气虚血亏、肾阳不足）。

西医诊断 ①精神性厌食；②营养不良。

治则 健运脾胃，温阳利水。

处方 党参、白术、茯苓、陈皮、桔梗、山药、莲子仁、当归各15g，薏苡仁、扁豆、炒枣仁、麦芽各20g，猪苓、砂仁、泽泻、桂枝、甘草各12g，黄芪45g。6 剂。

医嘱 耐心为其讲解相关医学基础知识，使其正确认识正常身高与体重的关系、均衡营养对人体的重要性。让其打消顾虑，配合治疗。进软食、营养丰富食物，舒情志，少忧烦。中药每日1 剂，分 2 次水煎温服。

二诊 8 月 24 日，患者精神佳，自觉脘腹饱胀，食欲较前改善，其间大便 1 次，粪质干如羊粪样，胃中振水音消失，夜间能入眠，效不更方，继服上方10 剂，嘱其进食营养丰富、易消化食物。

三诊 9 月 4 日，食欲大增，精神好，每餐进食 0.15 ~ 0.2kg 面食，夜间因饥饿致醒而加餐，面色较前红润，大便一两日 1 次，呈软便。体重增至 39kg。舌淡苔白，脉搏较前和缓，继服上方10 剂。

四诊 9 月 15 日，食欲良好，精神好，睡眠正常，体重增至 41kg，大便正常，余症均消失，继服上药10 剂。

五诊 9 月 26 日，患者服完上药后，食欲好，睡眠正常，面色红润，月经已来潮，体重增至43kg，为巩固疗效，又改用香砂六君子丸继服 2 个月。

随访至今体重正常，食欲好，精神好，已恢复学习。

【体会】 患者因顾虑身体发胖而开始节食，忧思伤脾，脾不运化，则厌食纳呆；脾胃损伤日久，不能化生水谷精微，气血来源不足，脏腑经络失于濡养而致虚劳之证，故见面色苍白、身体消瘦；气虚不能运化，水湿内停，故脘腹胀满、胃中有振水音；气虚日久，阳气受损，阳虚肠道失于温煦，阴寒内结，大肠传导无力，而致大便秘结、艰涩难下；气血虚弱，胞脉失养，而见停经。故治以健运脾胃，温阳利水之法。方中以党参、白术、茯苓益气健脾渗湿，山药、莲子肉助党参以健脾益气，扁豆、薏苡仁助白术、茯苓益气健脾渗湿，麦芽消食健胃，砂仁醒脾和胃，行气化滞，炒枣仁养心安神，桔梗宣肺利水，通调水道，甘草健脾和中，调和诸药，兼以渗湿为辅，桂枝、泽泻、猪苓温阳利水；黄芪大补脾胃之气，以资气血生化之源，当归甘辛而温，养血和营，如此则阳生阴长，气旺血生，脏腑经络得以充养。诸症自除，而获痊愈。

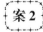

案2

一般情况 杜某，女，30 岁。1998 年 4 月 5 日就诊。

主诉 厌食 3 个月。

病史 患者因身体肥胖，自1997年下半年开始节食，同时每天参加气功、太极拳等体育项目，2个月以后体重由原来的80kg减到40kg，自此出现头晕、四肢乏力、厌食、精神恍惚。自1998年春节以后，患者对饮食产生恐惧，每次吃饭都是一种负担，其家属劝其不要练功，同时尽可能做一些可口的饭菜劝其进食。1个月以前，患者突然出现冷热无常，烦躁汗出，频繁呕吐，而后出现神昏抽搐，经某医院检查头部CT、血常规、肝功能均未发现明显异常，怀疑为颅内感染所致，经用抗炎、降颅压、脑细胞活化剂等治疗神志转清，不抽搐，但仍呕吐，不能进食，查电子胃镜提示：慢性渗出性胃炎；十二指肠球部溃疡。经用西药奥美拉唑、甲氧氯普胺等仍不见效，每日只能靠输液维持肌体营养。现症见频繁呕吐，水米难进，脘腹胀满，形体极度消瘦，面色苍白，双目凹陷，声低息微。

检查 体温36.5℃，心率98次/分，呼吸20次/分，血压100/65mmHg，发育正常，营养差，精神委靡，舌质红，苔白，脉沉细无力。上腹部压痛，无反跳痛。

中医诊断 呕吐（气阴两虚，痰湿中阻）。

西医诊断 神经性厌食症。

治则 益气养阴，健脾和胃。

处方 西洋参（另包单炖服）、贝母、半夏各15g，枳实、川朴、大白、陈皮各12g，砂仁、麦冬各9g，草石斛、云苓、五味子、健曲、炒麦芽各30g，竹茹、焦山楂、生姜各10g，大枣5枚。3剂。

医嘱 合理饮食。忌辛辣、肥厚之品。畅情志，避免精神刺激。中药每日1剂，分2次水煎服。

二诊 4月8日，患者服药以后有轻度腹泻，但泄后腹内比较舒适，知饥欲食，但仍觉脘腹痞闷，时有干呕，四肢乏力，气短懒言，守上方加减：西洋参（另包单炖服）、焦术、半夏各15g，麦冬、陈皮、川朴各12g，砂仁9g，云苓、五味子、焦三仙、草石斛各30g，生姜10g，大枣5枚，5剂。

三诊 4月13日，干呕除，脘腹痞闷减轻，四肢较以前有力，流食（每次500ml以上，日4～6次）。目前症见体温时高时低，便溏，乏力，守上方加减：西洋参（另包单炖服）、白及、大白、焦术各15g，柴胡、白芍、半夏、香附各12g，海浮石、鳖甲（先煎）、煅牡蛎、焦三仙、云苓各30g，甘草6g，丹皮、陈皮、生姜各10g，大枣5枚，5剂。

四诊 4月20日，呕吐恶心止，脘腹不闷，饮食大增，日趋正常，但仍觉四肢困倦乏力，便溏，舌质红，少苔，脉细数无力。处方：西洋参、焦术、白芍各15g，香附、麦冬、枳壳各12g，五味子、云苓、焦三仙各30g，杞果、元肉、甘草各10g，5剂，水煎服。

上药服毕，续用四君子汤加味调理1个月，上症均除，体重增加，完全康复。

【体会】 治疗呕吐，首先要掌握病因病机，其次是掌握辨证要点，即分清实呕和虚呕、主症和兼症，辨可下和禁下、可吐与止吐。在治疗上由于呕吐的病机主要是胃失和降，气逆于上造成的，故在治疗上对于邪实而致呕吐者，大抵重在祛邪，冀其邪去正安。如外邪犯胃者，宜疏邪解表和胃；饮食停滞者宜消食导滞；痰饮内阻者宜温化痰饮；肝气犯胃者宜调肝解郁，兼以和胃降逆。偏虚者重在扶正，即气虚者补气；虚寒者温运；阴虚者养阴润燥，兼降逆止呕。本病例，其病是不断演变发展造成的，因频繁呕吐，丢失阴液而阴虚，阴虚日久，损阳伤正，而致气虚、阴虚，故其就诊时即以气阴两虚为其主要病因病机，故其治疗始终以益气养阴为前提，方以生脉饮为主，在补虚固元的基础上健脾和胃，兼以疏利，当安中健脾胃，使正气恢复，升降复常，则呕吐自止。正如明代张景岳在《景岳全书·呕吐》的论治中说："呕吐一证，最当详辨虚实。实者有邪，去其邪则愈，虚者无邪，则全由胃气之虚也。"补其虚则呕吐可止。若"胃气本虚，而或停滞不行者，是又虚中有实，不得不暂从清理，然后可以培补；又或有停滞，而中气虚困不支者，是又所急在虚，不得不先顾元气，而略参清理"。其治法井然有序，因此我们在临床上辨证辨病必须认证准确。

三十一、肺炎喘嗽

案1

一般情况　张某，男，5岁。1996年4月5日就诊。

主诉　咳嗽5日，伴呼吸急促4日。

病史　患儿5日前因感受风寒后出现发热、咳嗽等症状，遂予口服药物，未见减轻，次日出现呼吸急促，鼻翼煽动，口唇轻度紫绀，某医院门诊以"急性支气管肺炎"收入院，经用抗生素等治疗3日，热仍不减。伴见精神差，乏力，纳差，睡眠欠佳，身热（38.9℃），无汗，腹胀，不食不便（大便4日未行），小便短黄。

检查　体温38.9℃，心率102次/分，呼吸28次/分，神志清，精神差，舌淡红，苔微黄，脉浮。口唇轻度紫绀，双肺呼吸音粗，闻及少量干湿啰音及小水泡音，心率102次/分，律齐，各瓣膜听诊区未闻及明显病理性杂音，腹软，肝脾不大。

血常规：血红蛋白126g/L，白细胞计数12.8×10^9/L，中性粒细胞0.82。

中医诊断　肺炎　喘嗽（风寒闭肺）。

西医诊断　急性支气管肺炎。

治则　表里双清，宣肺平喘，通腑泄热。

处方　麻黄、杏仁、枳实、甘草各6g，生石膏、大黄各10g。水煎2次，合并药液，分4次喂服。

医嘱　避风寒，饮食宜清淡。

二诊　服药后泄下黄稀带沫伴粪块之大便3次，全身汗出而热退，咳喘减，嗜睡，脉稍数，两肺底可闻及散在干湿啰音。处方：竹叶、石膏、麦冬、粳米各10g，半夏、杏仁、桔梗各6g，西洋参（另煎）、川贝母、甘草各3g。日1剂，服法同前，守方服3剂后，热清、息匀、不咳、食佳而愈。

【体会】　营卫之气赖上焦肺卫宣发，故外邪内侵多先犯肺气。小儿为"稚阴稚阳"之体，故"六气之邪皆从火化"，表邪犯肺多化热内守而阻滞肺气。肺气不得宣肃聚湿为痰，则生痰喘气急之候；肺胃（肠）互为表里，故小儿肺气不利，伴见腹胀便结者，乃太阳肺热与阳明实热并病。若仅肠胃气机不畅而无实邪者，虽为肺胃并病治当专清肺气，视此患儿，肺胃俱实，表里同病，故发表与清里共进，宣肺通下共施，用麻杏石甘汤与承气汤共溶，故有内通外达，表宣里和，二经郁邪，一战俱溃之效。继以益阴养胃之竹叶石膏汤理之以善后，从而取得了满意疗效。

案2

一般情况　程某，男，8个月。1994年3月5日初诊。

主诉　喘咳2周，加重1周。

病史　患儿2周以前因外感引起咳嗽、鼻塞、喷嚏，在当地服西药治疗，鼻塞、清涕止，但咳嗽加重。1周前患儿出现气喘、发热、喉中痰鸣，随即入住我院儿科病房，诊断为"急性支气管肺炎"。经用氨茶碱、654-2、青霉素、苯唑西林、地塞米松等平喘、解痉、消炎药后，体温复常，咳喘暂缓。2日以后，患儿病情急转直下，喘咳频发，胸闷气短，不能平卧，伴头身震颤。经医院会诊诊断为"肺部感染合并呼吸衰竭"，经用持续低流量吸氧、消炎、平喘、血管活性药物，症状无明显改善。3月5日上午，医院下达病危通知书，患儿家属心急如焚。现症见面色苍白，颜面浮肿，肤肌灼热无汗，咳喘鼻煽，口周围青紫，手足不停抽动。

检查 舌绛无苔，指纹淡。体温39.5℃，呼吸50次/分，双肺布满哮鸣音及细湿啰音，心率120次/分，律齐，未闻及病理性杂音，肝脾触诊不满意。

血常规：白细胞计数$19.6×10^9$/L，红细胞计数$4.6×10^{12}$/L，血红蛋白138g/L，中性粒细胞0.82，淋巴细胞0.18。

中医诊断 肺炎喘嗽（热盛动风，木火刑金）。

西医诊断 急性肺炎合并呼吸衰竭。

治则 清热凉肝，息风止痉。

处方 羚羊角18g，水牛角12g，西洋参、僵蚕、陈皮各3g，生地9g，全蝎、钩藤、贝母各6g，薄荷2g，麦冬4g。

3剂，水煎150ml，鼻饲，每2小时1次，同时每隔6小时鼻饲至宝丹半粒，吸氧、输液等措施同步进行。

医嘱 注意病情变化，及时吸痰，如有变症，立即对症处理。

二诊 3月6日，患儿服上药约300ml以后，昨日下午6时喘咳渐减，抽搐停止，晚上9时入睡，今日早晨5时清醒，醒后精神清爽，咳喘明显减轻，抽搐完全停止。方药见效，嘱其服完余药，待症情变化再作其他处理。

三诊 3月8日，患儿体温降至正常，呼吸平稳，精神良好，面部有如针尖大小的斑疹隐现，守前方加丹皮5g，白芍6g，3剂，水煎频服。

四诊 3月11日，患儿面部斑疹消失，其他症状已除，鉴于抽搐已平，前方去僵蚕、全蝎，更进3剂。

上药服尽，诸症悉除，痊愈出院。

【体会】 肺主气之宣降，肝主气之升发，两者上下相伍，共同调理气机的升降出入。本例患者系邪热传入肝经，阳热亢盛，热极动风所致。邪热亢盛，则高热不退；热扰心神而见神昏目定；热闭于肺，肺失宣降而见咳喘；肺开窍于鼻，喘咳加重则见鼻煽；"肝主身之筋膜"（《素问·痿论》），热甚耗津，津伤血耗，血不营筋，故可见四肢抽搐；正如《素问·至真要大论》说："诸风掉眩，皆属于肝"，"诸暴强直，皆属于风"，热盛动风，阴液亦必耗伤，故舌绛少苔。本方临床多为肝经热盛，热极动风而设，方用羚羊角咸寒，入肝、心经，有较强的平肝息风作用，又善清热。钩藤苦微寒，入肝、心包经，清热平肝，息风定惊。《本草纲目》曰："钩藤，手、足厥阴药也。足厥阴主风，手厥阴主火，惊痫眩运，皆肝木相火之病，钩藤通心包于肝木，风静火熄，则诸证自除。"两药合用，则清热凉肝、息风止痉作用更强。方中生地、麦冬、水牛角、西洋参酸甘化阴，益气生津，凉血，以柔肝舒筋，缓解挛急；僵蚕、全蝎为祛风止痉之品；陈皮、贝母在这里一方面可以除湿化痰（肺经），另一方面亦可纠正上药的寒凉滋腻。诸药合用，攻补兼施，从而使肺气不壅遏，肝之升发疏泄复常，则呼吸平稳，昏迷抽搐自止，神明自安。通过本案之治说明，对于急危重证，只要辨证立法到位，谨系病机，用药无误，定能获功效于一举，才能转危逆于顷刻矣。